NOUVEAUX PRINCIPES

DE CHIRURGIE.

PARIS. — IMPRIMERIE DE COSSON,
Rue Saint-Germain-des-Prés, n. 9.

NOUVEAUX PRINCIPES

DE

CHIRURGIE,

OU

ÉLÉMENS

1° DE ZOONOMIE, D'ANATOMIE ET DE PHYSIOLOGIE ;
2° D'HYGIÈNE ;
3° DE PATHOLOGIE GÉNÉRALE ;
4° DE PATHOLOGIE EXTERNE OU CHIRURGICALE ;
5° DE THÉRAPEUTIQUE, DE MATIÈRE MÉDICALE ET D'OPÉRATIONS
DE CHIRURGIE ;

PAR F. M. V. LE GOUAS (DU LOIRET),

DOCTEUR EN MÉDECINE DE LA FACULTÉ DE PARIS.

CINQUIÈME ÉDITION,
revue, corrigée et augmentée.

A PARIS,

CHEZ MÉQUIGNON-MARVIS, LIBRAIRE-ÉDITEUR,
RUE DU JARDINET, N° 13,
QUARTIER DE L'ÉCOLE DE MÉDECINE.

JANVIER 1832.

AVERTISSEMENT

SUR CETTE CINQUIÈME ÉDITION.

Après vingt années de publication et quatre éditions successives, il était à présumer que les *Nouveaux principes de Chirurgie* avaient rempli leur destination, et étaient arrivés au terme de leurs succès.

Toutes les sciences, il est vrai, ne s'enrichissent point également par les progrès du temps; mais toutes se ressentent, plus ou moins, du mouvement imprimé à l'ordre social, et de la direction nouvelle donnée aux idées, aux méthodes et aux langages techniques. Aussi, devais-je m'attendre que cet ouvrage ne tarderait point à être remplacé par quelque production analogue, plus en rapport avec l'époque présente. Mon espoir a été déçu, au moins en partie; et quoique éloigné depuis long-temps des écoles, et devenu même étranger à l'exercice comme à l'enseignement médical, j'ai dû, par reconnaissance pour

le bienveillant accueil que les quatre éditions précédentes ont constamment reçu, m'occuper de cette
cinquième, qui sera probablement la dernière.

Destiné spécialement aux élèves, ce livre leur
apprend de bonne heure les principes généraux de
la Chirurgie et de la Médecine, et les familiarise en
même temps, et avec le langage de la science et avec
les méthodes de l'enseignement. Il est donc pour
eux le premier guide qu'ils doivent suivre, et qui,
les préservant de l'erreur, au début de leurs études,
les mettra, j'ose le croire, dans la véritable voie.

Il n'arrive que trop souvent, en effet, aux élèves
mal dirigés, ou même à ceux qu'entraîne une cu-
riosité fort ordinaire parmi les commençans, de
consulter des livres qui ne sont propres qu'à les
égarer, et à jeter le trouble et la confusion dans leur
esprit; les uns, parce qu'ils sont trop en arrière de
l'état actuel de la médecine, et qu'à l'exception des
faits, tout a vieilli en eux, et les noms et les théories; les autres, parce qu'ils renferment des dogmes
ou des préceptes dont l'intelligence suppose déjà un
certain degré d'instruction, et qui, par conséquent,
doivent être réservés pour une autre période des
études médicales.

Ces avertissemens s'adressent surtout aux jeunes
élèves des provinces, encore éloignés des écoles.

Quant à ceux qui déjà fréquentent ces dernières, ils trouveront près de leurs professeurs particuliers, ou même chez ceux de leurs condisciples qui les ont devancés, tous les conseils propres à les bien diriger dans la laborieuse carrière où ils se sont engagés. D'autres obstacles, moins faciles à surmonter, se présenteront plus tard, je veux dire vers la fin des études médicales : alors que les élèves auraient besoin de faire l'application des principes qu'ils possèdent et des connaissances si péniblement acquises, il leur faudra presque toujours se contenter d'ouïr la parole du maître, suivre des yeux les opérations pratiquées par ce dernier, et se livrer à de stériles essais répétés sur les cadavres ; parce que là, comme ailleurs, se rencontrent aussi les déplorables abus de l'*inamovibilité* et du *cumul*, espèce de privilége, ou pour mieux dire, de *monopole*, funeste à l'émulation, et qui se perpétue à la faveur d'un protectorat ou d'un patronage dont l'équité n'est pas toujours la règle, ou par le crédit que donnent une supériorité de position et une habileté bientôt acquise.

Depuis long-temps on réclame, mais en vain, des améliorations et des réformes dans plusieurs parties de l'enseignement médico-chirurgical, et surtout dans celle qui a rapport à la pratique de l'art, soit

en médecine, soit en chirurgie, parce que cette partie est, en effet, le complément nécessaire, indispensable, des études dont il s'agit. Puisse le pouvoir ne
point rester éternellement sourd à des vœux déjà
exprimés tant de fois, et qui intéressent, en définitive, les citoyens de toutes les classes, notamment
les habitans des campagnes, si peu accoutumés, en
général, aux sollicitudes des gouvernemens, et encore moins à leurs faveurs !

Cette édition se distinguera des précédentes par
un petit nombre d'additions faites à plusieurs parties, et par des modifications apportées dans certaines explications théoriques ou dans l'emploi de
quelques termes didactiques. Ces additions et ces
corrections, pour la plupart, m'ont été suggérées
par les conseils judicieux de quelques confrères
distingués par leur goût et leur savoir, et par la lecture de différens ouvrages publiés dans ces dernières
années, mais dans lesquels je n'ai dû puiser qu'avec
beaucoup de réserve, comme il sera facile d'en sentir
les raisons.

Il m'a fallu aussi résister à cette propension trop
commune qui porte ou à changer l'économie d'un
livre réimprimé, ou à étendre, sans nécessité, la
matière qu'il renferme : double écueil que j'ai dû
éviter, sans cependant renoncer à faire les chan-

gemens et les augmentations qui ont été jugés nécessaires.

Enfin, j'ai revu cette cinquième édition avec une
scrupuleuse attention, et j'ai fait de nouveau efforts
dans l'espoir de conserver à mon ouvrage les suf-
frages qu'il a déjà obtenus, et de lui faire atteindre,
autant que possible, le but que je me suis toujours
proposé en le publiant.

PRÉFACE.

La médecine embrasse dans son vaste domaine presque toutes les autres parties des connaissances humaines ; elle leur emprunte des notions utiles , pour éclairer ou étendre l'histoire de l'homme , perfectionner son être physique et moral , et remédier aux nombreuses maladies qui l'affectent dans le cours d'une vie exposée aux révolutions des âges , aux orages des passions et aux attaques des agens extérieurs.

Hippocrate , en isolant l'étude de la médecine de celle de la philosophie , ne prononça point la séparation de ces deux sciences ; l'une et l'autre sont filles de l'observation , et toutes deux ont un but commun : le bonheur et la conservation de notre espèce (1).

Dens les premiers temps de la médecine , il n'existait encore aucune distinction entre ses diverses parties. A une époque postérieure , lorsque des connaissances nouvelles , acquises par l'observation et l'expérience , furent réunies aux faits conservés par la tradition , il devint plus difficile d'embrasser l'art dans son ensemble : dès lors on sépara

------

(1) « La médecine , sans la philosophie , n'est qu'un art im—
» posteur. » Bacon.

les maladies internes de celles qui ont leur siége à l'extérieur ; et la médecine proprement dite, et la chirurgie,
furent distinctes dans leur étude comme dans leur exercice.

Si la médecine, proprement dite, s'enrichit des docu-
mens que lui fournissent des sciences regardées comme
lui étant étrangères, et si elle a des rapports nécessaires
avec plusieurs d'entre elles, ses liaisons doivent être bien
plus étroites avec la chirurgie : elles sont, en effet, les
deux branches principales du même tronc ; leur séparation absolue ne pourrait avoir lieu sans une mutilation
fâcheuse pour l'art, et nuisible à ses progrès.

Cependant, quoiqu'il soit nécessaire que le médecin
soit chirurgien, et que le chirurgien soit médecin, peut-
on nier qu'il soit difficile, pour ne pas dire impossible,
d'exercer en même temps, et avec une égale habileté,
la médecine et la chirurgie ? De ce que quelques génies
privilégiés ont pu embrasser l'universalité de la science
médicale, et en cultiver avec avantage toutes les parties,
serait-il raisonnable d'inférer que tous les hommes possèdent une semblable étendue de facultés, et qu'ils peuvent suivre la même carrière avec la certitude des mêmes
succès ? Un tel paradoxe ne trouverait pas de défenseurs.

Ainsi donc, l'unité de l'art de guérir consiste dans
l'unité de ses principes, et dans l'utile association des
différentes connaissances dont il se compose.

Toute rivalité a cessé entre la médecine et la chirurgie.
Enseignées dans les mêmes écoles, elles se partagent leurs

découvertes ; les progrès de l'une deviennent des causes de progrès pour l'autre ; et par un échange mutuel de lumières, l'art tout entier s'accroît, et marche d'un pas plus sûr vers sa perfection.

Les maladies chirurgicales, ayant le plus souvent leur siége à l'extérieur du corps, sont plus facilement accessibles aux sens ; leur diagnostic est souvent moins embarrassant que celui des maladies internes ; de là, l'avantage de faire précéder l'étude de la médecine par celle de la chirurgie, ainsi que cela est généralement adopté dans toute institution médicale régulière.

Les nombreux changemens que le système des connaissances médicales a subis dans une période de plus de cinquante années, ont eu pour résultat des modifications dans plusieurs parties de l'enseignement : les livres classiques ont pris une forme nouvelle ; des explications rigoureuses ont remplacé des théories fausses ou hasardées ; des dénominations exactes ont été substituées à des termes obscurs ou surannés.

Les *Principes de Chirurgie* de G. de Lafaye, quoique précieux encore sous différens points de vue, ne sont plus en rapport avec les connaissances modernes ; entreprendre de les refondre eût été une tâche au dessus de mes forces ; et il m'a semblé qu'en pareille matière, il était plus facile d'édifier que de réparer.

En adoptant le plan général de l'ouvrage de Lafaye, je m'en suis écarté pour ce qui concerne la distribution des matières et la manière de les considérer. Les divisions et les subdivisions n'ont été employées qu'autant qu'elles étaient nécessaires pour éviter la confusion des faits, faciliter leur intelligence et soulager la mémoire des commençans. Je n'ai point oublié que Bacon a dit : « On est » également diffus ou par excès ou par défaut de mé- » thode. »

Ces *Nouveaux principes de Chirurgie* sont divisés en cinq parties : la première, sous le nom de *Zoonomie*, comprend, 1° une introduction dans laquelle sont traités les caractères des êtres naturels et l'histoire de l'homme ; 2° l'anatomie générale ; 3° l'anatomie descriptive ; 4° la physiologie.

La seconde, ou l'*Hygiène*, est divisée en trois parties, qui sont, 1° le sujet de l'hygiène ; 2° la matière ; 3° les règles.

La troisième, ou la *Pathologie générale*, renferme, 1° la nosologie ; 2° l'étiologie ; 3° la symptomatologie ; 4° la séméiotique ; et à la suite, des notions générales sur la marche et les périodes des maladies, sur les terminaisons, les crises et la convalescence.

La quatrième, ou la *Pathologie chirurgicale*, traite successivement, 1° de l'inflammation ; 2° des abcès ; 3° de la gangrène ; 4° de la nécrose ; 5° des solutions de continuité ; 6° des tumeurs ; 7° des vices de conformation ; 8° des corps étrangers.

Enfin, la cinquième, ou la *Thérapeutique*, fait connaître, 1° les médicamens, les préparations qu'on leur fait subir, et les formes sous lesquelles on les administre ;

2° les opérations chirurgicales en général ; 3° les petites opérations en particulier, et les accidens auxquels elles peuvent donner lieu.

Ces différentes matières ont été rédigées d'après les ouvrages des auteurs les plus estimés, et d'après les notes recueillies aux leçons publiques de MM. les professeurs de la Faculté de médecine de Paris, et aux leçons particulières de plusieurs d'entre eux, etc. Je n'ai eu qu'à extraire les matériaux de ces différentes sources, et à les ranger dans un ordre méthodique, qui est celui de l'enchaînement naturel des faits.

Les nombreuses hypothèses qui existent en physiologie, en thérapeutique et en chirurgie ont été élaguées. Il eût été déplacé de les reproduire dans un livre élémentaire qui ne doit offrir que le tableau des vérités reconnues et des opinions raisonnables appuyées sur des autorités qui commandent le respect et la confiance.

Je n'ai pu résister quelquefois au désir d'intercaler quelques idées qui me sont propres ; mais le peu d'espace qu'elles occupent, et la manière dont elles sont présentées, ne peuvent d'ailleurs point nuire à l'ensemble des faits, ni distraire l'attention du lecteur.

Pour ce qui est du style, je me suis scrupuleusement abstenu d'employer des expressions recherchées et des ornemens étrangers ; parures frivoles et superflues que la sévérité de notre art réprouve, et que le bon goût condamne. La perfection des ouvrages didactiques ne consiste pas dans le luxe des mots et dans le vain étalage des phrases , mais bien dans la clarté des idées , dans la propriété des termes et dans la concision du style.

Une règle que je me suis efforcé de suivre , d'après le conseil d'un célèbre écrivain , est celle de ne faire entrer dans la même phrase qu'un petit nombre d'idées : « En » effet, moins les idées sont familières, moins l'esprit en » peut embrasser à la fois (1). » Des exemples ont été joints aux préceptes , afin de rendre plus facile l'application de ces derniers , et de reposer l'esprit de celui qui s'engage dans une route nouvelle et semée de difficultés.

-----

(1) De l'*Art d'écrire* , chap. 2 , du Genre didactique, par *Condillac*.

TABLE

DES MATIÈRES.

PREMIÈRE PARTIE.

DEUXIÈME PARTIE.

CINQUIÈME PARTIE.

FIN DE LA TABLE DES MATIÈRES.

Fautes à corriger.

Pag. 53, lig. 20, efets ; *lisez :* effets.

Pag. 89, lig. 54, diapragme ; *lisez :* diaphragme.

Pag. 110, lig. 29, le mouvement ; *lisez :* les mouvemens.

Pag. 143, lig. 8, aconé ; *lisez :* anconé.

Pag. 181, lig. 18, le fait naître ; *lisez :* la fait naître.

Pag. 254, lig. 25, des malades ; *lisez :* des maladies.

Pag. 285, lig. 5 de la note, aux moyens antiphlogistiques, à la saignée ; *lisez :* à la saignée et aux autres moyens antiphlogistiques; à l'opium, etc.

Pag. 337, lig. 1re de la note, le contact ; *lisez :* le simple contact.

Pag. 458, art. XI ; *lisez :* art. IX.

Pag. 484, lig. dernière, les précepte ; *lisez :* les préceptes.

Pag. 504, lig. 9, médicamens externe ; *lisez :* médicamens externes.

Pag. 543, lig. 1re, Chap. VI ; *lisez :* chap. V.

NOUVEAUX PRINCIPES

DE CHIRURGIE.

PREMIÈRE PARTIE.

DE LA ZOONOMIE.

INTRODUCTION.

LA ZOONOMIE est la science qui traite des lois de l'organisation et de la vie des animaux. On y distingue deux branches séparées : l'une d'elles, l'*anatomie*, s'occupe de l'organisation proprement dite ; l'autre, la *physiologie*, a pour objet l'*organisme*, c'est-à-dire la vie et les différens phénomènes qui la caractérisent.

Il existe une telle liaison entre les propriétés vitales et les tissus, les actions et les organes, les fonctions et les appareils, l'organisation et la vie, que l'anatomie et la physiologie s'éclairent réciproquement dans leur marche, et se prêtent de mutuels secours dans leurs recherches. Cependant, la connaissance des organes devant précéder celle de leurs actions, nous commencerons par l'anatomie.

Mais, avant d'entrer en matière, il est utile de faire connaître les principes généraux de la philosophie natu-

Définition de la zoonomie.

Elle comprend l'anatomie et la physiologie.

Ces deux parties ont des liaisons nécessaires entre elles.

1

relle, touchant la division des corps de la nature, leurs caractères, et les différences principales qui existent entre eux. A l'aide de ces notions élémentaires, nous remonterons jusqu'à l'histoire de l'homme, en examinant ses attributs principaux, et les traits qui distinguent ses variétés.

§ Ier. *Des êtres naturels*, ou *des corps en général.*

Des êtres en général, et de leurs propriétés.

Tous les *êtres* de la nature sont doués de propriétés générales en vertu desquelles leur existence matérielle se fait connaître, et de propriétés spéciales qui décèlent leurs caractères particuliers et les rapports qui les lient entre eux.

Les êtres naturels sont inorganiques ou organisés.

Parmi ces êtres, les uns sont *inertes* ou *inorganiques*, les autres sont *vivans* ou *organisés* : les 1ers obéissent aux lois générales de l'univers ; les 2mes sont régis par les propriétés vitales, au moyen desquelles ils luttent sans cesse contre les atteintes que tendent à leur porter les puissances physiques (1).

Êtres inorganiques : 1° simples.

A. Dans la classe des êtres *inorganiques* se trouvent des corps simples et des corps composés.

1° Les corps *simples* ou *indécomposés* sont ceux qui ne sont formés que d'une matière unique, d'un seul élément. La chimie en reconnaît aujourd'hui cinquante-deux, non compris les fluides impondérables qui sont : la lumière, le calorique et le principe électrique (2).

---

(1) L'ancienne division des corps de la nature en trois *règnes* (*minéral, végétal* et *animal*) est inexacte à beaucoup d'égards ; cependant il n'est point inutile de la rappeler aux élèves, et surtout de leur faire connaître les mots sentencieux par lesquels Linné a caractérisé les êtres. Les minéraux croissent (*crescunt*) ; les végétaux croissent et vivent (*crescunt et vivunt*) ; les animaux croissent, vivent et sentent (*crescunt, vivunt et sentiunt*).

(2) *Corps simples non métalliques :* Oxigène, hydrogène, bore, carbone,

Ces substances, simples pour nous, parce que nous n'avons pas encore pu parvenir à les décomposer, ont remplacé dans la théorie nouvelle les quatre élémens admis par Aristote, et dont trois ont été analysés (1).

Ils ont remplacé les quatre élémens des anciens.

Les corps inertes ou bruts s'offrent rarement sous l'état simple : les forces qui tendent à les unir et à les combiner sont éternelles comme la matière à laquelle elles sont inhérentes.

Pourquoi les rencontre-t-on rarement à l'état simple ?

2° Les corps *composés* résultent de la combinaison binaire, ternaire, quaternaire, etc., des êtres simples dont nous venons de parler. Ils sont remarquables par des propriétés communes et particulières, qui deviennent les bases des diverses classifications adoptées pour en faciliter l'étude.

2° Composés.

Ces composés ou mixtes forment la plus grande partie du globe que nous habitons. L'augmentation de leur masse va toujours croissant, d'après quelques auteurs; ce qui, selon eux, dépend de la perpétuelle activité des corps vivans pour solidifier les matières fluides répandues autour d'eux.

Les corps composés sont les plus considérables.

Pourquoi.

B. La classe des êtres *organisés* se compose, 1° des *végétaux*; 2° des *animaux*. Le nombre des uns et des

Les êtres organisés sont, 1° les végétaux, 2° les animaux. Leur nombre ne peut être déterminé.

---

phosphore, soufre, sélénium, iode, phthore ou fluor, brôme, chlore, azote, silicium, zirconium. *Corps simples métalliques,* rangés suivant leur ordre d'affinité pour l'oxigène : aluminium, yttrium, glucinium, magnésium, calcium, strontium, barium, lithium, sodium, potassium, manganèse, zinc, fer, étain, arsenic, molybdène, chrôme, tungstène, columbium, antimoine, urane, cérium, cobalt, titane, bismuth, cuivre, cadmium, tellure, plomb, mercure, nickel, osmium, argent, or, platine, palladium, rhodium, iridium.

(1) L'air pur est formé d'oxigène et d'azote; l'eau d'oxigène et d'hydrogène; enfin, la terre présente à l'action des réactifs une multitude de substances hétérogènes.

autres ne peut être déterminé, parce que beaucoup de ces corps vivans ont un volume trop petit ou une existence trop courte pour être aperçus, tandis que d'autres habitent des régions encore inconnues, ou se dérobent à notre vue dans les eaux qui les couvrent, dans la terre qui les cache, et dans les airs où ils se perdent.

Les différences les plus tranchées séparent les deux classes d'êtres que nous venons d'indiquer. Aucun corps ne peut être considéré comme servant de transition de l'une à l'autre.

§ II. *Caractères des corps inorganiques.*

Origine.

L'attraction, aidée du temps et de l'espace, préside à la formation des corps inorganiques. Ces corps ont une origine fortuite. Leur existence, réduite à l'inertie, n'est sujette à d'autres variations que celles qui résultent de l'exercice de la même force qui les a fait naître.

Mode d'existence.

Accroissement.

Ils s'accroissent par l'addition à la masse déjà existante, de nouvelles couches superposées et indépendantes entre elles. Leur volume est illimité, et depuis les corps *planétaires* ou *cosmiques*, jusqu'aux êtres *moléculaires*, *microscopiques* ou *atomiques*, il est une multitude de corps intermédiaires, remarquables aussi bien par la variété de leur grosseur que par la diversité de leurs formes.

Volume.

Forme.

La ligne droite est le type de leur conformation, lorsque, placées dans des circoustances convenables, les molécules qui les composent obéissent sans obstacle à la force qui les entraîne les unes vers les autres. La forme qu'ils affectent est en général anguleuse, et le plus souvent irrégulière, au moins pour les corps solides, ce qui n'importe en rien à leur existence.

Composition.

Plus simples dans leur nature que les êtres organisés,

les corps inertes sont composés d'un petit nombre d'é-
lémens ou solides ou fluides, et sont aussi, pour cette
raison, beaucoup moins susceptibles d'altération.

Leurs propriétés sont communes à la matière universelle : telles sont l'étendue, la divisibilité, l'impénétrabi-
lité, la mobilité, l'inertie et la pesanteur.

Propriétés.

Ils obéissent à certaines forces qui dérivent toutes de
l'attraction : ainsi, *la cohésion* détermine l'agrégation
des molécules intégrantes ou homogènes ; l'*affinité* chimique réunit des molécules constituantes ou hétérogènes ;
la *gravitation* précipite les corps sublunaires vers le
centre de la terre. Le temps ne trouble point ces forces ;
la masse et la distance peuvent les faire varier.

Forces qui les gouvernent.

Les corps inorganiques peuvent être décomposés et re-
composés à volonté par le chimiste, qui sait appliquer les
lois des affinités et fixer les conditions favorables à leur
exercice.

Décomposition et recomposition.

Leurs molécules *constituantes* et *intégrantes* (1) sont
indépendantes entre elles. L'attraction moléculaire les
laisse en repos après les avoir réunies ; aussi ces corps res-
teraient-ils dans leur état actuel pendant un temps indé-
fini, si des causes éventuelles ne dissociaient leurs molécules pour les faire entrer dans des combinaisons nouvelles. Ils ne meurent donc point, par la raison même
qu'ils ne sont pas nés.

Indépendance de leurs molé-cules.

Durée.

Fin.

---

(1) On appelle *molécules constituantes* les molécules les plus simples des
corps, et *molécules intégrantes* les particules dans la composition desquelles
plusieurs molécules constituantes, de nature diverse, peuvent entrer. Dans
l'acier, par exemple, qui est un composé de fer et de charbon, chaque mo-
lécule constituante ne contient qu'un de ces élémens, tandis que les intégrantes les réunissent tous les deux.

§ III. *Caractères des corps organisés.*

Origine.   Les corps organisés ne tiennent leur existence que d'êtres semblables à eux : la vie naît de la vie, et la génération est la fonction qui la donne.

Accroissement.   Ils se développent par intus-susception : les matériaux de leur accroissement et de leur nutrition, pris au dehors, sont soumis aux lois de la rénovation perpétuelle de la **Volume.** matière organisée ; ce qui établit en eux un volume déterminé, dans les limites duquel ils sont ordinairement renfermés.

Forme.   La ligne courbe est le fondement de la forme de toutes leurs parties, qui sont constamment arrondies ; et un certain ordre symétrique est observé dans les détails, comme dans l'ensemble de leur organisation.

Composition.   Ils se composent de solides et de fluides, dont la co-existence est absolument nécessaire ; et ces substances sont dues à la réunion d'élémens chimiques plus ou moins **Désorganisation et décomposition.** nombreux ; élémens qu'on ne parvient à séparer et à connaître, qu'en détruisant ce que les forces de l'organisation et de la vie ont eu seules le pouvoir de réunir et de combiner.

Structure.   Des fibres parallèles ou entre-croisées, des tissus et des parenchymes de diverses sortes, forment leurs organes, qu'un tégument général isole des corps extérieurs.

Organisation.   Ces organes, nombreux et variés, exercent tous des actions particulières tendant à une double fin : la conservation de l'individu et celle de l'espèce.

Propriétés physiques.   Les propriétés et les forces physiques départies aux êtres inertes sont communes aussi aux corps organisés ; mais elles y sont de toutes parts modifiées par les forces ou propriétés de la vie.

Les propriétés vitales sont la sensibilité, la motilité et la caloricité. La vie, ou en d'autre terme, l'organisme, résulte de leur exercice, et la mort est la conséquence naturelle de leur extinction. *(Propriétés vitales. Organisme.)*

L'existence des forces vitales met toutes les parties dans une dépendance générale et réciproque telles, que le corps n'est dans l'état sain ou de santé que par le concours régulier de toutes les actions. La maladie résulte d'un effet contraire. *(Dépendance générale des organes. Santé. Maladie.)*

La durée des corps vivans est fixée par les lois de la vitalité. Après avoir passé par toutes les époques de la vie, qui constituent les âges, ces êtres doivent finir, parce qu'ils ont commencé d'être. La maladie ou la vieillesse les conduit au terme de leur existence. Il reste alors un cadavre que la désorganisation atteint, et que la décomposition ne tarde pas à anéantir. *(Durée. Mort. Cadavre.)*

D'après ce qui vient d'être dit touchant les caractères des êtres organisés, on voit combien ils sont supérieurs aux êtres inorganiques ; mais, parmi ces êtres, tous ne sont pas également parfaits. Le règne animal a sur le végétal une supériorité que nous allons faire connaître.

§ IV. *Parallèle des végétaux et des animaux.*

Les végétaux ne sont qu'ébauchés à leur naissance : les branches, les feuilles, les parties de la fructification, encore cachées, n'existent que dans les intentions de la nature. Plus favorisés, les animaux, en venant au monde, sont physiquement ce qu'ils doivent être par la suite ; les années ne font que développer leurs organes, en leur donnant plus d'extension. *(En égard au développement ;)*

Le tronc et les branches des végétaux représentent des cylindres qui se succèdent sans cesser d'être réguliers dans *(A la forme ;)*

leurs décroissemens. Le corps et les membres des animaux possèdent à peu près la même forme, mais interrompue par des resserremens, des nœuds , etc.

À la solidité et à la composition ;

Les végétaux sont remarquables par leur solidité, laquelle dépend de la fixité de leurs élémens principaux, qui sont le carbone , les terres, les alkalis, quelques acides, etc. Les matières animales, essentiellement composées d'azote, d'hydrogène, d'oxigène, de phosphore et de soufre, présentent une grande mollesse et une altérabilité très-prononcée ; ce qui s'explique par la quantité des liquides qui les pénètre, et par la volatilité et les nombreuses affinités des élémens qui les composent.

A la texture et à l'organisation ;

Des fibres, unies par du tissu cellulaire, entre lesquelles rampent les vaisseaux séveux et les vaisseaux propres, composent toute la trame des végétaux, dont les organes principaux, les feuilles et les racines , sont situés à l'extérieur ; tandis que l'on rencontre dans les animaux des fibres simples , des tissus généraux et particuliers , des organes et des appareils d'organes , et que leurs fonctions les plus importantes sont exercées par des viscères profondément situés dans des cavités intérieurs ou splanchniques.

Aux propriétés organiques et vitales ;

Les propriétés organiques des végétaux tiennent de bien près aux attributs des corps inertes. Leurs facultés vitales se réduisent à la sensibilité latente et à une contractilité faible et obscure. Plus énergique, la vitalité des animaux modifie tous les phénomènes naturels qui se passent en eux , et enchaînent plus étroitement toutes leurs parties par les liens secrets de la sympathie.

Aux fonctions ;

La vie végétative se borne à l'absorption , à la nutrition, à la reproduction et à quelques sécrétions. Fixé par ses racines, le végétal est réduit à parcourir dans le même lieu toutes les périodes de sa vie, dont les phénomènes sont réglés par le cours des saisons. Toutes les fonctions des végétaux se retrouvent dans les animaux. Elles y sont plus compliquées et plus parfaites. On voit s'y joindre, à mesure qu'on s'élève dans l'échelle des êtres, les fonctions digestives, respiratoires, sensoriales et locomotrices. C'est aussi chez les animaux, dont la structure est si compliquée, qu'on rencontre le plus fréquemment les troubles des fonctions et les altérations d'organisation, qui constituent les maladies. Aussi la durée de leur vie est-elle généralement plus courte, et souvent abrégée encore par des circonstances auxquelles les végétaux sont moins exposés. *Aux maladies ;*

A la durée de la vie ;

Enfin, par la densité de son tissu, le cadavre végétal résiste long-temps à la destruction. Les restes matériels des animaux, mous et abreuvés de liquides, cèdent promptement à la putréfaction. Placées au sein d'une terre humide, les matières végétales se convertissent en houille et en charbon de terre, tandis que les substances animales forment une matière grasse appelée *adipocire* (1). *A la décomposition du cadavre.*

---

(1) Pour compléter les notions préliminaires qui nous ont occupés jusqu'ici, il conviendrait maintenant de tracer les caractères communs aux animaux; ensuite de mettre ces derniers en parallèle avec l'homme, en comparant leurs formes, leur volume, leur composition élémentaire, leur structure et leur organisation, leurs actions et leurs fonctions. Cet examen, qui nous entraînerait nécessairement dans des détails que ne comporte point les bornes de cet ouvrage, ne nous paraît point d'une utilité suffisante pour retarder plus long-temps l'étude spéciale que nous avons à faire de l'homme.

§ V. *Caractères de l'homme.*

L'homme se distingue des animaux par plusieurs caractères physiques et moraux.

Station et progression.

La station verticale et la progression bipède lui sont propres. Elles sont une conséquence nécessaire de la conformation de son squelette, de la puissance de ses muscles et de la direction de ses divers organes.

Taille.

La taille de l'homme adulte est de 5 à 6 pieds (16 à 20 décimètres). Le volume de son corps offre, en général, moins de variétés qu'il n'y en a parmi les animaux dans leurs espèces respectives.

Conformation.

Son tronc réunit la beauté des formes à la régularité des proportions, et ne présente pas les saillies brusques et les étranglemens qui se rencontrent dans certains animaux.

Organisation de l'appareil digestif.

L'appareil digestif offre la réunion de l'organisation des herbivores et des carnassiers ; ce qui donne à l'homme la faculté d'user de toute espèce d'alimens, en un mot, d'être *polyphage.*

Perfection des fonctions de relation.

C'est surtout par le grand volume de ses organes cérébraux, et conséquemment la perfection des facultés de son intelligence, que l'homme se montre supérieur aux êtres qui, d'ailleurs, se rapprochent le plus de lui par leur organisation.

Raisons de la prééminence de l'homme sur les animaux.

Cette supériorité lui est encore assurée, 1° par le développement uniforme de ses sens et l'harmonie qui existe entre leurs actions ; 2° par l'étendue et la finesse de son toucher et par les secours qu'il prête aux autres sens ; 3° par la mobilité de ses membres supérieurs, comparée à la solidité des inférieurs ; 4° enfin, par la flexibilité de sa voix et la faculté d'en articuler les sons.

Fortifié par tous les moyens que lui fournit son industrie, l'homme, malgré la faiblesse naturelle de sa constitution, devient capable de braver les influences des saisons et des climats : aussi est-il ce que l'on appelle *cosmopolite*.

L'homme est cosmopolite.

Sa sensibilité est le premier moteur qui l'entraîne vers l'état social : ainsi, le sentiment de la reconnaissance, le besoin d'épancher ses peines et de partager ses jouissances, la nécessité de se réunir pour l'attaque et la défense, et l'œuvre de la reproduction, sont, avec la facilité des signes communicatifs, les causes qui portent les hommes à se rapprocher.

L'état social lui est naturel; pourquoi.

La fécondité de l'espèce humaine, les progrès de la population et la durée de la vie se rattachent aux nombreux avantages de la société. On doit donc regarder l'état social comme naturel à l'homme, quelles que soient d'ailleurs les raisons spécieuses qui ont porté certains philosophes à embrasser l'opinion contraire.

Avantages de la société.

§ VI. *Histoire des races humaines.*

L'homme, mis en parallèle avec lui-même dans les divers climats qu'il habite, est partout différent sous le rapport de la taille, de la forme de la tête, de la couleur de la peau et des cheveux, et de la civilisation.

Différence des races humaines.

On reconnaît cinq races ou variétés principales dans l'espèce humaine :

On en reconnaît cinq :

1° La race *Arabe-Européenne* ou *Caucasique*. Les hommes qui la composent ont la tête presque sphérique, le visage ovale, l'*angle facial* presque droit, le front presque perpendiculaire, le nez long et saillant, la bouche petite, les dents incisives perpendiculaires. La couleur de leur peau est plus ou moins blanche; la teinte de leurs joues est rouge ou rosée; leurs cheveux sont longs, flexi-

1. La race caucasique.

Ses caractères physiques.

bles et diversement colorés du blond au noir foncé. Cette race a son prototype au voisinage des montagnes du Caucase, dans la Géorgie et la Circassie. C'est là que la beauté du visage, l'élégance des formes et la blancheur de la peau se sont conservées dans toute leur pureté. Aussi quelques auteurs sont-ils tentés de placer dans ce pays le berceau du genre humain.

Pays qu'elle habite.

La race caucasique habite l'Europe et l'Asie occidentale. On la retrouve encore au nord de l'Afrique, dans l'Abissinie et sur les bords de la mer Rouge. Noircis par l'ardeur du soleil, les peuples de ces contrées ne conservent de la tige primitive que la configuration des traits du visage.

Ses caractères moraux.

Cette race est la seconde en population ; mais elle est la première pour la civilisation et l'industrie.

2. La race Mongole.
Ses caractères physiques.

2o La race *Mongole*. Ses caractères sont : une tête quadrangulaire, un crâne conique, une face large et dont les traits déprimés semblent se confondre ensemble, des pommettes saillantes, des yeux noirs et obliquement dirigés en dehors, un nez petit et aplati, des dents écartées, des cheveux noirs, raides et rares, et un teint olivâtre.

Pays qu'elle habite.

Cette race, la plus considérable de toutes pour la population, occupe la plus grande partie de l'hémisphère oriental, l'Asie septentrionale, la Chine, le Japon, l'Archipel indien, et les pays qu'arrosent le Gange et l'Indus.

Ses caractères moraux.

Ses connaissances remontent aux temps les plus anciens; mais, enchaînée maintenant par la force des coutumes et le despotisme des gouvernemens, elle demeure dans l'enfance de la civilisation, livrée à son antique routine.

3. La race Nègre.
Ses caractères physiques.

3o La race *Nègre* ou *Ethiopienne*. Elle se reconnaît facilement aux dispositions suivantes : la tête est comprimée, l'angle facial très-aigu, le front plat, les joues larges et saillantes, le nez épaté, les mâchoires prolongées en museau, les lèvres grosses, épaisses et relevées, la peau plus ou moins noire ; les cheveux, semblables à de la laine, sont noirs, courts, fins et crépus.

Placée entre les Tropiques, elle peuple l'Afrique équatoriale, la Guinée, l'Éthiopie, la Nigritie, la Cafrerie, le pays des Hottentots, l'intérieur de Madagascar, etc. *(Pays qu'elle habite.)*

Tourmentée par les feux du soleil, et dépourvue de l'intelligence attribuée à une disposition plus heureuse du cerveau, la race éthiopienne languit dans l'ignorance, la superstition et l'esclavage. Incapable peut-être de concevoir un meilleur sort, elle courbe presque partout la tête sous la verge de ses oppresseurs. *(Ses caractères moraux.)*

4° La race *Hyperboréenne.* Confinés au nord des deux continens, les Hyperboréens se reconnaissent à leur visage plat, rapetissé et arrondi, à leur nez écrasé, à leur corps trapu et court, à leurs cheveux noirs et lisses, et à leur peau brune. *(4. La race Hyperboréenne. Ses caractères physiques.)*

Cette race, qui peut-être n'est que le résultat de la dégradation opérée par le climat sur les deux races Caucasique et Mongole, comprend tous les peuples qui sont dans le voisinage du pôle arctique : les Lapons, les Groënlandais, les Esquimaux, les Ostiaques, etc. *(Pays qu'elle habite.)*

Exposés à la rigueur d'un froid intense et à l'ingratitude d'un sol couvert de glaces éternelles, ces hommes ne sortiront probablement jamais de l'état grossier auquel les condamne le climat malheureux où ils vivent. *(Ses caractères moraux.)*

5° La race *Américaine.* Existe-t-il une classe d'hommes aborigènes dans le Nouveau-Monde ? ou bien les Mongols auraient-ils peuplé l'Amérique en s'y introduisant par le grand Océan équinoxial et par la presqu'île du Kamtschatka et le détroit de Bhering ? Cette dernière opinon *(5. La race Américaine. Les peuples de l'Amérique sont-ils aborigènes ?)*

serait assez probable , d'après quelques conformités que les voyageurs ont cru trouver dans les traits extérieurs, les coutumes et les arts des Mongols et des Américains.

Caractères physiques de la race Américaine.

Les hommes de l'hémisphère occidental ont le visage triangulaire, le front court, les yeux enfoncés, le nez épaté, les pommettes proéminentes, les cheveux noirs, plats et gros, et la peau d'un rouge cuivreux. Plusieurs des peuples du Nouveau-Monde ont la tête aplatie et le menton imberbe; cela vient, au rapport de quelques voyageurs, de ce que, égarés sur les vrais caractères de la beauté, ils compriment la tête des enfans en bas âge, et se dépilent dans l'âge adulte.

Ses caractères moraux.

Ils sont naturellement indolens, stupides et peu capables de réflexions; la haine seule exalte leur humeur sauvage; la soif de la vengeance les porte à la cruauté, et les conduit aux actions les plus intrépides. Ces caractères s'effacent de jour en jour, par le mélange des Américains et des Européens.

Telles sont les divisions principales reconnues dans le genre humain. Cependant, d'après de nouvelles observations, quelques naturalistes admettent aujourd'hui un plus grand nombre de familles primitives. Quoi qu'il en soit, chaque race a son type particulier, ainsi qu'on vient de le voir, et des variétés nombreuses sont encore engendrées par le climat, le genre de vie, les usages sociaux, les mélanges des races entre elles, les accidens de la génération, les maladies héréditaires et innées, etc.

SECTION PREMIÈRE.

DE L'ANATOMIE.

L'ANATOMIE traite de toutes les parties qui entrent dans la structure des êtres organisés.

On appelle *zootomie* celle qui fait connaître l'organisation des animaux, et anatomie *végétale* ou *phytotomie* celle qui a pour objet la structure des plantes ; et selon que la zootomie s'applique à l'homme ou aux animaux, elle prend le nom d'anatomie *humaine* ou *anthropotomie*, ou celui d'anatomie *comparée* ou *zootomie*.

L'anatomie humaine s'appelle physiologique lorsqu'elle traite des organes dans l'état sain, et pathologique, lorsqu'elle les étudie dans l'état malade.

L'anatomie *physiologique* est divisée en *générale* et en *descriptive* : la 1re a pour objet la considération abstraite des élémens organiques et des différens systèmes ou tissus de l'organisation ; la 2me s'occupe de l'examen particulier des organes et des appareils d'organes ; et celle-ci est dite *topographique* ou *chirurgicale*, lorsqu'elle passe en revue les différentes régions de la surface extérieure du corps, la superposition des organes qui s'y rencontrent, etc., le tout dans un but de pratique chirurgicale.

Enfin, l'anatomie *pathologique* donne la connaissance des altérations apparentes des humeurs, de toutes les lésions possibles des tissus et des organes, et des productions organiques et vivantes qui se rencontrent ou comme causes ou comme effets dans les maladies.

C'est par les exercices de l'anatcmie pratique que l'on découvre les qualités extérieures des parties, et la nature propre à chacune d'elles. Divers agens sont employés à cet effet : leur choix dépend de l'espèce d'organe que l'on veut étudier et du but que l'on se propose dans ses recherches.

Travaux anatomiques.

La dissection et les injections sont les procédés les plus fréquens de l'*art de l'anatomiste*.

De la dissection.
Ses moyens.

La *dissection* consiste à mettre à découvert les parties à l'aide du scalpel, de la pince, de l'érigne, de la scie, des ciseaux, etc., pour les étudier ensuite sous différens points de vue.

Des injections.

Les *injections* s'exécutent en poussant une substance liquide dans les différentes espèces de vaisseaux et de canaux, à l'aide de seringues et de tubes diversement configurés. Les matières qui servent, le plus communément, pour faire les injections, sont le suif, la cire ou la gélatine fondus et colorés, et le mercure.

Leurs moyens.

Autres procédés.

On emploie encore la macération, la combustion, l'ébullition, la dessication, l'insufflation, l'action des divers réactifs chimiques, etc. Ces procédés, d'un usage moins général, servent souvent de moyens préparatoires ou auxiliaires à la dissection.

Par le secours des moyens d'analyse dont nous venons de parler, on parvient à reconnaître dans l'économie animale, des élémens chimiques et organiques, des substances fluides, et des parties solides plus ou moins complexes. L'examen de ces différentes choses appartient à l'anatomie générale.

CHAPITRE PREMIER.

DE L'ANATOMIE GÉNÉRALE.

ART. Ier. DES ÉLÉMENS CHIMIQUES ET ORGANIQUÉS.

L'analyse, portée jusqu'à son dernier terme, fait découvrir dans la composition de toutes nos parties des *élémens chimiques* nombreux : les uns *simples*, tels que l'azote, le phosphore, le soufre, le carbone, l'oxigène, l'hydrogène, le fer, le calcium, le sodium, etc. ; les autres *composés*, tels que l'eau, des acides, des sels à base de soude, de chaux, etc.

Toutes ces matières, par des combinaisons variées en nombre et en quantité, forment des *matériaux immédiats* qui n'existent constamment, et avec tous les caractères qui les distinguent, que dans les substances animales.

Les matériaux immédiats sont distingués en *azotés*, comme l'albumine, la fibrine, la gélatine, le mucus, le caséum, l'urée, l'acide urique, le principe colorant du sang; et en *non azotés*, tels que l'oléine, la stéarine, la matière grasse du cerveau et des nerfs, les acides acétique, benzoïque, lactique, oxalique, rosacique, le sucre de lait, celui des diabètes, le picromel, le principe colorant de la bile et celui des autres parties liquides et solides.

Enfin, parmi les matériaux immédiats dont il s'agit, il y en a quatre qui ont reçu plus particulièrement le nom d'*élémens organiques* : ce sont la gélatine, la fibrine, l'albumine et la graisse.

A. La *gélatine* est une substance visqueuse, collante, d'une couleur grisâtre ou jaunâtre, et d'une saveur fade. Elle se dissout dans l'eau, et se prend en gelée par le refroidissement. Soluble par les acides et les alkalis, elle se concrète par l'action du *tannin*. Abandonnée à elle-même, elle absorbe l'humidité de l'atmosphère, se couvre de moisissure, passe à la fermentation acide, et se putréfie ensuite.

Cette substance est très-abondante dans les différentes parties des systèmes fibreux et musculaire.

Le corps du fœtus, à une époque voisine de la conception, est susceptible de se résoudre presque complètement en gélatine.

B. *L'albumine* est un fluide visqueux, incolore, diaphane, légèrement salé, soluble dans l'eau, les acides et les alkalis, concrescible par la chaleur et par le contact du chlore ou acide muriatique oxygéné, et susceptible de se putréfier promptement.

On rencontre l'albumine dans les tissus cellulaire, cartilagineux et nerveux, et dans les humeurs muqueuses et séreuses.

C. La *fibrine* est une matière blanchâtre, diaphane, insipide, qui se coagule par le froid, et prend une consistance tenace en se desséchant.

L'eau froide n'a aucune action sur elle; l'eau bouillante la durcit; les alkalis caustiques et les acides la dissolvent; le feu la racornit; elle brûle comme tous les tissus animaux Sa putréfaction est accompagnée de dégagement de gaz très-fétides.

Cette substance existe dans le tissu musculeux et dans le caillot du sang.

D. La *graisse* ou *l'huile* est une substance jaune ou jaunâtre, inodore, d'une saveur douce et fade, moins pesante que l'eau, lorsqu'elle a été liquéfiée par la chaleur; elle s'épaissit par le refroidissement.

Elle est insoluble dans l'eau, et forme avec les alkalis,

une matière savonneuse. La chaleur la fait jaunir, lui fait contracter une odeur piquante et une saveur âcre et acide, en un mot la *rancit*.

La graisse est spécialement répandue dans le tissu cellulaire et dans l'intérieur des os.

Elle n'a pas la même consistance dans toutes les régions du corps de l'homme, ni chez toutes les espèces d'animaux; ce qui dépend des proportions variées de la *stéarine* (fusible à 5o degrés environ), et de l'*élaïne* (qui reste liquide à zéro), deux principes récemment reconnu dans la graisse.

Outre ces quatre substances principales, il en est encore quelques-unes qui, quoique moins généralement répandues, sont encore admises, ainsi que nous l'avons vu précédemment, au nombre des matériaux immédiats des animaux.

Ces différens élémens existent dans les solides et les fluides. Leur quantité et leurs qualités varient selon les parties et les régions du corps d'où on les extrait, et selon l'âge, le tempérament, etc.

C'est aux diverses combinaisons des principes chimiques, et à l'association variée des élémens organiques, que toutes nos parties doivent leur origine. Ces parties sont solides ou fluides.

ART. II. DES FLUIDES OU HUMEURS.

La matière qui s'organise soit par l'impulsion génératrice, soit par une irritation morbide, est originairement fluide. Les molécules réparatrices passent par cet état avant de devenir solides, et les solides eux-mêmes se résolvent en fluides, pour se renouveler par la nutrition.

Proportion des fluides et des solides.

D'après cela, on ne sera pas surpris que la masse des fluides soit de beaucoup supérieure à celle des solides. On a évalué la première tantôt aux cinq sixièmes, tantôt aux neuf dixièmes du poids total du corps. Cette évaluation ne saurait être faite avec exactitude.

Quoi qu'il en soit, c'est de la proportion naturelle des fluides et des solides, et de leurs influences continuelles et réciproques, que dépendent les conditions de la santé et les qualités principales qui font reconnaître les tempéramens.

Causes de la fluidité des humeurs.

Toutes les humeurs de l'économie animale doivent leurs divers degrés de fluidité au calorique et à l'eau, et de plus aux actions vitales qui ont présidé à leur formation.

Globules et matière amorphe liquide.

Examinées au microscope, quelques-unes d'entre elles, telles que le sang, le chyle, la lymphe, le lait, etc., présentent une multitude de globules réguliers, nageant dans une matière amorphe, liquide; d'autres ne paraissent contenir que cette dernière seulement.

Situation et usages des fluides.

Disséminés partout, les fluides, qui sont des *parties contenues*, remplissent les vaisseaux, humectent les parois des cavités, et imprègnent le parenchyme de chaque partie. Associés aux organes qui en sont les *parties contenantes*, ils concourent à l'exercice des fonctions auxquelles ces dernières sont appelées.

Différences en égard à leur siége,

Il y a des humeurs communes qui sont répandues dans toute l'économie : tels sont le sang et la lymphe. Il y en a qui sont propres à certaines parties, et qui diffèrent entre elles autant par leurs propriétés physiques et leur composition, que par leur origine et leurs usages; telles sont toutes les liqueurs sécrétées, comme la bile, l'urine, le sperme, etc.

A leurs formes.

Certaines humeurs sont dégagées sous la forme de vapeurs : par exemple, la sérosité, la matière de la transpiration pulmonaire et cutanée. Il en est d'autres qui existent à l'état liquide, telles que le sang, la lymphe et l'urine. Enfin, quelques-unes offrent une demi-consistance : tels sont la graisse, la bile et le sperme.

Les anciens admettaient quatre humeurs principales, savoir : le *sang*, la *pituite* ou le *phlegme*, la *bile jaune* et l'*atrabile*. Ils établissaient une concordance de ces quatre humeurs avec les quatre élémens de la nature, les quatre âges de la vie et les quatre tempéramens, les quatre saisons de l'année et les quatre parties du jour.

Cette idée, qui se rattachait à leur théorie des nombres, n'est point aussi chimérique qu'on pourrait le croire; elle paraît avoir pour fondement des observations médicales très-judicieuses et très-importantes.

Pourtant il convient de remarquer que ni l'atrabile ni la pituite n'existent spécialement : la première n'est que de la bile altérée, noircie dans ses voies naturelles, et la deuxième ne peut s'entendre que de la sérosité, de la lymphe et des mucosités.

Cette division ancienne a été remplacée par plusieurs autres, fondées, les unes, sur la nature chimique des humeurs (humeurs *acides*, *alcalines* et *neutres*); les autres sur leur composition apparente (humeurs *aqueuses*, *mucilagineuses*, *gélatineuses* et *huileuses*); d'autres enfin, sur le mode de leur sécrétion, leurs usages généraux et particuliers, etc.

Des détails plus étendus sur les liquides seront donnés lorsqu'on traitera des fonctions en particulier.

ART. III. DES SOLIDES.

Les *solides* sont ainsi nommés à cause de la cohésion

qui, sous l'influence de la vie, unit et maintient rapprochées les particules qui les composent.

Ils sont la base de l'organisation.
Moteurs et mobiles.

Ils donnent au corps, en général, son volume et sa forme, et sont à la fois et les moteurs et les mobiles de toutes les actions de l'organisme, soit qu'ils agissent seuls, soit qu'ils se meuvent avec les fluides qu'ils renferment et retiennent dans leurs limites.

Division ancienne des socides,

Les anciens anatomistes divisaient les parties solides en *similaires* ou simples, et en *dissimilaires* ou composées, qu'ils appelaient encore organiques. Il n'existe point, à proprement parler, de parties simples dans l'organisation : elles sont toutes plus ou moins composées.

Et de l'anatomie :
Ostéologie,

Sarcologie, etc.

L'anatomie a spécialement pour objet l'étude des solides. On la divisait autrefois en *ostéologie* ou traité des parties dures et de leurs annexes, et en *sarcologie* ou traité des parties molles. La sarcologie se subdivisait en plusieurs branches : la *myologie*, qui s'occupe des muscles ; l'*angéiologie*, des vaisseaux ; la *névrologie*, des nerfs ; la *splanchnologie*, des organes et des viscères, etc.

Division nouvelle des solides.

A ces divisions, adoptées depuis long-temps dans les écoles et suivies encore dans les études pratiques de l'anatomie, Bichat a substitué la distinction des *systèmes* ou *tissus* et des *organes* et des *appareils* d'organes.

Nous ne nous occuperons dans cet article que des premiers, les seconds faisant l'objet particulier de l'anatomie descriptive.

Formes des élémens de la structure organique.

Lorsque l'on scrute l'organisation intime des parties solides, on trouve que les unes sont composées de *lames* et de *lamelles*, de *fibres* et de *fibrilles* dont le volume décroît insensiblement, jusqu'à une extrême ténuité ; les autres de *lobes* et de *lobules*, de *granulations* et même de *globules*, ainsi que les observations microscopiques en font découvrir dans la plupart des solides et des liquides.

On admet aujourd'hui, comme élémens radicaux de la structure animale, trois espèces de fibres : la celluleuse, la musculeuse et la nerveuse. Des 3 espèces de fibres.

1°. La fibre *celluleuse* ou *laminaire* consiste en lames et en filamens mous, déliés, blanchâtres et extensibles, ayant la gélatine pour base, et formant par leur assemblage la trame primitive de tous les êtres organisés et de toutes les parties de ces mêmes êtres. 1.La celluleuse.

2°. La fibre *musculeuse* ou *musculaire* est linéaire, grisâtre ou rougeâtre, molle, tomenteuse et contractile. Elle est moins répandue que la précédente, et se compose essentiellement de fibrine. 2. La musculeuse.

3°. La fibre *nerveuse* ou *nervale* est pulpeuse, blanche ou grisâtre et très-sensible. Elle est plus limitée encore que la fibre musculeuse, et doit sa composition à l'albumine unie à une matière grasse appelée *cérébrine* (1). 3. La nerveuse.

De la réunion, de l'entrecroisement varié des fibres élémentaires résultent essentiellement les *tissus* cellulaires, musculeux et nerveux, lesquels entrent eux-mêmes dans la structure de tous les autres tissus de l'organisation. Ceux-ci diffèrent par la nature des molécules contenues dans les aréoles et les interstices que les fibres laissent entre elles, et par les formes particulières que la nature a assignées à chacun d'eux. Elles forment les tissus.

Tous les tissus, faisant l'objet de l'anatomie générale, Des systèmes en anatomie.

---

(1) Le prof. Chaussier reconnaissait une 4me espèce de fibre appelée *albuginée*. Cette fibre ne paraît être au fond que la celluleuse qui, en acquérant de la densité, devient propre à former les tissus résistans connus sous le nom de *fibreux*.

ont été désignés par Bichat sous le nom commun de système.

Ce que l'on entend par ce mot. On entend donc par *système* en anatomie, l'ensemble de toutes les parties d'un même tissu, qui, quoique distribuées dans diverses régions du corps, sont analogues par leurs caractères extérieurs, leur organisation, leur composition, leur vitalité, leurs usages et leurs maladies.

Division des systèmes En généraux Il y a deux sortes de systèmes : les *généraux* ou *générateurs* et les *particuliers*. Le tissu cellulaire, les vaisseaux exhalans, les vaisseaux absorbans, les artères, les veines, les capillaires sanguins et les nerfs se rapportent **Et particuliers.** aux premiers ; les seconds comprennent les tissus osseux, médullaire, fibreux, musculaire, cartilagineux, fibro-cartilagineux, muqueux, séreux, synovial, glanduleux, dermoïde, épidermoïde et pileux.

Défectuosités de cette classification. Cette division des solides organiques, établie par Bichat, est défectueuse à quelques égards : en effet, quelques-uns de ces systèmes sont plutôt supposés que véritablement reconnus par l'intuition anatomique ; d'autres se trouvent séparés, malgré leur analogie ou même leur similitude de structure ; enfin, certains qui ne sont que des dépendances d'autres tissus, sont isolés et considérés à part.

Rectifications dues à Béclard. Dans la vue de rectifier cette classification, Béclard rapporte toutes les parties solides aux dix chefs qui suivent : 1° les tissus cellulaire et adipeux ; 2° le séreux ; 3° le tégumentaire ; 4° le vasculaire ; 5° le glanduleux ; 6° le ligamenteux ; 7° le cartilagineux ; 8° l'osseux ; 9° le musculaire ; 10° le nerveux (1).

---

(1) *Élémens d'anatomie générale*, etc., 2me édit., par le prof. Béclard.

Quoi qu'il en soit, nous suivrons encore la première de ces divisions en ayant soin toutefois de rappeler à propos les remarques qui précèdent.

§ Ier. *Systèmes généraux ou générateurs.*

La totalité de ces systèmes n'existe pas dans chaque partie ; mais il n'en est aucune où l'on n'en rencontre quelques-uns. Le tissu cellulaire et les vaisseaux exhalans et absorbans sont les plus répandus : on ne peut concevoir d'organisation sans leur présence. Les artères et les veines viennent après. Enfin, les nerfs, qui paraissent manquer en plusieurs endroits.

Associés entre eux, ces tissus forment la trame primitive des organes, dans les interstices de laquelle les substances propres à ces derniers sont déposées.

A. *Système cellulaire.* Le tissu cellulaire, appelé aussi *corps cribleux*, *tissu muqueux*, est regardé, par quelques anatomistes, comme une matière glutineuse, concrète, dépourvue d'organisation ; et par d'autres, en plus grand nombre, comme un véritable tissu, qui est mou, spongieux, blanchâtre, extensible et rétractile.

Partout continu avec lui-même, et traversé par les vaisseaux et les nerfs, il rassemble les fibres, unit les membranes et les particules des parenchymes, entoure les organes, comme une sorte d'atmosphère qui les isole les uns des autres, et forme enfin, sous la peau, une couche générale à la totalité du corps.

Enfoncé dans la substance de chaque partie, il y conserve sa vitalité propre, au milieu des autres tissus avec lesquels il s'allie.

Ce tissu existe en plus grande quantité, et offre plus de mollesse, dans les endroits où se passent de grands

mouvemens, comme au voisinage des articulations, autour des organes susceptibles de dilatation, etc.

On distingue aujourd'hui, d'après Béclard, deux espèces de tissus cellulaires : la 1re, désignée sous le nom
de tissu *lamineux* ou *filamenteux*, est composée de fibres,
de lames contiguës et parallèles, traversées par une multitude de filamens déliés, qui interceptent, par leurs
divers entre-croiscmens, des aréoles et des vacuoles,
communiquant entre elles, et où la sérosité est exhalée;

la 2me, appelée *pannicule graisseux, membrane adi-
peuse*, etc., se compose d'une agrégation de vésicules
seulement contiguës, liées par le tissu cellulaire filamenteux, et dans lesquelles est déposée et contenue la
graisse.

Élément primitif de toute organisation, le tissu cellulaire filamenteux, soit en se condensant, soit en se pénétrant de diverses molécules ou globules, coucourt à la
formation de la presque totalité des solides.

Dans son état primordial, le tissu cellulaire est un
mucus épais, dont la densité augmente jusqu'à ce que
les lames et les filamens s'y manifestent. Rempli de sucs
albumineux et gélatineux dans le fœtus, la graisse y prédomine chez l'enfant. Il est plus souple et plus abondant
chez la femme que chez l'homme. Dans la vieillesse, il
est rare, dense et peu contractile.

B. *Syst. exhalant.* Les vaisseaux exhalans naissent des
capillaires artériels, dont ils ne sont peut-être que la con-

tinuation. Ils s'ouvrent, 1° à la surface interne des parois
des cavités, pour y fournir les liquides nécessaires à la
lubréfaction des organes et à l'exercice de leurs fonctions; 2° à la surface de la peau et des membranes muqueuses, où ils versent des produits excrémentitiels; 3° dans

la substance même des organes, auxquels ils fournissent les élémens de la nutrition et de l'accroissement.

L'existence des vaisseaux exhalans ne peut être démontrée par l'inspection anatomique. On la prouve naturellement par les fluides que ces prétendus vaisseaux fournissent, et artificiellement par l'exsudation des matières liquides que l'on a poussées vers quelque partie au moyen de l'injection faite par les artères.

Preuves de leur existence.

C. *Syst. absorbant.* L'ensemble de ce système comprend les vaisseaux et les ganglions lymphatiques.

Système absorbant.
Il comprend :

Les *vaisseaux lymphatiques* ou absorbans sont de couleur blanchâtre et d'une apparence noueuse, à cause des valvules dont leur intérieur est garni. Ils naissent, par des orifices imperceptibles, à la surface externe du corps, sur les parois des cavités intérieures et dans la substance même des organes, partout opposés aux exhalans.

1° Les vaisseaux lymphatiques.

Leur origine.

Ils cheminent, les uns à l'extérieur, les autres dans la profondeur du tronc et des membres, après avoir traversé les ganglions qu'ils rencontrent sur leur passage, et forment ainsi deux plans distincts. Ils se terminent en définitif dans deux troncs lymphatiques qui s'abouchent avec les veines sous-clavières. (Voy. *Absorption.*)

Leur trajet.

Les parois des vaisseaux lymphatiques sont formées de deux membranes : l'une, externe, est de nature celluleuse ; l'autre, interne, est d'une structure analogue à celle de la membrane interne des veines, avec laquelle elle se continue.

Structure de leurs parois.

Les *ganglions lymphatiques*, nommés improprement *glandes conglobées*, se rencontrent sur le trajet des vaisseaux précédens. Ils existent, 1° dans les membres, au niveau des articulations, surtout dans le sens de la flexion ;

2° Les ganglions lymphatiques.

Lieux où on les rencontre.

2° dans les cavités du tronc; 3° dans tous les lieux où le tissu cellulaire est abondant.

Leurs diffé-rences. Leur volume et leur forme sont variables. Très-développés dans l'enfance et chez les sujets lymphatiques, ils sont moins apparens dans l'âge adulte, et ils disparaissent dans la vieillesse.

Leur structure. Le tissu propre de chaque ganglion, inconnu dans sa nature, est contenu dans une capsule fibro - celluleuse, que traversent les vaisseaux *afférens* qui s'y rendent, et les vaisseaux *efférens* qui en partent, après s'être toutefois dilatés, ramifiés et anastomosés à plusieurs reprises, soit à la surface, soit dans l'épaisseur du ganglion.

Système arté-riel. *Origine des ar-tères.* D. *Syst. artériel.* Les artères sont des canaux cylindriques, élastiques, qui partent du cœur, dont ils reçoivent le sang, pour le distribuer dans les différentes parties du corps.

Leurs divisions. Par leurs divisions successives en troncs, branches, rameaux et ramuscules, les artères ressemblent à une suite de tubes abouchés les uns aux autres, et dont le diamètre diminue graduellement.

Artères à sang rouge et à sang noir. Ce système comprend deux portions : 1° les artères à *sang rouge*, qui se ramifient dans toutes les parties du corps; 2° les artères à *sang noir*, qui se portent exclusivement aux poumons. Chacune de ces portions figure un

Elles figurent un cône. cône, dont le sommet est au cœur, et la base aux dernières ramifications artérielles.

Ce que l'on ap-pelle anasto-moses. Les artères, ainsi que les veines, communiquent fréquemment entre elles, surtout dans leurs dernières divisions. On appelle *anastomoses* ces communications; lesquelles ont lieu sous des angles divers et entre des vaisseaux de calibre varié.

Structure de leurs parois. Trois membranes composent les parois des artères : la

ꝺᵉ, *interne*, mince et transparente, a quelque ana- | Système veineux.
logie avec le tissu séreux ; elle est en contact immédiat
avec le sang ; la 2ᵐᵉ, *moyenne*, est dense, fragile et élastique ; la nature fibreuse ou musculeuse de celle-ci est
encore un point de controverse en anatomie ; la 3ᵐᵉ, *externe*, est d'une structure cellulo-fibreuse.

E. *Syst. veineux.* Les veines existent dans toutes les
parties où les artères ont distribué le sang, qu'elles doivent rapporter au cœur. Elles naissent par des ramuscules,
qui se réunissent pour former successivement des rameaux,
des branches et des troncs considérables.

Elles présentent aussi deux portions, eu égard à la
nature du sang qu'elles contiennent : 1° les veines à *sang
rouge*, qui se porte des poumons au cœur ; 2° les veines à
sang noir, qui s'étendent de toutes les parties à ce dernier
organe.

Chaque artère est accompagnée par une et quelquefois
par deux veines. On remarque de plus, sous la peau, un
plan de veines *superficielles* ou *sous-cutanées* qui, s'anas-
tomosant avec les veines *profondes*, peuvent être remplacées par ces dernières dans certains cas.

Comme les artères, les veines ont trois membranes :
1° l'*interne*, qui est en rapport avec le sang ; elle présente
des replis ou *valvules*, que l'on ne rencontre pas dans le
système précédent ; 2° la *moyenne*, qui paraît composée
de fibres molles et extensibles ; 3° l'*externe*, dont la texture est toute cellulaire.

F. *Syst. capillaire.* Il comprend les vaisseaux les plus
déliés qui succèdent aux dernières ramifications artérielles.

Les vaisseaux capillaires font partie de la structure
intime de chaque tissu. De leurs anastomoses multipliées

Ils forment un réseau continu.

et de leur entrelacement varié, résulte un réseau continu, dans lequel les vaisseaux exhalans, les canaux sécréteurs et les radicules des veines prennent naissance.

Division en deux portions.

Partout intermédiaire aux artères et aux veines, dont il n'est réellement que la continuité, ce système se partage, comme elles, en deux portions : l'une, générale, commune à toutes les parties du corps, fait suite aux dernières ramifications de l'artère aorte (*capillaires aortiques*) ; l'autre, propre aux poumons, est la terminaison des ramuscules de l'artère pulmonaire (*capillaires pulmonaires*). (Voy. *Circulation.*)

Différences des liquides qu'ils contiennent.

Capillaires rouges.

Capillaires blancs.

Le sang paraît remplir en totalité les capillaires des tissus musculaires, érectiles, et de quelques parties des membranes muqueuses. Du sang et des liquides blancs sont en circulation dans ceux de la peau, des glandes et des membranes séreuses. Enfin, des liquides blancs ou grisâtres pénètrent seuls dans les capillaires du tissu cartilagineux et de la plupart des organes fibreux.

Leur structure est inconnue.

La ténuité de ces vaisseaux les dérobe aux recherches qui pourraient tendre à dévoiler leur structure.

Ils ont une action propre.

Ils jouissent d'une action tonique qui leur est propre ; et les liquides qui les parcourent ne sont que faiblement soumis à l'influence des mouvemens du cœur.

Le tissu érectile est une modification du système capillaire.

Une des modifications notables du système capillaire est ce que l'on appelle le tissu *érectile*, lequel existe dans les organes génitaux de l'un et l'autre sexe, à la rate, aux papilles de la langue, à celles du mamelon, etc. Il est formé, d'une part, par des filets nerveux très-divisés, et de l'autre, par les capillaires artérielles et par les radicules des veines qui offrent, en ces endroits, des renflemens et des anastomoses très-multipliées (1).

____

(1) Béclard, *ouv. cit.*

G. *Syst. nerveux.* Sous ce nom sont rangés le cerveau en général, la moelle épinière qui lui fait suite, et la totalité des nerfs. — *Système nerveux.*

L'encéphale et le cordon rachidien, compris sous le nom commun de *centre nerveux*, présentent deux substances : l'une, grisâtre, très-vasculaire, est nommée *corticale*, parce qu'elle occupe plus généralement l'extérieur ; l'autre, blanche, est appelée *médullaire*. Celle-ci, plus consistante et plus abondante que celle-là, forme un tout continu, et offre un aspect fibreux dans la plupart des éminences cérébrales. — *1° L'encéphale. — Ses deux substances.*

Les nerfs, en général, sont des cordons blanchâtres, le plus souvent cylindriques, qui se ramifient dans tous les organes, auxquels ils donnent la double faculté du sentiment et du mouvement. — *2° Les nerfs.*

Ils proviennent, les uns, de l'encéphale et de la moelle de l'épine, en paraissant émaner de la substance grise profonde, pour aller se distribuer aux différens organes des fonctions de relation ; les autres naissent des ganglions très-nombreux, placés sur les côtés du rachis, principalement à la poitrine et à l'abdomen, et se portent aux viscères des fonctions nutritives. Ces derniers, indépendans des premiers, avec lesquels cependant ils communiquent, forment, par leur ensemble, un système particulier, appelé *nerf grand sympathique* ou *trisplanchnique.* — *Nerfs des fonctions animales ou de relation. — Nerfs des fonctions organiques ou de nutrition. — Nerf grand sympathique.*

Tous les nerfs sont des faisceaux de fibres très-déliées et composées de substance médullaire et de petites gaînes cellulaires qui s'envoient réciproquement des filamens. Une enveloppe commune, appelée *névrilème*, rassemble tous ces faisceaux, et soutient les vaisseaux qui les pénètrent. — *Du névrilème.*

Entrelacés et anastomosés en quelques endroits, les — *Des plexus.*

Des ganglions nerveux.

nerfs forment des *plexus* ; ils offrent, dans d'autres points, des renflemens que l'on appelle *ganglions*. Les ganglions sont beaucoup plus nombreux dans les nerfs de la vie organique ou intérieure, que dans ceux de la vie animale ou extérieure. On trouve dans leur intérieur une substance d'apparence médullaire, et extérieurement un tissu gris ou rougeâtre environné d'une capsule celluleuse.

§ II. *Systèmes particuliers.*

Leurs caractères généraux. Isolement de leurs diverses portions.

Les systèmes ou tissus qui vont nous occuper, sont beaucoup moins étendus que les précédens. Leurs diverses portions, isolées et plus ou moins éloignées, entrent dans la composition d'organes très-différens par leur structure et leurs usages. Les systèmes cutané, muqueux et fibreux

Exceptions.

font cependant exception, sous quelques rapports, à ces dispositions générales.

Système osseux.

H. *Syst. osseux.* Les os sont les parties les plus dures et les plus résistantes du corps humain, dont ils déterminent la forme et l'attitude. Ils soutiennent tous les or-

Caractères.

ganes, et fournissent à plusieurs d'entre eux des abris contre l'atteinte des agens extérieurs. Réunis par les liens qui leur sont propres (les *ligamens*), les os forment

Squelette naturel.

le *squelette naturel* ; rapprochés par des liens factices, tels que du fil de laiton, de fer, etc., ils constituent ce

Squelette artificiel.

qu'on appelle le *squelette artificiel.*

Division des os.

On divise les os, eu égard à l'étendue respective de leurs dimensions, en os *longs*, os *larges* et os *courts.*

Éminences et cavités des os.

Leur surface externe, recouverte d'une membrane fibreuse appelée *périoste*, est parsemée d'éminences et

Elles sont articulaires et non-articulaires.

de cavités. Les unes et les autres sont destinées ou à l'articulation des os entre eux, ou à l'attache des muscles, à la réflexion des tendons , etc. Leurs cavités internes sont occupées par le tissu médullaire ou adipeux.

Les éminences qui sont continues avec la substance de l'os sont appelées *apophyses ;* celles qui n'y sont que contiguës sont nommées *épiphyses.* Presque toutes les épiphyses deviennent des apophyses, à mesure que l'ossification s'achève par les progrès de l'âge.

Les éminences sont des apophyses ou des épiphyses.

Le tissu osseux se présente sous trois aspects différens : 1° la substance *compacte* , placée à l'extérieur ; 2° la substance *spongieuse*, qui occupe les extrémités des os longs , l'intervalle des deux tables des os plats , et toute l'épaisseur des os courts ; 3° la substance *réticulaire* , qui est une modification de la spongieuse, et que l'on ne trouve que dans la cavité médullaire des os longs.

Le tissu osseux est compacte, spongieux et réticulaire.

Les os , en se développant , passent successivement par les états muqueux, fibreux ou cartilagineux et osseux. Ils doivent leur souplesse au moule fibreux qui en forme la base, et leur solidité au phosphate et au carbonate calcaire , dont ils se pénètrent pendant le travail de l'*ossification.*

Ossification.

Les *dents* font partie du système osseux. Elles en diffèrent cependant à quelques égards. (Voy. page 59.)

Les dents.

I. *Syst. médullaire.* Sous ce nom l'on comprend 1° Le lacis cellulo-vasculaire à mailles très-déliées , qui se déploie dans la substance spongieuse des os, où il exhale un suc huileux qui en abreuve toutes les cellules ;

Système médullaire.
1. Du tissu spongieux des os.

2°. La membrane dont le canal médullaire des os longs est tapissé. Cette membrane , d'une ténuité extrême, paraît être de nature celluleuse. Elle soutient les vaisseaux du tissu osseux et les siens propres. Entre ses prolongemens et ceux de l'os sont logées les vésicules adipeuses, qui contiennent la moelle.

2. Du canal des os longs.

K. *Syst. cartilagineux.* Les cartilages sont des parties blanches, souples, élastiques, moins dures que les os mais plus dures que tous les autres tissus.

Ils se trouvent, 1º à la tête, où ils lient solidement les os entre eux ; 2º sur les surfaces articulaires mobiles, où ils sont recouverts d'une membrane synoviale, à laquelle ils doivent leur aspect poli et luisant ; 3º enfin, autour

des cavités dont ils concourent à former les parois. Ces derniers, analogues aux os par leurs usages, sont recouverts, comme eux, d'une tunique fibreuse appelée *péri-chondre.*

La vitalité, comme l'organisation, sont très-obscures dans les cartilages, dont la substance est homogène, et que l'on suppose seulement composée de tissu cellulaire et de vaisseaux incolores.

L'ébullition ramollit et dissout la gélatine abondante que contiennent les cartilages de la tête et des articulations. Tous les autres, essentiellement composés d'albumine et de phosphate de chaux, résistent à l'action de l'eau bouillante.

L. *Syst. fibreux.* Intermédiaire aux muscles et aux os, ce système est presque partout continu avec lui-même.

Il se présente sous la forme de membrane dans le périoste, la dure-mère et les aponévroses d'enveloppe des membres et de quelques organes. Il prend la forme de faisceaux dans les tendons et les ligamens articulaires.

Sa texture résulte de fibres blanches, luisantes et comme perlées, ou d'un blanc terne, ou même jaunâtre, parallèles dans les tendons et entre-croisées en tous sens dans les aponévroses. Un tissu cellulaire plus ou moins apparent unit ces fibres ; et c'est à ce même tissu, fortement condensé, que ces dernières doivent leur formation.

Susceptible d'une très-grande résistance, le tissu fibreux ne cède qu'aux efforts les plus violens. Son élasticité, en quelques endroits, comme aux ligamens jaunes des vertèbres, dans la capsule fibreuse des corps caverneux, etc., contre-balance incessamment la distension à laquelle ces organes sont exposés.

Sa résistance et son élasticité.

Une ébullition prolongée le fond presque entièrement en gélatine.

Sa composition.

M. *Syst. fibro-cartilagineux.* Il participe de la nature des deux tissus précédens, dont quelquefois il remplit en même temps les fonctions. C'est ainsi que les fibro-cartilages inter-vertébraux réunissent très-solidement les vertèbres entre elles, et leur permettent cependant de se mouvoir un peu les unes sur les autres.

Système fibro-cartilagineux.

Bichat en admet trois espèces : 1° les fibro-cartilages *membraneux*, tels que ceux qui entourent les ouvertures des oreilles et du nez; 2° les fibro-cartilages *inter-articulaires*, qui se remarquent dans les articulations temporo-maxillaires, sterno-claviculaires, etc. ; 3° ceux qui forment des *coulisses* pour le glissement et la réflexion des tendons.

Il y a trois espèces de fibro-cartilages.

Les fibro-cartilages membraneux ont la plus grande analogie de structure et de composition avec les cartilages proprement dits : aussi les regarde-t-on comme tels aujourd'hui.

N. *Syst. musculaire.* Le système musculaire présente deux portions différentes : l'une est soumise à l'empire de la volonté, l'autre est soustraite à cette influence.

Système musculaire. Ses deux portions.

La 1re forme la partie la plus considérable de ce système. Les muscles qui la composent sont placés entre la peau qui les recouvre et les os et les cartilages, sur lesquels ils s'appuient, et qu'ils sont destinés à mouvoir.

1. Les muscles proprement dits. Situation

Texture.

Chacun de ces muscles, entouré d'une gaîne celluleuse, est composé de fibres motrices très-contractiles, rouges ou rougeâtres, droites ou obliques, juxta-posées et réunies en faisceaux, de diverses grosseurs, par le tissu cellulaire, qui soutient aussi les nombreux vaisseaux sanguins et lymphatiques et les nerfs qui se distribuent dans les corps charnus. Ces fibres s'implantent par leurs extrémités sur les tendons et les aponévroses qui, en définitif, fixent les muscles sur les os et les cartilages.

Attaches des fibres et des muscles.

La 2me, destinée aux mouvemens des organes de la nutrition, fait partie de certains viscères que l'on considère comme des muscles creux. Elle se rencontre à la poitrine, dans le cœur et l'œsophage, et à l'abdomen, dans le canal digestif, la vessie et la matrice. Les fibres qui la composent, à directions variées, rouges dans quelques viscères, très-pâles dans d'autres, forment un plan charnu interposé entre les deux membranes interne et externe de ces viscères, auxquelles elles tiennent par du tissu fibro-cellulaire.

2ᵉ Les viscères musculeux.

Texture.

Chez le fœtus encore peu éloigné de l'époque de la conception, les muscles sont minces et pâles; ils rougissent peu à peu dans la grossesse, et la couleur vermeille qu'ils prennent à la naissance est due à à la respiration.

État des muscles dans le fœtus.

O. *Syst. muqueux.* Toutes les parties de ce système affectent la forme membraneuse.

Système muqueux.

Les membranes muqueuses, regardées comme un tégument interne, revêtent intérieurement les différentes cavités qui s'ouvrent à l'extérieur du corps. On les rapporte à trois divisions, isolées entre elles : la 1re, appelée *gastro-pulmonaire*, est la plus étendue; elle tapisse la surface oculaire, les voies lacrymales, nasales, pulmonaires et digestives : la 2me, dite *génito-urinaire*, se prolonge

Membranes muqueuses.

dans les organes urinaires et génitaux ; la 3me, qu'on pourrait appeler *mammaire*, est très-courte, et s'insinue dans les conduits excréteurs du lait.

Ces membranes, rouges, villeuses, et d'autant plus minces qu'on s'éloigne davantage de leur origine, ont une organisation analogue à celle de la peau, avec laquelle elles se continuent par les diverses ouvertures qui existent à la surface libre de celle-ci. (Voy. *Syst. dermoïde.*) Sur les lèvres, l'épiderme peut encore y être soulevé ; plus loin, il s'identifie avec le chorion, qui est mou, pulpeux, et surmonté de papilles plus ou moins saillantes. Caractère de ces membranes.
Organisation.

A leur face externe elles sont renforcées par un tissu cellulaire fibreux, appelé *sous-muqueux*; et, de plus, tantôt par du tissu fibreux pur, comme aux fosses nasales, à la voûte palatine ; tantôt par du tissu musculaire, ainsi qu'on le remarque dans les voies digestives et urinaires. Tissu sous-muqueux.

A leur face interne elles présentent, outre les *papilles* et les *villosités*, des replis valvulaires et des rides, des enfoncemens et les orifices des follicules muqueux. Papilles et villosités, etc.

Les *follicules* ou *cryptes* sont de petits grains glandiformes, isolés ou groupés, formés par une duplicature de la muqueuse et de petits vaisseaux. Ils sont la source des mucosités dont ces membranes sont lubrifiées pour faciliter le cours des matières, venues de l'extérieur ou de l'intérieur, et avec lesquelles elles sont en contact. Follicules ou cryptes.
Mucosités.

P. *Syst. séreux.* La forme membraneuse est commune aussi à toutes les parties de ce tissu, qui est mince, blanchâtre et transparent. Du système séreux.

Distribuées par parties isolées et d'inégale étendue, telles que l'arachnoïde, la plèvre, le feuillet séreux du péricarde, le péritoine, etc., ces membranes sont conformées comme des sacs sans ouverture, et se correspon- Membranes séreuses.
Conformation et rapports.

dent à elles-mêmes, en se déployant, d'une part, à la face interne des cavités qu'elles occupent, et de l'autre, sur les organes renfermés dans ces dernières. Leur adhérence, aux parties environnantes, a lieu par un tissu cellulaire floconneux et extensible.

Usages. La sérosité, liquide analogue au sérum du sang, qui est sans cesse exhalée à leur face libre, leur donne un aspect poli, reluisant, et favorise le glissement de leurs diverses portions les unes sur les autres, et conséquemment le mouvement des organes qu'elles enveloppent.

Structure. Du tissu cellulaire condensé et des vaisseaux blancs, exhalans et absorbans, entrent dans la structure de ces membranes.

Des capsules synoviales. Les *capsules synoviales* des articulations mobiles et des coulisses des tendons doivent se ranger parmi les mem-

Leur conformité avec les séreuses. branes séreuses, puisqu'elles leur ressemblent par leur forme, leur organisation et leurs usages ; si elles en diffèrent, c'est par la densité du fluide onctueux qu'elles versent, pour faciliter le jeu des parties qu'elles recouvrent.

Ce liquide, ou la *synovie*, provient de la sécrétion perspiratoire des capsules dont il s'agit, et non des paquets de tissu adipeux placés en dehors de ces dernières, et regardés mal à propos autrefois comme des glandes synoviales.

Système glanduleux. Q. *Syst. glanduleux.* Ce système embrasse un très-grand nombre d'organes, séparés par leur mode d'organisation et de vitalité, mais rapprochés par l'usage commun qu'ils ont de prendre dans le sang les matériaux des liquides plus ou moins composés qu'ils sont chargés de sécréter.

Des glandes. Les *glandes* sont des organes circonscrits, de forme obronde ou oblongue, situés au tronc et près des appareils fonctionnels dont ils font partie.

Des vaisseaux sanguins et lymphatiques, des nerfs, les radicules des canaux excréteurs, aboutissant à la peau et aux membranes muqueuses, le tout lié et environné par du tissu cellulaire, composent les grains glanduleux. Ces derniers sont intimement unis dans le foie et le rein; ils sont moins adhérens, et forment des lobules faciles à séparer dans les glandes lacrymales, salivaires et le pancréas. Les testicules et les mamelles ne peuvent être comparés, quant à leur texture, aux organes glanduleux dont il s'agit.

On désignait autrefois sous le nom de glandes *conglomérées* ces différens organes, pour les distinguer des ganglions lymphatiques, que l'on appelait glandes *conglobées*.

Sous le nom de *ganglions vasculaires*, Béclard a compris les ganglions lymphatiques faisant partie du système absorbant, et certains organes dont les usages ne sont point encore bien précisés, tels que la thyroïde, le thymus, la rate et les capsules surrénales, qu'il appelle *ganglions vasculaires sanguins* (1).

Le développement de certaines glandes est subordonné aux âges de la vie: ainsi, le thymus, la thyroïde, les capsules surrénales, etc., ont un grand volume dans le fœtus, tandis que les testicules et les mamelles ne prennent leur accroissement qu'à l'âge de la puberté.

R. *Syst. dermoïde.* Sous le nom de système dermoïde on entend parler seulement du corps de la peau, c'est-à-dire du derme, qui en est la couche la plus épaisse et la plus profonde.

------

(1) *Élémens d'anatomie générale*, etc.

La *peau*, ou le tégument externe, est une membrane épaisse, résistante, extensible, contractile et d'une structure compliquée. Sa face externe ou superficielle présente des plis et des rides produits les uns par l'action des muscles et le jeu des articulations, les autres par des papilles nombreuses qui soulèvent l'épiderme et forment des saillies diversement configurées. Des poils, les orifices des follicules sébacés, contenus dans l'épaisseur du derme, et des porosités, existent encore à cette surface libre. Sa face interne adhère au tissu cellulaire extérieur, lequel lui est intimement uni sur la ligne médiane du corps, à la paume des mains et à la plante des pieds; et, en quelques endroits, elle donne de plus insertion à des brides fibreuses.

Plusieurs parties entrent dans la composition de la peau : le chorion et l'épiderme, et entre ces deux feuillets les corps papillaire et muqueux réticulaire.

1°. Le *derme* ou *chorion* est un tissu blanchâtre, dense, fibro-celluleux, composé de fibres lamelleuses, dont l'arrangement forme des aréoles et des ouvertures obliques, par où passent du tissu cellulaire, des vaisseaux et des nerfs capillaires, et les poils.

2°. Le *corps papillaire* consiste en une multitude d'aspérités conoïdes, appelées *papilles*, lesquelles sont formées par de très-petites saillies de la surface externe du derme, pénétrées et environnées de filets nerveux et de vaisseaux capillaires, ayant une disposition réticulaire et érectile.

3° Le *corps muqueux* est une couche de tissu cellulaire semi-liquide unie au réseau vasculaire, et intermédiaire à l'épiderme et au corps papillaire. On y distingue trois couches, dans la moyenne desquelles réside le principe de la coloration de la peau.

4°. L'*épiderme* ou *sur-peau* est le feuillet superficiel qui recouvre la peau, et dont il sera traité dans le système suivant.

L'aspect lisse et luisant que présente la peau en quelques endroits est dû à l'humeur grasse que sécrètent les *follicules sébacés*, petits sacs membraneux et vasculaires qui sont enchâssés dans son épaisseur ou placés au dessous d'elle. Ces follicules sont nombreux et agglomérés en couronne à la racine de chaque poil; ils sont solitaires et plus volumineux dans les régions non garnies de poils.

La membrane cutanée forme l'enveloppe extérieure du corps, protége les organes qu'elle recouvre, en se prêtant à tous leurs mouvemens, est le siége du tact et du toucher, et d'une excrétion abondante connue sous le nom de transpiration.

La peau du fœtus n'est, dans les premiers temps, qu'une couche muqueuse et transparente. Au deuxième mois de la grossesse, les fibres du chorion s'y dessinent. Plus tard elle prend une couleur rouge foncé, due au grand nombre des vaisseaux capillaires dont elle est parsemée. En contact avec les eaux de l'amnios, elle est garantie de leur action irritante par l'enduit onctueux dont elle se recouvre.

Aussitôt après la naissance, elle prend une teinte rosée. Chez l'enfant, l'excès de vitalité dont elle jouit l'expose à être fréquemment le siége de diverses éruptions.

Dans l'âge adulte, sa susceptibilité est entretenue par l'attention où nous sommes de la soustraire à toutes les variations de l'atmosphère.

Enfin, chez le vieillard, elle devient sèche et jaunâtre, et ne prend plus qu'une faible part aux phénomènes de la vie.

S. *Syst. épidermoïde.* Il comprend 1° l'épiderme extérieur, 2º la pellicule des membranes muqueuses, 3º les ongles.

L'*épiderme*, *sur-peau* ou *cuticule*, recouvre le derme de la peau et celui du tissu muqueux, et les suit dans les diverses inégalités de leur surface externe. C'est une membrane fine, transparente, poreuse, insensible, inorganique, et que quelques anatomistes croient formée de lamelles imbriquées.

Très-adhérent au corps muqueux réticulaire, l'épiderme préserve celui-ci, ainsi que les papilles, de l'irritation que produirait sur eux le contact immédiat des corps extérieurs. Il livre passage, par les pores dont on le suppose percé, aux diverses matières de la transpiration et de l'absorption cutanée. Les poils le traversent aussi, comme il sera dit plus avant.

Il s'use sans cesse, et se régénère avec promptitude lorsqu'il a été détruit. Sa formation paraît résulter de la concrétion d'un liquide mucoso-albumineux excrété à la surface externe du derme, et dont la source est peut-être la même que celle du corps muqueux.

L'existence d'une espèce de cuticule dans les muqueuses les plus profondes est encore un point douteux en anatomie.

L'épiderme est d'une ténuité extrême dans le fœtus. Il est cependant épais et dense à la paume des mains et à la plante des pieds, dès le moment de sa formation. Sa dessication, dans la vieillesse, le rend sujet à tomber par écailles furfuracées.

Les *ongles*, que l'on regarde mal à propos comme des appendices de l'épiderme, ont trois parties : la *racine*, le *corps* et l'*extrémité libre*. Ils sont sillonnés dans toute leur longueur, et doivent cet aspect à la disposition des papilles cutanées subjacentes.

Ils sont formés par une substance cornée qui émane du corps muqueux. Leur épaisseur résulte de l'union des lames qui naissent succesivement, et leur allongement de l'addition de matière cornée, qui se fait à l'extrémité de chacune de ces dernières.

L'épiderme les recouvre, et se confond avec leurs lames superficielles ; tandis que le derme offre un sillon à la racine, puis s'enfonce sous cette dernière, et y adhère par des lamelles qui correspondent aux couches cornées de la face concave de l'ongle.

T. *Syst. pileux.* Toute la surface externe de la peau est parsemée de poils dont le nom et la manière d'être varient suivant les régions : ainsi, à la face on trouve les sourcils, les cils et la barbe ; au crâne, on rencontre les cheveux, etc.

Les poils naissent de petits *bulbes* logés dans le tissu cellulaire sous-cutané, puis ils franchissent la peau, en passant à travers les ouvertures obliques que nous y avons fait remarquer. Ces bulbes sont formés d'une capsule extérieure et d'une gaîne intérieure dues à des prolongemens du derme et du corps muqueux, et d'un petit corps conoïde, papillaire, rougeâtre pour les poils blancs, d'un rouge brun pour les poils noirs, sur lequel se portent les petits vaisseaux et les filets nerveux qui ont pénétré dans l'intérieur du bulbe. Cette structure est analogue à celle de la peau.

La tige du poil, implantée dans le bulbe, où elle embrasse la papille, consiste en une gaîne cornée renfermant la matière colorante du poil, laquelle provient du corps muqueux, et d'une enveloppe épidermique.

Les cheveux paraissent de bonne heure chez le fœtus ; mais la matière colorante n'y existe point encore. Le reste du corps est couvert d'un léger duvet que l'on voit disparaître après la naissance.

Les poils prennent un accroissement rapide à l'âge de la puberté. Chez les vieillards, ils redeviennent d'un blanc grisâtre, en perdant leur bulbe et la substance intérieure qui les rapprochait des parties organisées. Réduits alors à leurs tuyaux membraneux, ils ne tardent pas à tomber, et ne laissent plus aucun vestige de leur existence.

§ III. *Des propriétés de tissu.*

Tous les tissus qui forment l'objet de l'anatomie générale sont, en vertu de leur texture, doués de certaines propriétés indépendantes de la vie : telles sont, 1° l'*extensibilité de tissu*, par laquelle ils peuvent s'allonger et augmenter de volume lorsqu'une cause mécanique agit sur eux ; 2° la *contractilité de tissu*, en vertu de laquelle ils se resserrent et reviennent sur eux-mêmes, lorsqu'ils cessent d'être distendus ; 3° la *perméabilité* qui leur permet de se pénétrer, de s'imbiber des liquides provenans du dehors ou de l'intérieur du corps et de se laisser traverser par les gaz ; 4° enfin, la propriété de se *racornir*, lorsqu'ils sont en contact avec le feu, un air sec, des acides concentrés, etc.

CHAPITRE II.

DE L'ANATOMIE DESCRIPTIVE.

Associés au nombre de 4, de 6, de 8, etc., les tissus ou systèmes forment les organes.

On appelle indistinctement *organe* toute espèce de partie solide ; cependant ce nom est le plus souvent employé pour désigner une partie isolée, d'un certain volume, d'une structure complexe, et dont l'action particulière est évidente : par exemple, l'œil est l'organe de la vision, l'oreille celui de l'audition, le foie celui de la sécrétion de la bile, etc.

Le nom de *viscère* est spécialement réservé aux organes contenus dans l'une des trois cavités splanchniques, qui sont le crâne, la poitrine ou le thorax, le ventre ou abdomen ; et parmi les viscères, les uns sont parenchymateux, les autres membraneux.

Organes qui reçoivent le nom de viscères.

On appelle *parenchyme* un tissu complexe et particulier à certains organes, tel qu'est celui du cerveau, du foie, de la rate, des glandes, etc. Il se compose de tissu cellulaire, de vaisseaux sanguins et lymphatiques, de nerfs et d'une substance propre à chacune de ces parties.

Parenchyme.

Les *membranes*, les *capsules* et les *tuniques* sont formées de fibres rapprochées et entrelacées sur un même plan ; elles forment, à leur tour, les parois des vaisseaux, des canaux excréteurs et des viscères creux ; de plus, elles fournissent des enveloppes communes et propres à tous les organes, et tapissent toutes les cavités du corps.

Membranes.

Il y a des membranes *celluleuses*, *muqueuses*, *séreuses*, *musculeuses* et *fibreuses*, les unes *simples*, les autres *composées* ; et lorsque trois d'entre elles se trouvent réunies dans le même organe, on les distingue, d'après l'ordre de leur superposition, en *externe*, *moyenne* et *interne*.

Espèces de membranes.

On emploie le mot *voie* pour désigner les canaux, et même les réservoirs que traverse ou dans lesquels est contenue une substance liquide quelconque : ainsi, il y a les voies lacrymales, salivaires, biliaires, urinaires, etc., qui donnent passage au larmes, à la salive, à la bile, aux urines, etc.

Ce que l'on entend par le mot voie

De la réunion d'un plus ou moins grand nombre d'or-

et par le mot appareil.

ganes ou de viscères, concourant tous à une même fonction, résulte ce que l'on appelle un *appareil*. La dénomination de chaque appareil est tirée de la fonction qu'il remplit : par exemple, les appareils digestif, respiratoire, circulatoire, etc., sont nommés ainsi, parce qu'ils servent à la digestion, à la respiration, à la circulation, etc.

Les appareils sont plus ou moins compliqués. Celui de la digestion l'est plus que tous les autres : il se compose d'une série d'organes, de viscères et de voies placés à la tête, à la poitrine, et surtout dans l'abdomen.

L'anatomie descriptive donne la connaissance des organes et des appareils. Elle en détermine le nombre, la situation, l'étendue, le volume, la configuration, les connexions, la couleur, la texture, la consistance, les propriétés et les usages.

Le tronc et les membres sont les deux divisions du corps qu'occupent les nombreux organes qui le composent.

1° Le *tronc* en est la partie principale. Il est divisé en trois grandes cavités : 1° la *tête* qui se compose de la face où se trouvent placés les organes des sens de la vue, de l'ouïe, de l'odorat et du goût, et du *crâne*, qui renferme le cerveau, siége de l'intelligence ; 2° la *poitrine* ou *thorax* qui loge les poumons et le cœur, organes de la respiration et de la circulation ; 3° le *ventre* ou *abdomen* qui contient les organes de la digestion, de la sécrétion urinaire et de la génération.

Ces trois cavités ont une capacité qui augmente depuis la crâne, qui est la plus petite, jusqu'à l'abdomen qui est la plus vaste ; leurs parois ont une solidité qui croît dans le sens contraire.

2° Les *membres* sont les appendices du tronc, avec lequel ils sont unis par la contiguité de leurs os et par la continuité de leurs parties molles. Ils se distinguent en *supérieurs* ou *thoraciques*, qui sont des agens de préhension et de toucher par la main qui les termine, et en *inférieurs*, *pelviens* ou *abdominaux*, lesquels servent à la station et à la progression du corps.

Ne pouvant entrer dans la description détaillée des organes, nous ferons précéder chaque fonction de l'examen succinct de l'appareil qui est destiné à la remplir.

SECTION II.

DE LA PHYSIOLOGIE.

La physiologie est la partie de la zoonomie qui s'occupe des lois de l'organisme animal. Son *sujet* est l'homme et les animaux ; son *objet*, les propriétés, les actions et les fonctions vitales ; ses *moyens*, l'observation, l'expérience et le raisonnement ; son *but*, la connaissance des phénomènes de l'organisme ou de la vie, coïncidant avec l'état de santé.

CHAPITRE PREMIER.

DE LA VIE ET DE SES PROPRIÉTÉS.

Le mot *vie* est un terme abstrait, par lequel on désigne le mode d'existence propre aux corps organisés.

Vainement on chercherait à donner de la vie une définition exacte : la variété des facultés dont elle a doué les êtres qui en jouissent, la multitude des phénomènes qu'elle tient sous ses lois, et le voile impénétrable qu'elle jette sur l'essence de ses attributs, rendront probablement toujours cette tentative infructueuse (1).

D'ailleurs, on ne doit point perdre de vue que ce mot *vie* ne sert qu'à présenter sous la forme de résumé les nombreux et divers phénomènes des êtres organisés considérés soit dans leur individualité, soit dans leur généralité.

Les attributs ou facultés de la vie sont ce que l'on appelle les *forces vitales*, par opposition aux *forces physiques*, ou plus ordinairement les *propriétés vitales*, lesquelles ne sont aussi que des abstractions propres à faciliter l'explication de tous les actes partiels de l'organisme (2).

Les propriétés vitales admises par la plupart des physiologistes sont au nombre de trois : 1° la sensibilité ; 2° la motilité ; 3° la caloricité. Elles vivifient la matière organisée, végétale ou animale, et lui donnent les moyens d'entretenir son existence.

Cependant ces propriétés ou facultés vitales n'existent pas toutes au même degré dans tous les êtres qui ont la vie en partage, ni dans tous les organes de ces mêmes êtres. Réduites à leur plus simple expression, elles régissent les fonctions qui s'exercent principalement au dedans des individus, et dont le but est la nutrition (*vie organique*, *intérieure* ou *nutritive*); plus développées, plus étendues, elles président aux fonctions qui se passent surtout au dehors, et dont l'objet est d'établir les

----

(1) « Les définitions sont pour l'ordinaire fautives dans l'histoire naturelle, parce qu'on n'a pas des connaissances assez étendues ni assez justes pour pouvoir peindre les objets par les traits particuliers qui les distinguent. » (*L'art d'observer*, par Sennebier, tome 2.)

(2) *Physiologie de l'homme*, par M. le prof. Adelon, 6e part., 4e vol.

relations de l'individu avec tous les êtres qui l'environnent (*vie animale*, *extérieure* ou *de relation*).

§ Ier. *De la sensibilité.*

Toute impression sentie ou éprouvée est un effet de la *sensibilité* mise en exercice.

1° La sensibilité.

Tantôt cette impression est locale, c'est-à-dire qu'elle ne s'étend pas au delà du lieu où elle a été excitée : alors elle se rapporte à la sensibilité *organique*, *végétative* ou *nutritive*.

Sensibilité organique.

Tantôt elle est transmise au cerveau, qui en prend connaissance : dans ce cas, elle a mis en jeu la sensibilité *animale* ou *percevante*.

Sensibilité animale.

§ II. *De la motilité.*

La faculté d'exécuter des mouvemens constitue la *motilité*, que l'on divise en contractilité ou faculté de se contracter, et en extensibilité ou faculté de s'étendre ou de se dilater.

2° La motilité.

Lorsque la *contractilité* s'exerce sans la participation de la volonté, elle est appelée *organique* ou *involontaire*; et, suivant qu'elle est apparente ou non, elle est dite *sensible* ou *insensible*. Ces deux modifications de la contractilité organique ont encore été désignées, la première, par le nom d'*irritabilité*, la seconde, par celui de *tonicité*.

Elle comprend 1° la contractilité organique, sensible et insensible,

Soumise à l'influence du cerveau, ou, pour mieux dire, de la volonté, la contractilité prend le nom de contractilité *animale* ou *volontaire*.

et la contractilité animale.

L'*extensibilité* s'observe dans des parties de structure différente ; c'est ainsi que le tissu cellulaire, le tissu ca-

2° L'extensibilité.

verneux ou *érectile* de la verge et du mamelon, éprouvent une expansion active et passagère, déterminée par les plaisirs vénériens, les frictions, l'affection hystérique, etc.; que le cœur, arraché du sein d'un animal vivant, et ses cavités étant vides de sang, fait effort pour se dilater contre la main qui le presse, etc.

§ III. *De la caloricité.*

La *caloricité* est cette faculté par laquelle les corps organisés et vivans se maintiennent dans la température qui leur est propre, et résistent aux degrés extrêmes de chaud et de froid de l'atmosphère.

Cette propriété, admise par Chaussier, contestée par quelques autres physiologistes, ne doit pas plus être confondue avec la calorification que la sensibilité ne l'est avec les sensations.

La caloricité commence avec la vie, dont elle est un des signes les plus certains. Son existence dans les germes fécondés des végétaux et des animaux, et dans les différens tissus des uns et des autres, est une des conditions principales du développement et de l'exercice de la sensibilité et de la motilité.

Sa diminution et son extinction entraînent des altérations semblables dans les propriétés de la vie organique, au rang desquelles elle doit être placée.

L'uniformité de la caloricité dans toutes les parties du corps n'est qu'apparente; elle est, en effet, aussi variable que les autres propriétés vitales dont il a été parlé dans les paragraphes précédens.

La sensibilité et la contractilité *organiques* sont les

premières conditions de la vie. Les tissus des végétaux et des animaux les possèdent en commun. Elles sont inséparables des fonctions nutritives qui existent dans tous les êtres organisés.

Ces propriétés président à deux sortes de phénomènes : 1° aux mouvemens sensibles de l'estomac, des intestins, de la vessie et de la matrice ; 2° aux actions occultes et immédiates de l'absorption, des sécrétions et de la nutrition. Ces dernières s'exercent dans les parties les plus déliées des organes : ainsi, la sensibilité les avertit de l'abord des molécules propres à leurs fonctions ; la contractilité leur donne le pouvoir d'absorber et de retenir ces molécules.

Fonctions qu'elles régissent.

La sensibilité et la contractilité *animales* sont réservées aux organes des fonctions extérieures ou de relation.

Propriétés de la vie animale.

La 1re réside spécialement, et à un très-haut degré, dans les sens de la vue, de l'ouïe, de l'odorat, du goût et du toucher. Ses effets, différens dans chacun d'eux, se propagent par les nerfs jusqu'au cerveau, qui en prend connaissance. Faible dans quelques organes profonds, tels que l'estomac, le rectum, la vessie, elle ne fait éprouver qu'un sentiment obscur, provoqué par le besoin d'entrer en action. Développée accidentellement dans les parties qui ne jouissent habituellement que des propriétés organiques, elle ne nous donne que le sentiment de la douleur.

La sensibilité animale est prononcée dans les organes des sens.

Elle est faible dans les organes intérieurs.

La 2me appartient au système musculaire des fonctions animales ou de relation. Etroitement liée à l'intégrité des nerfs et du cerveau, elle détermine l'action des muscles, sous l'influence de la volonté ; ainsi, la locomotion du tronc et des membres, la mobilité des traits du visage, et les mouvemens du larynx, pour la pro-

La contractilité animale existe dans les muscles extérieurs.

duction de la voix, se rattachent à cette propriété (1).

Les propriétés vitales, modifiées à l'infini dans les tissus, les organes et les régions du corps, sont de plus sujettes à des variations continuelles dépendantes de l'âge, du sexe, des tempéramens, des climats, des saisons, etc.

Causes motrices de toutes les actions de l'économie, elles modifient les différens phénomènes physiques et chimiques qui tendent à s'y développer, et repoussent sans cesse les attaques que les corps extérieurs dirigent sur nos organes.

Cette réaction perpétuelle a été attribuée à la sollicitude d'un être hypothétique appelé *nature*, *principe de vie*, *force vitale*, etc., auquel on a supposé une existence réelle et prêté des intentions réfléchies.

La vie n'est point exclusivement départie aux solides;

---

(1) Cette théorie des propriétés vitales, ainsi que les distinctions établies entre elles, ne sont d'une part que de pures abstractions, et de l'autre des hypothèses, admises par les physiologistes, dans la vue de simplifier l'explication des divers phénomènes de l'organisme. Le but a-t-il été atteint? nous ne le croyons pas, ainsi qu'on va en juger par les courtes réflexions qui suivent : 1° chaque organe, comme chaque tissu de l'économie, a son mode de vitalité propre, et relatif à la structure et aux usages de chacun d'eux; en sorte que ce n'est que par la pensée qu'on peut considérer isolément la vie et l'organisation, dont la dépendance est réciproque et absolue; 2° la sensibilité et la contractilité sont inséparables dans leur exercice, et leur analogie seule avec les phénomènes de la vie animale a pu conduire à les distinguer ainsi l'une de l'autre; 3° la sensibilité et la contractilité animales ont été prises à tort pour des propriétés, puisque ces expressions désignent plutôt les fonctions des systèmes nerveux et musculaire, que les causes inconnues et primitives qui mettent en action les différentes parties de ces systèmes; 4° enfin, l'extensibilité paraît être plutôt un effet résultant de diverses causes, on lié à des dispositions organiques particulières, qu'à une propriété inhérente à la matière organisée.

les fluides en sont doués aussi, mais à un degré bien plus faible.

Le sang, la lymphe et le chyle surtout, en possèdent les rudimens; s'ils étaient inertes, ils ne pourraient stimuler les tissus qui les reçoivent. C'est en vertu de cette nuance de vitalité que s'entretient leur liquidité, tant qu'ils sont en mouvement dans leurs vaisseaux; qu'ils se décomposent par le repos, et qu'ils s'altèrent avec promptitude par le contact des virus que l'absorption leur apporte. *Phénomènes résultant de la vitalité des fluides.*

Les phénomènes physiologiques régis par les propriétés vitales, sont la sympathie, l'habitude, les actions et les fonctions.

C'est de l'ensemble de ces divers phénomènes dépendans de l'influence réciproque des fluides et des solides, du concours d'action de tous les organes, enfin de l'enchaînement général qui existe entre tous les actes vitaux, que résulte la *vie* ou l'*organisme*, qui a été comparée à un cercle où il n'y a ni commencement ni fin. *Phénomènes vitaux. Leur ensemble constitue la vie ou l'organisme.*

CHAPITRE II.

DE LA SYMPATHIE ET DE SES E FETS.

On appelle *sympathie* une certaine corrélation d'actions ou d'affections établie entre des organes plus ou moins éloignés, et analogues ou dissemblables, soit par leur structure, soit par leur vitalité, soit enfin par leurs usages. *Définition de la sympathie.*

Trois choses sont à considérer dans l'examen de toute sympathie : 1° l'organe qui est primitivement excité ou irrité, 2° la transmission du phénomène, 3° la partie qui est secondairement affectée. *Trois choses à considérer dans les sympathies.*

Les parties que la sympathie met en jeu peuvent être continues, contiguës ou éloignées (sympath. de *conti-* *Divisions des sympathies.*

nuité, de *contiguité* ou *éloignées*, de Hunter). Elles sont ou le point de départ ou le terme de ses effets (sympath. *actives* et *passives*, de Tissot). Enfin, tantôt c'est la sensibilité et tantôt la contractilité qu'elle modifie (sympath. de *sensibilité*, de *contractilité*, etc. , de Bichat).

Irradiation sympathique.

L'irradiation sympathique se propage par les nerfs, qui sont, sinon les seuls agens de la transmission, au moins ceux à la faveur desquels la plupart des phénomènes sympathiques peuvent être le plus facilement expliqués.

Effets sympathiques :

On appelle *effets sympathiques*, ou tout simplement *sympathies*, tous les phénomènes vitaux qui ne se rapportent point à une excitation directe. Subordonnés aux forces vitales, ces effets présentent des modifications dans chaque partie. La sensibilité est toujours leur principe.

1° dans l'état de santé ;

Augmentée ou diminuée, elle décide un changement analogue dans le rhythme ordinaire des actions organiques qu'elle influence : ainsi, la pupille se resserre ou se dilate, selon que la rétine est excitée ou non par les rayons lumineux ; les mamelles se gonflent ou s'affaissent, selon que la matrice entre en action ou reste en repos ; etc.

2° dans les maladies ;

Les sympathies ordinaires ou physiologiques peuvent être augmentées ou exaltées dans les maladies. Il en est d'autres qui, étant extraordinaires ou pathologiques, n'éclatent que dans l'état morbide, et révèlent ainsi les liaisons secrètes qu'ont entre eux différens organes.

3° Effets produits par l'action des médicamens.

Les remèdes externes et internes opèrent le plus souvent aussi, par les effets sympathiques qu'ils déterminent dans les diverses parties de l'organisme.

De la synergie.

Barthez a donné le nom de *synergie* aux relations vitales qu'ont certains organes dont la concurrence d'action est nécessaire, soit pour l'accomplissement d'une fonction, soit pour la constitution et la marche d'une maladie; en sorte que, d'après cet auteur, les actions *synergiques* sont constantes et absolues, tandis que les effets sympathiques sont variables, et n'ont point une fin utile dans leur invasion (1).

CHAPITRE III.

DE L'HABITUDE ET DE SES EFFETS.

Tous nos organes sont susceptibles de se familiariser avec les causes qui les excitent, et de se perfectionner dans l'exercice de leurs actions par la réitération des mêmes actes : le mot *habitude* exprime cette disposition vitale.

Définition de l'habitude.

Aucune partie, quelles que soient sa trame et sa vitalité, ne saurait se soustraire au pouvoir de l'habitude, dont les effets sont d'affaiblir les impressions et de rendre les actions plus sûres et plus faciles; par exemple, l'estomac est péniblement affecté, dans les premiers temps, de l'usage d'alimens grossiers et malsains; il s'habitue bientôt à leur présence, et finit par les digérer.

Ses effets dans la santé.

Les maladies sujettes à des retours fréquens sont peu dangereuses, par la raison que le système vivant s'est accoutumé à l'action de la cause morbifique qui l'opprime, et à régulariser ses efforts pour la repousser. De là vient probablement l'innocuité de certaines affections périodiques enracinées, telles que les fièvres intermittentes les plus simples, quelques hémorrhagies, certaines névroses, etc.

Dans la maladie.

---

(1) *Nouveaux Élémens de la Science de l'homme*, 2ᵉ édition, tome 2, page 8 et notes.

L'action des médicamens sur l'économie devenant faible ou nulle par l'effet de l'habitude, on sent combien
il est important de les varier, d'en suspendre l'usage ou
d'en augmenter la dose, pour obtenir les effets désirés.

Enfin, il n'est pas jusqu'aux poisons dont l'habitude
n'affaiblisse et n'épuise l'action délétère, lors toutefois
qu'ils ne sont pas de nature à désorganiser chimiquement
les tissus avec lesquels ils sont mis en contact.

Le *plaisir* et la *douleur*, ces deux grands mobiles de
toutes nos actions volontaires, ne peuvent se soustraire
aux effets de l'habitude, qui tend à les réduire tous les
deux à l'*indifférence*.

CHAPITRE IV.

DES ACTIONS ET DES FONCTIONS.

L'exercice des propriétés vitales donne naissance à
toutes les actions et fonctions de l'économie.

Les *actions* présentent des différences nombreuses, eu
égard au mode de structure et de vitalité des organes, à
l'espèce de *stimulus* qui les provoque, et au but pour lequel elles s'effectuent.

Les *fonctions* se composent de diverses séries d'actions,
successives ou simultanées, concourant toutes à un but
commun.

Deux grandes classes de fonctions se remarquent dans
l'économie humaine : les unes servent à l'existence des
individus, les autres à la conservation de l'espèce (1).

---

(1) Voyez le *Tableau d'une nouvelle classification des fonctions de la
vie*, dans le 1er volume des *Élémens de physiologie* de M. le professeur
Richerand.

Les 1res comprennent, 1° la digestion, l'absorption, la circulation, les sécrétions et la nutrition : elles ont été appelées fonctions de la *vie organique*, *assimilatrice* ou *nutritive* ; 2° les sensations, l'action du cerveau, la voix et la parole, les gestes et la locomotion : celles-ci ont reçu le nom de fonctions de la *vie animale*, de *relation* ou *sensoriales*.

1° Fonctions de la vie organique, *assimilatrices ou nutritives.*

2° Fonctions de la vie animale, *de relation, ou sensoriales.*

Les 2es se composent des actions communes aux deux sexes, et des actions particulières à chacun d'eux : on les a désignées sous le nom de fonctions de l'*espèce* ou *génératrices*.

3° Fonctions de l'espèce ou génératrices.

Dans l'étude de chaque fonction, on doit examiner, 1° son appareil ; 2° les substances sur lesquelles ce dernier agit ; 3° le mécanisme des actions particulières ; 4° le but général de toutes les actions concurrentes.

Ce que l'on doit étudier pour chaque fonction.

ART. Ier. DES FONCTIONS DE NUTRITION.

Les fonctions nutritives sont confiées à un grand nombre d'organes, différens dans leurs formes, leur volume et leur structure, et dont les principaux sont protégés par la profondeur de leur situation.

Organes de la nutrition.

Les matériaux de la nutrition sont tous originairement pris au dehors. A mesure qu'ils cheminent dans l'économie, ils sont soumis à l'action de plusieurs séries d'organes qui leur font éprouver des altérations particulières.

Matériaux nutritifs.
Fonctions nutritives.

Les fonctions dont il s'agit ont pour but, 1° d'élaborer et d'ajouter à l'économie certains principes étrangers ; 2° d'extraire et de chasser au dehors les matériaux qui ont servi quelque temps à l'organisation.

But des fonctions nutritives.

Il y a donc dans la vie *organique* ou *nutritive* deux mouvemens opposés : l'un tend à la composition organi-

Assimilation.

Désassimila-
tion.

que ou à l'*assimilation*; l'autre, à la décomposition ou à la *désassimilation*.

§ 1er. *De la digestion.*

En quoi con-
siste la diges-
tion.

La *digestion*, en général, consiste dans les altérations successives que subissent les alimens introduits dans le canal digestif, et d'où résultent la séparation de leur partie nutritive et l'évacuation de leur partie excrémentitielle.

Souvent aussi le mot digestion est employé pour désigner l'élaboration particulière que les alimens éprouvent dans l'estomac.

Appareil di-
gestif.

A. L'*appareil digestif* se présente à la tête, dans la poitrine et dans l'abdomen, sous la forme d'un canal continu, renflé ou rétréci dans plusieurs points, et entouré de parties accessoires de structure différente.

La bouche.

La *bouche* fait partie de la face. Les deux mâchoires, parties osseuses et mobiles, en forment la base. Son *ouverture* est limitée par les deux lèvres. Sa *cavité* est bornée en haut par la *voûte palatine*, due à la jonction des os *maxillaires* et *palatins*, que revêt la *membrane palatine*; en bas par la langue; en avant par les arcades dentaires; sur les côtés par les *joues*; en arrière par le voile du palais.

Les lèvres.

Les *lèvres*, distinguées en *supérieure* et *inférieure*, se réunissent par des angles aigus appelés les *commissures*. La peau les recouvre en dehors, et se continue, vers leur bord libre, avec la muqueuse de la bouche, qui les tapisse en dedans.

Leurs mus-
cles.

Un muscle *orbiculaire* commun rapproche les lèvres et rétrécit l'ouverture de la bouche; d'autres muscles agissent en sens contraire ; tels sont, pour la lèvre supérieure, les *releveurs communs* et *propres*, le *myrtiforme* et le *petit zygomatique* ; le *carré* et la *houppe du menton* pour l'inférieure ; et pour les commissures, les *grands zygomatiques*, *canins*, *buccinateurs*, *triangulaires* et *peauciers*.

Les *dents*, enchâssées par leurs *racines* dans les *alvéoles* des os maxillaires, et maintenues par le tissu dense des *gencives*, ont leur *couronne* recouverte de l'*émail*, substance blanche, inaltérable au contact de l'air, et qui ne se prolonge pas au delà du *collet*, partie rétrécie qui sépare la racine de la couronne. Il y a 16 dents à chaque mâchoire, dans l'homme fait, savoir : 4 *incisives* en avant, 2 *canines* sur les côtés, et 10 *molaires* en arrière, dont 3 grosses et 2 petites de chaque côté.

Les *glandes salivaires*, au nombre de trois de chaque côté, sont : 1° la *sublinguale*, que recouvre la face inférieure de la langue ; 2° la *sous-maxillaire*, qui est située derrière et au dessous de l'angle de la mâchoire inférieure ; son canal excréteur, appelé *canal* de Warthon, s'ouvre, avec plusieurs des petits conduits qu'il a reçus de la sublinguale, sur les côtés du frein de la langue ; 3° la *parotide*, qu'on trouve au devant et au dessous de l'oreille, derrière la branche de la mâchoire inférieure, et dont le canal excréteur ou *conduit* de Sténon a son orifice à la face interne de la joue, vis-à-vis la 3ᵉ dent molaire.

La *langue* est placée dans la concavité de la courbure du bord dentaire inférieur ; sa face inférieure donne attache au *frein* ou *filet* ; sa face supérieure, libre, est parsemée de follicules et de papilles variables par leur nombre et leur forme.

Ses muscles.

Le voile du palais.

La luette.

Les amygdales ou tousilles.

Muscles du voile du palais.

Le pharynx.

L'isthme du gosier.

L'œsophage.

Muscles du pharynx et de l'œsophage.

Ses muscles sont, de chaque côté, les *stylo*, *génio*, *mylo* et *thyo - glosses;* le *lingual* occupe le centre. Les fibres de ce dernier sont disposées par plans que l'on distingue aujourd'hui en muscles linguaux *superficiel*, *transverse*, *vertical* et *obliques*.

Le *voile du palais* fait l'office d'une cloison mobile qui sépare la bouche du pharynx. Il est attaché à la voûte palatine par son bord supérieur; son bord inférieur, libre et concave, donne naissance dans son milieu à la *luette*. Il se termine de chaque côté par deux *piliers*, entre lesquels est placé un groupe de follicules muqueux, appelé *glande amygdale*.

Le voile du palais est élevé par les muscles *péristaphylins internes*, tendu transversalement par les *péristaphylins externes*, et abaissé par les *glosso - staphylins* et *pharyngo-staphylins*.

Le *pharynx* ou *arrière - bouche* est une cavité évasée qui communique avec la bouche par le *détroit* ou *isthme du gosier*, avec les fosses nasales par les narines postérieures, avec le conduit aérien par l'ouverture supérieure du larynx, et avec l'oreille par la *trompe* d'Eustache ou *conduit guttural* du tympan.

L'*œsophage* fait suite au pharynx : c'est un long conduit, étroit, qui descend dans la poitrine, couché sur la colonne vertébrale, et traverse le diaphragme, en passant entre les deux piliers de ce muscle, pour s'aboucher avec l'estomac par une ouverture qui a reçu le nom de cardia.

Les muscles du pharynx sont les six muscles *constricteurs*, les deux *stylo-pharyngiens* et les deux *pharyngo-staphylins*. Des fibres longitudinales et annulaires forment la couche musculeuse de l'œsophage.

Les organes digestifs qui font suite aux précédens, et dont il nous reste à traiter, occupent une grande partie du *bas-ventre* ou *abdomen*.

Du bas-ventre ou abdomen.

Cette vaste cavité a la forme d'un ovale dont la grosse extrémité répond au thorax, tandis que la petite se continue avec l'excavation du bassin. Ses parois, mobiles pour la plupart, sont formées supérieurement par le *diaphragme*, inférieurement par le muscle *releveur de l'anus*, antérieurement et latéralement par les muscles *droits*, *pyramidaux*, *obliques externes et internes* et *transverses*, et postérieurement par les *vertèbres lombaires*, le *sacrum* et les muscles *psoas*, *carré des lombes*, etc. (1).

Parois de cette cavité.

L'*estomac* est un viscère creux que l'on compare vulgairement à une cornemuse, situé obliquement dans l'épigastre, et occupant une partie de l'hypochondre gauche, au dessous du diaphragme. Sa grosse extrémité, tournée en haut et à gauche, est voisine de la rate ; et sa petite extrémité, dirigée en bas et à droite, est recouverte par le foie. Le bord gauche de l'estomac est con-

L'estomac.

---

(1) Afin d'assigner avec plus de précision la situation et les rapports respectifs des organes contenus dans l'abdomen, on partage cette cavité en plusieurs régions : 1° une *supérieure* ou *épigastrique*, qui s'étend depuis le cartilage xiphoïde jusqu'à trois travers de doigt au dessus de l'ombilic ; 2° une *moyenne* ou *ombilicale*, qui commence à l'endroit où finit la précédente, et se termine à trois travers de doigt au dessous de l'ombilic ; 3° une *inférieure* ou *hypogastrique*, qui comprend le reste du bas-ventre. Chacune de ces régions est subdivisée en trois autres : le milieu de la 1re s'appelle *épigastre* ou *creux de l'estomac*, et les côtés les *hypochondres* ; la partie moyenne de la 2me se nomme *ombilic*, et les régions latérales, les *côtés*, les *flancs*, et plus en arrière les *lombes* ; enfin, le milieu de la 3me prend le nom d'*hypogastre*, et les côtés celui de *régions iliaques*.

vexe : on l'appelle la *grande courbure* ; il donne attache au grand épiploon. Le bord droit est concave ; c'est la *petite courbure*, à laquelle tient le petit épiploon.

Le volume, la situation relative et la direction de cet organe varient selon son état de plénitude ou de vacuité, les diverses attitudes que prend le corps, etc.

Il communique avec l'œsophage par le *cardia*, et avec le duodénum par le *pylore*, qui est un orifice étroit, entouré en dehors d'un bourrelet fibreux, et offrant en dedans une espèce de valvule formée par les membranes muqueuse et musculeuse de ces parties.

Les *intestins* s'étendent du pylore à l'anus, en se repliant diversement sur eux-mêmes. On les divise en deux parties : la 1re, appelée *intestin grêle*, comprend le duodénum, le jéjunum et l'iléon ; la 2e, nommée gros *intestin*, se compose du colon, du cœcum et du rectum.

Le *duodénum* est placé sur la colonne vertébrale, derrière le méso-colon transverse. Il offre trois courbures, depuis l'estomac, auquel il succède, jusqu'à l'iléon, avec lequel il se continue. Le péritoine le recouvre en partie et le fixe dans sa position.

Le *jéjunum* et l'*iléon* se trouvent dans presque toutes les régions de l'abdomen, et forment une courbure générale, dont la concavité, située en arrière, adhère au mésentère, tandis que la convexité, tournée en avant, est libre et flottante. Les nombreux contours que présentent ces intestins ont reçu le nom de *circonvolutions*.

Le *cœcum*, le premier des gros intestins, est situé dans la fosse iliaque droite. Il est gros, court et bosselé à sa surface externe. Dans sa cavité se remarquent, 1° une petite ouverture qui conduit dans l'*appendice vermiculaire*, partie propre au cœcum, et qui ressemble par sa forme et son volume à un tùyau de plume à écrire ; 2° les orifices de communication de cet intestin avec l'iléon et le colon : celui de l'iléon est entouré par la valvule dite *iléo-cœcale* qui sépare l'intestin grêle du gros intestin.

Le *colon* est le plus long des gros intestins. Il s'étend du cœcum au rectum, en mesurant presque toute la circonférence du ventre. On y distingue quatre portions : la 1re est le colon *ascendant* ou *lombaire droit* ; la 2e est l'*arc* du colon ou *colon transverse* ; la 3e est le *colon lombaire gauche* ou *descendant* ; la 4e enfin, est l'*S* du colon, ainsi nommée, parce qu'elle décrit deux courbures à contre-sens, avant de s'aboucher avec le rectum.

Le *rectum* occupe l'excavation du bassin ; il est couché sur la face antérieure et concave du sacrum, derrière la vessie chez l'homme, tandis que la matrice et le vagin sont placés au devant de lui chez la femme. L'*anus*, qui est l'ouverture par laquelle il se termine, doit les mouvemens dont il jouit à ses muscles *releveurs* et *sphincters interne et externe.*

Les parois de l'estomac et des intestins sont formées par trois membranes : la 1re, externe, de nature *séreuse*, est fournie par le *péritoine*, qui, après avoir tapissé la cavité abdominale et recouvert la plupart des organes qui y sont renfermés, forme des replis nombreux, parmi lesquels sont le *mésentère*, les *méso-colons*, le *grand* et le *petit épiploons*, etc.; la 2me, moyenne, est *musculeuse*, et composée de plans de fibres distinctes, à directions circulaire, oblique et longitudinale : sur le cœcum et le colon les fibres longitudinales forment trois bandelettes isolées, et dont la longueur totale, étant moindre que celle de ces intestins, produit les bosselures qu'on re-

Membrane muqueuse.

Valvules conniventes.

Le foie.

Ses trois lobes.

La vésicule biliaire.

Les canaux biliaires.

Le pancréas.

La rate.

marque sur leur trajet ; la 3ᵉ, interne, *muqueuse,* offre dans le canal intestinal , notamment dans l'intestin grêle , des replis plus ou moins saillans appelés *valvules conniventes.*

Le *foie* est un des viscères les plus considérables du corps. Il occupe l'hypochondre droit , une partie de l'épigastre et de l'hypochondre gauche. Son bord supérieur, qui est épais et arrondi , adhère au diaphragme ; l'inférieur, mince et tranchant, est contigu aux intestins. Sa face antérieure donne attache à un repli falciforme du péritoine , nommé *ligament suspensoire du foie ;* l'inférieure, concave, offre deux rainures ou *sillons* qui se croisent à angle droit , et contiennent les vaisseaux de cet organe.

Toute la masse du foie est partagée en trois *lobes* : les deux plus gros sont placés , l'un à droite, l'autre à gauche ; ce sont le *grand* et le *moyen* lobes ; le troisième , situé en dessous , est le *petit* lobe, ou lobe de Spigel.

La *vésicule biliaire* est annexée à la face inférieure du foie ; elle reçoit par reflux la bile qu'il sécrète. Le canal excréteur du foie, ou canal *hépatique*, s'unit au canal *cystique*, qui provient de la vésicule biliaire , pour former le canal *cholédoque ;* celui-ci s'ouvre dans le duodénum , auquel il porte la bile.

. Le *pancréas*, que l'on a comparé aux glandes salivaires, à cause de sa structure et du fluide qu'il sécrète , est couché transversalement sur la colonne vertébrale , derrière l'estomac et entre les trois courbures du duodénum. Il envoie le fluide *pancréatique* au duodénum par le canal *pancréatique*, qui s'ouvre dans cet intestin , tout près de l'orifice du canal cholédoque.

La *rate*, placée dans l'hypochondre gauche , est opposée au foie par cette situation. Son tissu cellulo-vasculaire, la quantité de sang qu'elle contient, et la place qu'elle occupe, permettent de lui supposer des usages relatifs et à la circulation et à la digestion.

B. Les *alimens* sont solides ou liquides. Les alimens *solides* sont tirés des végétaux et des animaux. Ces substances, déjà rapprochées de notre nature par la leur, cèdent facilement ce qu'elles contiennent de nutritif, pourvu toutefois que, par la cohésion de leurs molécnles, elles ne résistent pas trop à l'action triturante des organes, et à l'action dissolvante des fluides digestifs.

Les alimens *liquides* sont pris aussi, à l'exception de l'eau, parmi les êtres organisés : ainsi les liqueurs douces, fermentées ou alcooliques proviennent des plantes, et le lait du règne animal.

L'eau est la boisson la plus généralement usitée. Elle mitige les principes stimulans des autres liquides, et sert de véhicule aux alimens solides qu'elle fludifie.

Quelles que soient les qualités des alimens et leurs espèces, tantôt ils sont portés à l'intérieur sans aucun apprêt, et tels que la nature nous les présente, tantôt ils ne sont introduits qu'après avoir été convertis en *mets* par l'action du feu et l'addition de quelques *condimens*. (*Voy.*, dans l'*hygiène*, l'art. *Ingesta*.)

C. Deux sentimens instinctifs, la faim et la soif, nous avertissent du besoin de prendre des alimens solides et liquides.

L'*appétit* précède ordinairement la faim ; c'est un désir modéré des alimens, accompagné de quelque plaisir. Il intéresse principalement la bouche, où il détermine l'afflux de la salive et des mucosités, et l'érection des papilles de la langue.

Des alimens,

solides,

liquides.

L'eau est la boisson la plus usitée.

Alimens simples,

composés.

Exercice de la digestion.

De l'appétit.

5

De la faim.

La *faim* n'est pas constamment annoncée par l'appétit. Elle a son siége dans l'estomac, dont elle dénonce la nécessité de l'exercice. Si elle se prolonge quelque temps, elle étend ses effets sur toute l'économie, donne lieu à l'inanition, et plus tard aux accidens les plus funestes.

De la soif.

La *soif* est bornée d'abord à la bouche et au pharynx, où elle produit un sentiment de chaleur et de sécheresse, avec constriction dans ces parties. Si elle n'est point satisfaite, il en résulte bientôt l'inflammation de la gorge, l'épuisement de tous les fluides sécrétoires, et du désordre dans toutes les fonctions.

Préhension des alimens solides.

Gustation.

Mastication et insalivation.

Les alimens portés à la bouche, et introduits dans sa cavité par ce qu'on appelle *préhension*, sont d'abord explorés par le sens du goût. Portés ensuite sous les dents par la langue, la mâchoire inférieure, qui est élevée par les muscles *temporaux*, *masséters* et *ptérygoïdiens internes*, et mue horizontalement par les *ptérygoïdiens externes*, les presse contre la supérieure pour en opérer l'attrition. Les joues et la langue les ramènent sans cesse entre les bords dentaires, pendant que la salive, les mucosités, la chaleur de la bouche et l'air contenu dans cette cavité les pénètrent et les ramollissent. Lorsqu'ils ont été suffisamment comminués par la répétition de tous ces mouvemens, les joues se dépriment et les ramassent sur la langue, dont la pointe parcourt toutes les sinuosités de la bouche, pour en saisir les parcelles éparses et former le *bol alimentaire*.

Formation du bol alimentaire.

Déglutition.

Alors commence la *déglutition*, dont le mécanisme est très-compliqué.

Son premier temps.

La mâchoire inférieure, rapprochée de la supérieure par les muscles élévateurs, devient le point d'appui de plusieurs autres muscles qui meuvent la langue, le pha-

La mâchoire

rynx et le larynx dans l'acte de la déglutition. La langue redresse sa pointe, et l'applique sur la voûte palatine, en même temps qu'elle se courbe selon son diamètre transverse, pour former, par ce double mouvement, une gouttière longitudinale inclinée, dans laquelle glisse le bol alimentaire, jusqu'à l'isthme du gosier qu'il doit franchir. Ce trajet du bol alimentaire est encore favorisé par l'élévation de la langue, dont la base est en même temps portée en arrière, et par les mucosités qui proviennent des amygdales et des cryptes muqueuses de toutes les parties voisines.

inférieure devient fixe.
Action de la langue.

Usage des amygdales,

Pendant que cette action s'exécute, le voile du palais, qui a pris une direction horizontale, s'oppose au retour des alimens par les fosses nasales, tandis que leur entrée dans le canal aérien est empêchée par le resserrement complet de la glotte, dû à l'action des muscles intrinsèques du larynx, et par l'épiglotte, qui, poussée par la base de la langue, s'est abaissée sur l'ouverture supérieure du larynx.

du voile du palais,

de l'épiglotte.

Le pharynx, élevé en même temps que le larynx par l'action des muscles *milo-hyoïdien*, *génio-hyoïdien*, etc., se porte au devant des alimens; il les reçoit, et, se contractant de haut en bas et de la circonférence au centre, les chasse dans l'œsophage. Tout alors revient à son état ordinaire.

Deuxième temps de la déglutition.
Action du pharynx.

Parvenus dans l'œsophage, les alimens parcourent ce conduit, en obéissant à sa contraction, jusqu'à l'estomac, dans la cavité duquel ils descendent en traversant le cardia, toujours accompagnés par une petite portion d'air avalée en même temps qu'eux.

Trajet des alimens dans l'œsophage.

La préhension des *boissons* s'exerce soit à l'aide d'un vase placé entre les lèvres, soit par succion ou aspiration,

Préhension des liquides.

soit enfin en les précipitant dans le pharynx, la bouche étant largement ouverte, et la tête renversée en arrière.

Leur déglutition.

Leur déglutition s'opère de la même manière que celle des solides ; elle exige cependant une précision plus grande dans l'action des organes, en raison de la mobilité des molécules qui composent les substances liquides.

Accumulation des alimens dans l'estomac.

En s'accumulant dans l'estomac, les substances alimentaires écartent ses parois, et augmentent tous les diamètres de sa cavité ; d'où résulte une pression réciproque plus grande entre les viscères et les parois de l'abdomen, et de là un peu de gêne dans la respiration.

De la satiété.

Lorsque la distension est suffisante, on éprouve le sentiment de la *satiété*, et bientôt même du dégoût pour les alimens.

Phénomènes de la digestion proprement dite.

Alors le cardia et le pylore se resserrent ; les forces de la vie, qui semblent abandonner la périphérie du corps, se concentrent sur l'estomac qui embrasse la masse alimentaire de toutes parts, et lui communique les secousses légères qu'il reçoit lui-même du diaphragme et des troncs artériels voisins. La circulation devient plus active ; la chaleur se développe ; un mouvement vague, dû à la tunique musculeuse de l'organe, et appelé par les anciens *péristole*, agite doucement la matière ; le *suc gastrique*, dont la source est dans la membrane muqueuse et les follicules,

Péristole.

Suc gastrique.

afflue en abondance : c'est alors que s'opère, environ une heure après le repas, le travail de la digestion proprement dite, travail sur le caractère duquel les expérimentateurs ne sont pas plus d'accord que sur la nature du suc gastrique qui en est le principal agent.

Chymification.

Ramollie par le concours de toutes ces causes, la substance alimentaire s'animalise et se convertit, de la superficie vers le centre, en une pulpe grisâtre, homogène et d'une odeur acéteuse qu'on appelle le *chyme*. Les contractions de l'estomac se régularisent, et prennent une direction constante du cardia au pylore ; ce dernier s'ouvre pour donner passage aux couches de chyme qui se sont faites successivement, et qui s'écoulent dans le duodénum, en obéissant au mouvement de péristole.

La *chymification* s'accomplit pour l'ordinaire en 4 ou 5 heures ; néanmoins cette durée varie selon la nature des alimens et leur quantité, l'énergie de l'estomac et une foule de circonstances relatives à l'individu et aux choses qui l'environnent. En général, les substances animales se convertissent plus vite en chyme que les matières végétales qui souvent passent en partie, à peine altérées, dans le canal intestinal (1).

Les liquides introduits dans l'estomac se mettent au niveau de la température du lieu, s'y troublent, et sont en grande partie absorbées ; le reste passe dans le duodénum et disparaît bientôt.

Ceux qui contiennent de l'albumine, de la gélatine, du mucilage, de la fécule, etc., éprouvent aussi les effets de la chymification : ces dernières substances se concrètent, en se séparant de l'eau dans laquelle elles étaient dissoutes, se confondent avec le chyme, et partagent ultérieurement les diverses altérations que subissent les alimens solides dans le cours de la digestion.

C'est pendant le séjour que le chyme fait dans le duodénum, qu'il contracte de nouvelles qualités : il devient jaunâtre, amer, et perd une partie de son acidité. Ces

(1) *Précis élémentaire de physiologie*, par M. Magendie, membre de l'Institut de France, etc.

changemens dépendent de son mélange avec la bile et le suc pancréatique, qui y affluent pendant cette période de la digestion.

Séparation du chyme en deux parties.

D. Acquérant, par ce mélange, un nouveau degré d'animalisation, le chyme se sépare en deux portions : l'une extérieure, plus légère, liquide et grisâtre, est, sinon du chyle encore, au moins la substance qui en contient tous les élémens ; l'autre, grossière et jaunâtre, c'est la partie excrémentitielle, qui occupe le centre de la pulpe alimentaire.

Chylification.

Progression du chyme.

Cette pulpe, ainsi préparée, est transmise par le duodénum au jéjunum et à l'iléon. Sa progression, favorisée par les mouvemens *péristaltiques* et par les mouvemens de *rétraction* des parois du canal intestinal, est ralentie dans l'intérieur des intestins grêles par les nombreuses circonvolutions de ces derniers et par les valvules conniventes qui, par leurs saillies, s'enfoncent dans les couches les plus externes de la masse *chymeuse.*

Absorption du chyle.

C'est pendant la longueur de ce trajet que les vaisseaux chylifères, dont les orifices sont ouverts sur les villosités de la muqueuse intestinale, absorbent et élaborent, par un mécanisme inconnu, le *chyle*, liquide réparateur extrait des matières alimentaires mélangées et combinées avec les sucs digestifs. (*Voy. Absorption*).

Défécation.

Dépouillé de presque toute sa partie nutritive, le résidu du chyme, devenu plus consistant, arrive au cœcum, en passant par l'ouverture de la valvule iléo-cœcale ou de *Bauhin*, qui s'oppose à son retour. Là il prend les caractères qui le constituent *excrémens* ou matières *stercorales.*

Fèces ou matières stercorales.

Ces caractères se prononcent davantage pendant le séjour des *fèces* dans le colon, par l'absorption du reste de la partie nutritive. C'est dans cet intestin qu'elles se moulent et contractent une odeur fétide.

Le cours de ces matières est favorisé dans les gros intestins, 1° par les mucosités abondantes qui y sont sécrétées ; 2° par la stimulation que produit sur leurs parois la bile, dont la partie colorante et amère se con-contre, à mesure que les excrémens perdent de leur liquidité en s'approchant du rectum.

Arrivés dans ce dernier intestin, les excrémens s'y amassent, deviennent plus denses, et déterminent par là suite un sentiment de gêne qui avertit du besoin de s'en débarrasser. Alors le rectum entre en contraction ; et, aidé par l'action des muscles du bas-ventre et du diaphragme, il les expulse, en surmontant la résistance que lui opposent les *sphincters* de l'anus.

Des gaz, en quantité variable, se forment continuellement dans l'estomac et les intestins, surtout pendant le temps de la digestion : les élémens qui les composent sont l'oxygène, l'acide carbonique, l'azote et l'hydrogène pur, carboné et sulfuré. Ils proviennent des alimens, en raison des altérations chimiques que ces derniers éprouvent, et probablement aussi de la muqueuse du canal digestif, qui les fournit par exhalation.

§ II. *De l'absorption en général, et de celle du chyle et du trajet de ce dernier en particulier.*

Deux choses sont à considérer dans la série des phénomènes rangés sous ce paragraphe : 1° l'acte de l'absorption, 2° le cours des matières saisies par cette dernière.

L'*absorption* est, en général, l'action simple par laquelle les radicules des vaisseaux lymphatiques et des vei-

nes s'emparent des substances hétérogènes, soit fluides,
soit solides, mais très-divisées, exposées à leur contact.

Lorsqu'elle s'exerce sur des corps venus du dehors,
comme à la surface de la peau, sur les muqueuses des voies
digestives et pulmonaires, c'est l'absorption *externe*. Celle
qui a lieu sur des substances de l'intérieur du corps, tels
que les fluides sécrétoires et les élémens qui entrent dans
la composition des divers tissus de l'économie, prend le
nom d'absorption *interne* ou celui de *résorption*.

Le mécanisme de l'absorption est impénétrable, parce
qu'il consiste en des actions moléculaires et interstitielles.
Aussi, est-il difficile de rejeter entièrement l'hypothèse ancienne de l'action, tout à la fois inhalante et élaboratrice,
des orifices vasculaires, comme d'admettre, sans restric-
tion, la théorie nouvelle d'une *imbibition* purement physique, qui aurait lieu soit dans les tuniques des vaisseaux,
soit à travers un tissu spongieux très-délié, que l'on suppose placé au devant des radicules vasculaires.

Les *vaisseaux lymphatiques* ont été regardés long-
temps comme les organes uniques de l'absorption. Il est
prouvé aujourd'hui que les veines participent aussi à cette
espèce de fonction, ainsi que le pensaient les anciens qui
la leur attribuaient exclusivement, avant la découverte
des lymphatiques.

L'absorption et le trajet du chyle sont les phénomènes
les plus importans de la fonction dont il s'agit : leur examen suffira pour se rendre compte de tout ce qui concerne les absorptions en général.

A. Les vaisseaux *absorbans* des intestins servent, mais
pendant la digestion seulement, à l'absorption et au cours
du chyle ; c'est pourquoi on les a appelés *chylifères*. Ils
sont rares dans les gros intestins ; rapprochés et très-nom-

breux, au contraire, dans les intestins grêles, notamment dans l'iléon.

Les vaisseaux chylifères, comme tous les lymphatiques, sont ramifiés et anastomosés peu après leur naissance. Ils forment des réseaux qui environnent les *ganglions* répandus dans le mésentère, le tissu cellulaire, et autour des vaisseaux sanguins de l'abdomen. A leur sortie des ganglions, dans lesquels ils pénètrent toujours, ils sont moins nombreux, et se réunissent ensuite en une ou plusieurs branches qui s'ouvrent dans la partie inférienre du canal thorachique.

Le *canal thorachique* commence vers la 2me ou 3me vertèbre des lombes, endroit où il offre quelquefois un renflement appelé *citerne lombaire* ou *réservoir du chyle*, traverse l'ouverture aortique du diaphragme, s'incline bientôt à gauche, pour s'ouvrir dans la veine sous-clavière du même côté. Il reçoit les vaisseaux absorbans des membres inférieurs, de l'abdomen, du thorax, du côté gauche du cou et de la tête et du bras gauche.

Souvent il existe à droite un autre gros vaisseau lymphatique, appelé *tronc lymphatique droit*, dans lequel se terminent quelques-uns des absorbans de la poitrine, ceux de la partie droite du cou et de la tête et du membre du même côté.

B. Le *chyle* est un liquide blanchâtre, ayant une odeur spermatique, une saveur douce ou salée et une consistance qui se rapproche de celle du lait. M. Magendie ajoute qu'il est alkalin et happe légèrement à la langue. Ses qualités peuvent d'ailleurs varier selon celles des alimens dont il a été formé. Retiré du canal thorachique d'un animal vivant, et livré au repos, il se sépare, comme le sang, en deux parties: l'une d'elles, concrète, fibrineuse,

Leurs dispositions anatomiques.

Du canal thorachique.

Du tronc lymphatique droit.

Du chyle.

Ses qualités, Son analyse spontanée.

offre une teinte rosée ; l'autre conserve sa fluidité, est albumineuse et ressemble à la sérosité du sang. Il contient en outre une matière grasse d'une nature particulière.

Le canal thorachique ne paraît point être la seule voie que suivent les substances absorbées dans le canal digestif pour se rendre dans la masse du sang. Il résulte, en effet, de nouvelles recherches, 1° qu'elles sont encore prises immédiatement par des bouches inhalantes propres aux veines ; 2° que ces dernières les reçoivent aussi des vaisseaux lymphatiques, avec lesquels elles s'anastomosent au milieu des ganglions lymphatiques de l'abdomen (1).

C. Absorbé par les orifices inhalans des vaisseaux chylifères, le chyle est porté, par la force tonique de ces vaisseaux, vers les ganglions lymphatiques du mésentère, qui lui font subir un nouveau degré d'élaboration ; conduit ensuite dans le canal thorachique, il s'y mêle avec les sucs lymphatiques rapportés de toutes les régions voisines, et est versé par lui dans la veine sous-clavière gauche, où il se met, pour la première fois, en contact avec le sang.

D. L'entrée du chyle dans le torrent circulatoire est annoncée par l'accélération du pouls, l'accroissement de la chaleur et la réconfortation de tous les organes.

On le reconnaît d'abord au milieu du sang qui lui sert de véhicule ; mais, à mesure que son animalisation s'achève, il s'identifie complètement avec ce liquide, dont il partage bientôt toutes les qualités (*hématose*).

Lorsque la chylification est terminée, les vaisseaux chylifères, ainsi que tous les autres lymphatiques, sont rem-

---

(1) *Recherches sur la route que prennent diverses substances pour passer de l'estomac et du canal intestinal dans le sang*, etc., par Tiedman et Gmelin, *trad. de l'allemand*, par M. le doct. Heller.

plis par la *lymphe*, humeur visqueuse, d'une couleur rosée et d'une saveur salée, qui, comme le sang, se partage
en deux parties : l'une, fluide, est analogue au sérum ; l'autre, solide, est un caillot de filamens fibrineux, rougeâtres.

La lymphe résulte des diverses matières recueillies par
les absorptions, et qui s'unissent et se confondent avec le
sang, dont on pense qu'une petite partie passe des dernières
extrémités artérielles dans les radicules des vaisseaux lymphatiques.

Le cours de cette humeur est très-lent, puisqu'il ne
dépend que de l'action tonique des vaisseaux ; cependant
la contraction des muscles et le battement des artères voisines peuvent le hâter ; diverses causes mécaniques peuvent aussi le retarder.

Les *veines* prennent aussi une grande part aux absorptions, si elles n'en sont point les organes exclusifs, comme
on tendrait à le croire en ce moment (1): Nous ne sépare-
rons point encore l'étude de leurs actions de celle de la
circulation du sang.

§ III. *De la circulation.*

Le sang, la lymphe et le chyle procurent les vaisseaux
qui leur sont propres, en vertu d'un mouvement que l'on
connaît sous le nom commun de *circulation*. Ce mot désigne plus exactement le cours du sang, qui se fait du cœur
à toutes les parties du corps, et de toutes ces parties au
cœur.

La circulation commence avec la vie. Elle est le premier
signe de la force qui organise, soit dans le fœtus le plus

(1) M. Magendie, *ouv. cit.*

rapproché de l'époque de la conception , soit dans les productions organiques que les maladies engendrent.

Cette fonction reçoit des dénominations différentes, selon le point de vue sous lequel on l'envisage : ainsi , il y a la circulation *artérielle, veineuse* et *capillaire;* la circulation *à sang noir* et *à sang rouge ;* la *grande* et la *petite* circulation , etc.

Chacune de ces dénominations se trouvera expliquée par la description que nous allons faire de la fonction dont il s'agit.

A. L'*appareil* de la circulation sanguine comprend le cœur , les artères, les capillaires sanguins et les veines.

Le *cœur*, muscle creux, renfermé dans le péricarde , est situé dans la région moyenne de la poitrine , entre les poumons et l'adossement des plèvres, duquel résultent les *médiastins* , et au-dessus du diaphragme, sur lequel il est

obliquement couché. Sa forme est celle d'un cône, dont la pointe , dirigée en bas , en avant et à gauche , répond

à l'intervalle de la 6me et de la 7me côte. On aperçoit sur sa face externe des sillons longitudinaux , transversaux et obliques, qui logent des vaisseaux sanguins et des nerfs.

Ses cavités intérieures sont au nombre de quatre : deux inférieures, qui sont les *ventricules*, distingués en droit ou *pulmonaire* , et en gauche ou *aortique ;* deux supérieures, appelées *oreillettes*, distinguées aussi en droite et en gauche. Chacune des oreillettes communique avec le ventricule correspondant par une ouverture arrondie, dont le contour est garni d'une *valvule :* du côté droit, cette valvule

porte le nom de *tricuspide*, parce qu'elle a trois appendices ; du côté gauche , elle s'appelle *mitrale*, parce qu'elle en a deux.

La cloison qui sépare les oreillettes présente à droite un

enfoncement appelé *fosse ovale*, et qui, dans le fœtus, est occupée par une ouverture nommée *trou de Botal*, dont l'usage est de transmettre, avant la naissance, le sang de la veine cave inférieure dans l'oreillette gauche.

L'intérieur des cavités du cœur est tapissé par une membrane lisse qui se continue avec la membrane interne des artères et des veines. C'est elle qui forme les deux valvules dont il vient d'être parlé, ainsi que celle d'Eustachi, placée à l'ouverture de la veine cave inférieure. La surface externe du cœur est recouverte par le feuillet séreux du péricarpe.

Entre ces deux membranes existe le parenchyme du cœur, dont la nature est évidemment musculeuse. Ses fibres sont tellement rapprochées, qu'on ne peut en aucune manière en apercevoir l'arrangement intime. Ce parenchyme est épais et compacte dans les parois des ventricules, dans l'intérieur desquels il forme un grand nombre de faisceaux diversement dirigés, connus sous le nom de *colonnes charnues du cœur*. Il est beaucoup plus mince et plus rare dans les oreillettes.

Le *péricarde* est une membrane fibro-séreuse qui renferme le cœur, l'assujettit dans sa position, et l'empêche de suivre complètement les diverses inclinaisons du corps. Il est formé de deux couches : l'une, externe, *fibreuse*, se continue avec l'aponévrose moyenne du diaphragme ; l'autre, interne, *séreuse*, envoie sur le cœur un prolongement duquel la surface de ce viscère tient son aspect lisse et luisant.

L'*artère pulmonaire* naît de la base du ventricule droit ou pulmonaire. A l'origine de cette artère se remarquent trois replis membraneux de forme semi-lunaire : ce sont les valvules *sygmoïdes*, dont le bord libre est toujours

Sa position.

dirigé du côté de la route que le sang doit suivre. A sa naissance, l'artère pulmonaire est placée au devant de l'aorte, dont elle gagne bientôt la concavité de la courbure : alors elle se partage en deux branches, l'une droite, l'autre gauche, qui embrassent les bronches, et pénètrent dans les poumons, où elles se ramifient à l'infini.

L'*artère aorte* naît de la base du ventricule gauche. Elle présente aussi trois valvules *sygmoïdes* à sa sortie du cœur. Elle se dirige d'abord en haut et à droite, puis en bas et à gauche, en formant une courbure nommée *crosse* de l'aorte, qui se termine au niveau de la 2ᵉ vertèbre dorsale : ensuite elle descend le long de la partie latérale gauche du corps des vertèbres, passe de la poitrine dans l'abdomen, en traversant l'ouverture due à l'écartement des piliers du diaphragme, et se termine en se bifurquant, à l'endroit où la 4ᵉ vertèbre lombaire s'unit à la 5ᵉ.

Les branches qui partent de l'aorte sont :

1°. Près de sa racine, les deux petites vertèbres *coronaires* ou *cardiaques*, l'une droite, l'autre gauche, qui vont se perdre dans la substance du cœur.

2°. De la convexité de sa courbure, trois grosses branches, qui sont l'artère *innominée*, divisée bientôt en carotide primitive et sous-clavière droites, l'artère carotide primitive gauche et la sous-clavière du même côté. Ces trois troncs secondaires sont compris sous la dénomination commune d'aorte *ascendante*.

Les *carotides primitives* montent obliquement en dehors, sur les parties latérales et antérieures du cou. L'intervalle qui les sépare est occupé en haut par le larynx et en bas par la trachée-artère et l'œsophage. Arrivées au niveau de la partie supérieure du larynx, elles se divisent en carotide *externe* et en carotide *interne* : la 1ʳᵉ se ramifie au cou et aux parties extérieures de la tête ; la 2me pénètre dans la cavité du crâne, et se distribue principalement au cerveau.

Les *sous-clavières* occupent la partie supérieure du thorax et la partie inférieure et latérale du cou. La *droite* est un peu plus grosse et plus superficielle que la *gauche*. L'une et l'autre décrivent une courbure depuis leur origine jusqu'à la face inférieure de la première côte, sur laquelle elles sont appuyées.

En cet endroit, chaque sous-clavière s'engage entre les deux muscles scalènes, et prend le nom d'artère *axillaire :* celle-ci est placée dans le creux de l'aisselle, et à la partie interne et supérieure du bras.

L'artère *brachiale* fait suite à l'axillaire ; elle descend obliquement de dedans en dehors, le long de la partie interne et antérieure du bras, jusqu'au milieu du pli du bras, plus près, cependant, de la tubérosité interne de l'humérus que de l'externe.

Arrivée à un travers de doigt au dessous de cette articulation, la brachiale se divise en *radiale* et en *cubitale*. Ces deux branches descendent sur les parties latérales de la face antérieure de l'avant-bras, et se terminent dans la paume de la main, où elles forment des *arcades arté-rielles* par leurs diverses anastomoses :.

3°. Dans la poitrine, l'aorte donne les petites artères *intercostales*, *bronchiques*, *péricardines*, etc.

4°. Dans l'abdomen, où elle prend le nom d'aorte *descendante*, elle fournit une branche à chacun des organes de cette cavité ; savoir, la *coronaire stomachique*, l'*hépatique*, la *splénique*, etc.

Les *iliaques primitives* résultent de la bifurcation de l'aorte. Elles côtoient le détroit supérieur du bassin, dans

Iliaques externes.

lequel elles envoient une branche appelée *hypogastrique* ou *iliaque interne* ; ensuite, elles se dirigent, sous le nom d'*iliaques externes*, vers l'arcade crurale, par laquelle elles s'échappent du bassin.

Crurale.

L'artère *crurale* ou *fémorale* succède à l'iliaque externe. Elle descend le long de la partie interne de la cuisse, en se portant un peu en arrière ; parvenue à la réunion des deux tiers supérieurs de la cuisse avec le tiers inférieur, elle s'engage dans la gouttière aponévrotique du grand adducteur, et prend aussitôt après le nom d'artère poplitée.

Poplitée.

L'artère *poplitée* est située dans le creux du jarret ; sa direction est oblique de haut en bas et de dedans en dehors. Arrivée au quart supérieur de la jambe, elle fournit la tibiale antérieure ; peu après, elle se partage en deux branches, qui sont la tibiale postérieure et la péronière.

Tibiale antérieure.

La *tibiale antérieure* passe entre les extrémités supérieures du tibia et du péroné, gagne la région antérieure de la jambe, et se prolonge jusque sur le dos du pied, où elle reçoit le nom de *pédieuse*.

Péronière et tibiale postérieure.

La *péronière* et la *tibiale postérieure* sont situées en arrière, et se terminent, la première à la partie inférieure de la jambe, la deuxième à la plante du pied, où

Plantaires externe et interne.

elle se divise en *plantaire externe* et en *plantaire interne*, pour former des *arcades artérielles* à l'instar de celles qui existent à la main.

Situation des artères

Les principales artères du tronc et des membres, dont il vient d'être question, sont partout protégées par leur situation : les 1res occupent la profondeur des ca-

au tronc

vités, recouvertes par les viscères qui y sont contenus ;

et aux membres.

les 2mes, placées dans le sens de la flexion, et surtout au côté interne des membres, se trouvent par là à l'abri des distensions, et de plus du choc des corps extérieurs.

Deux *veines* considérables, les veines *caves supérieure et inférieure*, s'ouvrent avec la veine *coronaire* ou *cardiaque* dans l'oreillette droite : la 1re correspond à l'aorte ascendante, la 2me à l'aorte descendante.

Les veines *pulmonaires* débouchent dans l'oreillette gauche. Il y en a quatre, deux de chaque côté, distinguées en *supérieure* et en *inférieure*.

Examinées dans le sens contraire à celui de la circulation, ou d'après leurs dispositions anatomiques seulement, les veines se ramifient de la même manière que les branches de l'aorte, qu'elles accompagnent partout ; cependant, elles présentent, dans plusieurs régions du corps, quelques particularités qu'il est important de connaître.

1°. Dans l'intérieur du crâne, elles versent le sang dans des canaux fibreux appelés *sinus de la dure-mère*, lesquels se dégorgent dans les veines *jugulaires internes*.

2°. A la poitrine, on trouve deux veines principales, la *demi-azygos* et l'*azygos* : la 1re naît de la 2e ; celle-ci reçoit le sang des différens rameaux veineux du thorax, et communique en bas avec la veine cave inférieure, et en haut avec la veine cave supérieure, où elle se termine.

3°. Dans l'abdomen il existe une veine considérable, appelée *veine-porte*, qui, par une de ses extrémités, se ramifie sur la plupart des viscères de l'abdomen (*veine-porte ventrale*), et par l'autre, se distribue dans le parenchyme du foie (*veine-porte hépatique.*)

4°. Enfin, au cou et aux membres se rencontrent des

Marginalia :

Les veines caves.

Les veines pulmonaires.

Les veines sont distribuées comme les artères.

Particularités qu'elles présentent :

1 ° Avec.
Sinus de la dure-mère.

2° A la poitrine.
Veines azygos.

3° A l'abdomen.
Veine-porte.

4° Au cou et aux membres.

Veines sous-cutanées.

veines superficielles ou sous-cutanées. (Voy. dans la Thérapeutique, à l'art. *de la saignée.*)

Ce que l'on appelle système vasculaire à sang rouge et à sang noir.

Les veines pulmonaires, les cavités gauches du cœur, l'artère aorte et ses nombreuses divisions, sont collectivement appelées *système vasculaire à sang rouge*; tandis que les veines en général (les 4 veines pulmonaires exceptées), les cavités droites du cœur et l'artère pulmonaire, forment le *système vasculaire à sang noir.*

Des vaisseaux capillaires.

Entre les dernières ramifications artérielles et les premières radicules veineuses existent les *vaisseaux capillaires*, qui diffèrent des précédens par leur structure et leur vitalité. (Voy. pag. 29.)

Du sang.

B. Le *sang* est le liquide le plus abondant du corps, qui remplit le cœur, les artères et les veines.

On ne peut déterminer au juste sa quantité. Ses qualités sont une couleur rouge, une saveur salée et une odeur *sui generis*. Il est en outre visqueux, coagulable et plus pesant que l'eau distillée.

Son analyse spontanée.

Exposé à l'air libre, et en repos dans un vase, le sang perd son calorique, qui entraîne avec lui une vapeur aqueuse unie à quelques particules de matière animale putrescible : c'est ce que l'on nommait autrefois l'*aura*

Aura vitalis.

vitalis. Il s'épaissit d'abord, puis se coagule, dégage de l'acide carbonique, et se trouve partagé en deux parties :

Sérum.

l'une liquide, d'un jaune verdâtre qui est le *sérum*; l'autre solide, rouge, spongieuse; c'est le *caillot* ou le

Coagulum.

coagulum, lequel est fondu dans le sérum, dans l'état ordinaire.

Analyse chimique du sérum

Le sérum contient de l'albumine ténue dans un état de solution aqueuse par de la soude; plus quelques sels de soude et de chaux, etc.

et du caillot.

Le caillot, par une lotion prolongée, se sépare en deux

parties : l'une blanche, plastique, qui est la fibrine ; l'autre est le *cruor*, ou la partie colorante, appelée encore *zoo-héma-tine*, laquelle résulte de la combinaison d'une matière animale avec du peroxide de fer, du phosphate de chaux, etc.

On voit, d'après cette simple analyse, que les élémens immédiats du sang sont l'albumine, la fibrine et le cruor.

Les trois élémens du sang.

Observé à l'aide du microscope, le sang paraît composé d'un véhicule séreux, dans lequel nagent des corpuscules rouges, qui sont les *globules du sang* ; ces globules sont lenticulaires et formés d'un noyau transparent incolore, enveloppé d'une vésicule rouge qui est moins transparente.

Examen microscopique.

Globules du sang.

Le sang contenu dans les artères est d'un rouge vermeil et plus chaud que celui des veines qui est d'un rouge brun (*sang noir*). Le 1er est plus odorant et se coagule plus promptement que le 2me, qui est plus pesant, et contient davantage de sérosité.

Différences du sang artériel et veineux.

C. La *circulation* a été comparée avec raison à un cercle : elle n'a ni commencement ni fin. Cependant, pour mettre de la clarté dans l'examen de ses phénomènes, il convient de la supposer commençant à l'endroit où le plus grand effort d'impulsion a lieu, c'est-à-dire au cœur.

De la circulation en général.

Le sang, rapporté de toutes les parties du corps par les veines caves, et de la substance du cœur par les veines coronaires, est versé dans l'oreillette droite ; celle-ci le chasse dans le ventricule droit qui, à son tour, le pousse dans l'artère pulmonaire, d'où il se répand dans les vaisseaux capillaires des poumons. Soumis dans ces viscères à l'influence de l'air, sa couleur rouge foncée ou noirâtre se change en un rouge vermeil et éclatant, après quoi il est repris par les radicules veineuses, qui se réunissent en ra-

1° Dans les cavités droites du cœur

et dans les vaisseaux pulmonaires.

meaux et en branches, et qui le versent dans l'oreillette gauche par les quatre veines pulmonaires. De l'oreillette gauche, il passe dans le ventricule de son côté, qui, le le chassant avec force dans l'artère aorte, l'oblige à parcourir toutes les divisions de cette artère, jusqu'aux vaisseaux capillaires, auxquels elles aboutissent (*Circulation à sang rouge.*). Dans ce second trajet, le sang subit une altération inverse de la première : d'un beau rouge vermeil qu'il était, il devient noir et plus fluide ; en un mot, il acquiert les qualités de sang veineux. Dans cet état, il parcourt le système veineux, qui le verse par les veines caves dans l'oreillette droite, d'où nous l'avons fait partir (*Circulation à sang noir.*).

Le cours du sang, qui se fait du cœur aux poumons, est connu sous le nom de *petite circulation*. On appelle, au contraire, *grande circulation* celle qui existe entre le cœur et toutes les parties du corps.

Il résulte de ce qui vient d'être dit, que le cœur est le moteur principal de la circulation. Son action est telle, que la *systole* ou contraction a lieu dans les deux ventricules, en même temps que la *diastole* ou dilatation a lieu dans les deux oreillettes ; en sorte que les artères pulmonaire et aorte reçoivent le sang des ventricules, lorsque les veines caves et pulmonaires versent dans les oreillettes celui dont elles sont remplies : d'où il faut conclure que les deux circulations *pulmonaire* et *générale* s'accomplissent en même temps, par la raison qu'elles dépendent d'une coïncidence d'actions, qui, s'exécutant deux à deux, alternativement et successivement, constituent presque tout le mécanisme de la fonction dont il s'agit.

Pendant la contraction du cœur, la rétrogradation du sang est empêchée par le redressement des valvules tri-

2° Dans les cavités gauches

et dans l'aorte et ses divisions.

3° Dans les veines.

De la petite et de la grande circulation.

De l'action du cœur.

Diastole.

Systole.

Usage des valvules.

cuspide, mitrale et sygmoïdes qui font alors l'office de *soupapes*; cependant il en reflue toujours une petite quantité, parce que ces valvules ne ferment point hermétiquement les ouvertures au pourtour desquelles elles sont placées.

Les mouvemens partiels du cœur et l'effort de redressement de la crosse de l'aorte déterminent la secousse totale de ce viscère, laquelle devient sensible au toucher par le choc que sa pointe produit entre la 6e et la 7e côte.

L'impulsion que le sang a reçu de la part des ventricules, la progression nécessaire résultant du vide que chaque colonne de liquide laisse dernière elle, et la réaction des parois artérielles, forment une somme de mouvement qui se communique de proche en proche à toute la masse sanguine contenue dans l'aorte, l'artère pulmonaire et leurs nombreuses divisions.

Les courbures des artères tendent à se redresser; les parois de celles-ci, légèrement écartées, réagissent sur le sang; ce qui, joint au choc des colonnes entre elles, et à la résistance au déplacement que les artères trouvent dans les parties voisines, produit le *pouls artériel* ou le *pouls* proprement dit. (Voy. ce mot dans la *Pathologie générale.*)

Cet effet de la circulation est surtout apparent aux endroits où les artères superficielles ne sont séparées des os que par très-peu de parties molles, ainsi qu'on l'observe aux artères radiale et labiale.

La circulation artérielle s'affaiblit graduellement, depuis le cœur où elle commence, jusqu'au système capillaire qui est son terme : 1° par la résistance que les colonnes de sang s'opposent les unes aux autres ; 2° la division successive des artères, dont la capacité totale et les surfaces de frottement augmentent progressivement ; 3° les flexuosités toujours croissantes des branches et rameaux artériels ; 4° enfin, les anastomoses qui deviennent plus fréquentes, à mesure que ces vaisseaux se divisent et subdivisent dans leurs ramifications.

Circulation capillaire.

Parvenu aux dernières extrémités artérielles, le sang a perdu la plus grande partie de sa vélocité : dès-lors il ne circule plus qu'en vertu de l'action tonique des capillaires et de ce qui lui reste de son impulsion primitive, et il serait très-sujet à engorger ses vaisseaux, si ceux-ci ne lui offraient, par leurs anastomoses, de nombreux débouchés. Au reste, cette *circulation capillaire* varie dans les diverses parties, suivant leur structure intime et l'état actuel de leur vitalité.

Phénomènes qui en dépendent.

La lenteur de la circulation dans les vaisseaux capillaires est accommodée, sans doute, à l'exercice des actions occultes de la nutrition, des sécrétions et de l'hématose qui ont lieu dans ce système de vaisseaux. C'est après l'accomplissement de ces phénomènes importans, que les veines reçoivent, par leurs radicules, le sang appauvri d'une part, et enrichi de l'autre, des divers matériaux qu'il a distribués ou reçus dans son trajet.

Circulation veineuse.

La marche du sang dans les veines est très-lente ; et sans nier absolument l'influence du cœur sur la *circulation veineuse*, il reste toujours constant que l'action tonique des capillaires, et la réaction des parois des veines, écartées par l'effort latéral que ce liquide exerce sur elles, sont les principales causes de son mouvement. D'autres causes tendent à faciliter son cours et à accélérer sa marche.

Accélération de la circulation veineuse.

Ces causes sont : 1° l'existence des valvules qui divisent les colonnes du sang ; 2° le mouvement que chaque colonne subséquente imprime à celle qui la précède ; 3° la rectitude des veines, qui est en opposition avec les flexuosités observées dans les artères ; 4° le rétrécissement successif de la capacité totale du système veineux, par la réunion des rameaux en branches et de celles-ci en troncs ; 5° les battemens des artères voisines ; 6° enfin, la contraction des muscles entre lesquels les veines sont placées.

D. La progression mécanique du sang n'est pas le but unique de la circulation ; elle a des usages bien plus importans : c'est par elle, 1° que le sang devenu artériel dans les capillaires des poumons, est réparti ensuite dans les capillaires de toutes les parties du corps, auxquelles il porte la chaleur et la vie, en leur distribuant les matériaux de leurs sécrétions et de leur nutrition ; 2° que ce liquide, privé des élémens nombreux qu'il a fournis dans son premier trajet, et redevenu veineux, retourne dans les poumons, où il se dépouille de ce qu'il contient d'hétérogène, et recouvre le principe qui le constitue sang artériel. (Voy. page 82.)

La circulation n'est pas la même partout : elle est subordonnée dans les différens tissus à leur vitalité propre et à leur organisation intime. Devenue plus active dans quelques organes, tels que la verge, le clitoris, l'iris, etc., elle y produit une turgescence momentanée, qui les rend propres à remplir leurs fonctions.

§ IV. *De la respiration.*

La *respiration* est cette fonction par laquelle l'air pénètre dans l'intérieur des poumons par l'inspiration, y séjourne pour revivifier le sang, et en sort ensuite par l'expiration.

Elle est une des fonctions les plus essentielles de la vie.

C'est une des fonctions les plus essentielles à la vie : elle commence aussitôt après la naissance; son trouble ou sa suspension compromet l'existence, et la mort est l'effet inévitable de sa cessation.

Appareil respiratoire.

A. L'*appareil respiratoire* comprend deux sortes d'organes : les uns, externes, sont les os, les cartilages et les muscles des parois du thorax ; les autres, internes, sont la trachée-artère, les bronches, les poumons et la membrane qui les revêt.

Le thorax.

Le *thorax*, ou la poitrine, est communément considéré comme une espèce de cage osseuse et cartilagineuse. Sa forme approche de celle d'un cône aplati en avant et en arrière, arrondi sur les côtés, et dont la base, située en bas, est obliquement coupée de haut en bas, et d'avant en arrière, tandis que son sommet est tronqué et oblique en sens inverse.

Les os qui le composent.

Les os de la poitrine sont, en arrière, les 12 *vertèbres dorsales*; en avant, le *sternum*; et sur les parties latérales, les 24 côtes, 12 de chaque côté, dont 7 supérieures, *vraies* ou *sternales*, et 5 inférieures, *fausses* ou *asternales*.

Les côtes s'unissent aux vertèbres par des ligamens et des cartilages articulaires. Elles s'articulent de plus avec le sternum par les *cartilages costaux*, qui leur ressemblent par la forme, et dont la longueur varie.

Les muscles inspirateurs.

Parmi les muscles de la poitrine, les uns sont nommés *inspirateurs*, eu égard à leurs usages : ce sont les *scalènes*, les *sous-claviers*, les *grands dentelés*, les *pectoraux*, les *grands dorsaux*, les *dentelés postérieurs supérieurs*, les *intercostaux*, le *diaphragme*, etc.

Les muscles expirateurs.

Les autres servent à l'expiration, et sont nommés *expirateurs* pour la même raison : tels sont les *petits dente-*

lés postérieurs et *inférieurs*, les *triangulaires* du sternum et les muscles qui, du bassin, viennent s'insérer au sternum ou aux côtes, comme les muscles *droits* et *obliques* du ventre, etc.

Le *diapragme* est le plus puissant moteur de la respiration. Il est obliquement tendu à la partie inférieure du thorax, qu'il sépare à lui seul de la cavité abdominale. Ses parties latérales, charnues, sont courbées de manière que leur face supérieure est convexe, et leur face inférieure concave; elles s'insèrent à la face interne des six dernières côtes et à celles de leurs cartilages. Sa partie moyenne ou *centre aponévrotique* ressemble à un trèfle dont le pédicule serait remplacé par une échancrure. Des parties latérales de cette échancrure partent les deux *piliers* de ce muscle, qui sont formés de faisceaux charnus et de quelques fibres tendineuses attachées aux premières vertèbres des lombes.

La *trachée-artère* fait suite au *larynx*. C'est un conduit formé de segmens cartilagineux, terminés postérieurement et réunis entre eux par une membrane fibreuse, et tapissés intérieurement par une muqueuse. La trachée-artère s'étend de la partie moyenne du cou à la poitrine, où elle se bifurque pour former les *bronches*, conduits aériens qui se rendent aux poumons.

Les *poumons* remplissent les deux cavités du thorax. Celui du côté droit présente trois lobes; le gauche n'en a que deux. Les vaisseaux et les nerfs pulmonaires, les artères et les veines bronchiques et les bronches pénètrent dans ces viscères par leur partie supérieure interne, appelée *racine du poumon*, et forment, en se divisant à l'infini et en s'associant d'une manière inextricable, des lobes et lobules aréolaires et vasculaires, unis par un tissu cellulaire très-fin. Ces lobules composent le parenchyme spongieux et délicat des poumons.

Les *plèvres* sont deux membranes séreuses qui tapissent, d'une part, la face interne du thorax (*plèvre costale*), et de l'autre recouvrent les poumons et les principaux vaisseaux de la poitrine (*plèvre pulmonaire*). Elles s'adossent l'une à l'autre au milieu du thorax, et laissent, en avant et en arrière de cet adossement, des intervalles connus sous le nom de *médiastins antérieur* et *postérieur*.

B. L'*air* est l'aliment de la respiration. C'est un fluide élastique, composé de 0,21 d'oxigène et de 0,79 d'azote : le 1er de ces gaz est indispensable à la fonction dont il s'agit ; le 2me n'est pas respirable. L'air contient en outre quelques parties d'acide carbonique et de vapeur aqueuse. Il forme autour de notre globe une couche de 16 à 17

lieues de hauteur appelée *atmosphère*, dans laquelle se répandent toutes les émanations que la chaleur dégage des trois règnes de la nature. (Voy. dans l'Hygiène, l'article $1^{er.}$).

C. L'*inspiration*, 1er acte de la respiration, est commandé par un sentiment de besoin irrésistible, qui serait bientôt suivi de malaise, d'anxiété et même de l'asphyxie, s'il n'était promptement satisfait.

Dans cette action, les côtes, obéissant aux contractions de leurs muscles, s'élèvent et s'éloignent de l'axe de la poitrine ; elles éprouvent en même temps une torsion qui dirige en haut leur surface externe, et en dehors leur bord inférieur. Le sternum exécute un léger mouvement de bascule, qui porte son extrémité inférieure en avant et en haut. Les côtés charnus du diaphragme s'abaissent, en se contractant, et refoulent en avant et en bas les viscères abdominaux.

La cavité pectorale acquiert ainsi de l'amplitude par l'ensemble de toutes ces actions partielles et peu étendues, mais dont l'exagération pourrait avoir lieu à volonté, pour une inspiration *grande* ou *forcée*. Les poumons, contigus aux parois de la poitrine, en suivent tous les degrés de dilatation, et l'air s'y précipite par son propre poids, échauffé et humecté en passant par la bouche, les fosses nasales et la trachée-artère.

D. L'air se répand dans le tissu pulmonaire, y séjourne pendant quelques secondes, et agit sur le sang noir ou veineux mêlé au chyle et à la lymphe; il en opère la conversion en sang artériel, lequel est plus chaud, plastique, rutilant et écumeux; qualités qu'il conserve jusqu'aux dernières limites du système artériel. (Voy. pages 84 et 87)

Action de l'air sur le sang.

Ce changement, qui constitue l'*hématose* ou *sanguification*, est-il dû à la combustion instantanée de carbone et de l'hydrogène du sang, par l'oxigène de l'air inspiré, opération dont les poumons seraient, en quelque sorte, le *laboratoire ?* ou bien dépend-il de l'exhalation des matières hétérogènes dont le sang s'était chargé dans le cours de la circulation, et de l'absorption, par les lymphatiques ou par les veines, de l'oxigène fondu dans les mucosités des bronches, et reporté dans les poumons où il serait plus intimement combiné avec le sang?

Hypothèses des chimistes

et des physiologistes.

Ces questions, et d'autres qui s'y rattachent encore de plus ou moins près, restent irrésolues, et sont une nouvelle preuve des vains efforts de l'esprit en ce qui touche l'essence des phénomènes, où le témoignage des sens ne peut plus être d'aucun secours.

L'*expiration*, 2ᵐᵉ acte respiratoire, succède à l'inspiration, sous l'influence d'une nécessité tout aussi impérieuse. Elle s'effectue par le relâchement du diaphragme

2° De l'expiration.

Son mécanisme.

et des muscles élévateurs des côtes ; celles-ci retournent à leur place naturelle, en obéissant à leur élasticité propre et à celle de leurs cartilages. Les espaces intercostaux se rétrécissent ; le diaphragme remonte ; et les parois du thorax, comprimant les poumons de toutes parts, forcent ces viscères à se débarrasser de l'excédant de l'air consommé dans le travail respiratoire.

Nature de l'air expiré.

Transpiration pulmonaire.

L'air expiré entraine avec lui une vapeur aqueuse, abondante (*transpiration pulmonaire*) et de l'acide carbonique dont le sang veineux était surchargé. Il a perdu alors 4 à 5 centièmes d'oxigène ; l'azote est augmenté , et l'acide carbonique paraît remplacer à peu près la perte de l'air vital. Il y a encore dans l'air expiré des matières animales incoercibles qui, avec l'excès d'acide carbonique et une proportion plus grande d'azote, vicient l'air respirable et nécessitent son renouvellement.

Intervalle de l'expiration à l'inspiration.

L'expiration est séparée de l'inspiration suivante par un intervalle qui est, à peu de chose près, égal en durée à l'inspiration et à l'expiration réunies. C'est pendant ce repos des organes extérieurs que se continuent l'élaboration et l'absorption de la petite quantité d'air échappée à l'action expiratoire, et restée en réserve dans les lobules du poumon.

Phénomènes dépendans de la respiration.

Il est certains phénomènes accessoires à la respiration, parmi lesquels les uns sont liés à l'inspiration dont ils sont la cause ou l'effet : tels sont l'odoration, le bâillement et la succion ; d'autres se rattachent à l'expiration : tels sont la voix, la parole, l'éternuement ; d'autres, enfin, mettent en jeu ces deux mouvemens : de ce nombre sont le soupir, le hoquet, le rire, le sanglot, etc.

§ V. *Des sécrétions.*

On entend par *sécrétion*, en général, la confection d'un fluide dont les matériaux sont pris dans la masse du sang.

D'après la considération de leurs appareils, les sécrétions sont divisées, 1° en perspiratoires ; 2° folliculaires ; 3° glandulaires.

A. La sécrétion *perspiratoire* ou l'*exhalation* est le mode de sécrétion le plus simple et le plus généralement répandu dans l'économie. C'est une sorte de transsudation de fluides préparés par les vaisseaux capillaires et portés par leurs orifices exhalans soit dans l'épaisseur, soit à la surface des membranes regardées aujourd'hui comme des espèces de *spongiosités*.

L'humeur exhalée reste à l'état liquide dans les parties profondes ; elle s'échappe ordinairement sous forme de vapeur sur les membranes exposées au contact de l'air.

1° La *perspiration* prend à la peau et au poumon le nom de *transpiration*. On l'appelle *insensible* lorsque le fluide est vaporisé de suite (1). Lorsqu'il est condensé en gouttelettes sur la peau, il prend le nom de *sueur*. L'élévation de la température de l'atmosphère, et surtout son humidité, l'exercice, les boissons chaudes prises avec excès, donnent lieu à ce dernier effet.

Les transpirations *pulmonaire* et *cutanée* se suppléent réciproquement, de telle sorte que, dans un air froid et

---

(1) L'existence de la transpiration insensible se prouve facilement par la couche humide que l'application des doigts ou l'expiration déposent sur les corps polis et froids, tels que les glaces et le marbre.

humide, par exemple, la 1re est augmentée, tandis que la 2me est diminuée, et *vice versa.* Les mêmes rapports existent entre ces deux sécrétions et celles des appareils digestif et urinaire.

Les fluides perspiratoires de la peau et du poumon forment la partie la plus considérable de toutes les excrétions. Leur quantité et même leur nature sont, au reste, susceptibles de varier dans une foule de circonstances.

2°. La perspiration dans le tissu cellulaire donne naissance à deux fluides différens, qui sont la graisse et la sérosité.

La *graisse* varie par sa consistance et sa couleur, suivant les régions du corps où on la considère. (Voy. page 18.)

Plus abondante chez l'enfant et la femme, dans les tempéramens lymphatique et sanguin, et chez les peuples du Nord, elle protége les organes, conserve la température du corps, diminue la susceptibilité nerveuse, entretient la souplesse des parties, et fournit aux besoins de la nutrition.

La *sérosité* du tissu cellulaire se rencontre partout où la graisse se trouve; mais il est quelques endroits où elle existe isolément : tels sont les paupières, le scrotum et les parties susceptibles de dilatation.

La sérosité donne au tissu cellulaire toute la souplesse et la laxité nécessaire aux mouvemens des organes que ce tissu environne.

3° La *moelle* du canal des os longs et le *suc médullaire* qui remplit les cellules de la partie spongieuse du tissu osseux, sont dus à l'action exhalante du réseau vasculaire dont est composée la membrane médullaire.

Ces deux fluides paraissent avoir, dans les os, les mêmes usages que la graisse et la sérosité dans le tissu cellulaire.

4°. L'exhalation qui a lieu à la surface libre des membranes séreuses et des capsules synoviales donne naissance dans les premières à la *sérosité*, et dans les secondes à la *synovie*, fluides essentiellement albumineux, qui permettent aux différentes portions de ces membranes de glisser les unes sur les autres.

Exhalation des séreuses et des synoviales.

5°. Les *humeurs* diaphanes de l'intérieur de l'œil et de l'oreille, le mucus incolore ou noir du tissu de la peau, et l'enduit noirâtre de la choroïde et de l'iris sont également préparés et fournis par leurs membranes propres, et se rapprochent beaucoup, sous ce rapport, des fluides perspiratoires précédens.

Exhalation des humeurs de l'œil, etc.

Dans l'état de santé l'exhalation et l'absorption de la sérosité, de la synovie, de la moelle, du suc médullaire et des humeurs de l'œil et de l'oreille se maintiennent en équilibre.

Equilibre.

6° Enfin, c'est encore à ce mode de sécrétion qu'il faut rapporter les gaz exhalés à la surface des muqueuses pulmonaire et digestive et à la peau, et ceux qui apparaissent dans le tissu cellulaire et les séreuses, etc., en certaines maladies.

Exhalation gazeuse.

B. La sécrétion *folliculaire* a lieu, comme son nom l'indique, dans la petite cavité des follicules ou cryptes. Elle est distinguée en *muqueuse* et *sébacée*.

2. De la sécrétion folliculaire.

La 1re se remarque dans toute l'étendue des membranes muqueuses, où les follicules sont tantôt isolés, comme dans le canal digestif et dans les voies aériennes, nasales, urinaires et génitales; et tantôt groupés, comme à la bouche, où ils forment les *amygdales*, et dans le larynx, où ils composent les glandes *épiglottique* et *aryténoïde*, etc.

1. La muqueuse.

Dispositions des follicules muqueux.

Le fluide *muqueux* a l'aspect du blanc d'œuf. Ses usages sont de lubrifier les surfaces qui doivent livrer passage aux substances extérieures ou aux matières excrémentitielles, et de prévenir l'irritation qui pourrait résulter du contact immédiat de ces matières.

La 2me espèce de sécrétion folliculaire, moins générale que la précédente, est confiée à des follicules enchâssés dans l'épaisseur de la peau. Ceux-ci sont agglomérés dans les *caroncules lacrymales*, et rangés sur la même ligne dans les *glandes de Méibomius*, qui garnissent le côté interne du bord libre des paupières. Ils sont séparés sur les côtés du nez, dans le conduit auditif, au pourtour de l'anus et sur les parties génitales externes.

L'humeur *sébacée* fournie par cette seconde espèce de follicules est grasse et jaunâtre : c'est une sorte d'huile propre à oindre les parties et à prévenir les dangers du frottement.

C. La sécrétion *glandulaire* se fait par le moyen des glandes *conglomérées;* celles-ci sont placées au voisinage des appareils, aux fonctions desquels elles participent. Le volume des glandes n'est pas en rapport avec la quantité du fluide qu'elles doivent sécréter, mais bien avec la nature ou la composition de ce dernier.

Les *conduits excréteurs* des glandes sont tantôt uniques, comme on le voit à la parotide et au pancréas ; et tantôt multiples, comme dans les glandes lacrymales et sublinguales. Le foie, les reins et les testicules présentent de plus un *réservoir* pour la liqueur qu'ils sécrètent.

Il est certains organes analogues aux glandes par leur structure, mais qui sont privés de conduits excréteurs, et dont les véritables usages sont encore ignorés ; de ce nombre sont le thymus, les capsules surrénales et la glande ou corps thyroïde.

Les artères des glandes abordent ordinairement à ces organes par leur base, et se divisent en plusieurs rameaux avant de pénétrer dans leur intérieur. Elles apportent en même temps les matériaux de nutrition et les élémens des sécrétions. Le foie fait cependant exception à cette règle générale : c'est dans son parenchyme même que l'artère hépatique se divise ; il reçoit de plus la veine-porte, qui s'y comporte aussi à la manière de l'artère.

Les veines n'ont ici rien qui mérite une attention particulière.

Les nerfs émanent des deux systèmes nerveux. Dans certaines glandes les nerfs de la vie animale prédominent sur ceux de la vie organique ; dans d'autres le contraire a lieu.

1°. *Sécrétion des larmes*. Elle est opérée par une petite glande, dite *lacrymale*, située dans la fossette externe de la paroi supérieure de l'orbite, et placée au milieu de la graisse molle et blanchâtre de cette cavité.

Les canaux excréteurs de cette glande, au nombre de 7 à 8, sortent par sa partie antérieure, et percent la conjonctive de la paupière supérieure, pour verser les larmes au devant de l'œil, sur lequel le clignotement les répand uniformément.

Leur usage est de faciliter les mouvemens des paupières et du globe oculaire, en entretenant la fluidité du mucus de la conjonctive, et en détergeant les surfaces sur lesquelles il est répandu.

L'air extérieur enlève une partie des larmes par l'évaporation. Le reste est aspiré par les *points lacrymaux*, qui sont les orifices tuberculeux des conduits de même nom.

7

Les *conduits lacrymaux* portent les larmes dans le *sac lacrymal*, d'où elles passent par le *canal nasal* dans les fosses nasales, pour se mêler au mucus de ces cavités, qui lui doit aussi sa fluidité.

2°. *Sécrétion de la salive.* (Voy. page 59.)

· 3°. *Sécrétion du lait.* Les mamelles, placées sur la poitrine, doivent leur forme à un corps glanduleux entouré d'un tissu cellulaire graisseux très-abondant. Ce corps glanduleux est composé de lobules réunis par du tissu cellulaire, et des canaux *lactifères*, qui se dilatent avant de s'ouvrir sur la convexité du mamelon.

On pense que, hors le moment de la lactation, le lait est déposé dans le tissu cellulaire, où il s'amasse, ainsi que dans les renflemens des canaux lactifères, jusqu'à ce que la succion exercée par l'enfant en détermine l'évacuation.

4°. *Sécrétion de la bile.* (Voy. pages 64 et 97.)

Il n'est point encore prouvé que le foie puise séparément les matériaux de sa nutrition dans le sang rouge de l'artère hépatique, et ceux de la sécrétion de la bile dans le sang noir de la veine-porte. L'opinion de plusieurs physiologistes est que ces deux espèces de sang servent concurremment à la sécrétion de la bile et à la nutrition de l'organe.

La bile sécrétée dans le foie, en plus grande quantité pendant la digestion que dans toute autre circonstance, parcourt le canal hépatique, et vient se mêler, d'après l'opinion générale, avec la bile de la vésicule dans le canal cholédoque, d'où elle est versée dans le duodénum.

Pendant le séjour des alimens dans cet intestin, la bile *hépatique* y est portée en totalité, ainsi que la bile *cysti-*

que (1). Hors ce temps, il n'y passe, selon les physiologistes, qu'une très-petite quantité de bile hépatique; la majeure partie reflue du canal cholédoque dans la vésicule, où elle devient plus amère, plus épaisse, et prend une couleur plus foncée par l'absorption de ses parties aqueuses.

5°. *Sécrétion du fluide pancréatique.* (Voy. ce qui en a été dit page 46.)

6°. *Sécrétion de l'urine.* Elle est due aux *reins*, organes pairs, situés dans l'abdomen, au niveau des deux dernières vertèbres dorsales et des deux premières lombaires, au devant du muscle carré des lombes et au dessous du foie et de la rate. Ces glandes, que l'on a comparées à une fève de haricot, sont hors du péritoine et plongées dans une masse de graisse très-consistante.

On distingue au parenchyme des reins, qui est très-compacte, trois substances : la 1re, externe, rougeâtre, est appelée *corticale* ; la 2me, moyenne, grisâtre, est nommée *tubuleuse* ; la 3me, interne, est dite *mamelonnée*. Celle-ci est formée de petits tubercules arrondis en forme de mamelons, dont la base est entourée de petits *entonnoirs* ou *calices* membraneux, qui se continuent avec le *bassinet*, partie évasée de l'uretère.

Une artère très-courte et grosse se porte directement à la scissure du rein, qui est tournée en dedans. La veine et les nerfs de cet organe n'ont rien de remarquable.

___

(1) D'après un certain nombre d'observations faites sur des sujets morts de différentes maladies ou par suite d'accidens, nous osons élever ici quelques doutes sur l'usage que l'opinion commune attribue à la bile cystique, et même au fluide contenu dans les vésicules séminales ; cependant nous attendrons que des expériences suffisantes nous permettent de faire connaître nos idées à cet égard.

Des uretères. — Deux conduits, appelés *uretères*, établissent la communication des reins avec la vessie. Ces conduits descendent, l'un à droite, l'autre à gauche, sur les côtés de la colonne épinière, entre le muscle psoas et le péritoine qui les recouvre, pénètrent dans l'excavation du bassin, et gagnent les côtés de la vessie, pour s'ouvrir aux parties latérales et postérieures de sa cavité.

De la vessie. Ses rapports. — La *vessie* occupe l'excavation du bassin. Elle est placée derrière le pubis et au devant du rectum, dont elle est séparée par la matrice chez la femme. Sa cavité présente en *Son bas-fond.* bas et en arrière une dilatation qui est appelée son *bas-fond*, où se trouve l'orifice des uretères, en bas et avant *Son col.* l'ouverture de son *col*; celui-ci se continue avec le canal de l'urètre.

Sa structure. — La vessie est composée d'une membrane interne, *muqueuse*; d'une moyenne, *musculeuse*; et d'une externe, *séreuse*, due au péritoine.

De l'urètre. — L'*urètre* est le canal excréteur de l'urine, et du sperme *Son étendue.* chez l'homme. Il s'étend depuis le col de la vessie jusqu'à l'extrémité de la verge, où il se termine par le *méat urinaire*. *Méat urinaire. Les trois portions de l'urètre : la prostatique, la membraneuse, la spongieuse.* On y distingue trois portions : la 1re, qu'on pourrait nommer *prostatique*, est entourée par la prostate; la 2me, que l'on appelle *membraneuse*, est fortifiée par un tissu membraneux, sur lequel s'entrelacent quelques fibres tendineuses; la 3me, que l'on appelle *spongieuse*, doit son nom à un tissu du même nom, qui existe autour d'elle.

Le tissu spongieux de l'urètre commence par un renflement appelé *bulbe* de l'urètre, et se termine en s'épa- *Le bulbe. Le gland.* nouissant, pour former le *gland*.

De l'urine. — L'*urine*, sécrétée par la substance corticale du rein, élaborée par la substance tubuleuse, suinte de toute la convexité des mamelons dans les calices, d'où elle passe dans le bassinet, et de là dans l'uretère qui la dépose dans la vessie. Son cours est favorisé, 1° par la direction presque verticale de l'uretère et par l'action tonique des parois de ce dernier; 2° par le battement des artères voisines; 3° par les mouvemens des intestins et du diaphragme. *(Son cours. Circonstances qui le facilitent.)*

Accumulée dans la vessie, l'urine y fait un séjour d'autant moins long qu'elle est plus irritante, et la membrane interne de cet organe plus sensible. Son évacuation définitive se fait par un mécanisme analogue à celui de l'excrétion des matières alvines. *(Accumulation de l'urine dans la vessie. Son excrétion.)*

L'urine est un fluide très-composé, d'une odeur particulière et d'une saveur salée. Elle contient un grand nombre de substances acides, alkalines, salines et animales. *(Sa composition.)*

Les usages de l'excrétion urinaire sont d'entraîner au dehors l'excédant des liquides employés à la nutrition, et d'éliminer les molécules trop animalisées que les absorbans reprennent dans toutes les parties du corps. *(Usages de l'excrétion urinaire.)*

7°. *Sécrétion du sperme.* Les *testicules*, suspendus au milieu des bourses, ont une forme ovoïde, et sont d'un aspect lisse et luisant. Plusieurs membranes les recouvrent. On trouve, en procédant de l'extérieur à l'intérieur, 1° le *scrotum*; 2° le *dartos*; 3° la tunique *érythroïde*; 4° la tunique *vaginale*; 5° enfin, la tunique *albuginée*, dans l'intérieur de laquelle est contenue la substance propre du testicule. *(Sécrétion du sperme. Des testicules. Leurs membranes communes et propres.)*

La substance propre du testicule est composée de petits vaisseaux appelés *séminifères*, qui se rendent tous dans le *corps* d'Hygmore. Celui-ci communique avec l'*épididyme*. Ces deux organes sont des parties différentes d'un même conduit. Le canal *déférent*, qui leur fait suite, entre dans *(Leur structure. Corps d'Hygmore. Épididyme. Canal déférent.)*

l'abdomen par l'anneau inguinal, en formant, avec les vaisseaux et les nerfs du testicule, le *cordon spermatique*. Le canal déférent se sépare bientôt de ce dernier pour se porter derrière la vessie, en se rapprochant du canal déférent du côté opposé. Il s'ouvre, d'une part, dans la vésicule séminale, et de l'autre dans le canal de l'urètre, sous le nom de *conduit éjaculateur*.

Les *vésicules séminales* sont deux petits réservoirs adossés l'un à l'autre, situés derrière le bas-fond de la vessie, et dirigés de manière que leur base est tournée en haut et en dehors, et leur sommet en dedans et en bas, près de la glande prostate. Leur cavité est partagée en plusieurs petites loges qui communiquent avec le canal déférent, comme il a été dit plus haut, et de plus avec l'urètre, par le moyen du conduit éjaculateur.

Le *sperme*, sécrété par les vaisseaux du testicule, passe successivement par le corps d'Hygmore, l'épididyme et le canal déférent qui le dépose dans les petites loges des vésicules séminales, où il est modifié par l'absorption de quelques-uns de ses principes.

La couleur jaunâtre, qu'on lui trouve constamment lorsqu'on le recueille dans les vésicules séminales d'un cadavre, semble prouver qu'il n'entre qu'en petite quantité dans l'humeur dont la copulation provoque l'effusion.

§ VI. *De la calorification.*

La *calorification* est l'action par laquelle les corps organisés s'approprient le calorique, et conservent la chaleur qui leur est propre, quelles que soient les variations de température du milieu où ils vivent.

Le *calorique* existe dans tous les corps de la nature sous les deux états *latent* et *libre* : dans le 1er, il est combiné intimement avec les élémens constituans, auxquels il donne la forme *solide*, *liquide* ou *gazeuse*; dans le 2me, il est simplement interposé entre les molécules, et tend à se mettre en équilibre dans les corps environnans: ce dernier effet produit la *température*, laquelle se reconnaît au moyen du *thermomètre*.

Il est latent ou combiné, apparent ou libre.

Température en général.

Ce principe pénètre dans l'économie animale avec les matières sur lesquelles s'exercent la digestion, la respiration, l'absorption et toutes les actions qui en dérivent.

Source du calorique intérieur.

La respiration est le plus puissant moyen de calorification. Introduit en grande quantité par cette voie, le calorique circule avec le sang. Chaque partie le dégage, et pour ainsi dire le sécrète elle-même.

Le feu extérieur ne contribue à la calorification qu'en s'opposant à la sortie du feu intérieur, et en entretenant la force tonique des organes, force qui est nécessaire pour que cette espèce de sécrétion ait lieu.

Action du calorique extérieur.

D'après cela, on voit qu'il faut admettre quelque différence entre le calorique intérieur ou *vital*, et le calorique extérieur ou *physique*.

La chaleur intérieure se soutient d'autant mieux que l'activité vitale est plus grande et que les fonctions sont plus libres. Elle se répand uniformément dans toutes les parties, de telle sorte que celles qui en ont plus en cèdent à celles qui en ont moins.

Répartition du calorique vital.

La température humaine est, pour l'ordinaire, de 32 + 0 th. de Réaumur, et 40 + 0 th. centigrade. Une différence de 6 ou 7 degrés, soit en plus, soit en moins, provenant du chaud ou du froid extrêmes de l'air ambiant, devient promptement funeste. Au reste, l'homme résiste mieux, en général, à un froid extrême qu'à une chaleur excessive.

Température humaine.

Les excrétions, et particulièrement les transpirations

Expulsion du

pulmonaire et cutanée, sont les voies par lesquelles s'é-
chappe au dehors le calorique qui excède la quantité nécessaire. Ainsi, lorsque nous sommes plongés dans une
atmosphère d'une température très-élevée, l'exhalation
de la peau est augmentée, et la vapeur qu'elle produit entraîne avec elle une grande quantité de calorique. Une
autre portion de ce principe est encore soutirée pour servir à l'évaporation de la sueur, conjointement avec le calorique de l'atmosphère.

Les variations que la chaleur humaine éprouve dans
les maladies sont ordinairement légères. Les impressions
pénibles qui en résultent s'expliquent plus facilement
par l'exaltation de la sensibilité que par le faible changement de température qui a eu lieu : en effet, le thermomètre, dans tous ces cas, marque à peine une différence
de 1 ou 2 degrés.

§ VII. *De la nutrition.*

La *nutrition* est la fin commune de toutes les autres
fonctions qui nous ont occupé jusqu'à présent.

Le chyle extrait des alimens, les substances puisées
dans l'air atmosphérique, et celles qui ont été reprises
dans diverses parties de l'économie, sont les matériaux
de cette fonction, dont les actes sont innombrables. Tous
ces matériaux, portés dans le système circulatoire, modifiés par les poumons, sont bientôt identifiés avec le sang
qui se les approprie, pour obvier aux déperditions continuelles qu'il éprouve. C'est dans cette métamorphose

des matières étrangères en sang que consiste véritablement la *sanguification* ou *hématose*.

Les molécules nutritives n'existent pas toutes formées
dans le sang, et ne s'y présentent pas avec tous les carac-

tères qui les distinguent lorsqu'on les examine dans le parenchyme des parties : par exemple, l'albumine du cerveau, la gélatine des cartilages, la fibrine des muscles, le phosphate calcaire des os, etc., sont le résultat d'un travail particulier à chacun de ces organes, qui en a trouvé dans le sang les matériaux, et qui les a élaborés, en les sécrétant, pour les appliquer à sa substance propre.

Il n'y a donc pas d'unité dans la matière nutritive ; car dans cette unité, représentée par le chyle, d'après Hippocrate (1), sont renfermés une multitude d'alimens secondaires.

Retenus dans les aréoles des tissus, les élémens nutritifs n'y restent stationnaires que pendant un temps déterminé. Ce temps est d'autant plus court que leur animalisation est plus avancée, et que la vitalité particulière des organes est plus énergique. Résorbés ensuite par les veines et les vaisseaux lymphatiques, et rapportés dans le torrent de la circulation, ils peuvent servir à nourrir d'autres parties différentes par leur nature de celles d'où ils sortent, ou bien ils sont éliminés par la voie des excrétions.

La nutrition se compose donc de deux mouvemens opposés : l'un de *composition* ou d'*assimilation*, l'autre de *décomposition* ou de *désassimilation*, lesquels renouvellent sans cesse la substance des organes, et changent à la longue la totalité du corps.

Cette rénovation universelle a été fixée par quelques auteurs à la révolution de 7 années ; d'autres en ont abrégé le terme en ne le portant qu'à la période de 3 ans. Il est

____

(1) Il n'y a qu'un aliment ; mais il y a plusieurs espèces d'alimens.

probable que l'époque en doit varier pour chaque organe, en raison de sa vitalité particulière, et pour le système général, en raison de l'âge, du sexe et d'une foule de circonstances.

L'accroissement du corps dans la jeunesse, l'embonpoint dans l'âge adulte, et la consolidation prompte des plaies et des fractures dans ces deux âges, annoncent qu'à cette époque de la vie il y a une prédominance marquée du mouvement d'*exhalation nutritive* sur celui de l'absorption correspondante (1).

Un effet opposé a lieu dans la vieillesse, dans l'amaigrissement, dans l'atrophie, ou dans l'ulcération lente et spontanée des organes.

Le mécanisme de la nutrition ne tombe pas plus sous les sens que celui des sécrétions. Les fibrilles des tissus et les radicules des vaisseaux sont trop déliées, et les matières nutritives trop divisées lorsqu'elles y arrivent, pour qu'on puisse jamais découvrir si ces dernières sont apportées par des vaisseaux exhalans ou par les capillaires, ou bien si, par une sorte d'*affinité vitale*, les molécules nouvelles viennent se précipiter sur celles qui sont déjà fixées dans le *moule* ou *canevas celluleux* qui forme la base de chaque organe.

Les théories les plus ingénieuses ont été inventées sur ce sujet, et, après un règne plus ou moins court, elles ont été renversées par de nouvelles hypothèses.

---

(1) Cette mobilité perpétuelle de la matière organisée est prouvée par une expérience bien facile à répéter. On nourrit un animal avec de la garance; ses os se colorent en rouge. On cesse l'usage de ce végétal, les os reprennent leur teinte ordinaire. Le principe colorant accompagne, dans cette expérience, les matériaux ordinaires de la nutrition, qui obéissent au mouvement de composition et à celui de décomposition.

ART. II. DES FONCTIONS DE RELATION.

Les fonctions de relation ont pour but de perfectionner l'intelligence de l'homme, et d'établir ses rapports avec tous les êtres qui l'environnent. *But de ces fonctions.*

Elles se composent, 1° des actions d'*impression*, qui comprennent toutes les sensations ; 2° des actions de *combinaison*, lesquelles renferment les diverses fonctions cérébrales ; 3° des actions d'*expression*, qui sont la voix et la parole, la locomotion et les gestes. *Elles comprennent trois sortes d'actions.*

§ Ier. *Des sensations.*

On entend, en général, par *sensation* toute impression pénible ou agréable qui résulte de l'exercice de la sensibilité animale. *Définition.*

Les sensations ont leur siége, 1° dans les organes intérieurs, qui, comme il a déjà été dit (page 51), transmettent au cerveau des sentimens obscurs, agréables lorsqu'ils tardent peu à être satisfaits, douloureux dans le cas contraire : tels sont les divers *sentimens instinctifs* qui précèdent l'exercice des principales fonctions de l'économie, et ceux mêmes qui suivent leur accomplissement. *Siége des sensations.*

2°. Dans les organes extérieurs, qui sont le siége des *sensations* proprement dites ; celles-ci comprennent la vue, l'ouïe, l'odorat, le goût et le toucher. *Sensations proprement dites.*

1°. *De la vue* ou *de la vision.*

La *vision* est la sensation qui nous fait distinguer, par le secours de la lumière, les qualités extérieures des corps. *Définition.*

A. L'*appareil* de la vision se compose de parties acces- *Appareil de la vision.*

soires et de parties essentielles : on met au rang des 1res l'orbite, les sourcils, les paupières et leurs follicules sébacés, la caroncule lacrymale, les voies lacrymales et les muscles de l'œil. Les 2mes comprennent les membranes, les humeurs, les vaisseaux et les nerfs qui constituent essentiellement le globe de l'œil.

L'orbite.

L'*orbite* est une cavité osseuse qui a la forme d'une pyramide quadrangulaire, dont la base, située en avant, est coupée obliquement en dehors, tandis que le sommet est dirigé en arrière et en dedans. Elle contient une partie des voies lacrymales, le globe oculaire, les muscles, les vaisseaux et les nerfs qui se rendent à ce dernier, et enfin la graisse qui environne toutes ces parties.

Le sourcil.

Le *sourcil* est une petite éminence arquée, qui est placée au dessus de la base de l'orbite. Les poils qui le garnissent modèrent l'intensité de la lumière, arrêtent les corps étrangers, et détournent la sueur, qui tendent à tomber sur l'œil.

Les paupières.

Les *paupières* sont des espèces de voiles mobiles tendus au devant de l'œil. On les distingue en *supérieure* et en *inférieure.* Fixées à la base de l'orbite, elles se réunissent par leurs extrémités pour former les *commissures* ou *angles* de l'œil : l'interne est le *grand*, l'externe est le *petit.*

Les cils.

Leur bord libre est surmonté par des poils roides, appelés *cils,* dont les usages sont les mêmes que ceux des sourcils. Les follicules sébacés (*foll. ciliaires*) dont ce bord est garni du côté interne, et ceux qui composent la *caroncule lacrymale,* fournissent un fluide onctueux, qui favorise les mouvemens des paupières, et prévient l'effusion des larmes sur les joues.

Follicules ou glandes de Méibomius.
Caroncule lacrymale.

Parties qui

Les parties qui composent les paupières sont, 1° la peau,

qui est très-fine et plissée transversalement en cet endroit ;
2.° un muscle aplati, à fibres semi-circulaires, pâles et
écartées (muscle *orbiculaire* des paupières); 3° une
membrane fibreuse, qui n'existe qu'à leur partie externe
(*ligament large*); 4° un fibro-cartilage, qui forme leur
bord libre (*cartilage tarse*); 5° une membrane muqueuse
(*conjonctive palpébrale*). La paupière supérieure a de
plus, dans son épaisseur, l'aponévrose élargie de son
muscle *releveur*.

Les paupières servent à intercepter la lumière, et à
suspendre volontairement la vision. Elles protègent l'œil,
et facilitent ses mouvemens.

Les *voies lacrymales* se composent de la glande lacrymale et de ses canaux excréteurs, des points et des conduits lacrymaux, du sac lacrymal et du canal nasal.
(Voy. pag. 97.)

Les *muscles* renfermés dans l'orbite sont au nombre
de 7, savoir : les 4 muscles *droits*, distingués en élévateur, abaisseur, adducteur et abducteur ; les 2 *obliques*
ou rotateurs de l'œil , et le *releveur* de la paupière su-
périeeur.

Le globe de l'œil est logé dans la partie antérieure et
interne de la cavité orbitaire. Il a la forme d'une sphère
légèrement aplatie en plusieurs sens, et dont la partie
antérieure se continuerait avec un segment de sphère
beaucoup plus petite représentée par la cornée transparente. Il est recouvert, en avant, par la portion oculaire
de la conjonctive ; en arrière et sur les côtés, il est contigu aux muscles précédens, à la glande lacrymale et à la
graisse molle et blanchâtre qui remplit l'orbite.

On divise les parties qui forment cet organe en membranes et humeurs.

La 1re des *membranes* est la *conjonctive*. Elle est de nature muqueuse. Déployée à la face interne des paupières, elle se réfléchit sur le devant de l'œil, et forme, vers son angle interne, un repli triangulaire appelé *membrane clignotante*. La 2me est la *cornée transparente*. Elle est enchâssée dans l'ouverture antérieure de la sclérotique, et formée de lames superposées : sa nature est inconnue. La 3me est la *sclérotique* ou *cornée opaque*, qui fait partie du système fibreux. Elle donne attache aux tendons des muscles droits et obliques de l'œil, et présente deux ouvertures : l'une antérieure, qui est occupée par la cornée transparente ; l'autre, postérieure, qui donne passage au nerf *optique* et à l'artère *ophthalmique*. La 4me est la *choroïde*, membrane celluleuse, vasculaire et nerveuse, dont le tissu, composé de deux lames distinctes, est recouvert et imprégné d'une matière noirâtre, désignée par Bichat sous le nom de *fluide choroïdien*. La 5me est la *rétine*, membrane nerveuse qui se continue avec le nerf optique, dont elle est l'épanouissement, selon l'expression commune. La 6me, enfin, est l'*iris*; sorte de diaphragme placé verticalement dans l'intérieur de l'œil : sa circonférence adhère à la face interne de la sclérotique par le *ligament ciliaire*; son centre est percé d'un trou, connu sous le nom de *pupille* ou *prunelle*; sa face antérieure est diversement colorée ; sa face postérieure, enduite d'une matière noire, donne attache à de petits appendices membraneux appelés *procès ciliaires*, dont la structure est encore inconnue, ainsi que celle de l'iris dont le mouvemens sont expliqués ou par des fibres musculaires rayonnées et circulaires, ou par des cercles vasculaires et nerveux concentriques, etc.

La *pupille* est obstruée jusqu'au 7me mois de la gestation par une membrane grisâtre appelée membrane *pupillaire*; à cette époque, elle se déchire, et disparaît complètement.

Les *humeurs* de l'œil sont au nombre de trois, renfermées, chacune, dans une membrane propre : 1º l'*humeur aqueuse*, qui est placée dans la *chambre antérieure* de l'œil, entre la cornée transparente et l'iris, et dans la *chambre postérieure*, entre l'iris et le cristallin ; 2º le *cristallin*, espèce de lentille diaphane formée de couches concentriques, et d'autant plus denses qu'elles s'approchent plus du centre de ce corps; 3º le *corps vitré*, qui occupe plus des trois quarts postérieurs de l'œil. Cette humeur est d'une consistance plus grande que celle de l'humeur aqueuse, et moins grande que celle du cristallin : sa membrane propre a reçu le nom d'*hyaloïde*.

B. La *lumière* est l'excitant particulier de la vision. C'est un fluide ou principe subtil, lancé dans l'espace par le soleil et les étoiles fixes, ou dégagé des corps terrestres par la combustion, l'électricité, etc.

Elle est *directe*, lorsqu'elle arrive à l'œil sans obstacle, et immédiatement, du corps lumineux qui la produit ; *réfractée*, lorsqu'elle a passé préalablement à travers un corps diaphane qui lui fait perdre sa première direction; *réfléchie*, quand elle a été renvoyée par un plan opaque sur lequel elle était d'abord tombée.

La lumière marche en ligne droite. Sa vitesse est telle qu'elle franchit 72,000,000 lieues par seconde. Sa réflexion se fait toujours sous un angle égal à celui d'incidence. Sa réfraction varie en raison de la densité, de la combustibilité et de la figure du nouveau milieu qu'elle traverse.

Réfractés par un prisme, les rayons lumineux se décomposent en 7 *couleurs primitives*, appelées collective-

ment *spectre solaire* : ces couleurs sont le *rouge*, l'*orangé*,
le *jaune*, le *vert*, le *bleu*, l'*indigo* et le *violet*. Leur réunion forme le *blanc*; de leur absorption totale résulte le
noir; de leur réflexion partielle résultent les *couleurs*

primitives, et par leurs combinaisons diverses naissent les
couleurs secondaires.

C. De tous les points d'un objet éclairé partent des *cônes*
de lumière, dont la base s'appuie sur la cornée transparente;
mais, afin de rendre plus intelligible l'explication du mécanisme de la vision, il faut supposer trois cônes lumineux partant de l'objet placé vis-à-vis de l'œil : un pour le milieu de
l'objet, et deux pour ses extrémités. Chacun de ces cônes
a nécessairement trois rayons principaux : un central, qui
en est l'axe, et deux autres qui en forment les côtés.

Le rayon central du cône moyen est nommé *axe visuel* ou *optique*. Comme il arrive perpendiculairement
sur la cornée, il traverse tout l'intérieur de l'œil, et arrive à la rétine sans avoir éprouvé aucune réfraction.

Les deux rayons latéraux du même cône, qui ont une
direction oblique, sont réfractés et rapprochés du rayon
central, en traversant la cornée qui est convexe et dense.
L'humeur aqueuse leur conserve à peu près cette première
convergence. Ils franchissent la pupille, et passent à travers le cristallin, où ils éprouvent une convergence beaucoup plus grande que la première. Le corps vitré la leur
conserve encore, et ils vont enfin tomber sur le même
point de la rétine, où ils produisent l'impression.

D'après ce qui vient d'être dit, il est clair que les rayons
lumineux qui partent de chaque point d'un corps éclairé
forment deux cônes: l'un extérieur, qui a son sommet à

l'objet, c'est le *cône objectif*; l'autre intérieur, qui a le
sien à la rétine, c'est le *cône visuel*.

Quant au rayon central des deux autres cônes, il subit, ainsi que leurs rayons latéraux, des réfractions très-grandes, en raison de l'obliquité de leur incidence ; de telle manière qu'ils se croisent au delà du cristallin, se séparent et s'éloignent ensuite pour, après cette décussation, aller frapper des points différens de la rétine, sur laquelle, en définitive, est tracée en raccourci, et dans une position renversée, l'image des objets éclairés.

Malgré leur diaphanéité, les milieux réfringens de l'œil réfléchissent toujours quelques rayons lumineux dont les uns donnent à l'organe son éclat, les autres sont absorbés par l'enduit noirâtre de la face postérieure de l'iris. Ce dernier office est aussi rendu par la choroïde, à l'égard de la lumière qui traverse la rétine, après l'avoir frappée. *Lumière réfléchie et absorbée dans l'œil.*

Les physiciens, qui expliquent la vision par la peinture d'une image au fond de l'œil, disent que, les objets étant renversés sur la rétine, si nous les voyons droits, c'est que, par le toucher, nous avons insensiblement rectifié cette erreur (1). *De l'image renversée, selon les physiciens.*

Il paraît plus raisonnable de penser que cet effet tient à ce que nous rapportons l'impression au point de l'objet qui l'a fait naître. *Explication physiologique.*

L'impression de l'objet se fait sur les deux yeux à la fois, et cependant nous voyons les objets simples. Cela tient à ce que chaque axe optique tombe sur des points *La double impression est jugée simple.*

---

(1) La vision ne consiste pas plus dans la peinture d'une image au fond de l'œil, que l'audition ne dépend de la répétition des sons dans les anfractuosités de l'oreille interne. L'une et l'autre sensation s'expliquent plus naturellement par l'*impression* de la lumière et des rayons sonores sur les extrémités infiniment déliées des nerfs optiques et auditifs qui transmettent cette impression au *sensorium commune*.

analogues des deux rétines qui sont ainsi habituées à rapporter au cerveau, par le moyen des nerfs optiques, une double impression, que cet organe juge comme si elle était simple.

Comment on apprécie les distances.

Les deux axes optiques, en partant d'un objet éclairé, forment entre eux un angle d'autant plus grand que l'objet est plus près de nous. Aussi dit-on que c'est par la mesure que nous faisons instinctivement de cet *angle visuel*,

Angle visuel.

que nous parvenons à juger des distances. Ce jugement, pour être exempt d'erreur, a besoin d'être confirmé et souvent rectifié par le toucher.

Comment on apprécie le volume et la forme des corps.

On apprécie aussi le volume et la forme des corps par l'intensité plus ou moins grande de la lumière que ces corps réfléchissent, et par la grandeur de l'image, ou, pour mieux dire, par l'étendue de l'impression qu'ils produisent sur la rétine.

Vices de la vision. Le strabisme.

Si les axes optiques ne tombent pas sur le même point dans les deux rétines, il en résulte le *strabisme*.

Si le cône formé par la convergence des rayons qui traversent les humeurs de l'œil se trouve ne pas avoir son sommet précisément sur la rétine, il en résulte du trouble dans la vision. On appelle *myopie* l'état dans lequel, à

La myopie.

cause de la force réfringente trop considérable de l'œil, les rayons sont réunis avant d'être arrivés à la rétine. On emploie les lunettes à verres concaves pour corriger ce défaut.

La presbytie.

On donne le nom de *presbytie* à l'état contraire ; c'est-à-dire, à celui dans lequel les rayons tombent sur la rétine avant d'avoir pu se réunir. On y remédie par les verres convexes.

Quand la lumière est trop vive, la pupille se resserre.

Lorsque les rayons lumineux sont trop intenses, ils affectent péniblement la rétine ; alors l'iris, sympathiquement mise en action, se gonfle et resserre la pupille : le rétrécissement de cette ouverture s'oppose au passage d'une partie des rayons.

Lorsque la lumière est très-faible, l'iris se contracte ; ce qui dilate la pupille et donne accès à un plus grand nom- de rayons qui font alors sur la rétine une impression suf- fisante.

Elle se dilate dans le cas contraire.

D. La vision nous donne les notions relatives à la couleur, à la grandeur, à la forme, à la distance et aux mouvemens des corps.

Usages de la vision.

Elle ne se perfectionne que par une longue éducation du sens.

Les erreurs dans lesquelles elle nous fait tomber sont rectifiées par le toucher, pour les corps qui sont à notre portée, et pour les autres, par l'habitude et le jugement.

Rectification des erreurs qu'elle cause.

2°. *De l'ouïe* ou *de l'audition.*

L'*audition* est la sensation par laquelle nous acquérons la connaissance des qualités sonores des corps.

Définitions.

A. Son appareil est divisé en trois parties : 1° l'oreille externe ; 2° l'oreille moyenne, ou cavité du tympan ; 3° l'oreille interne ou labyrinthe.

Appareil de l'audition.

L'*oreille externe* comprend l'oricule et le conduit auditif externe.

L'oreille externe.

L'*oricule* est cette espèce de pavillon que l'on désigne vulgairement par le nom simple d'*oreille*. Les éminences et les enfoncemens qu'elle présente à sa face externe sont, en procédant d'arrière en avant et de haut en bas, l'*hélix* et la *rainure de l'hélix*, l'*anthélix* et la *fosse naviculaire*, l'*antitragus* et la *conque* ; au devant de la conque est le *tragus*, et au dessous le *lobule* qui termine inférieurement l'oreille.

L'oricule.

Les muscles de l'oreille externe.

Trois muscles extrinsèques s'attachent à la face interne de l'oricule : ce sont les *auriculaires supérieur*, *antérieur* et *postérieur*, et cinq muscles intrinsèques, qui sont bornés à chacune des éminences énoncées plus haut, et dont ils prennent les noms.

Le conduit oriculaire ou auditif externe.

Le *conduit auditif externe* a son orifice au fond de la conque ; il se dirige obliquement d'arrière en avant, et de dehors en dedans ; son fond est bouché par la *membrane du tympan*. Il est en partie fibro-cartilagineux et en partie osseux ; la peau qui le tapisse est parsemée de follicules sébacés, d'où sort le *cérumen*.

Membrane du tympan.

La caisse du tympan.

La *caisse du tympan* est une cavité hémisphérique, creusée à la face externe du *rocher* de l'os temporal, et séparée du conduit auriculaire par la membrane du tympan. Ses parois, presque entièrement osseuses, sont percées de plusieurs trous : les plus remarquables sont, en arrière, l'orifice des *cellules mastoïdiennes* ; en avant, l'orifice de la *trompe* d'Eustache ; en dehors la *scissure glénoïdale* ; en dedans, la *fenêtre ovale* et la *fenêtre ronde*. Ces deux dernières sont, dans l'état frais, fermées par la membrane fibro-muqueuse qui se déploie dans la cavité du tympan.

Ouvertures qui s'y remarquent.

La caisse du tympan contient les 4 *osselets* de l'ouïe, articulés entre eux : ce sont le *marteau*, l'*enclume*, le *lenticulaire* et l'*étrier*. Trois muscles infiniment petits sont destinés aux mouvemens de ces osselets : 2 appartiennent au marteau, et 1 à l'étrier.

Osselets qu'elle renferme.

Muscles des osselets.

Le *labyrinthe* comprend trois espèces de cavités qui existent dans l'épaisseur du rocher : ce sont, en arrière, les 3 *canaux semi-circulaires* ; au milieu, le *vestibule* ; en avant, le *limaçon*.

Le labyrinthe.

Ces trois cavités communiquent entre elles, et sont

Son fluide.

remplies d'un fluide particulier, appelé *lymphe* de Cotunni, qui occupe aussi les *aquéducs*, petits conduits osseux et membraneux qui aboutissent au vestibule et au limaçon.

Le nerf *acoustique* ou *labyrinthique* et le *facial*, réunis en un seul faisceau, entrent dans le conduit *auditif interne*, existant à la face postérieure du rocher; là ils se séparent : le 1er se divise en rameaux qui se portent dans le labyrinthe où ils se répandent en filets pulpeux qui baignent dans la lymphe de Cotunni ; le 2me pénètre dans l'aquéduc de Fallope, donne des filets aux parties contenues dans le tympan, et vient se distribuer à l'extérieur de la face.

B. Le *son* est l'excitant de l'audition. Il résulte des vibrations des molécules des corps, qui se succèdent de proche en proche jusqu'à l'oreille, où elles font naître la sensation.

La percussion et le frottement subit des corps élastiques sont les causes productrices du son, qui se propage le plus souvent par l'air, dans lequel se repètent les oscillations déjà produites dans les corps sonores.

Les sons diffèrent entre eux par la force, le ton et le timbre : la 1re différence tient à l'étendue des vibrations; la 2me à leur nombre dans un temps déterminé; la 3me à la nature du corps qui les produit.

La propagation du son se fait en ligne droite, et avec une vitesse telle qu'il parcourt dans l'atmosphère 173 toises par seconde. L'air en est le véhicule ordinaire; cependant les corps solides et même les liquides, en raison de leur élasticité, peuvent encore servir à sa transmission.

Lorsqu'il rencontre quelque surface solide sur son passage, il est réfléchi sous un angle égal à celui d'incidence; ce qui donne naissance au phénomène qu'on appelle *écho*.

C. La connaissance de la structure de l'oreille ne conduit point, ou au moins que très-imparfaitement, à l'explication claire du mécanisme de l'audition. Voici, cependant, de quelle manière les physiologistes s'en rendent compte.

Les *rayons sonores* qui tombent sur l'oricule, se rassemblent dans la conque, d'où ils passent dans le conduit oriculaire qui leur conserve le degré d'intensité déjà acquis par leur réunion. Concentrés dans ce conduit, ils se propagent jusqu'à la membrane du tympan, dont ils déterminent l'ébranlement. Celle-ci se tend ou se relâche, suivant que le son est aigu ou grave.

L'ébranlement de la membrane du tympan détermine l'agitation des osselets de l'ouïe, et la vibration de l'air contenu dans la caisse et dans les cellules mastoïdiennes. Au même instant, une secousse est communiquée aux parois osseuses de la caisse et aux petites membranes qui bouchent la fenêtre ronde et la fenêtre ovale; cette secousse est aussitôt reçue par la lymphe de Cotunni, qui la transmet aux filets du nerf acoustique, sur lesquels se produit enfin l'impression auditive.

L'*ouïe* a reçu avec raison le nom de sens de l'intelligence. Si les notions qu'il nous donne sur les qualités physiques des corps sont très-légères, en revanche les notions intellectuelles qu'il nous fait acquérir n'ont point de bornes. De concert avec l'organe vocal, à l'éducation duquel il préside, il établit entre les hommes un commerce de pensées, qui perfectionne leur être moral, en multipliant les ressources de l'intelligence.

De l'odorat ou *de l'olfaction.*

L'*odorat* est le sens par lequel nous reconnaissons les odeurs des corps.

A. L'appareil *olfactif* comprend le nez et les fosses nasales.

Le *nez* est la partie externe de cet appareil. Il est formé, 1° par deux os propres, articulés ensemble; 2° par deux petits cartilages réunis à celui de la cloison des fosses nasales; 3° par quatre fibro-cartilages servant à limiter l'ouverture des narines et à former les ailes du nez; 4° par quatre muscles, qui sont le *pyramidal*, l'*élévateur commun* de l'aile du nez et de la lèvre supérieure, le *triangulaire* et le *myrtiforme*; 5° par la peau qui le revêt en dehors, et par la membrane pituitaire qui le tapisse en dedans.

Les *fosses nasales* sont deux grandes cavités, d'une forme irrégulière, situées au milieu de la région profonde de la face, et séparées l'une de l'autre par une cloison verticale. On y distingue six parois : une interne, droite, presque plane, formée par la cloison; une externe, oblique, où se remarquent les cornets et les méats des cavités dont il s'agit; une antérieure et une postérieure, qui offrent les ouvertures appelées *narines* et *arrière-narines*; une supérieure, étroite, que l'on nomme la *voûte*; enfin, une inférieure, très-allongée, appelée le *plancher*.

Les *cornets* des fosses nasales sont des lames osseuses minces et contournées sur elles-mêmes. Ils sont au nombre de trois de chaque côté, distingués, ainsi que les gouttières ou méats qui les séparent, en *supérieur*, *moyen* et *inférieur*.

Les *méats* communiquent avec les cellules *ethmoïdales*

et les *sinus* qui sont des cavités accessoires aux fosses nasales : ainsi, dans le supérieur se voit l'ouverture des cellules postérieures de l'os ethmoïde; dans le moyen s'ouvrent, en avant, les cellules antérieures de ce dernier, et à leur faveur le sinus *frontal*, et en arrière le sinus *maxillaire*; dans l'inférieur se termine le *canal nasal*, par lequel les larmes descendent sur le plancher des fosses nasales. Les sinus *sphénoïdaux* ont leur orifice sur la paroi postérieure, au dessus de l'ouverture des arrière-narines.

Une membrane fibro-muqueuse, appelée *pituitaire*, se déploie sur toutes les éminences et dans toutes les anfractuosités des fosses nasales. Rouge et comme fongueuse

sur les parois de ces cavités, elle devient blanchâtre et d'une ténuité extrême dans le sinus. Elle reçoit une mul-

titude de vaisseaux sanguins et de filets nerveux de diverses origines. Les follicules nombreux qu'elle contient sont la source des mucosités abondantes qu'elle fournit.

Le nerf *olfactif* occupe la voûte. Ses filets, très-déliés et très-mous, traversent les trous de la lame criblée de l'ethmoïde, pour descendre sur la cloison et les cornets, où ils sont logés dans des canalicules osseux, ou dans des gouttières que la couche fibreuse de la pituitaire convertit en canaux. Divisés et anastomosés seulement entre eux, ces filets se perdent dans la pituitaire, sans qu'on puisse dire quel est leur mode de terminaison.

B. Les *odeurs* sont des émanations subtiles, dégagées des corps, par l'action de la chaleur, et dissoutes dans l'air atmosphérique. Le frottement, la dissolution, la combustion, etc., ne sont que des procédés pour développer le calorique propre à les faire naître.

Les animaux fournissent très-peu d'odeurs; les végétaux

en exhalent beaucoup et de très-agréables ; c'est surtout pendant le temps que ces êtres se reproduisent, qu'ils en dégagent en abondance. Les minéraux ne donnent guère que des odeurs fortes et irritantes.

C. L'air, chargé d'effluves odorans et attiré par l'inspiration, passe dans les fosses nasales pour se précipiter dans les poumons. Dans ce trajet, la chaleur raréfie et *sublime*, en quelque sorte, les corpuscules odorans vers la voûte nasale, où les mucosités les enchaînent et les fixent sur les extrémités nerveuses épanouies dans la pituitaire.

¹ Théorie de l'olfaction.

Lorsque les odeurs plaisent, la bouche se ferme : on inspire seulement par le nez, où l'air entre par de petites aspirations répétées ; l'expiration se fait par la bouche pour ne pas troubler la sensation. Le contraire a lieu, lorsque nous sommes placés au milieu d'un air impur et altéré par des odeurs fétides.

Son mécanisme selon les odeurs.

D. L'odorat est un des sens dont les usages sont les plus variés : il nous flatte par l'impression agréable des odeurs ; il constate les qualités respirables de l'air ; il précède le goût dans l'exploration des alimens ; enfin, on connaît son influence sur le système nerveux, principalement chez les femmes.

Uusages de l'odorat. Ses rapports avec plusieurs fonctions.

4° *Du goût* ou *de la gustation.*

Le *goût* est le sens qui reçoit l'impression des saveurs. Il a été à bon droit nommé, avec l'odorat, *sens chimique:* en effet, l'un et l'autre ne s'exercent que sur des molécules détachées de la substance des corps, dont ils font en même temps connaître la composition intime.

Définition.

A. La *langue* est l'organe principal du goût ; mais elle n'est point le siége exclusif de ce sens, puisque les lèvres,

Appareil du goût.

la membrane palatine et le voile du palais sont susceptibles aussi d'être excités par quelques saveurs.

C'est aux *papilles* disséminées sur sa face supérieure,
que la langue doit ses facultés gustatives. On distingue les
papilles en *lenticulaires*, en *fongiformes* et en *coniques*:
Les 1res sont des follicules muqueux situés principalement à la base de la langue ; les 2mes et les 3mes sont essentiellement nerveuses : elles occupent le reste de la face supérieure de cet organe.

Des vaisseaux et des nerfs considérables se distribuent à
la langue. Les filets du nerf *glosso-pharyngien* et le *grand
hypoglosse* se rendent aux muscles et à la muqueuse de
cet organe ; le *lingual*, rameau du nerf maxillaire inférieur, qui est lui-même une branche de la 5me paire, est
spécialement destiné aux papilles fongiformes et coniques ;
c'est pourquoi on le regarde comme le véritable nerf *gus-
tatif*.

B. Les *saveurs* sont aussi nombreuses et aussi variées
que les odeurs ; et il est d'autant plus impossible d'en donner
une bonne classification , que nous manquons de termes
pour exprimer toutes les variétés des impressions sapides.

La solubilité des corps est une condition nécessaire de
la sapidité.

C. La gustation s'opère lorsque les alimens introduits
dans la bouche sont soumis à la mastication et dissous par
la salive : alors leurs molécules sapides agissent sur les
papilles nerveuses qui entrent en action et reçoivent l'impression.

La sensation du goût ne se développe donc que par
l'application immédiate des corps sapides. L'exercice et
l'habitude peuvent la perfectionner.

D. Le goût constate les qualités favorables ou nuisibles

des alimens. Les jouissances qui sont attachées à son exercice, se concentrent dans l'organe ; l'âme n'en retient que
peu ou point du tout le souvenir ; de là l'attrait toujours
nouveau qu'ont pour nous les alimens : si on les recherche, c'est moins pour le plaisir qu'ils ont donné, que pour
celui qu'ils promettent.

5° *Du tact et du toucher.*

Le *tact* donne la connaissance de certaines qualités physiques des corps, appelées qualités tactiles.

A. Toutes les parties du corps peuvent être accidentellement le siége du *tact* ; mais ses organes *naturels* sont la
peau et les membranes muqueuses. (Voy. pages 36 et 40.)

B. Les *qualités tactiles* qui sont les excitans du tact,
sont la température, la consistance, le volume, la forme,
le mouvement, etc., des corps.

C. La manière dont s'exerce le tact est on ne peut plus
simple : il suffit, en effet, de l'application d'un corps plus
ou moins solide sur quelque partie, pour déterminer cette
sensation qui est aussi elle-même très-simple.

Le *toucher* n'est autre chose que le tact perfectionné.
Tout organe très-sensible, et qui, par sa conformation,
est susceptible d'embrasser les corps par le plus grand
nombre de points possible, est nécessairement un organe
de toucher : tels sont, par exemple, les lèvres, où il est
très-développé, et le pli des articulations, où il est plus
faible en raison du défaut d'exercice.

La *main* réunit ces conditions au plus haut degré : en
effet, la peau de cette partie, et notamment celle des
doigts, est souple et délicate ; des vaisseaux et des nerfs
nombreux s'y distribuent ; de plus, la multiplicité des os
et des articulations qui s'y remarquent, et surtout la fa-

Du tact.

Son siége.

Des qualités tactiles.

Mécanisme du tact.

Le toucher.

Son siége.

La main est le principal organe du toucher.

culté d'opposer le pouce aux autres doigts, en permettant à la main de varier sa forme à volonté, lui donnent le moyen de mieux saisir les corps, et d'apprécier avec plus de délicatesse et de précision les différentes nuances qui existent dans leur qualités tactiles.

Usage et rapports de ce sens avec la vue.

D. Le toucher et la vue s'aident mutuellement dans leurs actions : on touche ce qu'on ne peut voir ; on regarde ce qui embarrasse ou trompe le toucher.

§ II. *Des Fonctions cérébrales* ou *intellectuelles.*

Ces fonctions, confiées au cerveau (*sensorium commune*), sont dirigées par l'*âme*, principe intelligent, dont la nature et le mode d'exercice sont au dessus de toutes les spéculations de la physiologie et de la psychologie.

Du cerveau en général.

A. Le *cerveau* ou *encéphale* est le viscère le plus considérable, et celui dont le parenchyme est le plus délicat; il comprend le cerveau proprement dit, le cervelet et la moelle allongée. La moelle épinière fait suite à cette dernière, et complète l'*axe nerveux* ou l'organe *cérébro-spinal* qui est continu depuis le crâne jusqu'à l'extrémité pelvienne du rachis.

1º Le cerveau proprement dit.

1°. Le *cerveau*, proprement dit, est la portion la plus volumineuse de l'encéphale. Il occupe toute la voûte du crâne et les fosses antérieures et moyennes de la base de ce dernier, ainsi que les fosses occipitales supérieures. Sa forme est celle d'un ovoïde, dont la grosse extrémité, tournée en arrière, repose sur la tente du cervelet, tandis que la petite répond aux voûtes orbitaires.

Ses deux hémisphères.

Il est partagé supérieurement en deux *hémisphères*, l'un droit, l'autre gauche, par la *grande scissure* du cerveau, qu'occupe un prolongement falciforme de la dure-mère, appelé *faux* du cerveau. Inférieurement et de chaque côté, on y distingue trois lobes, un *antérieur*, un *moyen* et un *postérieur* : la *scissure de Sylvius* sépare les deux premiers ; une légère dépression existe entre le 2me et le 3me ; et sous le lobe antérieur est un sillon qui loge le *nerf olfactif* et son *tubercule*. Au milieu se voient les extrémités du corps calleux, la réunion des *nerfs optiques*, la *tige* et la *glande pituitaires*, les *éminences mamillaires*, etc.

Dans l'intérieur du cerveau, on trouve trois cavités à parois contiguës, appelées les *ventricules* : 2 sont dits *latéraux* ; ils sont couverts par le *corps calleux* ou *mésolobe* qui unit les hémisphères, séparés par le *septum lucidum*, et contiennent les *corps striés*, les *plexus choroïdes*, les *couches optiques*, les *cornes d'Ammon*, la *voûte à trois piliers*, etc. ; le 3me, ou ventricule *moyen*, est une fente allongée située au dessous de la voûte et au devant de la *glande pinéale*; il offre les *commissures* et *ouvertures* antérieures et postérieures, et communique avec l'*acquéduc de Sylvius*, et par le moyen de celui-ci avec le 4me ventricule dont il sera parlé plus avant.

La surface externe du cerveau est parsemée d'éminences arrondies, ondulées, séparées par des enfoncemens d'un pouce environ de profondeur : ce sont les *circonvolutions* et les *anfractuosités du cerveau*.

2°. Le *cervelet* est situé à la partie postérieure et inférieure du crâne. Il est légèrement aplati de haut en bas, et ovalaire dans le sens transversal. Comme le cerveau, il est partagé en deux *hémisphères* qui remplissent les fosses occipitales inférieures. Il offre en avant deux petites saillies, appelées *éminences vermiculaires*, dont l'une est supérieure et l'autre inférieure.

Les hémisphères *cérébelleux* sont séparées en arrière, par un petit repli fibreux, et isolés des lobes postérieurs du cerveau par une membrane tendue transversalement : ce sont la *faux* et la *tente* du cervelet, formées par la dure-mère.

Presque toute la masse de cet organe est formée de lames et de lamelles grises, appliquées les unes sur les autres, et

séparées par des sillons très-peu profonds. C'est à ces lames composées de deux substances, comme on le verra plus loin, qu'est due l'espèce d'arborisation appelée *arbre de vie*, que l'on met en évidence en coupant verticalement le cervelet.

3°. La *moelle allongée* ou le *mésocéphale*, comprend plusieurs objets : 1° la *protubérance annulaire* ou *pont de Varole*, logée dans la gouttière basilaire de l'occipital ; 2° les *pédoncules* du cerveau et ceux du cervelet, ou autrement les *bras* et les *cuisses* de la moelle allongée, qui sont des prolongemens médullaires par lesquels ces parties communiquent entre elles ; 3° le commencement de la moelle épinière, qui a reçu le nom de *queue* de la moelle allongée ; 4° quelques autres saillies, telles que les *tubercules quadrijumeaux* et la *valvule de Vieussens*.

Sur la protubérance annulaire est creusé le 4me ventricule, formé par le concours de cette dernière, du cervelet et du bulbe rachidien. Il se continue, comme on le sait déjà, en avant avec l'aquéduc de Sylvius, et se termine en arrière par une partie rétrécie que sa forme a fait appeler *calamus scriptorius*.

4°. La *moelle épinière* ou *spinale* est un long cordon nerveux, cylindroïde, renfermé dans le canal vertébral. Elle naît de la protubérance annulaire par une sorte de *bulbe*, sur lequel se remarquent quatre saillies appelées les éminences *olivaires* et *pyramidales*. Son volume et sa direction varient dans les différentes régions du canal, qu'elle ne remplit pas complètement, et dont le vide est occupé par le liquide *céphalo-spinal* que M. Magendie a fait connaître. Elle finit au niveau de la 1re ou de la 2me vertèbre lombaire, où elle dégénère en deux tubercules d'inégale grosseur.

Sur la ligne médiane de ses faces antérieure et postérieure existe un sillon qui semble la partager en deux cordons latéraux; et sur les côtés sont deux autres sillons plus superficiels qui sont les points d'origine des nerfs rachidiens; enfin, elle présente deux renflemens, l'un supérieur ou *cervical*, l'autre inférieur ou *lombaire*, d'où naissent les nerfs brachiaux et cruraux.

Deux substances molles et pulpeuses composent le parenchyme cérébro-spinal : l'une extérieure, grisâtre, est la *corticale*; l'autre, intérieure, blanche, est la *médullaire*; cependant, dans le mésocéphale et la moelle épinière, ces deux substances ont une position inverse; et dans quelques autres parties de l'organe, elles sont entremêlées par couches ou stries alternatives.

La substance médullaire est, au reste, la plus dense et la plus considérable. On y distingue surtout des fibres *divergentes*, épanouies au pourtour des cavités cérébrales et dans les circonvolutions, et des fibres *convergentes* ou *rentrantes* qui forment les *commissures*, par lesquelles les deux moitiés latérales de l'encéphal communiquent entre elles.

Ces fibres naissent, selon quelques anatomistes, de la substance grise; d'autres les font partir du bulbe rachidien, où elles reviendraient, en se recourbant, après avoir formé et traversé les diverses parties de l'encéphal.

Des artères volumineuses, les carotides internes et les vertébrales, apportent le sang à l'encéphal; elles se divisent à l'infini avant de pénétrer dans son tissu. Les petites veines qui en sortent sont dépourvues de valvules : elles

dégorgent le sang dans les sinus de la dure-mère, et suppléent les vaisseaux lymphatiques qui manquent dans cet organe.

Les trois parties du cerveau, contenues dans le crâne, sont puissamment protégées en dehors par les os de cette cavité (voy. page 135), et par la peau , les cheveux et les muscles *épicrâniens*. La moelle épinière ne l'est pas moins par les vertèbres et leurs ligamens, et par les muscles nombreux fixés ou contigus à la colonne vertébrale.

Trois membranes enveloppent la totalité de l'organe cérébro-spinal intérieurement : la 1re, fibreuse, est la *dure-mère* ou *ménynge*; la 2me, séreuse , est l'*arachnoïde;* la 3me, cellulaire et vasculaire, est la *pie-mère* ou *ményngine.*

C'est de l'encéphale et de la moelle de l'épine que proviennent, sans exception, tous les nerfs *sensitifs* et *moteurs,* destinés aux différens organes de la vie animale. (Voy. page 31.)

Ils ont pour caractères communs : 1° de naître symétriquement par paires ; 2° de sortir les uns par les trous de la base du crâne, les autres par les trous de conjugaison de la colonne épinière et les trous sacrés ; 3° enfin, de se distribuer aux organes semblables, les uns du côté droit, les autres du côté gauche.

Neuf paires de nerfs procèdent du cerveau et de la moelle allongée, ou de cette dernière exclusivement, d'après des recherches récentes : la 1re est l'*olfactif;* la 2me l'*optique;* la 3me l'*oculo-musculaire commun ;* la 4me l'*oculo-muscu-*

laire interne ou *pathétique*; la 5me, les *trijumeaux* ou *tri-facial*; la 6me, l'*oculo-musculaire externe*; la 7me, l'*auditif*; la 8me, les *nerfs vagues*; la 9me, le grand *hypoglosse*.

Si l'auditif est considéré comme deux nerfs distincts, le *facial* et le *labyrinthique*, et si l'on détache du nerf vague le *glosso-pharyngien* et le *spinal* ou *accessoire* de Willis, on aura 12 paires de nerfs, au lieu de 9, sortant à la base du crâne.

Trente paires naissent de la moelle de l'épine, sans y comprendre le *spinal*. On les partage en 8 paires *cervicales*, 12 *dorsales*, 5 *lombaires*, et 5 ou 6 *sacrées*, distinguées ensuite, dans chaque région, par les noms numériques de 1re, 2me, etc.

A leur sortie par les trous de conjugaison correspondans, les nerfs *rachidiens* sont divisés en branches antérieures et en branches postérieures; celles-ci offrent un ganglion auquel s'accolent celles-là, avant de se séparer. Les *branches postérieures* de ces nerfs se distribuent aux tégumens et aux différens muscles de la partie postérieure du tronc; les *branches antérieures* se comportent différemment dans chaque région :

1° Au cou, elles forment les plexus *cervical* et *brachial* : le 1er est dû aux quatre 1res paires cervicales; il se répand aux parties extérieures de la tête, au cou et au sommet du thorax; le 2me, situé à la partie inférieure du cou et dans le creux de l'aisselle, est formé par les 4 dernières paires cervicales et la 1re dorsale; il fournit les nerfs *thorachiques* et le *sus-scapulaire*, puis il se divise en six branches, qui sont le *cutané interne*, le *musculo-cutané*, le *médian*, le *cubital*, le *radial*, le *circonflexe* ou *axillaire* : tous ces nerfs se distribuent aux différentes parties du membre supérieur.

ou douze paires sortent par la base du crâne.

Trente paires de la moelle épinière.

Division des nerfs rachidiens

en branches postérieures

et en branches antérieures.

Disposition des branches antérieures.
1° Au cou.
Plexus cervical et brachial.

Nerfs du membre supérieur.

2° Au dos.

2° Au dos, elles s'engagent entre les muscles intercostaux internes et externes, marchent le long du bord inférieur des côtes, et se perdent dans les muscles des parois du thorax.

3° Aux lombes.
Plexus lombaire.
Nerfs de la cuis-e.

3° Aux lombes, elles forment le plexus *lombaire*, duquel partent les nerfs *obturateur* et *crural*, qui se rendent aux parties antérieure et interne de la cuisse ; elles fournissent, en outre, de petits rameaux aux parois de l'abdomen, aux bourses et aux tégumens de la cuisse.

4° Dans le bassin.

4°. Enfin, dans la cavité du bassin, les branches antérieures des dernières paires lombaires, et celles des quatre premières sacrées, donnent naissance au plexus *sciatique*, le plus considérable de l'économie animale.

Plexus sciatique.

Branches qu'il fournit au membre inférieur.

Ce plexus fournit, 1° le nerf *honteux*, qui se rend aux parties génitales externes ; 2° le petit *sciatique*, dont les rameaux se perdent à la partie postérieure de la cuisse et de la jambe ; 3° le *grand nerf sciatique*, qui descend le long de la partie postérieure de la cuisse, jusqu'auprès du creux du jarret, où il se divise en *sciatique poplité interne* et *sciatique poplité externe* : ces deux branches se distribuent dans toutes les régions de la jambe et du pied.

Nerfs de la vie organique.
Grand sympathique.

Le *grand sympathique* ou *trisplanchnique* complette l'ensemble de l'appareil nerveux. Il consiste en une série continue de cordons, de rameaux et de ganglions situés sur les côtés de la colonne vertébrale, depuis la base du crâne jusqu'à la partie inférieure du bassin.

Son origine.

A son extrémité supérieure, il communique avec les 5me et 6me paires de nerfs cérébraux par des filets émanés du plexus ou du ganglion qu'il forme sur l'artère carotide interne ; ensuite, il offre les 3 ganglions *cervicaux*,

Ses ganglions.

les 12 *thoraciques*, les 5 *lombaires* et les 3 ou 4 *sacrés* ;

Sa terminaison.

enfin, il se termine inférieurement par un petit ganglion

dit *coccygien*, ou par une anse commune aux deux nerfs dont il s'agit.

Les ganglions sont unis par des cordons intermédiaires ; en outre, ils reçoivent des rameaux anastomotiques de tous les nerfs spinaux, et en fournissent de nombreux à toutes les parties voisines, notamment aux artères et aux viscères de la poitrine et de l'abdomen.

Ces ganglions et nerfs sympathiques offrent des irrégularités de volume, de forme, etc.; les 1ers limitent dans l'état normal les actions respectives des deux systèmes nerveux, organique et animal; les 2mes, par leur distribution, régissent seuls ou concurremment avec les nerfs vagues les fonctions nutritives.

Le système continu formé par l'organe cérébro-spinal et la totalité des nerfs est partagé par les physiologistes en groupes d'organes, en systèmes ou centres secondaires, relatifs aux fonctions intellectuelles, sensoriales, locomotrices et nutritives.

L'encéphale, ou plus spécialement le mésocéphale appelé par M. Rolando le *nœud de la vie*, est le centre principal de tous les phénomènes de l'*innervation*, mode d'inflence ou d'action par lequel le centre ou les centres nerveux correspondent entre eux et avec toutes les parties du corps, au moyen des nerfs, soit que nous ayons ou non la conscience des impressions que les parties éprouvent, soit que leurs actions dépendent ou non de la volonté.

Que ces phénomènes résultent d'un mouvement occulte dans la substance nerveuse, ou qu'ils soient liés à l'existence d'un principe subtil, analogue à celui de galvanisme, toujours est-il que l'innervation est soumise aux lois communes de l'organisme : elle s'affaiblit et s'épuise par l'exercice prolongé, un froid intense, une douleur excessive, etc., et se répare par des causes contraires.

Des fonctions
de l'intelligence.

L'encéphale, ou tout au moins le cerveau, est le siége des fonctions de l'intelligence. Celles-ci comprennent les opérations de l'esprit, les passions ou affections de l'âme, et les volitions ou déterminations morales et instinctives.

B. Les sensations, transmises au *sensorium commune* par l'intermède des nerfs, déterminent une sorte de réaction cérébrale qui constitue la *perception* : alors la sensation est complète, et il en résulte une *idée*.

Perception.

C. Cette réaction ne peut avoir lieu sans que le principe *pensant* ne se dirige, en quelque sorte, vers l'organe où s'est faite l'impression : de là naît l'*attention*, qui est la première condition de la perception, et sans laquelle les sensations ne pourraient se transformer en idées.

Attention.

On appelle *mémoire* la faculté de conserver et de se rappeler les sensations passées et les différens phénomènes intellectuels qu'elles ont produits.

Mémoire.

Le *jugement* est la faculté d'apprécier les rapports qui existent entre toutes les parties d'une chose isolée, ou entre plusieurs choses rapprochées. Son premier degré est la *comparaison*; lorsque celle-ci est soutenue et très-active, on lui donne le nom de *réflexion*.

Jugement.

Comparaison.

Réflexion.

Une série de jugemens, conséquens les uns aux autres, porte le nom de *raisonnement*.

Raisonnement.

La *raison*, ce principe des qualités morales et de la perfectibilité de l'esprit, n'est autre chose que le jugement, puisqu'elle consiste dans la faculté d'apprécier le bien et le mal de nos actions.

Raison.

L'*imagination* est cette faculté qui, fondée sur la mémoire, nous rend aptes à créer des idées nouvelles, et à trouver des rapports inconnus entre les idées ou les faits déjà connus.

Imagination.

Tempérée par la réflexion et réglée par le jugement, l'imagination devient *génie*. On appelle ainsi cette faculté qui fait découvrir le *beau* dans les arts agréables, et le *vrai* dans les sciences exactes.

Génie.

Le *discernement*, le *talent*, etc., ne sont que des degrés de perfection dans les opérations mentales.

Discernement, talent, etc.

De toutes ces actions cérébrales résultent des sentimens pénibles ou agréables.

Lorsque ces sentimens sont portés à un degré extrême, et dirigé impétueusement vers quelque objet exclusif, ils prennent le nom de passions.

Les *passions* ont leur principe dans les sensations et dans les inclinations ; elles s'accroissent avec le temps, et se fortifient par l'habitude de s'y livrer.

Des passions.

On les distingue, eu égard à leurs effets sur l'économie, en *excitantes*, comme la joie, l'amour et la colère, et en *débilitantes*, telles que la tristesse et la crainte.

Distinguées en irritantes

Sous le rapport de leurs degrés, les unes sont *fortes*, comme l'amour et la joie ; les autres sont *douces*, comme la pudeur, l'amitié et l'espérance. (Voy. dans l'*Hygiène*, art. VI.)

et en débilitantes ; en fortes et en douces.

Chaque passion exerce une action sympathique sur quelque partie, dont les changemens décèlent l'état de l'âme.

Leurs effets :

Ainsi, la face et les yeux rougissent ou pâlissent dans la colère, le front se colore dans la pudeur, les larmes coulent dans le chagrin. Les muscles volontaires se contractent convulsivement dans la colère ; ils sont, au contraire, inertes dans la crainte et la frayeur ; tandis que les muscles intérieurs, tels que le cœur, les intestins, la vessie, éprouvent des spasmes qui donnent naissance à divers accidens, etc., etc.

1° Sur la face ;

2° Sur les muscles extérieurs et intérieurs ;

Les passions excitantes portent leurs effets sur les organes de la poitrine, où elles càusent des mouvemens désordonnés.

Les passions débilitantes ou tristes affectent, au contraire, les viscères de l'abdomen, qui en éprouvent à la longue des lésions profondes.

Les passions fortes mettent souvent la raison en défaut; leurs excès rabaissent l'homme au dessous des espèces qui lui sont soumises.

L'*instinct* n'est point étranger à l'homme, mais les progrès de sa raison en affaiblissent les conseils, et finissent par en éclairer les actes, en les subordonnant pour la plupart à la volonté.

Cette faculté guide les animaux dans la plupart de leurs actions, et leur donne, *ab ovo*, une plénitude d'instruction, pour tendre constamment vers tout ce qui leur est utile.

La conservation des individus et la propagation de l'espèce, tels sont les deux mobiles de toutes les actions instinctives, lesquelles varient dans tous les êtres vivans, selon les facultés que la nature leur a départies, les ressources qu'elle leur a ménagées, et la destination qu'elle leur a assignée.

C'est l'*éducation* qui perfectionne la raison; c'est la *nature* qui développe les facultés de l'instinct. Si les connaissances acquises par la raison n'ont point de bornes, celles qui sont données par l'instinct ne comptent que peu ou point d'erreurs.

D. Les sensations, les opérations de la pensée, les passions et même les inspirations de l'instinct donnent, en définitive, naissance à la *volonté*, qui est l'intention prononcée ou tout simplement le *désir* d'entrer en action ou de rester en repos.

Les *volitions* ou les actes de la volonté se manifestent à l'extérieur par la locomotion , les gestes , la voix et la parole.

Des volitions.

§ III. *De la locomotion.*

On donne le nom de *locomotion*, en général , aux actions volontaires par lesquelles le corps se meut et se déplace , soit en totalité , soit dans quelques-unes de ses parties.

Définition.

A. Les organes de la locomotion sont passifs ou actifs : les premiers sont les os, les seconds sont les muscles.

Des organes de la locomotion.

Les *os* forment, par leur assemblage , le *squelette*. On divise le squelette en *tronc* et en *membres*. Le tronc comprend la tête, la poitrine, le bassin et la colonne vertébrale. Les membres sont distingués en supérieurs et en inférieurs.

Du squelette. Sa division en tronc et en membres.

1°. La *tête* est composée de 22 os , savoir : 8 au *crâne* , qui sont le coronal, les 2 pariétaux , l'occipital , les 2 temporaux , l'ethmoïde et le sphénoïde ; et 14 à la *face* , dont 6 sont pairs : tels sont les os propres du nez , les os unguis , malaires , maxillaires supérieurs , palatins et les cornets inférieurs des fosses nasales; 2 sont impairs : tels sont le vomer et la mâchoire inférieure.

La tête.

2° La *poitrine* en contient 25 : sur les parties latérales sont placées les 24 côtes ; le sternum occupe la partie antérieure.

La poitrine ou le thorax.

Le *bassin* , 4 : antérieurement et sur les côtés les 2 os innominés ou os coxaux , postérieurement le sacrum et le coccix.

Le bassin.

4° La *colonne vertébrale*, 24 : ce sont les vertèbres, dont 7 cervicales, 12 dorsales et 5 lombaires. La 1re cervicale s'appelle atlas, la 2me axis, la 7me proéminente.

La colonne vertébrale ou le rachis.

Les *membres supérieurs* sont composés de 32 os : on trouve à l'épaule, l'omoplate et la clavicule ; au bras, l'humérus ; à l'avant-bras, le radius et le cubitus ; au carpe, le scaphoïde, le semi-lunaire, le pyramidal et le pisiforme, sur la 1re rangée ; le trapèze, le grand os et l'os crochu, à la 2me rangée ; au métacarpe, il y en a 5 désignés par les noms de 1_{er}, 2_e, etc. ; au doigt il y en a 14 qui prennent le nom de phalanges : le pouce n'a que 2 phalanges ; les autres doigts en ont 3.

On comprend aux *membres inférieurs* 30 os : à la cuisse, le fémur ; au genou, la rotule ; à la jambe, le tibia et le péroné ; au tarse, l'astragale, le calcanéum, le cuboïde, le scaphoïde et les trois os cunéiformes ; au métatarse, 5 os disposés comme à la main, ainsi que les 14 phalanges des orteils.

Tous les os sont joints ensemble par quelques-unes de leurs régions. On appelle *articulation* le mode d'union qui les rapproche.

Il y a trois sortes d'articulations : 1_0 la diarthrose ; 2° l'amphiarthrose ; 3_0 la synarthrose.

A. La *diarthrose*, ou articulation mobile, comprend,

1° L'*énarthrose*, laquelle est formée par la réception d'une éminence en forme de tête, dans une cavité plus ou moins profonde. Exemples : l'articulation de l'omoplate avec l'humérus et celle du bassin avec les fémurs.

2° L'*arthrodie* ; celle-ci est due à la contiguité de surfaces planes ou presque planes. Exemples : les articulations des os du carpe et du tarse.

3° Le *ginglyme*, que l'on distingue en angulaire et en latéral.

Le ginglyme *angulaire* est appelé *parfait* lorsque les extrémités des os se reçoivent mutuellement, et forment une sorte de charnière. Exemple : l'articulation du bras avec l'avant-bras. Il est dit *imparfait* quand un os en reçoit un autre tout simplement. Exemple : l'articulation du fémur avec le tibia.

Le ginglyme *latéral* résulte de la contiguïté de deux os qui se joignent par quelque point de leur circonférence. On l'appelle *simple* quand les os ne se touchent que par un point. Exemple : l'articulation de l'apophyse odontoïde de l'axis avec l'arc antérieur de l'atlas. On le nomme *double* lorsque deux os, placés l'un à côté de l'autre, s'articulent par deux endroits différens. Exemple : le cubitus et le radius.

B. L'*amphiarthrose*, ou articulation mixte, concilie à une mobilité légère beaucoup de solidité ; ce qui est dû à la présence d'un fibro-cartilage continu avec les os articulés. Exemples : les articulations des vertèbres entre elles, celles du sacrum, etc.

C. La *synarthrose*, ou articulation immobile, renferme, 1° la *suture*, dont on distingue trois variétés : la suture *profonde*, formée par l'engrènement de dentelures saillantes. Exemple : les articulations des os de la voûte du crâne ; la suture *superficielle*, appelée encore *harmonie*, qui est due à la juxta-position des bords osseux correspondans. Exemple : les articulations des os de la face ; la suture *écailleuse*, laquelle résulte de la superposition de deux bords coupés réciproquement en biseau. Exemple : l'articulation du temporal avec le pariétal.

2° La *gomphose*, sorte d'articulation dans laquelle un os est enchâssé partiellement dans un autre os. Exemple : l'implantation des racines des dents dans les alvéoles des os maxillaires.

Dans la diarthrose, les extrémités articulaires sont encroûtées de cartilages, et revêtues d'une membrane synoviale ; leurs moyens d'union ou *symphyses* sont de plusieurs espèces : on y trouve, 1° des ligamens (*synévrose* ou *syndesmose*), 2° des muscles (*syssarcose*), et 3° des tendons.

La situation, la forme et la solidité des ligamens, dont la texture est fibreuse, sont relatives à l'espèce d'articulation, à la mobilité qui lui est permise et au degré de résistance qu'elle doit offrir : ainsi, des capsules plus ou moins souples environnent de toutes parts l'énarthrose qui permet des mouvemens en tous sens, des cordons ou faisceaux, plus ou moins serrés, existent aux extrémités des diamètres antéro - postérieur et transverse des autres articulations mobiles, afin, soit de limiter les mouvemens en certains sens, soit de les empêcher en d'autres.

Dans la synarthrose les os sont principalement unis par l'espèce de configuration que présentent les bords qui se correspondent ; cependant des cartilages (*synchondrose*) et des membranes (*ményngose*) concourent encore à affermir leur jonction.

L'étendue et la direction des mouvemens permis à chaque articulation mobile, se déduisent de la forme des parties articulaires, et de la disposition de leurs ligamens et de celle des muscles environnans.

Les *muscles* sont incomparablement plus nombreux que les os qui les soutiennent. On en compte de 3 à 400, plus ou moins, selon la manière de considérer comme uniques ou multiples les corps charnus qui ont des faisceaux plus ou moins distincts. Ils sont presque tous pairs. Les uns sont *simples*, lorsqu'ils ont un seul corps charnu ou *ventre* et un seul tendon ; les autres sont *composés*, selon qu'ils ont ou plusieurs ventres ou plusieurs tendons d'origine ou d'insertion.

Les noms divers assignés aux muscles dérivent, 1o de leur position : tels sont les muscles temporal, ptérygoïdiens, poplité, palmaire; 2° de leur direction : tels sont les obliques et transverse de l'abdomen; 3o de leur figure : tels sont les trapèze, rhomboïde, deltoïde ; 4° de leurs attaches; 5° de leurs usages, etc. *Synonymie des muscles.*

Leur volume est en rapport avec les usages qu'ils remplissent; c'est ainsi que les muscles attachés à l'épine, à l'épaule et au bassin ont une grosseur proportionnée à la force qu'ils doivent déployer pour vaincre la résistance que peut leur offrir, en certains cas, la colonne vertébrale, l'épaule et le bras, le bassin et la cuisse ; tandis qu'au contraire les muscles de l'avant-bras et de la main, ceux de l'œil, de la langue et du larynx sont très-petits, mais en revanche très-nombreux, parce que les fonctions qu'exécutent ces parties, réclament moins une grande puissance musculaire que la prestesse et la variété des mouvemens des muscles. *Leur volume varie selon leurs usages.*

La forme des muscles est accommodée à celle de la région qu'ils occupent : il y a des muscles *longs* à l'épine et aux membres, *larges* à la poitrine, à l'abdomen et au bassin, *courts* au pied et à la main. *Leur forme est relative à la place qu'ils occupent.*

Eu égard à la direction des mouvemens qu'ils impriment, les muscles sont distingués en *fléchisseurs*, *extenseurs*, *élévateurs*, *abaisseurs*, *adducteurs*, *abducteurs*. (Voy. page 146). *Dénominations relatives à leurs usages généraux*

Enfin, par rapport à leur action respective, les muscles sont nommés *congénères* quand ils concourent à produire le même mouvement, et *antagonistes* lorsqu'ils opèrent une action contraire. *et à leur action respective.*

La connaissance précise de la direction des muscles, de leur insertion aux os, de la direction et du nombre de leurs fibres, sont des données très-essentielles pour la solution des problèmes qui se présentent dans la théorie des mouvemens.

La faculté contractile des muscles dépend de l'influence des nerfs et des vaisseaux qu'ils reçoivent. Les causes qui sollicitent leur action sont, dans l'état naturel, les déterminations de la volonté, et dans d'autres circonstances, l'action du galvanisme ou d'autres stimulans physiques, chimiques ou pathologiques.

La contraction musculaire a lieu par le plissement transversal des fibres motrices sur elles-mêmes. Dans cette action, le corps charnu du muscle se gonfle, s'arrondit, et devient plus court : alors le tendon, attiré vers le centre du muscle, se place d'abord dans la situation la plus favorable à la transmission du mouvement ; ensuite il entraîne l'os ou les autres parties auxquelles il s'insère, et le mouvement est opéré.

Tous les muscles sont rangés dans deux grandes sections : 1° ceux du tronc ; 2° ceux des membres. Leur énumération ne saurait être faite avec exactitude, qu'en suivant l'ordre des différentes régions qu'ils occupent.

MUSCLES DU TRONC.

A. Muscles du crâne.

1° *Région épicrânienne* : Muscle occipito-frontal.

2° *Rég. auriculaire* : Muscles auriculaires supérieur, antérieur et postérieur.

3° *Rég. occipito-cervicale antérieure* : M. grand et petit droits antérieurs de la tête.

4° *Rég. occipito-cervicale postérieure* : Grand et petit droits postérieurs de la tête ; grand et petit obliques de la tête.

5°. *Rég. occipito-cervicale latérale :* Droit latéral de la tête.

B. Muscles de la face.

1° *Rég. palpébrale :* Orbiculaire des paupières, sourcilier et élévateur de la paupière supérieure.

2° *Rég. oculaire :* Droits supérieur, inférieur, interne et externe de l'œil; obliques supérieur et inférieur de l'œil.

3° *Rég. nasale :* Pyramidal et triangulaire du nez; élévateur commun de l'aile du nez et de la lèvre supérieure; abaisseur de l'aile du nez.

4° *Rég. maxillaire supérieure :* Élévateur de la lèvre supérieure, canin, grand et petit zygomatiques.

5° *Rég. maxillaire inférieure :* Triangulaire des lèvres, carré et houppe du menton.

6° *Rég. inter-maxillaire :* Buccinateur; orbiculaire des lèvres.

7° *Rég. ptérygo-maxillaire :* Ptérygoïdiens interne et externe.

8° *Rég. temporo-maxillaire :* Masséter et temporal.

9° *Rég. linguale :* Hyo, génio et stylo-glosses; lingual.

10° *Rég. palatine :* Péristaphylins interne et externe; palato, pharyngo et glosso-staphylins.

C. Muscles du cou.

1° *Rég. cervicale antérieure :* Peaucier; sterno-cléido-mastoïdien.

2° *Rég. hyoïdienne supérieure :* Digastrique; stylo, mylo et génio-hyoïdiens.

3° *Rég. hyoïdienne inférieure :* Omoplat-hyoïdien, sterno-hyoïdien, sterno-thyroïdien, thiro-hyoïdien.

4° *Rég. laryngienne :* Crico-thyroïdien; crico-aryténoïdiens postérieur et latéral; aryténoïdien et thyro-aryténoïdien.

5° *Rég. pharyngienne :* Constricteurs inférieur, moyen et supérieur du pharynx; stylo-pharyngien.

6° *Rég. dorso-cervicale :* Trapèze, rhomboïde, splénius, grand et petit complexus.

7° *Rég. cervicale latérale :* Scalènes antérieur et postérieur.

D. Muscles de la colonne vertébrale.

1° *Rég. prévertébrale :* Long du cou ; grand et petit psoas.

2° *Rég. vertébrale postérieure :* Inter-épineux cervicaux et dorso-lombaires, transversaires épineux, long dorsal, sacro-lombaire et transversaire.

3° *Rég. vertébrale latérale :* Inter-transversaires du cou et des lombes.

E. Muscles de la poitrine.

1° *Rég. thoracique antérieure :* Grand et petit pectoraux ; sous-clavier.

2° *Rég. thoracique postérieure :* Grand dorsal.

3° *Rég. thoracique latérale :* Grand dentelé et angulaire de l'omoplate.

4° *Rég. intercostale :* Inter-costaux externes et internes ; surcostaux ; triangulaire du sternum.

5° *Rég. diaphragmatique :* Diaphragme.

6° *Rég. vertébro-costale :* Dentelés postérieur, supérieur et inférieur.

F. Muscles du bassin.

1° *Rég. anale :* Ischio-coccygien ; releveur et sphincter de l'anus.

2° *Rég. génitale :* Crémaster, ischio et bulbo-caverneux et transverse du périnée, chez l'homme ; ischio-caverneux et constricteur du vagin, chez la femme.

G. Muscles de l'abdomen.

1° *Rég. abdominale :* Grand et petit obliques ; transverse, droit et pyramidal.

2° *Rég. lombaire :* Carré des lombes.

M. DES MEMBRES SUPÉRIEURS OU THORACIQUES.

1° *A l'épaule :* Deltoïde, sus et sous-épineux ; petit et grand ronds ; sous-scapulaire.

2° *Au bras :* Biceps-brachial, brachial antérieur et triceps-brachial.

3° *A l'avant-bras :* Long supinateur, premier radial externe, deuxième radial externe, extenseur commun des doigts, extenseur propre du petit doigt, cubital postérieur, acoué, court supinateur, long abducteur et court extenseur du pouce, extenseur propre de l'indicateur, rond pronateur, radial antérieur, palmaire grêle, cubital antérieur, fléchisseur superficiel, long fléchisseur du pouce, fléchisseur profond et carré pronateur.

4° *A la main :* Court abducteur, opposant, court fléchisseur et adducteur du pouce ; palmaire cutané ; abducteur, court fléchisseur et opposant du petit doigt. Les 4 lombricaux, les 4 inter-osseux dorsaux et les 3 palmaires.

M. DES MEMBRES INFÉRIEURS OU ABDOMINAUX.

1° *A la hanche et à la cuisse :* Grand, moyen et petit fessiers ; iliaque, jumeaux supérieur et inférieur ; obturateurs interne et externe ; carré de la cuisse, biceps, demi-tendineux, demi-membraneux, couturier, droit ou grêle antérieur, pectiné, triceps crural, muscle du *fascia lata*, droit interne ; premier, deuxième et troisième adducteurs de la cuisse.

2° *A la jambe :* Jambier antérieur, extenseur propre du gros orteil, long extenseur commun des orteils, péronier antérieur, long et court péroniers latéraux, jumeaux, plantaire grêle, soléaire, poplité long fléchisseur commun des orteils, long fléchisseur propre du gros orteil et jambier postérieur.

3° *Au pied :* Pédieux ; court fléchisseur commun des orteils ; accessoire du long fléchisseur commun et transversal des orteils ; court fléchisseur, adducteur et abducteur du gros orteil ; abducteur et court fléchisseur du petit orteil ; les 4 lombricaux et les 7 inter-osseux, dont 4 dorsaux et 3 plantaires, comme à la main.

Usages des os et des muscles.

Les os et les muscles servent concurremment à la *station*, aux *attitudes immobiles*, aux *mouvemens partiels* et à la *progression* du corps.

Ces différentes actions s'exécutent d'après les lois de la mécanique, dont la théorie des leviers est un des principaux fondemens (1).

De la station.

1º La *station* est la position redressée qu'affecte le corps, lorsque les pieds reposent sur un plan solide plus ou moins fixe.

Disposition qui la favorisent.

Les principales conditions physiques de la station se trouvent dans la conformation et la structure de plusieurs parties : tels sont la forme pyramidale et les courbures alternatives de la colonne vertébrale, l'évasement du bassin, l'écartement des cuisses, la largeur du pied et son articulation à angle droit avec la jambe, etc.

Son mécanisme.

La colonne solide représentée par ces diverses parties est le *grand levier* de la station.

La tête, qui tend à s'incliner en avant, les membres

---

(1) On appelle *levier* une tige plus ou moins solide, à l'aide de laquelle une *puissance* peut, par le secours d'un *point d'appui*, vaincre une *résistance*.

On distingue trois genres de levier : dans le 1ᵉʳ, le point d'appui ou centre du mouvement est au milieu, la puissance et la résistance sont aux extrémités (lev. *inter-mobile*) ; dans le 2ᵉ, c'est la résistance qui est au milieu (lev. *inter-résistant*) ; dans le 3ᵉ, c'est au contraire la puissance (lev. *inter-puissant*). La distance qu'il y a de la puissance ou de la résistance au point d'appui s'appelle *bras de levier*. La grandeur respective du bras de levier de la puissance et de la résistance, détermine leurs degrés de force et de vitesse.

Le levier du 3ᵉ genre est le plus répandu dans l'organisation : il est le plus désavantageux pour la force, et le plus avantageux pour la promptitude et l'étendue des mouvemens.

supérieurs, les viscères thoraciques et abdominaux, qui pèsent sur la partie antérieure du rachis, forment la *résistance*, contre laquelle luttent sans cesse les muscles extenseurs du tronc, tels que les *sacro-lombaires*, *longs dorsaux* et *transversaires*, et ceux des membres inférieurs, les *fessiers*, les *demi-tendineux*, *demi-membraneux* et *biceps cruraux*, que l'on considère comme la *puissance*. Le point d'*appui* existe dans les articulations de la tête et dans celles des os de l'épine, du bassin et des membres inférieurs.

La station est assurée lorsque la *ligne de gravité* traverse directement le milieu des courbures de la colonne vertébrale, du bassin et des membres inférieurs, pour venir tomber dans l'espace intercepté par les deux pieds inclusivement : cet espace est appelé base de *sustentation*.

Lorsque la ligne de gravité s'éloigne de sa direction habituelle, la chute est imminente : elle peut être prévenue, 1° par le contre-poids qu'opèrent les membres supérieurs; 2° par l'action musculaire. Elle devient inévitable quand la ligne de gravité s'est tout-à-fait écartée de ses limites, et que ni le poids des parties opposées à celles qui s'inclinent, ni même l'effort des muscles, ne peuvent rétablir l'équilibre perdu.

La facilité de la station verticale, conciliée avec la marche sur deux pieds, assure à l'homme l'avantage qu'il a sur les animaux, 1° de tirer un plus grand parti de ses sens, à cause de leur élévation et de leur direction en avant; 2° d'employer ses membres supérieurs à des usages liés très-directement à son industrie.

2. Les *attitudes immobiles* les plus ordinaires sont celles qu'on prend par la position sur les genoux et par la position assise. Dans le premier cas, la ligne de gravité

se porte en arrière sur les deux jambes, et le tronc tend à s'incliner en avant; de là la nécessité des appuis antérieurs, pour prévenir la fatigue des muscles postérieurs et la chute en avant. Dans le second cas, la ligne de gravité se dirige antérieurement sur les cuisses : pour conserver son équilibre dans cette attitude, on est obligé de projeter le corps en avant, à moins qu'il ne soit soutenu en arrière par un appui solide.

Attitude assise.

Le tronc et les membres exécutent différens *mouvemens partiels* qui sont les élémens de presque toutes les locomotions du corps.

Mouvemens des membres.

Ces mouvemens varient dans chaque espèce d'articulation. Ils reçoivent différens noms, selon leur direction.

Ils varient dans chaque espèce d'articulation.

Ainsi, dans l'énarthrose il y a, 1° des mouvemens *directs*, qui sont l'*élévation*, l'*abaissement*, l'*adduction* et l'*abduction*, lorsque le membre se porte en haut, en bas, en dedans et en dehors; 2° le mouvement de *circumduction* ou en *fronde*, quand le membre se meut circulairement, en décrivant un cône dont la base est à son extrémité et le sommet dans l'articulation; 3° le mouvement de *rotation*, dans lequel la partie tourne sur son axe, soit de dedans en dehors, soit de dehors en dedans.

Mouvemens directs.

Circumduction.

Rotation.

Chacun des mouvemens directs et celui de rotation sont imprimés par des muscles particuliers; celui de circumduction est dû à l'action combinée de tous les muscles environnant la jointure où il a lieu.

Dans le ginglyme angulaire, il n'y a que deux mouvemens opposés, la *flexion*, et l'*extension*, selon que la partie se plie ou s'étend dans les limites fixées par la disposition des surfaces articulaires et des ligamens. La *rotation* a lieu aussi en deux sens opposés dans le ginglyme

Flexion et extension.

latéral : à l'avant-bras, ce mouvement entraîne la main, qu'il met en *pronation* ou en *supination*.

Dans l'arthrodie, on ne remarque guère qu'un simple *glissement*, dû à l'action indirecte des muscles insérés sur les parties voisines. Glissement.

Enfin, dans l'amphiarthrose, le mouvement est faible et obscur; il dépend de la torsion légère qu'éprouve le fibro-cartilage interposé entre les os. Mouvement par torsion des fibro-cartilages.

4°. La *marche* est le mode de progression le plus ordinaire. Elle a lieu toutes les fois que les membres inférieurs parcourent des espaces égaux, et que les muscles se contractent tranquillement et sans secousse : ces espaces franchis sont ce que l'on appelle les *pas*. De la marche.

Dans la marche, tout le poids du corps est porté sur un des membres, resté immobile sur le sol, pendant que l'autre membre se fléchit dans ses principales articulations, s'étend ensuite et se porte en avant, poussé par le tronc qui ramène aussitôt sur lui le centre de gravité. Le membre resté en arrière se meut de la même manière que le précédent, au-devant duquel il vient se placer, et ainsi de suite. Son mécanisme.

Le *saut* est dû au redressement subit et brusque de toutes les articulations des membres inférieurs qui avaient été d'abord fléchis. Comme le sol ne se laisse point déprimer par les pieds, lorsque les membres s'étendent subitement, le tronc qui s'était abaissé est relevé soudainement par ces derniers qui le lancent, pour ainsi dire, en l'air : cet effet a été ingénieusement comparé à la détente d'un ressort. Du saut. Son mécanisme.

La *course* est une marche accélérée, ou une suite de sauts obliques et très-rapprochés. Elle s'accompagne d'un mouvement sensible de rotation du bassin et de balance- De la course. Son mécanisme.

ment des bras, qui favorise le passage du centre de gravité de l'un des membres sur l'autre, et maintient l'équilibre du corps.

5°. Tout le corps est actif dans l'*effort*, la *natation*, l'action de *grimper*, etc.

La station et les attitudes pour être fixes, et la locomotion, en général, pour être exempte de déviation, ont besoin du secours de la vue qui règle la position du corps et les différens mouvemens, sur la rectitude habituelle des corps environnans.

§ IV. *Des Gestes.*

Les *gestes* consistent, en général, dans certains mouvemens, volontaires ou involontaires, de la tête, du tronc et des membres. Ce genre d'expression est encore désigné sous le nom de *mutéose*.

Les gestes acquièrent plus de force d'expression par les changemens qui arrivent aux différens traits du visage, dans leur coloration, leurs mouvemens, etc. Ces changemens impriment un caractère particulier à la *physionomie*, et constituent ce que l'on nomme l'*expression faciale* ou la *prosopose*.

Les sentimens intérieurs et les passions étendent irrésistiblement leur influence sur un grand nombre d'organes. (Voy. p. 133.) Ils se manifestent, surtout à l'extérieur, par des modifications particulières dans la pose ou l'attitude du corps, les actions des membres, le jeu de la physionomie, les mouvemens de la respiration et même les sons de la voix.

Ces différens phénomènes, lorsqu'ils sont dirigés par la volonté, deviennent un puissant auxiliaire de la parole, dans l'expression des actes de l'intellect.

Si les conventions sociales ont institué quelques gestes parmi nous, il y en a un bien plus grand nombre que l'homme, ainsi que les animaux, ne doivent qu'à leur instinct, et par lesquels ils expriment, et les besoins qu'ils éprouvent, et les passions qui les tourmentent.

Les gestes sont conventionnels ou naturels.

§ V. *De la voix et de la parole.*

La *voix* est le son qui résulte des vibrations que l'air éprouve en traversant la cavité du larynx. Le mécanisme qui le produit a reçu le nom de *phonation*.

De la voix.

A. Le *larynx*, organe principal de la voix, est situé à la partie moyenne du cou; le pharynx est annexé à sa face postérieure; la peau le recouvre en avant, ainsi que la *glande* ou le *corps thyroïde;* des vaisseaux et des nerfs volumineux répondent à ses parties latérales.

Appareil de la voix. Du larynx.

Dans sa cavité existent 4 replis membraneux, 2 de chaque côté (*cordes vocales*), séparés par un espace allongé et concave, appelé *ventricule* du larynx. Ces quatre replis interceptent entre eux une ouverture triangulaire, à laquelle on a donné le nom de *glotte.*

Cordes vocales.

Ventricules du larynx.

Glotte.

Il entre dans la composition du larynx, 1° quatre cartilages : le *thyroïde*, le *cricoïde* et les deux *arythénoïdes;* 2°. un fibro-cartilage appelé *épiglotte;* 3° un os nommé *hyoïde*, commun à la langue et au larynx; 4° des muscles, distingués en *extrinsèques* et *intrinsèques;* 5° des glandes : la *thyroïde*, dont les usages sont inconnus, l'*épiglottique* et les deux *arythénoïdes*, composées de cryptes muqueuses; 6° des vaisseaux et des nerfs; 7° une membrane muqueuse qui revêt cet organe intérieurement.

Organisation du larynx.

Les cartilages sont articulés les uns avec les autres. Ils sont unis entre eux et avec l'os hyoïde par des membranes fibreuses.

Epiglotte.

A l'ouverture supérieure du larynx, qui répond dans l'arrière-bouche, est fixée l'*épiglotte*, fibro-cartilage que l'on a comparé, par rapport à sa forme, à une feuille de pourpier, et dont l'usage paraît être autant de modifier la voix que de servir à la déglutition, en bouchant la glotte, comme on l'a cru long-temps (1).

La cavité du larynx se continue inférieurement avec celle de la trachée-artère.

De la phona-tion.

B. Chassé par les poumons, l'*air* s'élève avec rapidité dans le larynx; resserré en traversant la glotte, il entre

Timbre de la voix.

en vibration et résonne dans les ventricules. Les cordes vocales frémissent légèrement, et donnent à la voix, par leur mollesse et leur forme arrondie, le timbre particulier qui la distingue.

Son ton.

C. Pendant la production de la voix, le larynx se meut dans sa totalité et dans ses diverses parties : dans les sons aigus, il s'élève en même temps que les cordes vocales sont tendues et rapprochées; dans les sons graves, l'effet contraire a lieu.

Sa force et sa faiblesse.

La force ou la faiblesse de la voix dépend de la quantité d'air expulsée des poumons, et du degré de force des organes qui servent à l'expiration.

De la voix brute.
Sa modifica-tion.

La voix ne sert pas toute *brute*, c'est-à-dire, telle qu'elle a été formée dans le larynx : elle devient plus sonore en traversant la bouche et les fosses nasales, par la collision et les réflexions que l'air y éprouve.

De la parole.
Ses organes.

La *parole* est la voix *articulée* ou modifiée par l'action des différens organes de la bouche, du pharynx et du nez. La *langue* en est l'organe principal; cependant les lèvres,

---

(1) *Mémoire sur les usages de l'épiglotte;* par M. le doct. Magendie.

les dents, le voile du palais, la voûte palatine, les cavités nasales, etc., concourent encore à l'*articulation des sons* et à la *prononciation des mots*.

Des modifications notables de la voix résultent les *lettres*, que les grammairiens distinguent en voyelles et en consonnes.

Des lettres.

Les *voyelles* ne sont autre chose que le son vocal légèrement modifié en traversant la bouche. La voyelle A paraît être la plus simple, ou celle qui s'écarte le moins de son produit dans le larynx.

Des voyelles.

Les *consonnes* exigent le concours d'action d'un plus grand nombre de parties. On leur donne le nom des organes qui concourent spécialement à les former ; de là leur distinction en *labiales, linguales, nasales, gutturales*, etc.

Des consonnes.

Les *langues* qui contiennent le plus de voyelles dans leurs mots, comme le grec, le latin, l'italien, etc., sont les plus agréables et les plus faciles à prononcer. Celles, au contraire, dans lesquelles les consonnes surchargent les mots, telles que l'allemand et l'anglais, sont d'une prononciation pénible.

Des langues.

Le *chant* consiste dans les modulations variées que la voix reçoit à l'instant même où elle est produite. L'homme seul peut lui associer la parole et le faire servir ainsi à exprimer ses passions et à communiquer ses pensées.

Du chant.

D. La voix simple est commune à tous les animaux qui respirent par des poumons. Elle est un moyen d'expression non raisonnée, qui se manifeste par des cris ou sons plus ou moins aigus et bruyans, lesquels éclatent à l'occasion d'une impression soudaine de douleur ou de plaisir.

Animaux qui ont la voix en partage.

La parole est propre à notre espèce. Les mots dont elle se compose sont dictés par l'intelligence. Par le secours de la parole, l'homme agrandit le cercle de ses rapports so-

La parole est exclusive à l'homme.

ciaux, cultive son esprit et multiplie ses connaissances.

§ V. *Du Repos et du Sommeil.*

Repos et action.

Toute la vie est partagée par des intermittences de *repos* et d'*action*.

Nécessité du repos.

L'exercice fatigue les organes, le repos les délasse, le sommeil répare leurs forces.

Du sommeil.

Les fonctions nutritives n'ont guère que des rémittences d'action. Les fonctions de relation ont un repos absolu et complet ; c'est le *sommeil*, qui a son sentiment précurseur dans le *besoin* ou l'*envie de dormir*.

Circonstances qui le favorisent.

Plusieurs circonstances favorisent le sommeil : tels sont l'obscurité, le silence, une température chaude et humide, le coucher horizontal, etc.

Circonstances qui le déterminent.

Les causes qui le déterminent sont les sensations monotones, la faim prolongée, l'épuisement causé par les douleurs fortes, les évacuations abondantes, le froid intense, la chaleur excessive, les narcotiques, les liqueurs spiritueuses, l'habitude, et le retour de la nuit surtout.

L'exercice excessif l'éloigne.

Les grands travaux du corps et de l'esprit prédisposent encore au repos, par la fatigue qui les suit ; cependant, lorsqu'ils sont poussés à l'excès, ils déterminent dans l'économie un état d'éréthisme qui éloigne le sommeil.

Phénomènes qui le précèdent.

Aux approches du sommeil, les sens deviennent peu susceptibles d'impression, le cerveau ne réagit plus sur les sensations, les facultés intellectuelles s'affaiblissent graduellement, la voix devient faible et peu sûre, la force musculaire diminue, les yeux se ferment involontairement, et l'on cherche des appuis propres à soutenir le corps. La respiration ne se fait plus avec la même énergie ; la circulation se ralentit dans les poumons : de là, la stagnation du sang dans les cavités droites du cœur, et un sentiment de malaise que le *bâillement* fait cesser momentanément, par la longue inspiration qui l'accompagne.

Pendant le sommeil, les fonctions animales sont dans un repos parfait ; cependant, si l'esprit a été occupé fortement de quelque pensée ou de quelque action pendant la veille, la mémoire et l'imagination associent des idées incohérentes et bizarres : tels sont les *rêves*, que le réveil dissipe. D'autres fois, les idées sont liées entre elles, mieux senties, et ont une apparence de raison : dans ces cas, elles prennent le nom de *songes*. La mémoire de ceux-ci se conserve encore après le réveil.

Etat des fonctions animales pendant le sommeil.

Rêves.

Songes.

Enfin, les actions, tant du corps que de l'esprit, peuvent s'exercer en partie comme pendant la veille, et ne laisser aucun souvenir après le réveil : on appelle cet état *somnambulisme*.

Somnambulisme.

Dans certains cas, des sensations pénibles sont représentées à l'esprit sous des formes plus ou moins sinistres, et il en résulte un sentiment de malaise qu'on appelle *incube* ou *cauchemar*.

Incube ou cauchemar.

Ces divers troubles du sommeil trouvent encore leurs causes, 1° dans les maladies imminentes ou dans celles qui affectent actuellement le corps ; 2° dans certains besoins intérieurs, tels que la faim, la soif, etc.

Causes de ces troubles.

Quant aux fonctions de la vie intérieure, les unes sont ralenties dans le sommeil : telles sont la digestion, la respiration et la circulation ; les autres sont augmentées : telles sont l'absorption et la nutrition.

Etat des fonctions nutritives.

La durée du sommeil est relative à l'âge, au sexe, au climat, à l'habitude et aux circonstances locales ou individuelles. Son abus engourdit le sentiment et le mouvement, et diminue l'énergie des facultés cérébrales. D'un

Durée du sommeil.

autre côté, l'excès de la veille jette dans l'épuisement et pervertit toutes les actions animales.

Les causes qui font cesser le sommeil naturellement sont l'habitude, le retour de la lumière, le bruit, etc.

Le *réveil* est annoncé par le *bâillement* et les *pandiculations*. Les sensations sont pour un instant obscures et les mouvemens incertains. Les forces vitales irradient du centre à la circonférence, et bientôt toutes les fonctions extérieures recommencent avec une nouvelle activité.

Des tempéramens.

Toutes les parties, tant solides que fluides, et toutes les fonctions de l'économie, sont dans une dépendance réciproque, et se balancent mutuellement. La santé résulte de l'équilibre qui s'établit entre elles. Cet équilibre n'est cependant jamais tellement parfait, que l'on n'observe dans chaque individu la prédominance de quelque organe ou appareil d'organes et de quelque fonction. De cette prédominance, qui coïncide avec l'état de santé, résulte ce qu'on appelle *le tempérament* (1).

On distingue les tempéramens en *généraux*, tels que le lymphatique, le sanguin et le nerveux ; en *partiels*, tels sont le musculaire, le bilieux et le mélancolique ; en *simples* ou *mixtes*, et en *originels* ou *acquis*.

I. Le tempérament *lymphatique* se manifeste par les traits suivans : la peau est blanche ; les cheveux et les

____

(1) Les anciens reconnaissaient quatre tempéramens, en égard aux quatre humeurs principales qu'ils admettaient. Ces tempéramens étaient le *flegmatique* ou *pituiteux*, le *sanguin*, le *bilieux* et le *mélancolique* ou *atrabilaire*. (Voy. pag. 21.)

poils sont d'un blond cendré, les chairs molles, les formes extérieures arrondies ; le pouls est petit et faible, la digestion lente ; les mouvemens sont paresseux, les sensations très-modérées ; l'esprit est inactif et inaccessible aux passions fortes. Ses caractères.

Le tissu cellulaire et les vaisseaux lymphatiques sont gonflés par l'excès des fluides séreux qui les remplissent.

Ce tempérament est ordinaire aux enfans. Il est très-fréquent dans les pays froids et humides.

Le tempérament *sanguin* se reconnaît à la couleur vermeille de la peau, à la teinte foncée des cheveux et des poils, à la douceur des formes, unie à la solidité de la fibre, à l'équilibre parfait entre les solides et les fluides, à la prédominance des systèmes artériel et capillaire, annoncée par la force et le développement du pouls, à l'amabilité et à la gaîté de l'esprit qui est vif et saillant ; enfin, au penchant pour tous les plaisirs. Le sanguin.
Ses caractères.

Il se prononce à l'époque de la puberté, surtout chez les hommes. On l'observe fréquemment dans les pays tempérés et secs.

Le tempérament *nerveux* se distingue par les caractères suivans : la peau est blanche ou plutôt pâle, l'habitude extérieure du corps maigre et sèche, le pouls vif et fréquent ; les sensations sont rapides et fugaces, les mouvemens prompts et peu durables ; le jugement est peu sûr, l'imagination facile et brillante, la mémoire ingrate. Le nerveux.
Ses caractères.

Les fluides sont en petite quantité, et les nerfs ont une prédominance de volume et d'action sur toutes les autres parties.

Ce tempérament s'observe surtout dans l'enfance et chez les femmes ; on le voit souvent se joindre, chez ces individus, au tempérament lymphatique.

On le rencontre encore chez les peuples qui habitent les pays chauds et secs.

II. Le tempérament *musculaire* ou *athlétique* se manifeste par le volume considérable du tronc et des membres, dont les formes sont durement exprimées; par la petitesse de la tête et la grosseur du cou ; par la résistance des chairs et par l'abondance des poils. Le pouls est fort et plein ; les actions corporelles sont tranquilles, mais puissantes. L'esprit est peu développé : il est lent à concevoir et aussi lent à se déterminer.

Les muscles paraissent ici étouffer toutes les autres parties par leur masse. Les os partagent cette disposition physique : leurs apophyses sont très-saillantes.

Le tempérament musculaire se montre dans l'âge adulte, chez les hommes de peine, et dans les contrées où règne un froid sec.

Le tempérament *bilieux* est ordinairement accompagné d'une peau brune, de cheveux noirs, d'un embonpoint médiocre avec dureté des formes, d'une grande vivacité de mouvement, d'un caractère ardent et opiniâtre, d'un esprit susceptible d'une forte application , de passions très-violentes, etc. Ce tempérament se rencontre dans l'âge adulte, principalement chez les hommes de cabinet.

Le tempérament *mélancolique* doit être regardé comme une exagération du précédent : le plus souvent même il dégénère en une véritable maladie. Ici, le corps est maigre et pâle, la physionomie sombre et triste, les yeux sont caves, le teint est pâle et jaune, les digestions sont difficiles, le caractère est soupçonneux, etc.

Outre les tempéramens *partiels* qui précèdent, on pourrait encore en admettre d'autres dépendant de l'influence du cerveau, du cœur, du poumon, des parties sexuelles, etc. Quoique ces distinctions ne soient point admises par les écoles, le médecin praticien ne peut se dispenser d'y avoir égard en beaucoup de cas.

III. Plusieurs de ces tempéramens se mélangent pour l'ordinaire, tels que le lymphatique et le nerveux, le sanguin et l'athlétique, etc. Ils produisent alors ce que l'on appelle des tempéramens *mixtes*.

3° Tempéramens mixtes.

IV. D'autres fois, les dispositions organiques primitives s'altèrent et changent par les progrès des âges et par l'influence des causes qui agissent sur l'homme pendant le cours de la vie ; d'où résultent les tempéramens *acquis*.

4° Tempéramens acquis.

Il faut tenir compte, dans l'appréciation des tempéramens, de l'influence que peuvent exercer sur eux une foule de circonstances, telles que l'âge, le sexe, le climat, les habitudes, etc.

Modification des tempéramens.

Ils peuvent être modifiés par la *constitution*, mot qui indique l'état organique particulier de chaque individu, la force dont il est doué, eu égard à son âge, son sexe, etc., et le degré de résistance que ses organes peuvent opposer à l'atteinte des causes morbifiques. D'après ces considérations, on distingue des constitutions *fortes* ou *faibles*, *bonnes* ou *mauvaises*, etc.

De la constitution.

Enfin, sous le nom d'*idiosyncrasie*, on caractérise une disposition singulière, insolite, qu'offrent quelques personnes, dans l'état de santé ou de maladie, soit dans leurs goûts ou leurs antipathies, soit dans la prédominance de quelque tissu ou organe, ou dans le mode d'exercice de certaines fonctions.

De l'idiosyncrasie.

ART. III. DES FONCTIONS DE L'ESPÈCE, OU DE LA GÉNÉRATION.

La *génération* est la fonction qui renouvelle les individus et perpétue l'espèce.

Définition.

Elle nécessite le concours des deux sexes. Ceux-ci ne sont aptes à la propagation que lorsqu'ils sont parvenus à l'âge de puberté.

Les *sexes*, indépendamment de la différence de leurs organes génitaux, ont des caractères physiques et moraux qui les distinguent : l'homme a en partage la force et la vigueur ; la femme, la faiblesse, la douceur et les grâces.

A. *L'appareil génital de l'homme* se compose, 1° des organes dont l'usage est relatif à la sécrétion de l'humeur séminale (Voy. pag. 101); 2° du pénis qui sert à son excrétion.

Le *sperme* est une humeur visqueuse, blanchâtre et d'une odeur fade, *sui generis*, qui est mêlé aux sucs muqueux de la prostate et des glandes de Cowper, lors de

son émission. Les *animalcules* qu'on y a découverts n'y sont bien apparens, d'après les observateurs, que dans l'âge viril et dans l'état de santé chez l'homme, et à l'époque du rut chez les animaux.

Le *pénis* ou la *verge* doit son volume et sa forme aux deux *corps caverneux* ; ceux-ci partent des tubérosités ischiatiques, où ils sont attachés, gagnent la symphyse des pubis, s'unissent entre eux et avec l'urètre, et se terminent en pointe derrière le gland. Leur tissu spongieux est protégé par une membrane fibreuse propre.

L'urètre dont il a déjà été parlé (pag. 100), complète cet organe, qui est suspendu à la symphyse des pubis par un ligament celluleux, de forme triangulaire.

Plusieurs muscles impriment à la verge les secousses nécessaires à l'exercice de ses fonctions. Ces muscles sont l'*ischio* et le *bulbo-caverneux* et le *transverse* du périnée.

La peau, dont le pénis est recouvert, se prolonge sur le gland pour former le *prépuce*.

L'*appareil génital* de la *femme*, plus compliqué que celui de l'homme, se compose de parties externes et de parties internes.

Appareil génital de la femme.

Les 1res comprennent le *pudendum* ou éminence *sus-pubienne* et la vulve.

Parties génitales externes.

La *vulve* offre les grandes et les petites *lèvres*, le *clitoris*, le *méat urinaire*, la *fosse naviculaire*, l'*orifice du vagin* et la *membrane hymen*, qui, après la défloration, est remplacé par les *caroncules myrtiformes*, etc.

Les 2mes sont le vagin, la matrice, les trompes utérines et les ovaires.

Parties génitales internes.

Le *vagin* est un canal oblique, étendu de la vulve au col de l'utérus qu'il embrasse ; son intérieur, garni de rides transversales, est lubrifié par un fluide muqueux plus ou moins abondant.

Vagin.

La *matrice*, appelée encore *utérus*, est située entre la vessie et le rectum. Elle est de forme triangulaire, large en haut, étroite en bas. On y reconnaît trois régions : une supérieure, le *fond ;* une moyenne, le *corps ;* une inférieure, le *col*. Celui-ci fait saillie dans le vagin.

Utérus ou matrice.

Sa cavité offre trois ouvertures : une inférieure qui répond à l'orifice du col, deux supérieures qui répondent aux angles de son fond et communiquent avec les trompes.

Deux productions du péritoine, connues sous le nom de *ligamens larges*, sont fixées sur les parties latérales de la matrice. Elles contiennent, entre les deux feuillets séreux qui les composent, l'ovaire, la trompe et le ligament rond.

Ligamens larges.

Les *ovaires* sont des corps ovoïdes, aplatis, de la grosseur d'une aveline, et d'un aspect comme fibreux à l'extérieur. Ils sont composés de petites vésicules qui renferment un fluide visqueux et jaunâtre.

Ovaires.

Trompes.

Ligamens ronds.

Structure de toutes ces parties.

Vaisseaux sanguins.

Nerfs.

Développemens des organes génitaux.

Copulation.

Ses phénomènes chez l'homme ;

Les *trompes* sont des canaux destinés à faire communiquer momentanément l'utérus avec les ovaires. Elles naissent des angles supérieurs de l'utérus, et se terminent par une portion rougeâtre et frangée, appelée *pavillon*, qui tient à l'ovaire par un de ses filamens.

On appelle *ligamens ronds*, deux cordons celluleux et vasculaires qui partent des parties latérales de la matrice, traversent l'anneau, et viennent se perdre au voisinage de l'aine.

La cavité du vagin, de la matrice et des trompes est tapissée par la membrane muqueuse génito-urinaire. A l'extérieur, ces parties sont recouvertes par le péritoine. Un tissu particulier, musculaire pour la matrice, érectile pour le vagin et la trompe, sépare ces deux membranes.

Le sang est porté dans les organes génitaux par les artères honteuses et hypogastriques. Les nerfs proviennent des nerfs sacrés et du grand sympathique.

A l'époque de la *puberté*, ces organes prennent un accroissement rapide : une nouvelle vie semble les animer. Cette exubérance de force se propage à toute l'économie. Les deux sexes, jusqu'alors peu différens par leurs caractères extérieurs, sont bientôt distincts par des attributs particuliers : le sentiment de l'*amour* les rapproche ; un attrait irrésistible les entraîne l'un vers l'autre. (Voy. pag. 167.)

La *copulation* est le premier acte de la génération. Elle résulte du concours des deux sexes. Chez l'homme, elle nécessite l'*érection* du pénis. L'érection est occasionée par l'exaltation vitale qui détermine une turgescence sanguine dans le tissu spongieux de l'urètre et des corps caverneux. Cet *orgasme* est partagé par les organes de la sécrétion séminale.

Chez la femme, les parties sexuelles entrent dans un état analogue : leur température est plus élevée, et la sécrétion muqueuse plus abondante.

Chez la femme.

Lorsque la copulation est fécondante, le pavillon de la trompe s'érige et s'applique sur l'ovaire; d'où résulte un conduit non interrompu de ce dernier à l'utérus, et à la faveur duquel s'effectue la *conception* ou l'*imprégnation*; phénomène merveilleux dont le sperme est l'agent, soit en avivant un des germes contenus dans l'ovaire, soit en lui fournissant quelques-uns de ses élémens.

Conception ou imprégnation.

Ses phénomènes dans la trompe

Les vésicules de l'ovaire se gonflent et brisent leur enveloppe commune; l'une d'elles laisse échapper l'*ovule*, vésicule microscopique, transparente, que saisit la trompe par son pavillon, pour le conduire ensuite, par un mouvement rétrograde, dans la cavité utérine, où on le découvre au bout de quelques jours. L'ovule échappe quelquefois à l'action préhensive du pavillon, et tombe dans l'abdomen, ou bien il s'arrête et se fixe dans la trompe; ce qui donne lieu aux grossesses *extra-utérines* ou *tubaires*.

et dans l'ovaire.

La *grossesse* ou *gestation* consiste dans les développemens successifs et coïncidens du produit de la conception et de l'utérus auquel il est fixé, et dans les divers changemens qu'éprouve l'économie de la femme pendant cet état, dont la durée est de 275 à 280 jours.

Grossesse en gestation. En quoi elle consiste.

Toutes les parties du nouvel être sont originairement fluides. Leur forme est arrêtée, avant même que la coloration et la texture ne s'y manifestent. Leur développement se fait de la circonférence au centre, et par parties isolées qui se réunissent ensuite; enfin, le fœtus dans sa totalité comme dans chacune de ses parties, passe successivement par des phases d'organisation, qui, transitoires

De l'embryogénie.

Analogies du fœtus chez les animaux.

chez lui , sont des états permanens ou normaux dans les divers degrés de l'échelle animale.

Vers la 3me semaine après la conception, l'*embryon* qui jusqu'alors était tout gélatineux, se montre dans l'ovule sous l'apparence d'un petit corps oblong, vermiforme, courbé sur lui-même et long de 2 à 3 lignes. De la 4me à la 6me semaine un petit gonflement indique la tête ; deux tubercules à chaque extrémité du tronc sont les rudimens des membres ; et les organes dont la couleur tranche sur la diaphaneïté des autres parties, offre déjà quelques traces : tels sont les yeux que l'on reconnaît à deux points noirs, le cœur à une petite tache rouge (*punctum saliens*), les gros vaisseaux à des lignes de même couleur, etc.

L'*œuf* humain (c'est ainsi qu'on appelle le fœtus et ses dépendances) est composé, 1° de plusieurs membranes qui en forment les parois ; ce sont la *caduque-utérine* et *réfléchie* ou *fœtale*, le *chorion* et l'*amnios* ; 2° du *placenta*, sorte de gâteau cellulaire et vasculeux implanté dans un point de la cavité de la matrice, et formé d'un côté par les vaisseaux utérins, et de l'autre par ceux du cordon ; 3° du *cordon ombilical* qui se rend du placenta à l'ombilic du fœtus, et se compose de la *veine* et des deux *artères ombilicales*, des vaisseaux *omphalo-mésentériques* et de l'*ouraque* ; 4° des deux vésicules *allantoïde* et *ombilicale* sur lesquelles il règne encore beaucoup d'incertitudes ; 5° enfin du *fœtus* qui nage dans les *eaux de l'amnios*. Ces eaux, dont la quantité varie, sont albumineuses et légèrement alkalines et acides.

La matrice, dans laquelle s'est tari dès les premiers mois le flux menstruel, suit dans son développement les progrès de l'*évolution* du fœtus : sa capacité augmente en même temps que ses parois prennent plus d'épaisseur, offrent des plans charnus plus distincts et des vaisseaux d'un diamètre plus considérable. En acquérant plus de volume, elle gène les organes qui l'avoisinent, et cause quelques troubles dans leurs fonctions. Son excès de vitalité se propage synergiquement jusqu'aux mamelles, dont le gonflement signale le réveil de leur action sécrétoire. *Influences locales*

Enfin, la grossesse étend ses influences sur tout l'organisme de la femme, sur sa physionomie, sa démarche, ses appétits, son caractère, etc. *et générales de la grossesse.*

L'accroissement du fœtus est dû aux matériaux nutritifs que le sang de la mère, élaboré par le placenta, lui apporte en circulant dans les vaisseaux ombilicaux. La part que l'on attribue encore au liquide de l'amnios, à celui de la vésicule ombilicale, etc., sur la nutrition du fœtus, ne repose que sur des conjectures. *Nutrition du fœtus.*

La *circulation du fœtus* est différente de celle de l'enfant qui a respiré. Son mécanisme offre des particularités importantes, surtout dans les organes principaux de cette fonction, ainsi qu'on va en juger. *Circulation dans le fœtus.*

La *veine ombilicale* recueille dans les lobes du placenta, le sang qui est destiné au fœtus; après quoi elle franchit l'ombilic, gagne la face inférieure du foie, puis s'abouche avec la veine cave inférieure, où le sang de la mère se mêle pour la première fois avec celui du fœtus. Ce liquide traverse ensuite l'oreillette droite et le *trou de Botal*, ouverture dont est percée la cloison qui sépare les deux oreillettes, pour pénétrer dans l'oreillette gauche et le ventricule du même côté, qui le chasse dans l'aorte. La plus grande partie du sang est alors portée à la tête et aux membres supérieurs par les carotides et les sous-clavières; ce qui en échappe se confond, vers la fin de la crosse aortique, avec le sang apporté par le *canal artériel*, lequel *Son mécanisme.* *Trou de Botal.* *Canal artériel.*

établit une communication entre l'artère pulmonaire et l'aorte descendante qui va le distribuer à l'abdomen et aux membres inférieurs ; mais une partie du liquide remonte alors par les *artères ombilicales*, qui naissent de l'aorte descendante, et sortent par l'ombilic, pour aller se terminer au placenta, où les vaisseaux de la mère reprennent cet excédant du sang nécessaire à la nutrition du fœtus.

Rapporté de la tête et des membres supérieurs par la veine cave supérieure, le sang arrive à l'oreillette droite, sans se mêler aucunement, dit-on, avec celui de la veine cave inférieure, reçoit celui que rapportent les veines pulmonaires, et passe dans le ventricule du même côté, d'où il est poussé dans l'artère pulmonaire qui n'en porte aux poumons qu'une très-petite partie, la plus grande étant transmise à l'aorte par le canal artériel, ainsi qu'il a déjà été dit.

Les mouvemens du cœur, chez le fœtus, ont une fréquence plus que double de ceux de l'adulte : on compte de 120 à 160 battemens par minute (1).

Ce mécanisme de la circulation du fœtus change au moment de la naissance, et dès que la respiration s'exécute : le trou de Botal et le canal artériel qui s'étaient graduellement rétrécis, s'oblitèrent tout-à-fait, ainsi que les artères ombilicales ; et le sang qui paraissait jusqu'alors à

____

(1) M. le doct. de Kergaradec, qui a fait l'ingénieuse application du stéthoscope à la grossesse, a compté de 123 à 160 pulsations par minute (*pulsations fœtales*). Il a de plus constaté des pulsations avec souffle ou bruissement, isochrones au pouls de la mère, qui paraissent avoir leur siége au point d'insertion du placenta à la matrice (*pulsations placentaires*). Voyez son *Mémoire sur l'auscultation appliquée à l'étude de la grossesse*, etc.

peu près identique dans tous les vaisseaux qui le contiennent, se partage entre deux circulations différentes, et par le cours que suit le liquide, et par la couleur sous laquelle il se présente.

La durée de la *grossesse* est ordinairemont de 9 mois. Ce *terme* peut varier néanmoins suivant différentes circonstances.

La durée de la grossesse.

L'*accouchement* se dit de l'expulsion du fœtus et de ses annexes hors de l'utérus. Il y a *avortement* ou *fausse-couche*, lorsqu'il se fait avant le 7me mois : la *viabilité* de l'enfant est alors très-précaire. Après cette époque, l'accouchement n'est que *prématuré*, et l'enfant est d'autant plus viable, qu'il approche davantage du terme ordinaire.

Accouchement.

Avortement.

Viabilité de l'enfant.

Couche prématurée.

Lorsque la grossesse approche de son terme, la nature prélude, pour ainsi dire, à l'accouchement, par des douleurs vagues, dites *douleurs de reins*, lesquelles peuvent durer plusieurs jours.

Phénomènes précurseurs de l'accouchement.

Quand le *travail* est décidé, le fond de la matrice se contracte par intervalles sur le fœtus; la tête de celui-ci présente son plus grand diamètre au diamètre analogue du *détroit supérieur*, et chasse devant elle les eaux de l'amnios, qui font faire aux membranes une saillie appelée *poche des eaux ;* le col de l'utérus se dilate peu à peu, et descend, suivi de la tête qui franchit le détroit supérieur pour arriver dans l'excavation du bassin; là, elle comprime les nerfs sacrés, ce qui est une des causes principales des douleurs vives et des crampes qui tourmentent la femme pendant le travail.

Mécanisme de l'accouchement.

Poche des eaux.

La poche des eaux, de plus en plus tendue, crève enfin, et les eaux qui s'en écoulent lubrifient les parties génitales. Peu de temps après, les efforts douloureux se re-

Ecoulement des eaux de l'amnios.

nouvelant, la tête se dégage du col de l'utérus, et vient se présenter à la vulve, qu'elle dilate peu à peu ; enfin, une dernière contraction de l'utérus, secondée par celle des muscles abdominaux, la fait sortir entièrement, et bientôt le reste du corps la suit, chassé par le même mécanisme.

Aussitôt que l'enfant est au dehors, l'air et toutes les choses qui sont en contact avec sa peau l'irritent ; il s'agite, crie, et déjà la *respiration* est en exercice ; la *circulation* change, et prend la direction qu'elle doit conserver toute la vie ; le sang cesse de se porter dans le cordon ombilical, dont on fait la section à deux pouces du ventre de l'enfant : la portion de ce cordon, qui tient à la mère, sert à solliciter le décollement et l'expulsion du placenta et des membranes du fœtus. Ce dernier travail, dû encore aux efforts de contraction de l'utérus, est appelé *délivrance*. Le placenta et les membranes ont reçu le nom commun d'*arrière-faix* ou *secondines*.

Pendant les 1ers jours qui suivent l'accouchement, la femme éprouve quelques tranchées, occasionées par l'évacuation des caillots contenus dans la matrice. Les *lochies* s'écoulent : le sang qui les compose est d'abord noirâtre, puis il devient pâle ; il est ensuite remplacé par un écoulement muqueux qui dure peu de temps.

Les mamelles, qui s'étaient déjà gonflées, acquièrent plus de volume du 2e au 3e jour des couches ; elles sont plus sensibles. Un léger mouvement fébrile, connu sous le nom de *fièvre de lait*, se déclare ; le lait se sécrète, et le calme est rétabli.

Dans les 1ers jours qui suivent cette époque de l'accouchement, le lait, appelé alors *colostrum*, est séreux et chargé de substance grasse ; ce qui le rend propre à faciliter la sortie du *méconium*, matière pultacée et d'un vert noirâtre, dont les intestins de l'enfant sont remplis. Insensiblement les qualités du lait se modifient dans le cours de la *lactation* ou de l'*allaitement*.

Après la *naissance*, l'enfant se suffit à lui-même pour tout ce qui regarde les actions intérieures de ses fonctions nutritives ; mais la faiblesse de ses organes extérieurs, et surtout la fragilité de son existence, le tiennent pour long-temps encore sous la dépendance de la mère qui doit prévoir ses besoins, diriger les premiers actes de ses fonctions de relation, en un mot, lui rendre tous les soins que comporte la *maternité*.

§ Ier. *Des âges*.

Les *âges* sont des époques principales de la vie, que caractérise moins la révolution des années climatériques, que la succession des changemens qui s'opèrent dans l'économie animale.

Quatre époques principales partagent la vie de l'homme : l'enfance, la puberté, l'âge adulte et la vieillesse.

I. L'*enfance* est l'âge de la faiblesse. Après la naissance, l'enfant éprouve une révolution considérable dans tout son être, déterminée par le nouvel exercice de plusieurs fonctions, telles que la respiration, la digestion, les sécrétions, etc.

Les premiers temps de cette époque ne sont guère marqués que par l'agitation, les cris et le sommeil. Vers le 2me mois, les fonctions animales commencent à entrer en exercice : elles sont dans l'origine très-confuses, et n'arrivent que lentement, et après une longue éducation, à cette perfection qu'atteignent de suite les fonctions nutritives.

De la première et de la deuxiè-me dentition.

Au 7me mois, la première dentition commence ; elle continue jusque vers la 7me année. Alors tombent presque toutes les premières dents (*dents de lait*), pour être remplacées par d'autres qui doivent subsister jusqu'à la vieillesse.

De l'ossification.

Les os sont encore mous, spongieux et épiphysés. Ceux du crâne, séparés par des espaces membraneux, appelés *fontanelles*, ne se réunissent qu'aux environs de la septième année.

Progrès des fonctions animales.

Les sensations sont d'abord vives et multipliées ; mais, comme le cerveau est peu habile à les saisir, il en résulte que les impressions sont légères et fugaces. Plus tard, la mémoire et le jugement se développent ; c'est alors que les idées peuvent se former.

Systèmes qui prédominent.

Dans l'enfance, le tissu cellulaire est très-abondant et chargé de graisse. Il y a prédominance marquée des systèmes lymphatique et nerveux.

Régions où la vie est le plus active.

Les parties supérieures du corps et la peau sont le siége d'une exubérance de vie qui les prédispose à diverses maladies.

2° De la puberté.

II. La *puberté* se déclare vers la 14me année. Elle est signalée par des phénomènes auxquels on reconnaît les sexes qui étaient encore peu différens par leurs caractères physiques et par leurs facultés morales.

Chez l'homme. Changemens qui arrivent au physique

Chez l'*homme*, la puberté se manifeste tranquillement. Elle s'annonce par l'accroissement général du corps et par le développement simultané des organes sexuels et vocaux. Les poils pullulent avec rapidité dans plusieurs régions du corps. Le sperme est sécrété en abondance, et avec toutes les qualités qui lui donnent le caractère prolifique. La voix prend de la force ; son timbre devient plus dur, et son ton plus grave.

Enfin, le sentiment moral de l'amour, l'élévation des idées et les élans d'une imagination vive et brillante complètent la somme des changemens que la puberté détermine dans l'économie.

Chez la *femme*, elle ne s'établit pas toujours avec la même tranquillité. Souvent des dérangemens, ou même des maladies, plus ou moins graves, viennent en entraver le développement. L'invasion du *flux menstruel* ramène le calme, lorsqu'il paraît à propos, et se continue ensuite régulièrement.

La pudeur, la timidité, sentimens qui étaient encore à peu près inconnus à la femme, annoncent les différens changemens qui se passent en elle, et les nouvelles facultés qu'elle a reçues de la nature.

A l'époque dont il s'agit, le système lymphatique cesse de prédominer : il est remplacé par le système artériel. Chez la femme, il s'y joint fréquemment une grande *susceptibilité* nerveuse. Les muscles continuent chez l'homme à prendre de l'accroissement, et à acquérir de la force.

La vie paraît se concentrer principalement dans les organes de la poitrine.

III. L'*âge adulte* est l'époque la plus belle de la vie. Il commence vers la 28me année, et se prolonge jusque vers la 56me. C'est alors que l'organisation physique a acquis toute sa force, et que le corps ne gagne plus qu'en épaisseur.

Les facultés intellectuelles sont, dans cet âge, à leur plus haut point de perfection : la mémoire, moins active pour acquérir, conserve mieux le souvenir des choses qui lui sont confiées ; le jugement, perfectionné par l'expérience, prévient les écarts de l'imagination, et rend l'homme capable de tout ce qu'il veut entreprendre.

et au moral.

De la puberté chez la femme. Changemens qui arrivent au physique

et au moral.

Systèmes qui prédominent.

Les nerfs chez la femme.

Les muscles chez l'homme.

Région où la vie est le plus active.

4° De l'âge adulte.

Etat du physique.

Etat du moral.

Uniformité de dévelopement et de vitalité.

Toutes les parties sont uniformément développées. La vie, quoique également distribuée, paraît cependant se concentrer quelquefois sur les viscères abdominaux, et spécialement sur les organes biliaires.

4º De la vieillesse.

IV. La *vieillesse* est, avec raison, regardée comme l'hiver de la vie. Cette époque commence à 45 ou 50 ans pour la femme, et à 50 ou 60 pour l'homme.

Dépérissement graduel de l'individu.

Tout annonce, dès ce moment, le dépérissement graduel de l'individu. La cessation des règles chez la femme est le signe de son inaptitude à la procréation ; l'homme

au physique

conserve plus long-temps la faculté d'engendrer. Les solides se dessèchent ; les fluides dégénèrent et éprouvent un excès d'animalisation, qui les dispose à s'altérer avec promptitude. Les poils blanchissent et tombent, ainsi que les dents. Les veines deviennent variqueuses. Les os sont plus denses ; leurs cavités s'élargissent, tandis que les parois de celles-ci ont cessé depuis long-temps de prendre de l'épaisseur ; en même temps les os longs paraissent se raccourcir, ainsi que le corps en général, qui graduellement perd de sa taille et de sa rectitude.

et au moral.

La détérioration générale des organes et la langueur de leurs propriétés font que toutes les fonctions ne s'exercent plus qu'imparfaitement et avec difficulté. L'intelligence s'affaiblit : le jugement encore sain ne se fonde plus que sur le passé ; la mémoire pour les choses présentes est éteinte, et toutes les actions du vieillard ne sont, le plus souvent, dirigées que par une prévoyance excessive, bien voisine de l'*égoïsme*.

§ II. *De la mort.*

La mort est le terme naturel

Parvenu à l'extrême vieillesse, l'homme n'a plus que la

mort à attendre ; c'est le dernier terme de son existence physiologique.

Depuis long-temps les organes génitaux ont cessé d'agir ; les fonctions animales sont déjà en partie éteintes ; les fonctions intérieures sont dans un état de faiblesse que rien ne peut ranimer. Ces altérations qui s'opèrent graduellement, et de l'extérieur à l'intérieur, présagent, de plus ou moins loin, la mort *sénile* ou *naturelle*.

Lorsque la dernière heure approche, les extrémités deviennent froides, les yeux se ternissent, le pouls se ralentit de plus en plus et devient intermittent, la respiration s'embarrasse, l'inspiration est petite et rare ; une dernière expiration annonce enfin l'extinction absolue de cette fonction. Dès lors, le sang reflue par l'artère pulmonaire dans les cavités droites du cœur ; celles-ci se livrent encore à quelques mouvemens ; mais bientôt elles succombent aussi : la mort générale les a frappées les dernières (*ultimum moriens*).

L'homme social atteint rarement cette époque où la vie cesse par l'extinction progressive de ses propriétés. Les passions, les excès, les maladies, les accidens, sont autant de causes qui abrégent son existence, et l'empêchent de parvenir à l'âge sénile.

La mort *accidentelle* est la cessation prématurée de la vie, déterminée soit par des maladies, soit par des causes extérieures et violentes. Elle est *subite* ou *lente* : dans le 1er cas, elle commence par l'abolition plus ou moins rapide des fonctions de l'un des trois organes principaux, le cœur, le poumon et le cerveau ; dans le 2me cas, elle arrive à peu près de la même manière que la mort sénile ou naturelle. (Voy. chapitre IV dans la *path. générale*.)

SECONDE PARTIE

DE L'HYGIÈNE (1).

Définition de l'hygiène.

L'HYGIÈNE est cette branche de la médecine qui a pour objet la conservation de la santé.

Objets qu'elle embrasse.

Elle détermine la manière dont l'homme doit user des choses qui lui sont nécessaires ou agréables ; comment il peut modifier ou détruire les influences nuisibles ou pernicieuses de certains agens, à l'action desquels il ne saurait se soustraire ; quelle direction il doit donner à ses facultés volontaires, afin d'améliorer sa constitution et de prévenir les maladies :

Tels sont les objets dont s'occupe, d'une manière abstraite, l'*hygiène générale* ; tandis que l'*hygiène spéciale* fait une application particulière des préceptes aux divers états ou circonstances de la vie, ainsi qu'il sera expliqué à la fin de cette partie.

Sa division en trois parties.

On divise l'hygiène en trois parties : 1º le sujet ; 2º la matière ; 3º les règles.

---

(1) Cette 2me partie a été rédigée d'après les leçons faites à la Faculté de médecine de Paris par feu M. Hallé. Nous suivrons encore la méthode de ce savant professeur, parce que nous n'avons point aperçu la nécessité de l'abandonner, pour lui en substituer une nouvelle, d'après les ouvrages, fort estimables d'ailleurs, publiés récemment sur cette matière.

CHAPITRE PREMIER.

DU SUJET DE L'HYGIÈNE.

LE *sujet* de l'hygiène est l'homme sain considéré, 1º *individuellement*, et sous le rapport des différens caractères physiologiques qui lui sont propres; 2º *collectivement*, et dans ses relations avec les climats et les lieux où il se trouve, avec la société dont il fait partie, et avec les différens genres de vie qu'il a adoptés.

L'*homme* est, comme nous l'avons déjà fait observer, *cosmopolite*, ou l'habitant de tous les pays. On le trouve sous les latitudes les plus opposées, et partout où des êtres organisés peuvent naître, se développer et vivre.

Ses caractères natifs, indépendans des climats, sont cependant modifiés par les diverses influences auxquelles il est exposé. Ces influences sont relatives aux zones, aux contrées et aux pays où il est placé.

Sa *sociabilité* résulte de l'influence irrésistible de ses facultés, ou, en d'autres termes, de l'organisme. (Voy. p. 11.) Les avantages immenses et durables que l'homme retire de sa réunion en société, ne sauraient être contre-balancés par quelques inconvéniens faibles et passagers, ni combattus par les futiles argumens d'une opinion paradoxale ou d'une philosophie chagrine.

Le *genre de vie* que l'homme adopte, est, en général, subordonné à sa civilisation, à son industrie, et surtout à la nature des ressources que lui offrent les lieux qu'il habite : c'est ainsi qu'il est *chasseur* dans les pays couverts de bois et fournis en gibier; *pêcheur* sur les bords des mers, des fleuves et des lacs abondans en poissons; *pasteur* dans les plaines et les vallées riches en pâturages;

agriculteur dans les plaines fertiles ; *artisan*, *commerçant*, etc. , dans les sociétés populeuses, où les besoins naissent et se multiplient en proportion de l'inégalité des fortunes et des conditions.

CHAPITRE II.

DE LA MATIÈRE DE L'HYGIÈNE.

Des six choses non naturelles des anciens.

Sous la dénomination de *matière de l'hygiène*, on comprend les six choses que les anciens nommaient improprement *non naturelles*, et que Hallé rapporte aux six classes suivantes : 1° les choses qui environnent le corps de l'homme, *circumfusa*; 2° celles qui sont appliquées à son extérieur : *applicata*; 3° celles qui sont portées dans son intérieur par les voies alimentaires : *ingesta*; 4° celles que les excrétions portent au dehors : *excreta*; 5° les actions volontaires des muscles et des organes : *gesta*; 6° enfin les perceptions et les fonctions qui sont sous la dépendance du système nerveux de la vie animale : *percepta*.

ART. Ier. CIRCUMFUSA.

Des *circumfusa* en général.

On range, dans cet article, l'air et les différens principes qu'il contient, la terre, les eaux et tous les phénomènes météoriques, souterrains et hydrauliques qui modifient, altèrent ou changent la disposition habituelle des lieux.

De l'air.

A. L'*air* atmosphérique est un fluide élastique, pesant, diaphane, inodore, susceptible de raréfaction et de condensation.

Il agit sur le corps

Ce fluide est d'une nécessité indispensable à l'entretien de la vie (*pabulum vitæ* des anciens). Il agit sur le corps par ses propriétés chimiques et physiques , par la proportion des principes qu'il contient habituellement , et par la nature et la quantité des matières qui s'y répandent accidentellement.

L'air est composé d'élémens essentiels (Voy. page 90), dont les proportions sont sujettes à varier. Celui qui est abondant en oxigène , est , en général , plus respirable que celui qui est surchargé d'azote , d'acide carbonique et d'autres gaz plus ou moins délétères. C'est au moyen de l'*eudiomètre* que l'on apprécie la quantité d'oxigène que l'air contient.

1° Par la proportion de ses élémens ;

La *pesanteur* de l'air atmosphérique équivaut à celle d'une colonne d'eau de 32 pieds, ou de mercure de 28 pouces. Elle est moindre sur les hautes montagnes, et lorsque l'air est humide ; elle est plus grande, au contraire, dans les vallées, dans les profondeurs souterraines, et lorsque la sécheresse règne. Le *baromètre* sert à mesurer les différens degrés de pesanteur de l'air, et sous l'influence de celle-ci, il indique les autres variations météorologiques.

2° Par sa pesanteur ;

Elle varie.

Ce fluide pèse en tous sens sur le corps. On évalue à 33,600 livres (16,000 kilogr.) le poids qu'en supporte un homme de stature moyenne. Les solides et les fluides du corps contre-balancent cette pression : les premiers par leur densité, les seconds par leur tendance à se raréfier.

La pression de l'air peut varier dans de certaines limites, sans que l'exercice des fonctions en soit notablement dérangé ; mais cette pression est-elle trop grande, les poumons sont surchargés, la circulation troublée ; l'air est-il trop rare , la respiration devient haletante, la circulation est accélérée, les fluides et les solides prennent de l'expansion , et le sang s'échappe à travers les vaisseaux pulmonaires.

Effets du poids de l'air sur le corps.

B. Les *vents* résultent du déplacement de l'air et des mouvemens plus ou moins rapides auxquels ce fluide obéit.

Ils sont dus à la rotation du globe, aux variations de température, aux météores aqueux ou ignés, aux feux souterrains, à l'ascension des gaz et des vapeurs dans l'atmosphère, ou à leur condensation et à leur chute plus ou moins précipitée vers la surface de la terre.

On distingue les vents en *constans*, *périodiques*, *variables*, *locaux*, etc. Les quatre vents principaux soufflent du *nord*, du *sud*, de l'*ouest* et de l'*est* ; leurs qualités sont relatives aux régions qu'ils ont travesées avant de nous arriver : ainsi, dans nos contrées, les vents du nord sont froids, ceux du sud sont chauds, ceux du nord sont secs, ceux d'ouest sont humides. Outre ces qualités, ils en contractent encore d'autres qui sont plus ou moins nuisibles, selon les exhalaisons dont ils se sont chargés dans leur cours. Ces différens effets n'ont point lieu dans l'hémisphère qui nous est opposé.

Les vents tempèrent la chaleur extérieure, et purifient l'atmosphère, en chassant les miasmes qui la corrompent.

Ils rafraîchissent le corps, et dissolvent promptement l'humeur de la transpiration. La pression douce et les frottemens légers qu'ils exercent sur la peau donnent de l'énergie à cette partie, et sympathiquement à tous les organes.

Lorsqu'ils sont froids, comme les vents du nord, ils produisent des effets nuisibles, tels que la suppression de la transpiration, le spasme de la peau, le refoulement des liquides à l'intérieur, et par suite des catarrhes, l'inflammation des organes intérieurs, etc.

C. La *température* de l'air dépend du calorique libre répandu dans l'atmosphère (Voy. page 102).

Les causes qui la font varier sont : 1° La présence plus ou moins longue du soleil sur l'horizon, et la direction perpendiculaire ou oblique de ses rayons ; 2° l'état calme ou agité de l'atmosphère : 3° la nature du sol qui est sablonneux, calcaire, argileux, etc. ; 4° la position des lieux dont l'inclinaison varie relativement au soleil ; 5° enfin le degré d'élévation du sol. *Causes qui la font varier.*

Quant à la dernière cause, on sait que la chaleur des couches atmosphériques décroît à mesure qu'on s'élève, et qu'à la hauteur de 2000 toises environ, au dessus du niveau de la mer, on rencontre constamment des neiges et des glaces.

Le *froid* excessif opprime les forces de la vie, nuit au développement du corps et à celui des facultés de l'âme. *Effets du froid*

Une trop grande *chaleur* consume le principe vital, énerve le corps et épuise les facultés de l'esprit. *et de la chaleur.*

D. La *sécheresse* et l'*humidité* de l'atmosphère tiennent d'une part aux vents et à la chaleur, et de l'autre à la structure du sol ; c'est-à-dire, au rapport des surfaces solides ou de la terre, aux surfaces liquides ou aux eaux. *5° Par sa sécheresse et son humidité.*

Les vapeurs aqueuses disséminées dans l'air diminuent la pesanteur de celui-ci. Le degré d'humidité qu'elles y produisent se reconnaît par le moyen de l'*hygromètre*. *Hygromètre.*

Les différentes qualités dues à la température et à l'humidité, et leur influence permanente, altèrent la constitution des individus, et engendrent des maladies plus ou moins graves : ainsi, la sécheresse de l'air détermine une sorte de rigidité dans la fibre, et une exaltation sensible des forces de la vie. L'humidité affaiblit le corps, et produit une langueur générale. *Effets de la sécheresse et de l'humidité.*

Effets des différentes qualités de l'air.

L'air froid et humide donne lieu aux scrophules, à l'hydropisie et au scorbut ; l'air chaud et humide produit des fièvres bilieuses, muqueuses, et des fièvres intermittentes plus ou moins opiniâtres.

Maladies produites par les vicissitudes de l'air.

Les changemens brusques de température, de sécheresse et d'humidité de l'air ont toujours des effets fâcheux. Il en résulte des troubles dans les fonctions de l'économie, et des lésions dont le danger est relatif à la vivacité des transitions et à l'intensité des impressions faites sur le corps.

La nécessité a promptement fait trouver dans les habitations, le feu, les vêtemens, etc., des ressources contre toutes ces influences nuisibles.

Des matières délétères répandues dans l'air.

D. Parmi les *substances délétères* qui se mélangent avec l'air et le vicient, on trouve, 1° le gaz acide carbonique ; 2° les gaz hydrogènes carboné, sulfuré ou phosphoré ; 3° les émanations arsénicales, saturnines, etc. ; 4° les miasmes qui s'échappent des substances végétales et animales atteintes de putréfaction.

Ces matières ont une action très-fâcheuse sur l'économie animale. On doit soigneusement éviter le voisinage des lieux d'où elles se dégagent.

Moyens neutralisans et désinfectans.

Plusieurs moyens sont employés à l'effet de les détruire ou de les corriger : l'eau de chaux convient pour absorber le gaz acide carbonique ; les feux et la ventilation sont utiles pour chasser les autres matières dissoutes dans l'air ; les fumigations faites avec les résines, les baumes, ne servent qu'à masquer les émanations putrides, sans les détruire ; le vinaigre et quelques acides ne les décomposent point complètement.

Le chlore.

Le *chlore*, d'après les expériences de Guyton-Morveau, est le moyen désinfectant le plus actif et le plus efficace.

Il neutralise toutes les émanations dángereuses, animales et végétales. Ses inconvéniens sont d'exciter la toux et d'irriter fortement la poitrine (1).

Les *chlorures de chaux*, de *soude* ou de *potasse*, en liqueur, que l'on doit à M. Labarraque, s'emploient pour purifier les corps solides souillés de miasmes putrides, et pour suspendre la putréfaction qui s'est emparée des matières animales.

E. La *lumière*, dont il a déjà été parlé ailleurs (p. 111), indépendamment des bienfaits qu'elle nous procure, en éclairant tous les corps de la nature, facilite le jeu des organes et la répartition égale du principe de vie, par la propriété tonique dont elle est douée.

Les végétaux qui reçoivent abondamment ses rayons, croissent avec vigueur, se colorent, exhalent beaucoup d'oxigène, et contiennent des matériaux très-sapides, odorans et combustibles. Ceux qui en sont privés tout-à-fait, ou qui naissent à l'ombre, languissent, sont pâles et grêles; en un mot, ils sont *étiolés*. C'est pendant la nuit surtout que les plantes exhalent une grande quantité d'acide carbonique qui altère l'air dont elles sont environnées.

Les animaux éprouvent des effets analogues de la part de la lumière.

---

(1) On prend 4 parties d'acide sulfurique (*acide vitriolique*), 5 parties d'hydrochlorate de soude (*sel commun*), et 1 partie de peroxide de manganèse; on dépose le sel et l'oxide, préalablement mêlés et réduits en poudre, dans un vase de verre ou de grès, et l'on y ajoute successivement l'acide : on agite le mélange avec une baguette de verre. Cette opération peut se faire à froid ou à chaud. Dans le dernier cas, elle est plus prompte. Il faut avoir soin de soustraire du lieu où l'on fait la fumigation, toutes les substances qui sont susceptibles de s'oxider.

L'homme ne saurait se soustraire à ses influences : il est noirci par l'excès des rayons du soleil, dans les régions équatoriales ; il blanchit, au contraire, dans les régions polaires, où règnent des nuits de plusieurs mois.

Si les hommes du nord sont plus forts que ceux du midi, il faut attribuer cette différence à ce que ces derniers sont continuellement exposés à l'action d'une chaleur excessive qui épuise le corps, et annihile l'action tonique de la lumière.

La variété des teintes que les hommes offrent sous les mêmes parallèles tient à l'affaiblissement des effets de la chaleur et de la lumière solaires par les vents, les forêts, l'humidité de l'air et l'exhaussement du sol. Ces causes expliquent pourquoi la zone torride n'est point généralement peuplée de nègres, et pourquoi les zones tempérées renferment des peuples dont la couleur blanche est plus ou moins altérée.

L'intensité trop grande de la lumière naturelle ou artificielle, sa réflexion par des surfaces blanches, éclatantes, etc., peuvent irriter l'œil, épuiser sa sensibilité, et produire l'ophtalmie, la cataracte et l'amaurose. Des effets analogues résultent aussi d'une lueur trop faible ou du volume trop petit des objets sur lesquels s'exerce habituellement l'organe.

Les couleurs les plus douces sont celles qui occupent le milieu du spectre solaire ; et parmi elles le vert, que la nature a le plus répandu, et auquel on donne la préférence dans quelques parties d'ameublement, est le plus favorable à l'œil.

F. Le *principe électrique* existe dans tous les corps de la nature. Il se met en évidence lorsqu'une cause quelconque vient à rompre l'équilibre existant entre les deux fluides *vitré* ou *résineux*, *positif* ou *négatif*, dont on le suppose composé.

La chaleur, la vaporisation de l'eau et les combinaisons chimiques le dégagent continuellement de la terre qui est regardée comme son *réservoir commun*, et le répandent dans l'atmosphère, où il manifeste sa présence pendant les temps d'orage.
Causes de son développement.

Dans les temps orageux, où l'air est chaud et surchargé d'électricité, le corps est lourd et pesant, les forces sont abattues, les fonctions ralenties, et le système nerveux est très-irrité.
Son excès affaiblit.

Dans les temps calmes, et lorsque l'air est pur et serein, l'électricité de l'atmosphère existe dans de justes proportions; alors le corps est plus agile, la circulation plus rapide et les sécrétions plus actives.
Son équilibre ou état moyen relève le ton des organes.

On développe artificiellement l'électricité par le frottement, surtout du verre et des matières résineuses. Le contact de métaux différens le fait naître aussi dans l'*appareil voltaïque* composé de disques de cuivre et de zinc superposés : ce dernier mode d'électricité, appliqué à l'organisation, est appelé *galvanisme*, du nom de son 1er inventeur.
Electricité artificielle.
Galvanisme.

De toutes les causes qui modifient l'atmosphère, les plus puissantes sont celles qui tiennent aux influences astronomiques : on leur doit, en effet, la succession des années, des saisons et des jours.
Succession des temps.

G. Les *saisons* produisent, dans tous les êtres doués de la vie, des effets constamment en rapport avec leurs qualités, la régularité de leur succession et la nature des changemens qu'elles amènent dans l'état de l'atmosphère.
Des saisons.
Leurs effets en général.

Le *printemps* favorise la sanguification, accélère le cours du sang, dispose aux plaisirs de l'amour, et semble déterminer une sorte de résurrection physique et morale.
Influences du printemps,

dans tous les êtres vivans. Presque toutes les maladies de cette saison portent le caractère inflammatoire.

L'*été*, en raison de sa chaleur, raréfie les fluides et dilate les solides en les relâchant; il rend plus active la transpiration cutanée et pulmonaire, détermine en même temps l'atonie des organes digestifs, augmente la sécrétion de la bile, et affaiblit les forces générales, tant du corps que de l'esprit. La plupart des maladies de l'été ont principalement leur siége dans les voies gastriques et biliaires.

L'*automne* concentre les forces à l'intérieur. Il produit les mêmes dérangemens que l'été, et de plus, des affections catarrhales et des lésions nerveuses dans les organes de l'abdomen.

L'*hiver*, lorsqu'il est sec, accroît l'énergie de la digestion et de la circulation, et donne, en général, de la vigueur au corps. Il augmente la fluidité des humeurs, et affaiblit les solides, lorsqu'il est pluvieux. Les maladies de cette saison sont des inflammations, l'apoplexie, des fièvres adynamiques, des catarrhes, etc.

H. Les influences du *jour* et de la *nuit* sur le corps dépendent des changemens qui arrivent dans la lumière, dans la chaleur et dans l'état hygrométrique de l'atmosphère. Ces trois choses présentent aussi des variations notables dans les différens temps de la journée.

Pendant le jour, les forces de la vie se dirigent à la périphérie du corps. Les fonctions qui précèdent la nutrition sont très-actives, les sensations sont vives et multipliées, et les mouvemens volontaires, faciles et prompts.

Les maladies aiguës, telles que les phlegmasies, les fièvres inflammatoires et bilieuses, prennent plus d'intensité lors du retour de la lumière. Plusieurs ont des exacerbations vers le milieu ou la fin de la journée.

Pendant la nuit, les forces vitales se concentrent à l'intérieur. L'absorption et la nutrition ont plus d'activité. L'esprit, moins distrait par tous les objets extérieurs, s'occupe mieux; ses efforts ont en général des résultats plus féconds. Influences de la nuit sur les fonctions

Les accouchemens ont lieu plus fréquemment la nuit que le jour.

Les maladies que caractérise l'adynamie, telles que les fièvres muqueuses, le scorbut, s'aggravent la nuit. Leurs paroxysmes naissent vers son milieu et se terminent vers son déclin. Et sur les maladies.

I. Les *météores aqueux* sont dus, pour la plupart, à la chaleur, à l'électricité et à l'évaporation des fluides qui sont disséminés à la surface de la terre. Les brouillards, la pluie, la neige, la grêle, etc.., exercent également des effets très-marqués sur l'économie animale. Des météores aqueux.

Les *brouillards* sont en général malsains, et par l'eau qu'ils contiennent, et par les miasmes odorans qui s'y rencontrent. Ils nuisent à la transpiration pulmonaire et cutanée, et peuvent produire des maladies nombreuses. Des brouillards.

La *pluie* et la *neige* sont fort utiles, en général, pour purifier l'air, et faire germer les productions de la terre. La pluie n'a pas sur l'économie une influence très-directe. Quant à la neige, elle n'est point à craindre en elle-même, parce que le froid qui l'accompagne augmente l'énergie vitale, comme nous l'avons dit ; mais le dégel qui la suit est ordinairement fâcheux, en raison du passage brusque du froid au chaud, et de l'humidité qui succède à la sécheresse de l'atmosphère. De la pluie et de la neige.

K. La *terre*, ou les *lieux* et les *eaux*, comprend, De la terre

1º les climats ; 2º les expositions ; 3º le sol ; 4º les changemens naturels du globe ; 5º les changemens artificiels des lieux.

Les *climats* sont des régions plus ou moins étendues de la surface du globe, renfermées dans les zones, et carac-

térisées, 1º par les rapports astronomiques ; 2º par l'état habituel de l'atmosphère ; 3º par la structure du sol ; 4º par les espèces végétales et animales qui y vivent ; 5º par les caractères physiques et moraux des hommes qui s'y rencontrent.

L'*exposition* des *contrées*, des *pays* et des *habitations* varie suivant leur position, relativement aux quatre points cardinaux de l'horizon (*sud*, *nord*, *est* et *ouest*) et aux différens lieux qui les avoisinent.

Le *sol* comprend dans sa structure la terre et les eaux. Sa nature consiste dans les qualités particulières de ces deux choses, et dans la proportion des diverses matières qu'elles contiennent.

Les *changemens naturels* du globe sont dus aux tremblemens de terre, aux inondations, aux volcans, etc.

Les *changemens artificiels* des lieux dépendent de la culture, des habitations, des travaux d'assainissement, etc.

L'examen détaillé de ces différens objets, et la considération de leurs liaisons avec la santé des hommes, sont spécialement du ressort de l'*hygiène publique*. Le médecin doit en tenir un compte scrupuleux dans beaucoup de circonstances : dans les maladies épidémiques, dans l'établissement des camps, des hôpitaux et des colonies ; quand il veut tracer une *topographie médicale*, etc., etc.

ART. II. APPLICATA.

Parmi les choses qui s'appliquent à la surface du corps,

il y en a qui sont nécessaires : tels sont les vêtemens et les lits ; d'autres qui sont utiles : tels sont les bains, les lotions, les frictions, les onctions, et en général tous les soins de propreté ; il en est enfin dont l'emploi est de pure fantaisie : tels sont les cosmétiques, les parfums, etc.

A. Dans les *vétemens*, on considère la matière, la forme et les appuis.

1° Des vêtemens

Les vêtemens de laine sont mauvais conducteurs du calorique. Ils conservent la chaleur du corps. Appliqués sur la peau, ils l'excitent continuellement par le frottement, et entretiennent son activité. Ils sont très-bons pour les personnes faibles, dont la santé est susceptible de se déranger dans les changemens de température.

en tissu de laine.

Avantages.

Leurs inconvéniens sont d'être pesans, de retenir trop long-temps l'humeur de la transpiration cutanée, et de conserver les miasmes qui peuvent les imprégner.

Inconvéniens.

Les tissus de coton sont moins excitans et moins chauds que la laine ; aussi en fait-on usage dans les temps chauds. Ceux de lin et de chanvre sont encore plus légers et plus frais.

En tissu de coton,

et de lin ou de chanvre.

Les vêtemens blancs ou de couleur claire réfléchissent la lumière et la chaleur ; ils conviennent en été. Ceux de couleur brune ou foncée, par un effet contraire, sont préférables pour l'hiver. La nature des matières colorantes dont ils sont teints, la facilité avec laquelle celles-ci se détachent par la pluie ou la sueur qui les entraîne et les dépose sur la peau, sont encore la source de considérations hygiéniques très-importantes.

De la couleur des vêtemens.

Les habillemens *étroits* sont plus chauds que ceux qui sont *larges*. Ces derniers, lorsqu'ils sont un peu allongés, rafraîchissent le corps par l'espèce de ventilation qu'ils opèrent pendant la marche. Ils ont sur les premiers l'a-

Leur forme étroite et large. Avantages des vêtemens larges.

vantage de permettre le libre développement du corps, et de ne point nuire à la circulation.

Les habits étroits et les ligatures serrées, telles que les cravates, les jarretières, étreignent les parties, gênent les mouvemens, et troublent la circulation.

Personne n'ignore les graves inconvéniens qui ont été reprochés aux corps de baleine, aux lacets et aux ligatures en usage dans l'habillement des femmes et des enfans.

Les *appuis* des vêtemens doivent toujours être pris sur les os et dans les endroits où ces derniers sont peu recou-verts de parties molles. On doit, le plus qu'il est possible, répartir leur poids sur plusieurs parties en même temps : c'est ainsi que les épaules soutiennent les vêtemens de la partie supérieure du tronc, les hanches ceux de la partie inférieure, etc.

Les *bretelles*, dont l'usage est aujourd'hui si répandu, ont l'avantage de permettre que les culottes soient conte-nues, sans serrer inégalement l'abdomen ; leur inconvé-nient est de comprimer les épaules, et de s'opposer au déve-loppement de la poitrine, surtout lorsqu'on les fait porter trop tôt aux enfans.

La *coiffure* doit, en général, être légère, aisée, et propre à préserver la tête des intempéries atmosphériques, et les yeux d'une trop vive lumière.

Enfin, l'art de bien diriger l'emploi des vêtemens est de les mettre en concordance avec l'âge, la profession, le cli-mat et la saison ; et il est fâcheux que les caprices de la mode aient ici, comme en beaucoup d'autres circonstan-ces, plus d'autorité que les préceptes de l'hygiène.

B. Les *lits* ou les plans sur lesquels le corps se repose doivent se prêter à la forme des parties extérieures, et s'y mouler facilement.

La paille, le crin, la laine et la plume en sont les matériaux ordinaires.

La paille, lorsqu'elle est trop dure, peut causer une pression douloureuse qui s'oppose au sommeil et même au délassement. Le crin et la laine sont, en général, assez sains ; ils donnent aux lits une mollesse suffisante qui permet le repos sans fatiguer le corps. La plume, et l'édredon surtout, accumulent la chaleur, amollissent le corps et l'affaiblissent à la longue.

Les couvertures en laine ou en coton, suivant la saison, doivent être d'une épaisseur suffisante pour préserver le corps de l'impression du froid pendant le sommeil.

Les lits doivent être placés dans des lieux secs, spacieux, situés, s'il est possible, au levant, et dans lesquels l'air circule librement. On a soin de leur donner une certaine inclinaison, de telle manière que la tête soit toujours plus élevée que le reste du corps.

C. Les *bains* sont l'immersion prolongée d'une partie ou de la totalité du corps dans un liquide quelconque.

Les bains *simples* se prennent dans l'eau ordinaire, chaude, tiède, fraîche ou froide.

Les bains *médicamenteux* se font avec des eaux minérales, naturelles ou artificielles, ou avec des infusions et des décoctions de plantes médicinales. (Voy. dans la *thérapeutique* ce qui a rapport à ces différentes choses.)

On compose encore des espèces de bains avec la neige, le sable, le marc de raisin, le fumier, etc.

Le bain *chaud* est celui dont la température est supérieure à celle du corps. Ses effets sont de causer un resserrement subit de la peau, suivi bientôt d'un sentiment de chaleur plus ou moins douloureux, avec gonflement général du corps. La peau devient rouge, surtout au visage qui est couvert d'une sueur abondante ; la respiration est précipitée ; la circulation est troublée par des palpitations. Il y a souvent menace d'apoplexie. Ce bain peut être utile lorsqu'il s'agit de déterminer un mouvement fébrile. Il est nuisible aux constitutions faibles et nerveuses, aux personnes pléthoriques et à celles qui sont menacées de congestion sanguine vers la tête.

En quel cas il est utile.

En quels cas il est nuisible.

Le bain *tiède* est celui qui est pris à peu près au degré de la température humaine (28 à 3o deg. therm. de R.). Il exerce une légère pression sur tout le corps, et notamment sur la poitrine ; ce qui cause une légère oppression momentanée. Mais bientôt la chaleur se développe, la transpiration et la sécrétion urinaire sont plus abondantes ; le pouls, d'abord fréquent, se ralentit ; les organes se relâchent, et il y a tendance au sommeil.

Du bain tiède. Ses effets.

Le bain tiède assouplit la peau dont il entretient la propreté. Il rafraîchit le corps, favorise la transpiration, et donne naissance à un sentiment de bien-être, qui est toujours l'indice de la facilité avec laquelle tous les organes exercent leurs fonctions. Il est très-favorable aux hypocondriaques, aux mélancoliques et aux personnes nerveuses.

Ses avantages.

Les bains *frais* ou *froids* sont pris au dessous de la température de 15 deg., therm. de R. Ils causent un frisson général, le spasme de la peau et le refoulement des forces et des humeurs de l'extérieur à l'intérieur. Le pouls diminue de force et de fréquence ; la respiration est ralentie. On éprouve des envies fréquentes d'uriner, etc. Ces effets iraient en croissant, si l'immersion était prolongée.

Des bains frais ou froids. Leurs effets.

A la sortie de ces bains, on se sent plus fort : un sentiment général de chaleur se développe ; la peau rougit et

Leurs avantages.

s'échauffe ; la circulation devient plus active ; l'appétit se fait sentir : ce dernier effet se manifeste aussi après le bain tiède.

Les bains froids relèvent le ton des solides, et diminuent la mobilité nerveuse. Ils ne peuvent convenir qu'aux personnes dont la constitution jouit d'une certaine force de réaction.

On doit bien se garder de se plonger dans l'eau après le repas, ou lorsque les premières voies sont embarrassées par des *saburres*.

Préceptes généraux touchant l'usage des bains.

Le degré de température du bain, le temps qu'on doit y passer, et la manière de se conduire après son usage, sont relatifs aux dispositions individuelles, au but pour lequel on emploie ce moyen, etc., etc.

Les bains *partiels*, tels que les *demi-bains*, les *pédiluves*, les *manuluves*, etc., produisent différens effets, selon la température du liquide employé. Lorsque ce dernier est tiède, il relâche la partie, et diminue, par sympathie, l'irritation d'organes plus ou moins éloignés ; s'il est très-chaud, il excite une fluxion locale qui devient dérivative ou révulsive, selon le siége de l'affection existante ; enfin, lorsqu'il est très-froid, il peut supprimer la transpiration, et faire cesser subitement divers écoulemens sanguins ou humoraux.

Des bains partiels.
Leurs effets varient selon la température du liquide.

D. Les *lotions* sont des espèces de bains partiels. La tête, les mains et les pieds sont les régions sur lesquelles on les fait le plus souvent. L'eau dont on se sert peut réunir les mêmes qualités que celle des bains généraux.

4° Des lotions.

E. On entend par *frictions* des frottemens plus ou moins rudes faits sur la peau à nu.

5° Des frictions.

On emploie, pour *frictionner*, la main, un linge, une flanelle ou des brosses douces.

Moyens avec lesquels on les pratique.

Les frictions excitent la peau et rappellent les forces à l'extérieur. Faites après le bain, elles ont plus d'efficacité. Elles sont utiles aux personnes qui ont la peau sèche, et à celles qui mènent une vie sédentaire.

F. Les *onctions* sont peu usitées chez les peuples modernes. Les Grecs et les Romains s'oignaient le corps avec de l'huile et d'autres substances grasses, pour atténuer l'action du froid, éviter une trop grande transpiration, ou pour donner plus de souplesse à la peau et aux membres.

Quelques peuples du Nord se graissent le visage, les mains et les pieds, dans la vue de se garantir du froid. Les peuples méridionaux y ont recours contre l'attaque des insectes.

Chez les Asiatiques, les onctions parfumées et certaines espèces de frictions sont des pratiques accessoires que le luxe et la volupté entremêlent à l'usage journalier des bains.

Les corps gras appliqués sur la peau y deviendraient nuisibles, si on ne l'en débarrassait par des bains ou des lotions d'eau tiède légèrement savonneuse, etc.

G. Les *soins* qui concernent la *chevelure*, la *barbe* et les *dents*, intéressent plus ou moins immédiatement la santé des hommes.

Le cuir chevelu transpire beaucoup; il est de plus le siége d'une excrétion d'humeur grasse, qui, en se desséchant, forme des écailles dont l'amas intercepte la transpiration, cause des démangeaisons, et favorise, surtout dans le jeune âge, la production des insectes qui naissent ordinairement sur la tête.

On nettoie la tête par des lotions d'eau ou au moyen de brosses, de peignes, etc. Ces soins deviennent surtout nécessaires pour ceux qui mettent de la poudre et des corps gras dans les cheveux.

L'usage de se couper les cheveux et la barbe devient une et de la barbe. habitude contractée, dont la cessation trop brusque pourrait compromettre la santé.

La section de ces parties, faite après une longue interruption de cet usage, ou lorsque le corps est affaibli par une longue maladie, n'est pas moins préjudiciable à la santé.

L'entretien des dents a pour but de prévenir la carie de Soins qu'exigent les dents. leur couronne et l'amas du phosphate de chaux, connu vulgairement sous le nom de *tartre*, autour de celle-ci et du collet.

Les moyens propres à prévenir ces altérations consistent à faire des frictions avec des brosses et différentes substances réduites en poudre, telles que le corail, le charbon, etc., et des gargarismes avec l'eau aiguisée avec un peu de vinaigre (*oxycrat*), ou avec du jus de citron. De cette manière, les dents conservent leur blancheur, et l'haleine ne s'altère point.

Les acides végétaux concentrés, les acides minéraux et les poudres minérales dentifrices ne sont propres qu'à détruire l'émail des dents et à ternir sa blancheur.

H. Les véritables *cosmétiques*, que la raison avoue, sont les bains tièdes, les lotions, les frictions, les onctions, etc.

La médecine proscrit, comme dangereuses, toutes ces préparations alkalines, métalliques, etc., dont quelques personnes font usage pour teindre les cheveux, détruire les poils et colorer la peau.

I. Les *parfums* doux, tirés des végétaux, sont agréables : ils flattent l'odorat sans être nuisibles. Les odeurs fortes augmentent la susceptibilité nerveuse, et donnent une grande disposition aux affections spasmodiques.

ART. III, INGESTA.

Ce qu'on entend par *ingesta.*

Les alimens sont simples,

composés

ou médicamenteux.

Des alimens solides.
Leurs élémens immédiats.

Leurs élémens médiats.

Sous le nom d'*ingesta* sont comprises toutes les substances alimentaires introduites dans le canal digestif.

Les *alimens* solides ou liquides sont appelés *simples*, quand ils sont pris tels qu'on les recueille dans la nature; *composés*, quand on leur fait subir quelque préparation; *médicamenteux*, quand, outre l'usage qu'ils ont de nourrir, ils servent encore à prévenir les maladies, ou même à concourir à leur guérison.

A. Les alimens *solides* sont pris dans le règne végétal et dans le règne animal. Ils sont composés, en général, d'élémens analogues à ceux des organes qu'ils doivent réparer : ainsi, la gélatine est représentée dans les végétaux par l'amidon et les mucilages; l'albumine se rencontre dans plusieurs parties des plantes et des animaux; la fibrine a son analogue dans le gluten du froment; la graisse ressemble aux huiles végétales. On trouve encore dans les uns et dans les autres de l'eau, une matière extractive colorante, le phosphate de chaux, le sel marin et le corps sucré.

Ces substances constituent les matériaux immédiats des alimens. La plupart se réduisent, par une dernière analyse, en hydrogène, oxygène et carbone. Les matières animales contiennent de plus de l'azote, qui paraît exister aussi dans le gluten du froment, dans les plantes crucifères et les champignons.

Quels que soient les rapports que la chimie trouve entre les substances animales et les substances végétales qui servent à notre nourriture, toujours est-il que les premières sont promptement assimilées aux organes;

tandis que les secondes subissent préalablement l'*anima-lisation*, ce qui rend plus tardive leur *assimilation*.

1°. Les substances *animales* diffèrent entre elles eu égard aux espèces qui les fournissent, et suivant l'âge, le sexe, la manière de vivre et la région du corps des animaux.

Alimens solides tirés des animaux.

La chair des *quadrupèdes* est, en général, très-nourrissante ; elle ne cède qu'aux efforts soutenus de la digestion, ce qui rend plus durable l'alimentation qu'on obtient par son usage. La viande des animaux domestiques est plus tendre et de digestion plus facile que celle des bêtes fauves.

De la chair des quadrupèdes,

Les *oiseaux* donnent un aliment léger et facile à digérer, surtout ceux qui vivent de graines céréales et de fruits. La chair des oiseaux insectivores, ichtyophages et carnivores est dure et indigeste.

des oiseaux

Les *poissons* ne conviennent pas à tous les estomacs. Ils sont peu nourrissans et causent, chez quelques personnes, des affections cutanées. Comme ils excitent les organes sexuels, on doit en interdire l'usage aux convalescens. Les poissons *saxatiles* et *littoraux* sont d'ailleurs préférables à ceux qui vivent au fond des eaux stagnantes et bourbeuses.

et des poissons.

Les *jeunes* animaux, à quelque espèce qu'ils appartiennent, ceux qui vivent en domesticité et ceux qui ont été *mutilés*, ont une chair humide, gélatineuse et tendre, qui convient aux convalescens et aux personnes d'une faible constitution. Elle se digère bien, et répare promptement les forces.

Différence de la chair selon l'âge, l'exercice, etc.

Les animaux *adultes*, surtout les *mâles*, et ceux qui vivent en liberté ou qui font beaucoup d'exercice, ont une chair plus dure, plus forte et plus sapide. La digestion en est pénible : aussi ne convient-elle qu'aux estomacs robustes ; mais elle a l'avantage d'opérer, pour la réparation des forces, un effet beaucoup plus durable.

2°. Il y a des substances animales liquides qui servent d'alimens : telles sont le lait, les œufs et le sang.

Le *lait* est une espèce d'émulsion animale, d'une odeur douce, d'une couleur blanche, d'une saveur sucrée, et d'une consistance telle que, lorsqu'on en verse sur l'ongle une petite goutte, elle ne coule point, et conserve sa forme ronde. Le meilleur lait est celui qui se rapproche le plus de ces qualités.

Par l'analyse spontanée, ce liquide se divise en trois portions : l'une épaisse et grumeleuse, c'est le *caséum*, avec lequel on fait le fromage ; l'autre, liquide, verdâtre et acescente, c'est le *sérum* ou *petit-lait* ; celui-ci, préparé par la présure et évaporé ensuite, fournit une matière blanchâtre, cristalline et de nature mucososucrée, que l'on appelle le *sel* ou le *sucre de lait*; la troisième enfin, est huileuse et susceptible de se concréter pour former du beurre ; c'est ce que l'on appelle la *partie butyreuse.* Ces trois parties existent dans le lait des femelles des différentes espèces d'animaux, avec des proportions différentes.

Le lait de *femme* contient une matière caséeuse filante et onctueuse. Il fournit très-peu de beurre, et que l'on extrait difficilement ; son sérum est d'une saveur trèssucrée. Le lait d'*ânesse* est celui qui se rapproche le plus du précédent. Le lait de *vache* donne du beurre très-consistant, un caséum épais, un sérum abondant, une petite quantité de mucoso-sucré, quelques sels, etc.

Le lait est la substance appropriée aux forces digestives de l'enfant. On en retire de bons effets dans les maladies de poitrine et les irritations de l'estomac, parce qu'il procure une alimentation douce, qui convient aussi aux sujets nerveux et délicats. Ceux qui ne peuvent le digérer pur, le supportent facilement si on le coupe avec de l'eau, ou mieux encore avec quelque infusion aromatique.

Les *œufs* contiennent deux parties principales, le blanc et le jaune : le 1er, qui est de l'albumine pure, est moins soluble dans l'estomac que le jaune, et cause quelquefois des indigestions ; le 2me, qui est composé d'albumine, d'une huile douce et d'une matière colorante, est plus facile à digérer.

Les œufs sont très-nourrissans, lorsqu'ils sont frais et modérément cuits ; dans cet état, ils conviennent, ainsi que le lait, aux constitutions faibles et délicates, ou à celles qui sont épuisées par les maladies. Lorsqu'on les fait cuire davantage, ils sont moins faciles à digérer. Ils entrent comme ingrédiens dans un grand nombre de préparations auxquelles ils communiquent leur qualité nutritive.

Le *sang* cru est en usage chez quelques nations sauvages. Nous ne l'employons que rendu concret par la coction. Dans cet état, il est tellement indigeste qu'il faut y ajouter des assaisonnemens propres à exciter l'action de l'estomac.

3° Les alimens et les assaisonnemens que l'on emprunte aux *végétaux*, sont pris parmi les racines, les tiges, les feuilles, les fleurs et les fruits.

Dans les *racines*, considérées comme alimens, nous trouvons la carotte, le navet, le radis, la scorsonère, le salsifis, l'ognon et le porreau, etc. La plupart de ces racines contiennent un principe volatil, aromatique dans les unes, âcre dans les autres, qui est uni au mucoso-sucré, et que la cuisson altère ou modifie convenablement.

Des tiges et des feuilles.

Les *tiges* et les *feuilles* des plantes potagères ou *oléracées* ne s'emploient guère que lorsque les plantes sont jeunes ou étiolées. Elles ont des effets différens, suivant

Leurs différentes qualités :

leurs qualités particulières : les unes, aqueuses et mucilagineuses, rafraîchissent et lâchent le ventre ; telles sont

Elles sont mucilagineuses,

celles de laitue, de cardon, de choux, de pourpier, d'épinard, d'asperge, etc. ; les autres, légèrement acides,

acides, amères ou piquantes.

comme l'oseille ; amères, comme la chicorée, le pissenlit ; ou piquantes, comme le cerfeuil, le persil, le cresson, etc., ont, outre leurs qualités nutritives, des propriétés médicamenteuses très-précieuses dans certains cas.

Des fleurs.

Les *fleurs* donnent le réceptacle de l'artichaut qui sert d'aliment ; les boutons du câprier, les fleurs de la capucine et du giroflier qui sont employés comme assaisonnement.

Des fruits.

Les *fruits* sont, en général, le produit de la fécondation des fleurs. En matière d'hygiène, on réserve plus spécialement ce nom aux substances pulpeuses et succulentes.

Ils sont acides,

Parmi les fruits, les uns sont *acides*, comme les cerises, les groseilles, les pommes et les poires, les oranges et les citrons, qui doivent leurs qualités à l'union du mucoso-sucré aux acides malique ou citrique : ils désaltèrent, en provoquant la sécrétion de la salive, ralentissent la circulation et tempèrent la chaleur du corps.

sucrés

D'autres sont *sucrés*, tels que les fraises, les pêches, les abricots, les figues, les raisins, les melons : ils nourrissent par leur principe mucoso-sucré, et ils étanchent la soif par le liquide abondant qu'ils contiennent.

Enfin, il y en a qui sont *acerbes* : on trouve dans cette classe les coings, les prunelles et les olives. Ils contiennent une petite quantité d'acide gallique, qui rend leur saveur plus ou moins âpre. Ils condensent le tissu des solides, diminuent les sécrétions et resserrent le ventre.

Les *graines* résultent, comme les fruits, de la fécondation des plantes. On en distingue de trois espèces : les céréales, les légumineuses et les émulsives.

Les graines *céréales* proviennent du froment, de l'orge, de l'avoine, du maïs, du riz, etc. Ces plantes naissent spontanément dans quelques climats. La culture les fait croître presque partout ; aussi la plupart des peuples en font-ils la base de leur nourriture.

La farine qu'on obtient par la mouture de ces graines, et notamment de celles du froment, est composée de *fécule* ou *amidon*, de *mucoso-sucré* et de *gluten*.

L'art de faire le *pain* consiste à réduire la farine en *pâte*, en la pétrissant avec de l'eau et un peu de levain : la fermentation *panaire* se développe ; on l'arrête par la cuisson.

Le pain de *froment* est le plus agréable au goût et le meilleur pour l'estomac. Le pain d'orge ou de seigle pur est lourd et indigeste ; celui de seigle est rafraîchissant.

La croûte du pain, étant plus cuite que la mie, est plus sapide et plus facile à digérer.

Les graines *légumineuses*, telles que les pois, les haricots et les lentilles, sont humides, mucilagineuses et sucrées dans leur nouveauté : dans cet état, elles offrent un aliment aussi sain qu'agréable. Après leur maturité, elles sont sèches et remplies d'une fécule onctueuse, unie à une petite quantité d'extractif et de mucoso-sucré. Les légumes secs sont indigestes ; ils engendrent des vents.

et acerbes.

Des graines.

Espèces :

Graines céréales.

De la farine et de ses élémens.

Du pain.

Pain de froment, d'orge et de seigle.

Graines légumineuses.

Nouvelles.

Sèches.

Semences ou graines émulsives,

et fruits féculens.

Ils sont pesans et indigestes.

Préparations féculentes du commerce.

De la préparation des alimens

Par le feu :

Tostion ou rôtissage ;

Ebullition.

Les semences *émulsives*, telles que les amandes et les graines des cucurbitacées, renferment beaucoup de mucilage, et servent à préparer des boissons tempérantes.

Les châtaignes et les marrons, qui sont aussi des fruits, la pomme de terre et ses variétés, qui sont des racines, contiennent, ainsi que les graines légumineuses, une fécule privée de gluten, et conséquemment impropre, étant employée seule, à la confection du pain. Ces substances sont pesantes et indigestes : aussi les personnes qui ont l'estomac faible et celles qui mènent une vie sédentaire doivent-elles s'en abstenir pour cette raison.

Enfin, certaines préparations féculentes du commerce, telles que les fécules de riz et de pommes de terre, la semoule, le salep, le sagou, le tapioca, etc., entrent dans la préparation de divers potages légers et très-nourrissans.

4° La *préparation* des alimens, que l'on décore du nom d'*art culinaire*, comprend l'opération qui tend à en amollir la substance ou à en modifier la saveur, et celle qui consiste à leur appliquer des assaisonnemens propres à flatter le goût et à exciter l'estomac.

L'application du feu est immédiate dans la *tostion* ou le rôtissage. Elle est médiate, lorsqu'on se sert de l'eau pour intermède, comme dans l'ébullition; ou de corps gras, comme dans la friture.

Dans le *rôtissage*, un feu ardent commence par racornir l'extérieur de la viande; d'où il résulte que l'intérieur conserve son jus, tout en se ramollissant. On conçoit donc combien la viande rôtie est en général nourrissante.

Dans l'*ébullition*, les substances alimentaires cèdent à l'eau leurs sucs, ainsi que cela a lieu pour la viande qui est alors peu nutritive; ou bien elles absorbent la quantité d'eau qui leur est nécessaire, comme les légumes, pour diviser leurs parties, les ramollir ou les dissoudre : elles sont alors plus agréables au goût et plus faciles à digérer.

Le *bouillon* s'obtient par la coction aqueuse de la chair du bœuf, du veau, du poulet, etc., ou par une forte ébullition des os. On y ajoute plusieurs sortes de légumes et quelques condimens. Les élémens principaux du bouillon sont la gélatine, l'osmazome, la graisse et quelques sels. *Du bouillon.*

Par l'union du bouillon avec le pain, le riz, le vermicelle ou autres matières féculentes, on fait des *potages* qui procurent une alimentation légère et promptement réparatrice. *Des potages.*

Les *fritures* faites avec l'huile ou la graisse se digèrent quelquefois difficilement ; elles causent surtout aux estomacs faibles des renvois acides.

5° Les *assaisonnemens* ou condimens sont simples ou composés : les premiers sont *salins*, comme le muriate de soude (*sel de cuisine*), le nitrate de potasse (*nitre*) ; *acides*, comme l'acide acéteux (*vinaigre*), le jus de citron, le verjus ; *aromatiques*, comme le persil, le cerfeuil, la cannelle, le girofle, le safran ; *aromatiques* et *âcres*, comme le poivre, la muscade, le gingembre ; *amers* et *aromatiques*, comme le laurier-cerise, les amandes amères ; *doux*, comme le sucre, le miel, etc. *Préparation par les assaisonnemens simples*

Les mucilages sucrés, le lait, le beurre, les graisses et l'huile font encore partie des condimens simples.

Les assaisonnemens composés comprennent les *sauces* préparées dans les cuisines : les aromates qu'on y associe ont pour véhicule l'eau, le vinaigre, l'huile, le beurre ou le sang. Les œufs et la farine servent de *liaison* à ces diverses substances. *ou composés. Des sauces.*

La préparation des *mets* est une chose nécessaire dans nos mœurs actuelles. L'addition de condimens simples, à petite dose, est utile pour corriger les mauvaises qualités des alimens, relever leur saveur, et exciter modérément l'action digestive.

L'excès ou l'abus des condimens simples ou composés n'est propre qu'à dénaturer les alimens, à irriter l'estomac, et à épuiser les forces de cet organe. Leurs effets nuisibles s'étendent sur toute l'économie : ils dessèchent le corps, disposent à l'inflammation, et développent une sorte d'acrimonie générale qui devient la source d'une foule de maladies.

6° L'*art de conserver les alimens* consiste à prévenir leur altération par l'air et l'humidité, à les préserver des dommages que les insectes pourraient y causer, et à arrêter ou retarder le mouvement intestin qui tend à les décomposer.

La dessiccation spontanée ou aidée de la chaleur, l'immersion ou la macération dans le vinaigre, l'eau salée, l'eau-de-vie, l'esprit-de-vin, etc., sont les moyens ordinaires employés pour la conservation des substances alimentaires.

B. Les alimens *liquides* ou les *boissons* ont leur source dans les trois règnes de la nature. Ils comprennent l'eau et les boissons dans lesquelles elle sert de véhicule à diverses substances, les liqueurs fermentées et alcooliques, les sucs aqueux des végétaux et les bouillons.

1° L'*eau* est la boisson universelle. Elle est composée de 0,15 d'hydrogène et de 0,85 d'oxygène. Mélangée par l'agitation avec quelques particules d'air et d'acide carbonique, elle acquiert une propriété stimulante, que lui enlève la distillation ou l'ébullition, en la privant de ces gaz.

La qualité éminemment dissolvante de l'eau est cause qu'elle est rarement pure; presque toujours elle est unie à des matières qui en altèrent plus ou moins les bonnes qualités.

On divise les eaux en économiques et en médicinales.

Les eaux *économiques* sont celles de pluie, de neige, de rivière, de lac, de puits et de fontaine. Les matières qui les altèrent et les rendent insalubres sont des sulfates, des nitrates, des muriates, des carbonates de chaux, de soude et de potasse, et des débris de substances végétales ou animales.

L'eau de *pluie* et de *neige* contient très-peu de substances salines : la première est plus saine que la seconde qui est privée d'air et d'acide carbonique.

On donne la préférence à l'eau recueillie à la fin de la pluie, comme étant la plus pure, parce que celle qui est tombée au commencement a entraîné avec elle différens principes hétérogènes qui étaient disséminés dans l'atmosphère.

L'eau de *rivière* ou de *fleuve* est très-saine, surtout lorsqu'elle coule sur un lit de sable ou de matières non solubles. Elle ne recèle alors qu'une petite portion de sels. Battue par le mouvement, elle absorbe de l'air; ce qui lui donne de la sapidité, et la rend plus légère pour l'estomac.

L'eau de *lac*, de *citerne* et de *marais* est stagnante, et par conséquent mauvaise en général. Elle est altérée par une grande quantité de substances salines et de matières végétales ou animales putréfiées.

Les eaux de *fontaine* ou de *puits* sont moins bonnes que celles de rivières, mais beaucoup plus saines que celles de lacs et de marais. Comme elles fluent à travers plusieurs couches de terre, elles dissolvent les sels qu'elles rencontrent sur leur passage. L'eau de fontaine, en roulant sur le sable, s'en dépouille en partie ; c'est pourquoi elle est plus légère que celle de puits, qui repose ordinairement sur un fond calcaire.

Eau distillée et bouillie. L'eau distillée est la plus pure, parce qu'elle est dépouillée de tout principe étranger ; mais, comme elle est privée d'air et d'acide carbonique, ainsi que celle qui a bouilli, elle est complétement insipide ; ce qui la rend indigeste. Elle récupère ces deux gaz par le contact prolongé de l'air et par l'agitation ou le battement.

Qualités que doit avoir l'eau pour être salubre, La meilleure eau est, en général, celle qui est limpide, diaphane, inodore et un peu sapide, qui dissout facilement le savon, et cuit les légumes en les ramollissant.

Additions qui la rendent rafraîchissante. Lorsque l'eau est fraîche ou froide, et surtout aiguisée avec quelques gouttes d'un acide végétal, un peu de vin acidule, de poiré, etc., elle étanche la soif et rafraîchit le corps en général.

Des eaux crues ou dures. On appelle eaux *crues* ou *dures* celles qui sont chargées d'un excès de matières salines : telles sont certaines eaux de puits. Elles dissolvent mal, ou ne dissolvent pas du tout le savon. Les légumes qu'on fait cuire avec elles se durcissent en se pénétrant des sels calcaires qu'elles tiennent en dissolution.

Des eaux médicinales. Les eaux *médicinales* sont *naturelles* ou *artificielles*. On en distingue de plusieurs espèces, eu égard aux substances qu'elles contiennent, et desquelles dépendent leurs propriétés médicinales. (Voy. l'examen abrégé de ces eaux dans la *thérapeutique*.)

Des boissons préparées. 2° On emploie l'eau à la préparation de plusieurs sortes de boissons, comme le thé, le café, le chocolat et les différentes espèces de bouillons.

Le *thé*, infusé dans l'eau, donne une liqueur aroma-
tique, amère et astringente. Il est d'un usage journalier
dans quelques pays, où l'atmosphère est brumeuse et
froide. Il active la digestion, provoque la transpiration
et la sécrétion des urines. A la longue, il affaiblit l'estomac
et rend les digestions laborieuses. Du thé.

Le *café*, torréfié, pulvérisé et bouilli dans l'eau, four-
nit une boisson amère et aromatique. Il agit spécialement
sur le système nerveux et sur le cerveau, dont il excite les
fonctions. Il convient aux estomacs faibles et paresseux.
Son excès cause l'insomnie, excite la chaleur, et tarit la
plupart des sécrétions : ces effets ont surtout lieu chez les
personnes nerveuses, ou chez celles qui n'en font point
habituellement usage. Du café.

Le *chocolat* se compose avec l'amande du cacao torré-
fiée. On en fait une pâte que l'on aromatise avec de la va-
nille ou de la cannelle. Il fournit un aliment liquide, sto-
machique et très-agréable. Du chocolat.

L'addition du sucre aux boissons composées qui précè-
dent, mitige leur principe amer et le rend plus supportable
au goût. Le lait qu'on y mêle modère leurs propriétés
stimulantes, et les convertit en alimens liquides. Addition du
sucre à ces bois-
sons.
Leur mélange
avec le lait.

3° Les boissons *fermentées* se fabriquent avec des liquides
qui contiennent du sucre dissous dans l'eau, et dans les-
quelles se trouvent quelques autres substances végétales,
telles que l'extractif, le mucilage, la fécule, des acides, etc.,
capables de décider la fermentation vineuse. On compte
au nombre des boissons fermentées, le vin, la bière, le
cidre et l'hydromel. Des boissons
fermentées.

Le *vin* résulte de la fermentation du suc de raisin. Il
contient de l'eau, de l'alcohol encore imparfait, un ou
plusieurs acides, du tartrate acidule de potasse, une ma- Du vin.
Ses principes
immédiats.

tière extractive colorante, de l'arome et un reste de mucilage sucré.

Division des vins :
1° En alcoholiques;

La prédominance de quelqu'un de ces principes sur les autres a fait diviser les vins, 1° en *alcoholiques* : tels sont ceux de Roussillon. Ils stimulent vivement et produisent l'ivresse.

2° En acides ou acidules;

2°. En *acides* ou *acidules*, comme les vins de Champagne, qui sont saturés d'acide carbonique auquel ils doivent la propriété d'être *mousseux*. Ils désaltèrent et excitent les forces promptement, mais instantanément.

Les vins de Bordeaux et ceux du Rhin contiennent beaucoup d'acide tartarique qui ralentit leur fermentation. Lorsque ces vins ont vieilli, ils sont d'excellens stomachiques pour les convalescens et les personnes épuisées.

On trouve une surabondance d'acide malique dans les vins de Franconie et de Silésie. Ils sont austères, et ils irritent l'estomac.

3° En colorés;

3° En *colorés* : la quantité de matière colorante qui charge ceux-ci en fait de bons toniques. Ils sont cependant un peu indigestes pour les personnes faibles.

Les vins *rouges* sont, en général, par la matière colorante, le tartre et l'alcohol qu'ils contiennent, plus fortifians que les vins *blancs*, qui sont légers et excitans, et qui provoquent une abondante sécrétion des urines.

4° En sucrés.

4° En *sucrés* : tels sont ceux d'Espagne et du midi de la France. Ils sont nourrissans et réparent les forces, surtout s'ils sont en même temps aromatiques, comme les vins muscats.

De tous les vins, ceux de Bourgogne paraissent être, en général, les meilleurs, par la raison que leurs matériaux sont dans de justes proportions, et se corrigent les uns les autres.

Les différences des vins se tirent encore, 1º du sol qui les a produits ; 2º de leur degré de coloration ; 3º de lenr âge ou ancienneté ; 4º des mélanges qu'ils ont subis ; 5º des falsifications plus ou moins dangereuses que la cupidité criminelle des marchands leur a fait éprouver.

Autres différences des vins.

La *bière* se fait avec de l'eau et de la farine d'orge germé et torréfié ; le houblon, que l'on y ajoute, est pour lui donner de la saveur, et pour la conserver.

De la bière.

Elle est composée d'eau, d'alcohol et d'un principe amer. La fermentation qui s'en empare y développe l'acide carbonique.

Cette boisson, très-nourrissante et légèrement tonique, relâche à la longue les solides. Les habitans du nord en usent habituellement.

Le *cidre* est le résultat de la fermentation du suc de pommes. Il contient de l'eau, les élémens de l'alcohol, du mucoso-sucré, de l'acide carbonique, et peut-être un reste d'acide malique.

Du cidre.

Le *poiré* s'obtient du suc de poire : il est plus alcoholique que le cidre.

Du poiré.

L'*hydromel* est un mélange d'eau et de miel, qui a passé à la fermentation vineuse. On y mêle quelquefois un peu de vin. Cette liqueur, qui est d'un usage habituel en Pologne, en Suède et en Russie, a quelque analogie avec le vin d'Espagne. Elle enivre lorsque l'on en boit en trop grande quantité.

De l'hydromel.

Les boissons fermentées sont le produit de l'art : l'habitude les a rendues nécessaires. Prises en petite quantité, elles stimulent et fortifient. Leur usage immodéré ou trop fréquent cause l'*ivresse*, dénature les organes digestifs, attaque le système nerveux, dégrade l'homme au moral, et amène des maladies chroniques incurables.

Avantages des boissons fermentées.

Danger de leur usage immodéré.

Individus abstèmes.

Les individus *abstèmes* sont plus communs dans les régions méridionales et tempérées que dans le nord. S'ils sont privés de quelques-uns des avantages attachés à l'emploi du vin, en revanche, ils sont garantis de tous les dangers d'un abus qui est toujours si près de l'usage.

Des liqueurs alcoholiques.

4° Les *liqueurs alcoholiques* s'obtiennent par la distillation des liqueurs fermentées et des substances sucrées ou mucoso-sucrées.

Des eaux-de-vie.

L'*eau-de-vie* qu'on retire du vin est la meilleure et la plus commune : elle doit avoir de 18 à 22 degrés. Elle se perfectionne en vieillissant. L'eau-de-vie de grain et celle de sucre (*rum*) sont très-irritantes. L'alcohol de cerises (*kirsch-wasser*) est aromatisé par l'acide prussique qui se dégage des noyaux brisés avec lesquels le suc de ces fruits a fermenté.

Des liqueurs proprement dites.

L'union du sucre et des aromates avec l'alcohol produit les *liqueurs* proprement dites.

Leur usage modéré excite et fortifie.

Les liqueurs alcoholiques, en quantité modérée, excitent et corroborent l'économie. Prises avant ou après le repas, elles réveillent l'action de l'estomac, et raniment le principe vital. Conservées quelque temps dans la bouche, elles calment la soif.

Leur abus a de graves inconvéniens.

Leur abus a de graves inconvéniens : elles durcissent la membrane muqueuse des premières voies, et jettent le système nerveux dans l'atonie.

Des sucs aqueux tirés des végétaux.

5° Les *sucs aqueux*, tirés des végétaux, sont *mucilagineux* dans les plantes potagères; *amers* dans les chicoracées; *âcres* et *aromatiques* dans les crucifères, dites antiscorbutiques; *acides* et *doux* dans la groseille, la cerise, la noix de coco, etc. Ces sucs sont rarement employés comme boisson dans l'état de santé.

Des bouillons.

On en peut dire autant du petit-lait et des différens

bouillons faits avec le mou de veau, les limaçons, les grenouilles, etc., dans lesquels on fait entrer encore des végétaux et quelques substances médicamenteuses.

On a trois intentions en prenant des liquides : 1° d'étancher la soif ; 2° de favoriser la digestion par l'humectation ou l'assaisonnement communiqué aux alimens ; 3° d'exciter toute l'économie.

La température des boissons influe sur leurs effets : très-froides ou très-chaudes, elles sont désaltérantes et toniques ; tièdes, elles relâchent la fibre, fatiguent quelquefois le goût, et énervent les organes qui les reçoivent.

C. La considération de l'ordre des *repas* et de la règle à suivre dans l'usage des mets, terminera ce que nous avions à dire touchant les ingesta.

Les *repas* en commun sont aussi anciens que les sociétés ; ils ont dû contribuer à les cimenter. Tant que les hommes n'ont cherché, dans cette coutume, que l'occasion de se réunir, les tables n'offraient que le nécessaire ; mais, dès que la sensualité en a été le principal motif, une profusion de mets a couvert les tables, la sobriété a fait place à l'intempérance, et la frugalité à l'*épicurisme* le plus recherché.

L'ordre des repas est déterminé par l'usage. Leur fréquence doit être relative à l'âge, aux exercices, à la constitution, etc.

La fréquence des repas est préférable à leur abondance, parce que l'estomac digère mieux lorsqu'il est peu chargé d'alimens.

Le souper, proscrit aujourd'hui dans la plupart des grandes villes, doit toujours être beaucoup plus léger que le déjeuner et le dîner, parce que la digestion est lente et difficile pendant le sommeil. (Voy. page 153.)

Le mélange des substances végétales et animales, et l'association des liquides et des solides, dans les repas comme dans les mets, sont avantageux et nécessaires: toutes ces différentes choses se modifient les unes les autres, et servent réciproquement à leur conversion en chyme.

Les 1res choses dont on use dans un repas passent rapidement : tels sont les potages et les consommés, qui sont destinés à apaiser les premières impressions de la faim. Les 2mes, plus résistantes, comme les rôtis, exercent les forces de l'estomac et soutiennent l'alimentation. Les 3mes enfin, telles que les crèmes et les pièces de dessert, excitent le goût, et font naître souvent un appétit factice qu'il faut bien se garder de satisfaire.

Le danger des repas somptueux vient de la quantité excessive de nourriture que l'on y prend, et de la diversité des mets gras, sucrés, acides, mucilagineux et autres, que l'on entasse dans l'estomac. La décomposition de ces matières donne naissance à des gaz vicieux qui oppriment les forces gastriques, et intervertissent l'opération de la digestion.

Enfin, la *diététique*, en prescrivant les règles relatives à la quantité et à la qualité des alimens, nous met en garde, et contre les inconvéniens du jeûne et de l'abstinence, et contre les dangers bien plus fréquens de l'intempérance.

ART. IV. EXCRETA.

On entend par *excreta* les différentes matières hétérogènes qui doivent être éliminées du corps.

On distingue les *excrétions* en naturelles, accidentelles et artificielles.

A. Les excrétions *naturelles* se divisent en *continuelles;* exemple : les transpirations cutanée et pulmonaire ; *jour-nalières ;* exemple : l'éjection alvine et urinaire ; *périodiques ;* exemple : l'évacuation menstruelle ; *extraordinaires ;* exemple : les lochies, l'émission du sperme et l'écoulement des larmes.

B. Les excrétions *accidentelles* sont celles qui surviennent fortuitement : tels sont l'épistaxis ou saignement du nez, le flux hémorrhoïdal, le diabétès ou phthisurie sucrée de quelques auteurs, la suppuration des plaies et des ulcères.

C. Les excrétions *artificielles* sont le résultat de certains procédés de l'art : elles comprennent celles qu'on obtient par la saignée, les exutoires et les remèdes évacuans, à quoi il faut encore ajouter celles qui tiennent à l'usage du tabac qui provoque le flux de la salive et du mucus nasal, des lavemens purgatifs, etc.

La santé exige que les excrétions se fassent dans une juste mesure. Quand elles sont trop abondantes, elles soustraient les matériaux de la nutrition, et font converger les forces de la vie vers l'organe dont l'action est augmentée; d'où résultent l'amaigrissement et la faiblesse. Quand elles se font en moindre quantité qu'à l'ordinaire, il en résulte une exubérance d'humeur, qui engendre la pléthore générale, des maladies inflammatoires, l'apoplexie, etc.

La suspension des excrétions naturelles donne naissance à une foule d'accidens graves. Le danger de la suppression des excrétions accidentelles ou artificielles est en raison de leur ancienneté, de la quantité habituelle du fluide évacué, et des dispositions particulières de l'individu.

Les évacuations stercorale, urinaire et séminale sont

14

la volonté sur
les excrétions.

sous l'empire immédiat de la volonté. Celle-ci n'a qu'une influence indirecte sur les évacuations transpiratoires, muqueuses et salivaires.

Excrétions
urinaire,

On entretient la sécrétion des urines au moyen de boissons légères, abondantes et aiguisées avec les acides végétaux, un vin blanc acidule, ou avec un sel alkalin, tel que le nitrate de potasse.

stercorale,

L'usage des alimens végétaux, l'abstinence des ragoûts épicés, l'exercice après le repas, les lavemens, les bains et les boissons laxatives préviennent et guérissent la constipation.

transpiratoire,

On favorise la transpiration en portant des vêtemens chauds et en faisant de l'exercice. On la rétablit, lorsqu'elle est supprimée, par les bains, les frictions et les boissons chaudes et aromatiques.

menstruelle,

La régularité de la menstruation est la mesure de la santé chez les femmes. Elles doivent, aux approches des *règles* ou pendant que celles-ci coulent, éviter le froid, les excès dans le boire et le manger, et les passions fortes. On les rétablit, lorsqu'elles sont dérangées, par les pédiluves chauds, les sangsues appliquées à la vulve, les saignées de pied, etc.

sanguine et hu-
morale.

L'épistaxis et le flux hémorrhoïdal périodiques, les saignées et les purgations habituelles, les suppurations anciennes, exigent les plus grandes attentions. On doit favoriser les unes et ne point interrompre trop brusquement les autres, à moins que quelques circonstances nouvelles ne les réprouvent.

ART. V. GESTA.

Des choses
comprises dans
les gesta.

On rapporte à cet article la veille et le sommeil, le mouvement et le repos.

A. La *veille* est cet état dans lequel les sens et le cerveau, les nerfs et les muscles de la vie animale sont en exercice. Le *sommeil* est, au contraire, caractérisé par l'inactivité de ces différens organes. (Voyez page 152.)

De la veille.

La lassitude qui suit une veille laborieuse engage au repos; le retour de la nuit invite au sommeil. La durée de celui-ci ne doit point être moindre de 5 à 6 heures, ni excéder 8 à 9 heures. Les enfans, les femmes, les hommes de cabinet, ceux qui fatiguent beaucoup ou qui sont affaiblis, doivent lui consacrer un temps plus long que les autres.

Du sommeil; sa durée.

Nous avons indiqué, dans la *Physiologie*, les effets fâcheux de l'excès du sommeil et de la veille.

Inconvéniens de l'excès de la veille et du sommeil.

On doit faire un choix du lieu, des appuis et du temps pour se livrer au sommeil.

Il n'est point salutaire de dormir dans les lieux bas et humides, ni dans ceux où l'air est chargé d'émanations qui le corrompent, ainsi que nous l'avons déjà fait observer précédemment.

Avant de se livrer au sommeil, il faut choisir le lieu,

Nous avons également fait connaître, dans les circumfusa, les appuis propres au repos.

les appuis

La nuit est le temps que la nature a assigné pour le sommeil; cependant il est assez convenable pour les hommes de peine, et pour les individus faibles et très-nerveux, de dormir quelques momens au milieu du jour, surtout dans les temps ou les pays très-chauds.

et le temps.

B. Les *mouvemens corporels* sont généraux ou partiels, selon qu'ils mettent en action le tronc et les membres simultanément, ou bien quelques parties isolément.

Des mouvemens.

Parmi les mouvemens *généraux*, les uns sont *spontanés*, c'est-à-dire dépendans de la volonté, comme la marche, le saut et la course, à la faveur desquels on se

Mouvemens généraux, spontanés,

livre aux différens exercices de la danse, de l'escrime, de la chasse, etc. ; les autres sont *imprimés*, comme dans les promenades en voiture et en bateau ; d'autres enfin sont *mixtes*, ainsi que cela a lieu dans l'équitation, le jeu de l'escarpolette, etc.

Les mouvemens *partiels* sont ceux d'un ou deux membres seuls, comme cela s'observe dans le travail qu'exige un grand nombre de professions ; de la voix et de la parole, comme dans le chant et la déclamation.

Tous les exercices, lorsqu'on en use modérément, excitent le développement des organes, accroissent l'énergie des principales fonctions, fortifient la constitution et donnent de la vigueur au corps.

Les anciens avaient observé dans leurs jeux les bons effets de l'exercice. Ils instituèrent la *gymnastique* comme un des fondemens principaux de l'éducation publique.

Dirigés avec discernement et variés selon l'âge, le sexe et la constitution, les exercices ont, en général, une influence avantageuse sur le physique et le moral des individus ; aussi doit-on regarder comme très-favorable l'introduction de la gymnastique dans les institutions destinées aux jeunes gens de l'un et de l'autre sexe.

L'exercice physique, poussé jusqu'à la lassitude extrême, a toujours des effets pernicieux : il entrave l'accroissement, fait languir le corps et ruine les forces.

Les mouvemens les plus favorables sont ceux dans lesquels il y a un plus grand nombre de parties en action : ainsi, les mouvemens généraux sont plus avantageux que les partiels, les mouvemens spontanés que les mixtes, et ceux-ci sont préférables aux mouvemens imprimés.

C. Le *repos* est *partiel* ou *général* : dans le 1er cas, il y a des parties qui sont inactives pendant que d'autres s'exercent ; c'est ce qui s'observe dans les différens modes de station, et dans le travail étant assis. Dans le 2ᵐᵉ cas, tous les muscles volontaires sont dans le silence; c'est ce qui a lieu lorsque le corps est couché et que l'on se dispose au sommeil.

Il est une autre espèce de repos que l'on peut appeler *délassement*. Il consiste à varier les occupations ou la direction des mouvemens : c'est ainsi que l'on se délasse des travaux de l'étude, en leur faisant succéder l'exercice corporel ; que l'on diminue la lassitude d'une partie, en changeant d'une manière quelconque le sens de son action, etc.

ART. VI. PERCEPTA.

Sous le nom de *percepta* se rangent les sensations, les affections de l'âme et les fonctions intellectuelles.

A. Les *sensations* ont des relations directes avec le moral, qu'elles concourent à perfectionner, et avec le physique, qu'elles tendent à conserver.

Le *plaisir* qui accompagne les sensations répand ses influences expansives dans toute l'organisation : il attache à la vie. La *douleur* concentre le principe sensitif à l'intérieur, enraie, pour ainsi dire, le jeu des organes, et relâche les liens qui attachent à l'existence. Il est donc naturel de rechercher les sensations agréables, et de fuir celles qui sont pénibles ou douloureuses.

B. Les *affections de l'âme* sont actives ou passives, selon l'espèce de sentiment moral auquel elles donnent naissance.

Les affections *actives* se remarquent dans la bienveillance, la pitié, l'amitié et l'amour, qui nous attachent à

Du repos général.

Du délassement.

Des choses comprises dans les percepta.

Des sensations.

Du plaisir et de la douleur.

Des affection de l'âme.

Affections actives.

nos semblables, et dans la colère, la haine et la jalousie, qui nous en éloignent.

Les affections *passives* sont agréables dans l'espérance, la satisfaction morale, et pénibles dans la crainte, le dégoût, le découragement.

C. Les *fonctions intellectuelles* ou les travaux de l'esprit ne sont point étrangers aux influences du plaisir et de la douleur : ainsi, la satisfaction qui suit les opérations fructueuses de la pensée délasse l'esprit ; le dégoût qui se mêle à des efforts stériles le fatigue et le décourage.

L'exercice prolongé de la mémoire, du jugement et de la réflexion est toujours fatigant ; tandis que celui de l'imagination ou du génie excite le cerveau, et sympathiquement tout l'organisme.

Les sensations répétées, les passions tristes et les études sérieuses épuisent la sensibilité et affaiblissent les organes ; de là, la nécessité de les interrompre, de les varier, et de leur faire succéder l'exercice physique qui rappelle à l'extérieur les forces de la vie, concentrées sur les sens et sur le cerveau.

D'après ce qui précède, on voit donc que le repos ou le délassement n'est pas moins nécessaire à l'esprit qu'il l'est au corps.

CHAPITRE III.

DES RÈGLES DE L'HYGIÈNE.

Les *règles* dont il s'agit s'appliquent à l'hygiène publique et à l'hygiène privée.

A. Les règles de l'*hygiène publique* sont relatives aux climats, aux lieux, aux habitations communes, au genre de vie, aux coutumes, aux mœurs, aux lois, etc. ; elles ont pour fin la conservation et le bien-être de l'homme, considéré collectivement ou dans ses rapports et ses devoirs sociaux.

B. Les règles de l'*hygiène privée* ont pour objet la théorie du régime de l'homme considéré individuellement. Elles se fondent sur des notions générales et particulières.

Les *généralités* du régime résultent de la connaissance approfondie de toutes les choses comprises dans les matières hygiéniques, et des rapports plus ou moins immédiats de ces dernières avec l'économie animale. Elles déterminent, 1° La *mesure* que l'on doit apporter dans l'usage de ces matières, pour la satisfaction du besoin et du plaisir naturels, en évitant à la fois l'*excès* et la *privation*.

2°. La *manière* dont on doit en user; ce qui embrasse le choix convenable des choses appropriées à nos facultés, et la proscription de l'*abus* ou usage dépravé que l'on peut en faire.

3° L'*ordre* de l'usage; lequel résulte de l'aptitude périodique qu'ont les organes à s'exercer, et des rapports qu'ils contractent avec les qualités des matières hygiéniques. L'ordre comprend encore la *régularité* du régime, à laquelle doivent se soumettre les personnes faibles, et l'*irrégularité* que peuvent et que doivent même se permettre quelquefois les individus forts ou bien constitués.

4° Enfin la *durée* de l'usage, dont la continuité engendre l'*habitude*, tandis que son interruption produit des effets plus ou moins avantageux.

Les *particularités* du régime se déduisent des exceptions que nécessitent les âges, les sexes, les tempéramens, les professions, la fortune, la convalescence, les voyages, etc.

Ces différentes circonstances nécessitent de nombreuses

modifications dans les préceptes du régime. Elles sont du ressort de l'hygiène *spéciale* ou *pratique* qui, selon la classe d'individus ou l'espèce de profession à laquelle elle s'applique, prend les noms d'hygiène des *enfans*, des *femmes*, des *artisans*, etc.; d'hygiène *militaire*, *navale*, etc.

Conséquences de l'hygiène, ou ses liaisons avec l'art de guérir.

1º Avec la pathologie générale,
2º Avec la thérapeutique.

Cette dernière partie se lie directement avec la pathologie générale, relativement à la connaissance ou à la recherche des causes des maladies, et avec la thérapeutique, en faisant concourir les règles hygiéniques avec les moyens préservatifs ou curatifs au traitement des maladies.

But de l'hygiène.

Ainsi donc, l'hygiène atteint son but *en conservant la santé, en écartant les maladies et en prolongeant la vie.*

TROISIÈME PARTIE

DE LA PATHOLOGIE GÉNÉRALE.

LA VIE DE L'HOMME est partagée en quatre états différens : la santé, la prédisposition ou imminence, la maladie et la convalescence.

1°. La *santé* consiste dans l'exercice libre, facile et plus ou moins régulier des propriétés vitales et de toutes les actions qui leur sont subordonnées.

2°. L'*imminence* se reconnaît à un dérangement léger et obscur des fonctions ; état incertain qui tantôt se borne à une simple *indisposition* momentanée, et tantôt est suivi de l'invasion d'une maladie réelle.

3°. La *maladie* est, en général, cet état du corps vivant dans lequel il y a lésion notable et persévérante d'une ou plusieurs fonctions.

Certaines lésions locales peuvent cependant exister sans compromettre la vie, ou même sans nuire sensiblement à la santé : ce sont alors, pour la plupart, des *infirmités*, que l'on ne doit point confondre avec les maladies.

4°. Enfin, la *convalescence* est la transition plus ou moins facile de l'état de maladie à l'état de santé.

L'*état morbide* ou *de maladie* est l'objet de la pathologie, comme l'*état de santé* est celui de la physiologie.

En général, toute maladie reconnaît des causes, se manifeste par des symptômes, suit une marche que par-

Des quatre états de la vie :

1° La santé ;

2° L'imminence ;

3° La maladie ;

4° La convalescence.

Etat morbide.

Notions générales sur les maladies.

tagent des périodes, et se termine de différentes manières.

De la patho-
logie générale
et particulière.
Leur objét.

La PATHOLOGIE est donc cette partie de la médecine
qui traite des maladies. On la divise en générale et en
spéciale ou particulière : la 1re a pour objet la considération abstraite des maladies et des différentes choses qui
s'y rapportent; la 2me, la description détaillée de chaque espèce de maladie en particulier.

Division de la
pathologie gé-
nérale en quatre
parties.

La pathologie *générale* se partage en quatre parties
principales : 1° la *nosologie*, qui s'occupe des différences
des maladies et de leur classification ; 2° l'*étiologie*, qui
traite des causes ; 3° la *symptomatologie*, des symptômes
et accidens ; 4° la *séméiologie* ou *séméiotique*, des
signes.

Parties qui n'y
sont point com-
prises.

En suivant ces quatre divisions, admises depuis long-
temps, nous placerons à leur suite des parties qui n'ont
pu y être comprises, telles que l'invasion, la marche et
les périodes, les terminaisons, les crises et la convalescence.

Division de la
pathologie spé-
ciale.

La pathologie *spéciale* ou *particulière* se subdivise en
pathologie *interne* ou médecine proprement dite, et en
pathologie *externe* ou *chirurgicale* : une explication
plus étendue sera donnée à ce sujet au commencement de
la 4me partie de cet ouvrage.

CHAPITRE PREMIER.

DE LA NOSOLOGIE.

Objet de la
nosologie.

La *nosologie* traite des différences que présentent les
maladies, des noms qu'on leur donne, et de leurs divisions ou classifications.

1°. Des mala-

A. Ces différences sont relatives, 1° à l'*origine* : sous

ce rapport, les maladies sont *héréditaires*, quand nous en recevons le germe avec la vie : telles sont les scrophules, la phthisie, la goutte ; *innées*, lorsqu'elles se sont développées dans le sein de la mère ou au moment de la naissance : tels sont les vices de conformation, la syphilis que les enfans apportent ou gagnent en venant au monde ; *acquises*, lorsqu'elles ont été contractées après la naissance.

Les maladies acquises se subdivisent en *sporadiques*, quand elles affectent accidentellement les individus , comme une fièvre à l'un, une inflammation à l'autre, etc. ; en *pandémiques*, quand elles dépendent de causes qui agissent sur un grand nombre de personnes à la fois : dans ce dernier cas, on les appelle *endémiques*, si elles tiennent à certaines dispositions constantes de l'air, des eaux et du sol, ou de la manière de vivre, tels que le goître en Savoie, la plique en Pologne ; et *épidémiques*, si elles dépendent de quelques vices passagers de l'air, et d'où résultent, par exemple, des catarrhes, des fièvres , la dyssenterie, etc.

Ces maladies peuvent être ou n'être pas *contagieuses*. On dit qu'une maladie est contagieuse, lorsque sa cause peut être communiquée par un contact médiat ou immédiat, comme la peste, la gale. Elle n'est point contagieuse, lorsqu'elle ne peut être gagnée de cette manière.

2°. A l'*époque de l'invasion* : on appelle maladie *primitive* celle qui a été la première déclarée, et maladie *consécutive*, *secondaire* ou *deutéropathique*, celle qui n'est que secondaire à une affection précédente qu'elle remplace, ou avec laquelle elle coexiste.

3°. A la *saison* où elles paraissent : telles sont les

maladies *vernales*, *estivales*, *automnales* et *hyémales*. (Voy. pag. 181.)

4. Au siége; Elles sont internes ou externes, générales ou locales,

4°. Au *siége* où elles se manifestent : dans ce cas, elles sont *internes* ou *externes*, selon qu'elles affectent les parties intérieures ou extérieures du corps ; *générales*, lorsqu'elles agissent sur toute l'économie ; *locales*, lorsqu'elles sont bornées à une seule partie.

fixes ou vagues,

On dit aussi qu'une maladie est *fixe* ou *vague*, *erratique*, *ambulante*, selon qu'elle reste dans le même lieu, ou qu'elle change de place : l'érysipèle et le rhumatisme sont souvent dans ce dernier cas.

idiopathiques,

Les maladies sont *idiopathiques*, lorsque les symptômes se manifestent dans le lieu même où la cause agit, comme les plaies et les brûlures ; *symptomatiques*, lorsqu'elles dépendent d'une autre maladie qu'elles servent à faire reconnaître, telles sont les hémorrhagies dans le scorbut ; *sympathiques*, lorsqu'elles se montrent loin du lieu véritablement malade, comme les abcès de la marge de l'anus dans la phthisie pulmonaire ; *critiques*, quand leur manifestation est le présage de la terminaison d'une autre maladie, ainsi que les hémorrhagies et les abcès critiques en offrent des exemples.

symptomatiques

sympathiques et critiques;

5. A la marche; Elles sont aiguës,

5°. A la *marche* : les maladies sont *aiguës*, lorsqu'elles parcourent leurs périodes avec activité et promptitude : telles sont la plupart des fièvres continues et des phlegmasies.

chroniques,

Elles sont *chroniques*, lorsqu'elles se développent avec lenteur et ont une durée presque illimitée : les lésions organiques, les hydropisies, les scrophules et le scorbut sont dans ce cas.

actives,

On a encore appelé *actives* les maladies caractérisées par l'augmentation manifeste ou l'exaltation des proprié-

tés vitales ; *passives*, celles, au contraire, qui se font passives,
remarquer par une diminution plus ou moins considérable des propriétés de la vie ; enfin, on a donné le nom d'*ataxiques* à celles qui n'offrent aucune régularité dans ataxiques, l'ordre et le caractère de leurs symptômes (1).

6°. Au *type* : on appelle *continues*, celles qui suivent continues, leur marche sans interruption ; *rémittentes*, celles dans rémittentes, lesquelles on aperçoit seulement une diminution et une augmentation alternative d'intensité dans les symptômes ; *intermittentes* ou *périodiques*, celles dont le cours est intermittentes, interrompu par des intervalles de santé plus ou moins parfaite, revenant à des époques plus ou moins régulières. (Voy. chap. V.)

Si les intervalles de rémission ou d'intermission sont subintrantes. tellement courts que, par exemple, la fin d'un accès et le commencement de l'autre accès se touchent, on dit alors que la maladie est *subintrante*.

On appelle *atypiques*, *erratiques*, les maladies dont les attaques ou les accès reparaissent à des intervalles irréguliers.

7°. A la *nature* de la lésion : celle-ci est et sera proba- 6. A la nature
de la lésion ; blement toujours inconnue dans son essence.

Il suffit d'ailleurs de savoir que les organes peuvent être lésés soit dans leurs attributs extérieurs, comme dans les vices de conformation, les déplacemens, etc., soit dans leurs dsipositions intimes, et alors se trouvent compromis les tissus ou parties solides, les fluides ou hu-

---

(1) Chaque organe, chaque tissu, a sa vitalité propre. On conçoit donc qu'une maladie ne peut être considérée comme aiguë ou chronique, et comme active ou passive, que lorsqu'on la compare à elle-même, dans le même lieu et avec la réunion des mêmes circonstances.

meurs, et les propriétés vitales ou le principe de vie, qui sont les trois choses essentielles à l'organisation, et dont la dépendance absolue et réciproque est telle, que l'affection de l'une ne peut avoir lieu, sans que les deux autres y participent, à des degrés divers, et avec des résultats variables (1). (Voy. plus avant le développement de ces principes.)

8°. A la *simplicité* ou à la *complication* : une maladie est *simple* lorsqu'elle existe seule ; *composée*, lorsqu'il s'y joint une affection semblable ou différente, mais qui n'exige point un traitement particulier : tel est le cas d'une double hernie ou d'une plaie qui est accompagnée d'une hémorrhagie légère ; et *compliquée*, lorsque les maladies qui sont réunies nécessitent chacune un traitement particulier : par exemple, l'inflammation qui complique une fièvre adynamique, le tétanos qui arrive après une plaie, veulent être traités par des moyens appropriés à leur nature.

9°. Au *caractère*, aux *effets* et à l'*issue* : les maladies sont *bénignes*, *graves*, *malignes*, *utiles*, *curables*, *incurables*, *mortelles*, etc.

10°. On distingue encore les maladies particulières aux *âges*, aux *sexes*, aux *tempéramens*, aux *professions*, etc.

B. La plupart des distinctions qui précèdent, ne peuvent fournir, dans une classification méthodique, que les

---

(1) C'est d'après la considération exclusive de l'une ou l'autre de ces trois choses, inséparables dans leur exercice, qu'ont été établis les trois systèmes principaux des *solidistes*, des *humoristes* et des *vitalistes*, qui ont régné en médecine à différentes époques, se sont succédé tour à tour, et ont reparu, après un oubli plus ou moins long, avec diverses modifications.

bases des divisions secondaires ; les divisions principales devant être fondées, autant qu'il est possible, sur la nature ou le caractère des maladies, et sur la situation, la structure et les usages des parties que ces dernières affectent.

C. Toutes les maladies peuvent être comprises dans trois grandes sections : 1° celles qui résultent de la *lésion physique* des parties : tels sont les vices de conformation, les solutions de continuité, les déplacemens, la présence des corps étrangers, etc. ; 2° celles qui consistent dans l'altération permanente de la structure intime des organes, et que l'on désigne, pour cette raison, sous le nom de *maladies* ou *lésions organiques* : tels sont les polypes, le squirrhe, le cancer, les tumeurs fongueuses, et en général toutes les dégénérations possibles des organes ; 3° celles que l'on appelle *lésions vitales*, parce qu'elles intéressent plus spécialement les propriétés de la vie ; celles-ci pouvant être *augmentées*, comme dans les fièvres, les phlegmasies ; *diminuées*, comme dans les hémorrhagies et les hydropisies dites passives, les scrophules et le scorbut ; *perverties*, comme dans les convulsions, le délire, l'aliénation mentale ; enfin, *abolies*, comme dans l'asphyxie et la gangrène (1).

A la 1re section se rapportent des affections distinctes, et exclusivement du domaine de la chirurgie ; dans la 2me et la 3me se trouvent des maladies qui appartiennent en commun à la médecine interne et à la chirurgie.

Suivant la *doctrine* nouvelle ou *physiologique* enseignée aujourd'hui par M. le prof. Broussais et ses disci-

Toutes les maladies sont des lésions physiques,

des lésions organiques

et des lésions vitales.

Doctrine physiologique.

______

(1) *Nosographie chirurg.* de M. le prof. Richerand, tom. 1.

ples, la presque totalité des maladies consiste dans l'augmentation ou la diminution locales de la vitalité des tissus.

Ces deux modifications de l'organisme, en plus ou en moins, ne constituent des maladies qu'autant qu'elles persévèrent et dépassent certaines limites ; alors elles deviennent des *irritations* ou des *abirritations*, des affections *sthéniques* ou *asthéniques* (1).

L'*irritation*, qui ne doit pas être confondue avec l'*excitation*, est le phénomène morbide le plus fréquent ; il est primitif et essentiel dans toutes les affections sthéniques ; et selon son intensité, il trouble, accroît ou suspend les actions organiques, donne lieu à des congestions locales, et produit des effets sympathiques dans différens organes, notamment au cerveau, à l'estomac et au cœur. Ces sympathies sont elles-mêmes des irritations secondaires qui font naître, à leur tour, des phénomènes consécutifs plus ou moins fâcheux.

De la prédominance de tel ou tel effet dans les irritations résulte le caractère de ces dernières : ainsi, c'est la pléthore ou la congestion sanguine dans les *inflammations*, auxquelles on rapporte toute la série des fièvres, l'exhalation du sang dans les *hémorrhagies*, la douleur dans certaines névroses, l'excès de nutrition dans les *hypertrophies*, etc.

L'*abirritation* ou l'*asthénie* est l'état contraire au précédent. Il dépend, soit de la longue influence d'agens débilitans, soit de l'épuisement causé par une excitation prolongée des organes ou par des lésions organiques déjà anciennes.

----

(1) Voyez l'*Examen des doctrines*, etc. , de M. le prof. Broussais, et les *Principes de physiologie pathol.* de M. Bégin.

L'asthénie est limitée à une partie, ou bien elle s'étend à toute l'économie, suivant les causes qui l'ont produite, le degré d'importance des organes affectés, etc. ses effets

Elle se manifeste par la décoloration de la peau et la faiblesse, suites de l'appauvrissement du sang, dans l'*anémie* et la *chlorose*; par un amaigrissement extrême, total ou partiel, dans la *consomption* et l'*atrophie*; par l'extinction de la sensibilité et du mouvement dans la *paralysie*, etc. (1). et ses différences.

Toutes les maladies qui sont du ressort de la *pathologie interne* ont été rangées par le prof. Pinel dans les cinq classes suivantes : Classification de la nosographie.

I. Les *fièvres*; elles sont caractérisées par l'accélération du pouls, l'augmentation de la chaleur, et le dérangement de la plupart des fonctions. Le frisson précède ordinairement la chaleur, et fréquemment celle-ci se termine par la sueur. 1. Les fièvres. Caractères.

Cette classe renferme les fièvres *inflammatoires* ou *angioténiques*, *bilieuses* on *ményngo-gastriques*, *muqueuses* ou *adéno-ményngées*, *putrides* ou *adynamiques*, *malignes* ou *ataxiques*, *pestilentielles* ou *adéno - nerveuses* et *hectiques*. Il y a cinq ordres de fièvres.

II. Les *phlegmasies* ou *inflammations*; elles ont pour symptômes principaux la douleur, la chaleur, la rougeur et la tuméfaction de la partie affectée. Leur siége est dans les tissus cutané, muqueux, séreux, cellulaire, parenchymateux, musculaire, fibreux et synovial. 2. Les phlegmasies. Caractères.

III. Les *hémorrhagies*; elles ont lieu par l'exhalation 3. Les hémorragies.

----

(1) *Nouv. Élém. de pathologie médico-chirurg.*, par MM. Roche et Sanson.

Caractères.

4. Les né-
vroses.
Caractères.

5. Les lésions
organiques.
Caractères.

Comment les
maladies chi-
rurgicales ont
été rangées.

du sang à la surface libre de la peau, des membranes muqueuses et séreuses, et dans le tissu cellulaire.

IV. Les *névroses* ou affections nerveuses ; elles consistent dans la lésion du sentiment et du mouvement, et se
manifestent par divers dérangemens dans les fonctions de
relation et dans celles de la digestion, de la circulation,
de la respiration et de la génération.

V. Les *lésions organiques* ; elles comprennent toutes
les altérations qui arrivent dans la structure intime des
organes, soit par l'augmentation ou la diminution des
sécrétions et de la nutrition, soit par la transformation
d'un tissu en un autre tissu, soit enfin par la formation
d'une substance ou d'un tissu qui n'ont rien d'analogue
dans l'économie animale (1).

Les maladies qui entrent dans le domaine de la *pathologie externe* ou *chirurgicale* ont été coordonnées tantôt
d'après leur nature ou leur principal caractère, comme
les inflammations, les abcès, les gangrènes, les solutions
de continuité, etc., et tantôt d'après leur siége dans les
appareils sensitif, locomoteur, digestif, etc., ou dans
les différentes régions du corps, comme à la tête, au cou,
à la poitrine, à l'abdomen et aux membres.

CHAPITRE II.

DE L'ÉTIOLOGIE.

Objet de l'é-
tiologie.

L'*étiologie* a pour objet les différentes *causes* capables d'apporter du trouble dans l'organisation, et de
produire des affections ou maladies.

---

(1) *Nosographie philosophique*, par le prof. Pinel.

Toutes les causes des maladies existent au dehors ou au dedans de nous; de là, la distinction la plus commune de causes *externes* et de causes *internes* : les 1res agissent à l'extérieur du corps, ou bien elles pénètrent dans son intérieur par les ouvertures naturelles qui existent à sa surface externe; les 2mes dépendent, soit de l'excès ou de l'abus que nous faisons de nos organes, soit des changemens inévitables que l'air et les alimens, l'âge, le sexe, le tempérament et l'hérédité apportent dans l'économie.

Les causes morbifiques modifient primitivement ou secondairement les fluides ou les solides; et d'après les effets immédiats qu'elles produisent, on les considère, pour la plupart, comme *irritantes* ou *sthéniques*, et *débilitantes* ou *asthéniques*.

Leur action peut être instantanée, continue ou interrompue; de là, selon l'opinion présente, des maladies passagères, continues ou intermittentes. Ces dernières résulteraient non-seulement de la disparition et du retour alternatifs des mêmes causes, mais encore de la tendance de l'organisme à répéter périodiquement les mêmes actes.

La division pratique des causes, quelles que soient leur origine et leur manière d'agir, et celle qui les partage en prédisposantes et en déterminantes.

A. Les causes *prédisposantes* ne produisent pas la maladie; mais, par les modifications qu'elles impriment à l'organisation, elles donnent l'aptitude nécessaire pour la contracter; en un mot, elles font naître la *prédisposition*. On peut les subdiviser en individuelles et en hygiéniques.

Les causes prédominantes *individuelles* sont relatives,

relatives,
à l'âge,

1° aux *âges* : ainsi, les enfans sont sujets, en naissant, à l'ictère et à l'asphyxie dites *des nouveau-nés*, et plus tard aux accidens de la dentition, au croup, aux engorgemens scrophuleux; les adolescens aux fièvres éruptives, à l'épistaxis, à l'hémoptisie ; les adultes aux affections bilieuses, au rhumatisme, au cancer; les vieillards à l'aploplexie, à la paralysie, à la rétention d'urine ;

au sexe,

2°. Au *sexe* : les hommes sont exposés aux plaies, aux fractures, aux affections rhumatismales et goutteuses ; les femmes aux maladies nerveuses, aux dérangemens des menstrues, et à une multitude d'accidens pendant la grossesse;

au tempérament

3°. Au *tempérament* et à la *constitution* : le tempérament sanguin dispose à l'inflammation, aux hémorrhagies, à la pléthore; le bilieux aux fièvres bilieuses, à l'hépatite, aux dartres ; le lymphatique aux scrophules, aux affections catarrhales, à l'hydropisie ; l'athlétique au rhumatisme, au tétanos; le nerveux aux affections spasmodiques et aux vésanies ;

et à la constitu-
tion,

Une constitution forte prédispose, en général, aux maladies aiguës, et particulièrement aux inflammations les plus intenses; une constitution faible expose à de fréquentes indispositions, et par suite à des maladies chroniques;

aux professions,

4°. Aux *professions* : les maladies qui leur sont attachées dépendent soit du genre d'occupation, soit de la nature des matières sur lesquelles on travaille : ainsi, les fractures, les luxations et les hernies sont communes chez les hommes de peine ; les gens de lettres sont sujets à la céphalalgie, aux troubles des digestions et aux hémorrhoïdes ; les pâtres et les bouchers sont exposés à la pustule maligne; les peintres à la colique de plomb, etc.;

5⁰. Aux *prédispositions héréditaires* : les enfans nés de parens scrophuleux , phthisiques, goutteux, etc. , sont fort sujets à contracter les mêmes maladies dans l'âge où chacune d'elles a coutume de se manifester, notamment s'ils restent exposés aux mêmes influences que celles qui ont agi sur leurs père et mère. Quelquefois la prédisposition héréditaire engendre une autre maladie , mais dont la nature semble avoir quelque affinité avec celle qui l'a produite : ainsi , on voit des enfans issus de parens scrophuleux être affectés de phthisie tuberculeuse , des parens goutteux donner naissance à des enfans calculeux, et ceux-ci mettre au monde des enfans goutteux.

Les causes prédisposantes *hygiéniques* ont leur source dans toutes les matières de l'hygiène , auxquelles nous renvoyons pour tout ce qui concerne les maladies dont elles peuvent être les occasions , ou même les causes productrices.

B. Les causes *déterminantes* ou *efficientes* décident, pour la plupart , l'invasion de la maladie à l'instant même où elles agissent. On peut les rapporter à quatre divisions :

1°. Aux *causes prédisposantes* énoncées plus haut , lesquelles, étant réunies en plus ou moins grand nombre, ou venant à agir brusquement et avec intensité , sont alors suffisantes pour donner lieu à la maladie ;

2°. A l'*action physique* ou *chimique* des corps qui nous entourent : ainsi , un instrument tranchant fait une plaie , une puissance mécanique fracture ou luxe les os , le feu et des acides concentrés enflamment ou désorganisent les parties ;

3°. A des *causes spécifiques* : celles-ci comprennent les miasmes , les virus , les venins et les poisons.

aux prédispositions héréditaires ;

Causes prédisposantes hygiéniques.

2° Causes déterminantes relatives :

Aux causes prédisposantes déjà énoncées ,

à des causes physiques ou chimiques ,

à des causes spécifiques ,

Les *miasmes* sont des matières volatiles répandues dans l'air qui leur sert de véhicule, ou fixées sur des corps solides, comme les hardes et les couvertures qui s'en imprègnent : tels sont ceux qui se dégagent des matières végétales et animales en putréfaction, et des individus affectés de dysenterie et de fièvres typhoïdes.

Les *virus* sont des substances fluides ou liquides qui se communiquent par contact médiat ou immédiat : tels sont ceux de la syphilis, de la vaccine, de la variole, de la rage, etc.

Certains miasmes, tels que ceux du typhus et de la dysenterie, reproduisent, ainsi que les virus, des maladies semblables à celles qui leur ont donné naissance.

Les *venins* sont des matières liquides que recèlent quelques animaux, tels que le scorpion, la vipère, etc., qui s'en servent comme de moyens auxiliaires dans l'attaque ou la défense.

Les *poisons* existent sous diverses formes. Ils proviennent des végétaux, des animaux et des minéraux : aux 1res se rapportent les plantes solanées, la ci guë, les euphorbes, etc. ; aux 2mes les acides minéraux concentrés, les préparations arsénicales, saturnines, etc ; aux 3mes, enfin, les débris d'animaux atteints de maladies gangréneuses ou de putréfaction.

Les effets produits par les miasmes, les venins et les poisons sont généralement graves et plus ou moins délétères, selon leur quantité et leur concentration, les parties du corps avec lesquelles ils se trouvent en contact, et l'état particulier du sujet.

4° Aux *maladies antérieures*, qui sont souvent l'occasion d'autres maladies : ainsi, une inflammation très-vive est suivie de la gangrène, d'un abcès ; une luxation, une fracture, d'une ankilose, de la carie, etc.

L'invasion des maladies suit de plus ou moins près l'action des causes déterminantes. Celles qui sont dues à des agens physiques ou chimiques dont l'action est vive et intense apparaissent soudainement ; celles qui dépendent de causes hygiéniques, comme les mauvaises qualités de l'air et des alimens, ou de causes spécifiques, comme les miasmes ou les virus, mettent un temps plus ou moins long à se développer.

Sous le nom de *prélude* ou *prodrome* on désigne le temps qui précède l'invasion d'une maladie, et que caractérisent divers phénomènes ou signes appelés *précurseurs* ou *avant-coureurs*, tels que la perte d'appétit, l'inaptitude de l'esprit au travail, le découragement, la faiblesse générale, des lassitudes et des douleurs vagues au tronc et aux membres, la chaleur ou le refroidissement du corps, la pâleur ou la rougeur du visage, etc.

On appelle période d'*incubation* le temps qui s'écoule entre le contact d'un principe contagieux et l'apparition des effets qu'il détermine. Par le nom d'*attaque* on désigne l'invasion brusque ou même le retour de quelques maladies violentes par leur caractère, telles que l'apoplexie et la folie ou manie.

CHAPITRE III.

DE LA SYMPTOMATOLOGIE.

Les altérations isolées qui résultent des maladies, et les différens phénomènes qui peuvent survenir pendant leur cours, sont l'objet de la *symptomatologie*.

On appelle *phénomène* toute espèce d'action ou de mouvement qui se manifeste dans l'économie animale, soit en santé, soit en maladie.

On donne le nom de *symptômes* aux différens effets inhérens aux maladies, et dont la connaissance sert à en fixer le diagnostic.

Sous le nom d'*accidens*, on désigne des affections extraordinaires ou imprévues qui arrivent dans le cours d'une maladie.

A. Les *symptômes* consistent dans certaines lésions plus ou moins apparentes des fluides, des solides et des fonctions.

On peut les diviser en locaux et en généraux, propres et communs, primitifs et consécutifs.

1° Quelques maladies bornent leurs effets à des symptômes *locaux* : telles sont les plaies légères et quelques inflammations très-limitées dues à des causes externes; d'autres, comme les fièvres, les phlegmasies produites par des causes internes, etc., suscitent des phénomènes sympathiques dans différens organes, notamment au cerveau, à l'estomac et au cœur, et par suite dans tout l'organisme : toutes ces *perturbations* sont des symptômes

généraux.

2° Les symptômes *propres* ou *essentiels* sont inséparables de la maladie qu'ils accompagnent toujours. C'est à eux que l'on peut surtout appliquer ce que Galien a dit du symptôme, *qu'il suit la maladie comme l'ombre suit le corps;* par exemple, l'immobilité de la pupille dans l'amaurosis ou goutte sereine, la prostration des forces

dans le scorbut. Les symptômes *communs* sont ceux qui se rencontrent dans beaucoup de maladies, tels que la douleur, les altérations de la chaleur et du pouls, ainsi que celles des sécrétions , l'amaigrissement et la faiblesse en général ; aussi n'est-ce que par la réunion d'un certain nombre de ces symptômes que l'on peut parvenir à caractériser une maladie en particulier.

3º Les symptômes *primitifs* paraissent à l'instant même ou peu de temps après que la cause morbifique a exercé son action : tels sont les chancres et les bubons vénériens qui se manifestent dès les premiers momens ou peu de jours après l'infection vénérienne. Ils sont *consécutifs* s'ils se developpent plus ou moins long-temps après que la maladie a été contractée : telles sont les pustules et les exostoses vénériennes.

B. Les *accidens* , que quelques auteurs désignent encore sous les noms de symptômes ou signes *accidentels* , peuvent se montrer au commencement, au milieu ou à la fin des maladies ; de là leur distinction en primitifs et en consécutifs : dans les plaies, par exemple, la douleur, l'hémorrhagie, l'inflammation, etc. , sont des accidens *primitifs* ; tandis que les vices de la suppuration , la gangrène d'hôpital , la fièvre , etc. , sont des accidens *consécutifs*.

On donne le nom d'*épiphénomènes* aux accidens qui paraissent lorsque la maladie est tout-à-fait déclarée, et dont ils n'augmentent pas sensiblement le danger. Celui d'*épigénomènes* est appliqué aux accidens plus ou moins fâcheux qui surviennent, et à ceux qui trouvent leur cause dans toutes les choses qui entourent le malade.

C. On appelle *accès* , le retour d'une maladie périodique ou irrégulière ; *paroxisme* , le retour ou l'augmentation de plusieurs des symptômes d'une maladie aiguë et continue qui avait éprouvé une rémission sensible ; *exacerbation* ou *redoublement* , l'accroissement des symptômes dont l'intensité s'était soutenue à un certain degré.

CHAPITRE IV.

DE LA SÉMÉIOLOGIE.

Des signes. La *séméiologie* traite des *signes* des maladies. On appelle ainsi tout phénomène, tout symptôme qui donne la connaissance d'effets cachés, dérobés au témoignage des sens (1).

Différence entre le symptôme et le signe. Le symptôme et le signe sont deux choses différentes, qu'il ne faut point confondre : en effet, le premier est inhérent à la maladie, dont il est un effet nécessaire; il est perçu par les sens, soit du médecin, soit du malade; tandis que le second n'existe que dans l'esprit de celui qui observe ; il résulte du jugement que l'on porte sur la valeur qu'a tel ou tel symptôme, pour signifier telle ou telle maladie (2).

Le 1er est une perception.
Le 2e une conclusion.

Circonstances qui les fournissent. Les élémens des signes sont dans les causes, dans les symptômes et dans les phénomènes produits par l'action des agens hygiéniques et médicamenteux. Ils se composent, enfin, de toutes les notions qu'il est possible d'acquérir, à l'effet de reconnaître les maladies et d'en déterminer le *caractère ;* aussi a-t-on dit avec raison, que « tout symptôme est signe, mais que tout signe n'est pas symptôme.»

Des temps auxquels ils se rapportent. Les signes se rapportent *à ce qui a été :* signes commémoratifs ; *à ce qui est :* signes diagnostics ; *à ce qui sera :* signes pronostics.

---

(1) *Séméiotique ,* ou *Traité des signes des maladies ,* par M. Landré-Beauvais.

(2) *Séméiologie générale ,* etc., tom. 1 , par M. Double.

1º Les signes *commémoratifs* ou *anamnestiques* se tirent de toutes les circonstances qui ont précédé la maladie. Ils s'acquièrent par l'examen de l'âge, du sexe, du tempérament, de la constitution et de l'idiosyncrasie, de la profession, de la manière de vivre du malade, et des causes auxquelles il a été exposé ; enfin, du prélude et de l'invasion de la maladie.

Des signes commémoratifs,

2º Les signes *diagnostics* font connaître le caractère de la maladie et l'état actuel du malade.

diagnostics,

Parmi ces signes, les uns sont *rationels* ; ce sont, à proprement parler, des conséquences que le raisonnement nous fait tirer de l'examen des symptômes ; les autres sont *sensibles*, et se découvrent par le moyen de la vue, de l'ouïe, de l'odorat, du goût et du toucher.

rationels,

sensibles,

Ces signes peuvent être plus ou moins positifs ou *équivoques*. S'ils sont de nature à faire connaître exclusivement et clairement une maladie, on les nomme alors *pathognomoniques* ; par exemple, l'issue des matières fécales ou de l'urine par une plaie de la partie inférieure du ventre est un signe pathognomonique de lésion, soit aux intestins, soit à la vessie.

positifs, équivoques et pathognomoniques.

On ne doit négliger aucun symptôme, toutes les fois qu'il s'agit de reconnaître une maladie et d'en discerner le caractère propre ; ou, en d'autres termes, d'en établir le *diagnostic* ; parce que souvent les phénomènes les plus indifférens en apparence, peuvent, par leur ensemble, constituer des signes *caractéristiques* ou *univoques*, et devenir ainsi la source des différentes indications curatives.

Du diagnostic.

Signes caractéristiques ou univoques,

Les signes *pronostics* font connaître la durée et l'issue heureuse ou malheureuse d'une maladie, pendant les périodes de laquelle ils se manifestent.

pronostics,

Ils sont fondés, 1º sur la considération des signes commémoratifs et diagnostics; 2° sur l'examen de la constitution du sujet; 3° sur la connaissance de la nature et de l'intensité de la maladie; 4° sur l'observation des phénomènes qui s'offrent au déclin de cette dernière, et que l'on désigne par le nom de *critiques*, quand ils annoncent une crise, et que l'on appelle *non critiques* ou *acritiques*, quand ils font connaître quelle sera la durée de la maladie, et les événemens, autres que les crises, auxquels on doit s'attendre.

Faire un *pronostic*, c'est porter un jugement sur le bien ou le mal que l'on doit attendre d'une maladie, en conséquence des différentes données qui viennent d'être énoncées.

Les signes que l'on obtient par l'*exploration* ou *examen* des malades, dépendent des changemens remarqués dans les organes, dans les fonctions et dans les fluides sécrétoires.

Les altérations des organes sont relatives à leur *volume*, à leur *forme*, à leur *couleur*, à leur *température*, etc.; celles des fonctions, à leur mode habituel ou normal, et d'où résultent l'*augmentation* ou l'*exaltation*, la *diminution* ou l'*abolition*, et la *perversion*; celles enfin des fluides, aux changemens qu'ils éprouvent dans leur quantité ou leurs qualités.

§ Ier. *Signes tirés de l'appareil digestif et de la digestion.*

1° Il est peu de maladies dans lesquelles la langue n'offre quelques altérations; celles-ci sont relatives à son volume, à sa couleur, à ses mouvemens, à sa sécheresse et à son humidité, et aux différentes matières qui la couvrent.

Elle est grosse et gênée dans ses mouvemens, lorsqu'elle est affectée d'inflammation, ou lorsqu'il y a quelque lésion du côté du cerveau. Elle est tremblante, et elle se meut inégalement, dans la faiblesse extrême, la paralysie et les fièvres ataxiques. Son volume est diminué dans les maladies consomptives. *(eu égard à son volume et à son mouvement;)*

Elle est rouge et quelquefois humide, mais plus souvent sèche, dans la fièvre inflammatoire et les phlegmasies. *(à sa couleur;)*

Un enduit grisâtre la couvre dans la fièvre muqueuse; il est jaune dans la fièvre bilieuse; noirâtre dans la fièvre adynamique. *(à l'enduit qui la recouvre;)*

Dans les fièvres ataxiques et adynamiques, la langue est quelquefois rapetissée, sèche, gercée et brunâtre en même temps; ce qui est toujours un signe fàcheux.

2º Le grincement des dents a lieu dans l'ataxie nerveuse : leur claquement est concomitant du frisson dans les fièvres intermittentes intenses. *(2º Par les dents;)*

3º Les gencives sont ramollies et pâles dans le diabétès; fongueuses, livides et saignantes dans le scorbut. *(3º Par les gencives;)*

4º. La faim se fait sentir vivement dans la grossesse, dans les maladies vermineuses et chez les convalescens. C'est à l'avidité que ceux-ci ont pour les alimens, que sont dues souvent les rechutes qu'ils font après de longues maladies. *(4º Par la faim.)*

Il est des individus chez lesquelles la faim est très-vive et presque aussitôt suivie de défaillance; c'est ce que l'on nomme la *faim-galle*. Chez d'autres, elle est à la fois vive, grande et fréquente; c'est ce qu'on appelle la *boulimie*. Dans la faim *canine*, les malades mangent beaucoup, vomissent ensuite, et recommencent aussitôt à manger. *(Faim-galle. Boulimie. Faim canine.)*

5° Par la soif.

5° La soif est très-intense dans toutes les maladies qui s'accompagnent de chaleur forte, de douleurs vives et de sécheresse à la bouche.

Polydipsie.

La *polydipsie* ou soif inextinguible se manifeste toutes les fois que des sécrétions trop abondantes privent le sang de ses matériaux liquides; cela s'observe dans le diabétès et dans les hydropisies.

Anexie.

Le défaut d'appétit et de faim s'appelle *anorexie*.

Dégoût.

Le *dégoût* se caractérise par la répugnance pour les alimens; il est quelquefois compliqué de vains efforts de vomissemens appelées *nausées*.

Nausées.

Adypsie.

L'abolition de la soif ou l'*adypsie* est très-rare, à moins que le dessèchement de la bouche ne coexiste avec l'insensibilité de cette partie, ou qu'il n'y ait du délire. Les hydrophobes, tourmentés par la soif, ne refusent de boire qu'à cause du reserrement spasmodique de leur pharynx.

La dépravation de l'appétit se manifeste dans le *pica*, lorsque le malade désire des choses inusitées comme alimens; et dans le *malacia*, lorsqu'il désire de mauvais alimens, et qu'il les prend avec excès.

Pica.

Malacia.

6° Par la déglutition.

6°. La déglutition est difficile, ou même impossible, dans la paralysie, l'inflammation ou l'obturation du pharinx et de l'œsophage : si les liquides tombent dans ces organes comme dans un tuyau inerte, c'est toujours un signe de mauvais augure.

7° Par l'estomac.

Vomissement.

7° Le *vomissement* dépend, dans l'état ordinaire, de la pression combinée que le diaphragme et les muscles abdominaux exercent sur l'estomac, en se contractant, et d'où résulte l'expulsion des matières contenues dans ce viscère.

Il y a trois

On peut distinguer trois temps dans le vomissement,

comme dans un accès de fièvre complet : dans le 1er, il y a malaise, dégoût, frisson, bâillemens et nausées ; ces dernières s'accompagnent de la déglutition de l'air, qui, en distendant l'estomac, rend plus efficace la contraction des muscles précédens. Dans le 2me temps, les matières s'échappent pour la plus grande partie par la bouche, une petite quantité reflue aussi par les fosses nasales ; elles sont toujours mêlées avec les mucosités de l'estomac et de l'œsophage ; en même temps le visage s'anime, ainsi que le pouls. Dans le 3me, la peau devient chaude et moite ; les larmes, la salive et le mucus nasal coulent abondamment (1).

temps dans le vomissement.

Le vomissement est le signe commun de l'embarras gastrique, de l'indigestion, du cancer de l'estomac, et de l'inflammation de quelqu'un des organes abdominaux. Les matières qu'il porte au dehors sont des mucosités, de la bile, du sang, du pus, des alimens plus ou moins digérés, ou enfin des excrémens et des vers qui sont remontés des intestins dans l'estomac.

*Dans quelles maladies le vomissement arrive.
Matières rejetées.*

8°. La rétention prolongée des excrémens donne lieu à la *constipation.* Si les déjections sont promptes et formées de matières liquides, on dit alors qu'il y a *dévoiement.* Quand les matières sont mêlées à une très-grande quantité de fluides séreux, muqueux, etc. c'est le cas de la *diarrhée,* que l'on caractérise par la nature du liquide évacué.

*8° Par les intestins.
Constipation.*

Dévoiement.

Diarrhée.

Dans la *dysenterie* il y a des *ténesmes* ou envies continuelles, souvent inutiles, de rendre des mucosités sanguinolentes ou même du sang pur.

Dysenterie, ténesme.

---

(1) M. le doct. Magendie, membre de l'institut, a fixé, par des expériences péremptoires, la véritable théorie du vomissement. (Voyez son *Mémoire sur le vomissement.*)

Dans le *choléra-morbus* ce sont des mucosités et de la bile jaune ou verte qu'expulsent des selles très-douloureuses et des vomissemens violens.

On appelle *flux cœliaque*, les déjections de matières qui sont d'un blanc grisâtre, parce que le chyle n'a point été absorbé. Dans la *lienterie*, on rend des alimens non digérés ou très-peu altérés.

Les gaz qui se dégagent des alimens et de la surface interne des voies digestives, diffèrent par leur nature et par les accidens qu'ils produisent.

Dans l'estomac, ils sont composés d'acide carbonique ou acétique. On donne le nom de *flatuosités* au sentiment incommode qu'ils y font naître. Leur éruption par la bouche s'appelle *éructation*.

Dans les intestins, ils sont dus à l'hydrogène sulfuré ou carboné : le bruit sourd qu'ils font entendre, en cheminant, a reçu le nom de *borborygmes*; lorsqu'ils s'y accumulent, comme dans les fièvres de mauvais caractère, ils distendent le ventre et donnent lieu au *météorisme*, ce qui est toujours d'un funeste présage.

Le retour des gaz intestinaux dans l'estomac occasione des défaillances et des nausées. Leur cours dans les intestins est souvent marqué par des *coliques* qui simulent quelquefois des douleurs rhumatismales.

Les différentes affections de l'estomac et des intestins, qui viennent d'être passées en revue, dénotent, en général, l'atonie, les lésions, l'irritation, l'inflammation ou le trouble des sécrétions de ces organes.

Flux cœliaque.

Lienterie.

Maladies venteuses.

Flatuosités.

Éructation.

Borborygmes.

Météorisme.

Coliques.

§ II. *Signes tirés de l'appareil circulatoire et de la circulation.*

1° Lorsque le cœur bat loin du lieu où ses mouvemens ont coutume de se faire sentir, il est à présumer que cela tient ou à un vice originel de position des viscères, ou bien à quelque tumeur qui aura fait dévier cet organe de sa place naturelle.

2° Du cœur.

Déplacement du cœur.

Les *palpitations*, qui sont des battemens irréguliers et tumultueux, ont pour cause le trouble du système nerveux, ou des maladies organiques du cœur et des gros vaisseaux. Elles s'accompagnent d'oppression et de défaillances.

Palpitations.

La *syncope* consiste dans la suspension momentanée de l'action du cœur et de la respiration, avec perte de connaissance. Elle s'annonce par un sentiment d'oppression dans la région précordiale, par le froid des extrémités, la pâleur du visage et la diminution graduelle du pouls. Cet accident est fréquent chez les personnes très-faibles ou très-irritables.

Syncope.

Dans la *défaillance* et la *lipothymie*, la circulation et la respiration s'exercent encore, mais à un degré si faible, que le malade qui conserve sa connaissance se voit près de mourir. Ces symptômes d'affaiblissement sont toujours très-fâcheux, parce qu'ils dénotent une lésion grave des fonctions les plus importantes.

Défaillance et lipothymie.

2° Le *pouls* résulte, comme on sait, de la diastole, de la systole et de la locomotion des artères. (Voy. page 84.)

2° Des artères du pouls.

Les médecins sont dans l'habitude de le tâter à l'artère radiale : on pourrait tout aussi bien le faire partout où les artères sont superficielles et d'un certain volume.

Conditions nécessaires pour le tâter avec fruit.

Pour retirer quelque avantage de ce signe, il faut 1° connaître la qualité du pouls dans l'état de santé; 2° que le malade soit calme; 3° que sa position et ses vêtemens ne gênent pas la circulation dans l'artère explorée; 4° que l'avant-bras soit appuyé et placé dans la demiflexion, et la main dans une demi-pronation; 5° que le médecin tâte le pouls du côté droit avec la main gauche, et *vice versâ*; 6° que la pulpe des quatre premiers doigts réponde à la partie inférieure de la face antérieure du radius, l'index placé près de l'apophyse styloïde de cet os; 7° que les doigts ne pressent que médiocrement si l'artère est superficielle, et qu'ils ne la compriment jamais au point d'arrêter la circulation; 8° enfin, il faut tâter alternativement le pouls aux deux bras, et pendant une minute au moins, afin que le malade revienne de l'émotion que lui cause souvent la présence du médecin.

Ses différences dans l'état de santé;

Le pouls diffère par sa force, sa fréquence et sa régularité, selon l'âge, le sexe, le tempérament et l'état des autres fonctions.

Variétés relatives à l'âge, au sexe, au tempérament, etc.

On compte à peu près 100 pulsations par minute chez l'enfant, 80 à l'âge de puberté, 70 chez l'adulte, 50 à 60 chez le vieillard. Il est plus fréquent chez la femme et dans les tempéramens nerveux et sanguin, que chez l'homme et dans les tempéramens lymphatique, bilieux et mélancolique. Il est souple et égal dans la jeunesse; il est faible, lent et irrégulier dans la vieillesse. Il se ralentit au commencement de la digestion, pendant le repos et le sommeil. Il est plus fort après que la digestion est faite, pendant la veille et lorsqu'on fait quelque exercice. On a constaté que le pouls est moins élevé et moins fréquent le matin que le soir.

Ses variétés

Les plus grandes variétés que présente le pouls ont lieu

dans les maladies. Il prend différens noms, eu égard aux qualités qu'on lui reconnaît. *dans l'état de maladie sont relatives,*

Il est *accéléré*, lorsque les diastoles et les systoles se font plus rapidement que de coutume. *Lent, retardé*, si elles se succèdent à des intervalles plus longs. *1° à l'isochronisme des pulsations;*

Fréquent, lorsque les pulsations sont très-rapprochées. *Rare*, dans le cas contraire.

Grand ou *petit*, suivant que l'artère se dilate plus ou moins. *2° à leur force;*

Fort, lorsqu'il est grand et vite en même temps. *Faible*, quand il est à la fois petit et lent.

Dur, serré, lorsque l'artère résiste à la pression des doigts. *Mou, lâche*, lorsqu'elle se laisse facilement déprimer.

Plein ou *vide*, suivant la quantité de sang poussé dans l'artère. *3° à l'ampliation de l'artère;*

Égal ou *inégal*, suivant le degré de force comparatif de chaque diastole. *4° à la force des battemens;*

Régulier ou *irrégulier*, suivant le temps qui s'écoule entre chaque battement. *5° à leur régularité ou irrégularité.*

Intermittent, quand quelque pulsation manque de se faire sentir. L'intermittence est *régulière* ou *irrégulière*, selon qu'elle se manifeste constamment après 2, 3 battemens, ou lorsqu'il n'y a rien de fixe à cet égard.

Ces sept espèces de pouls forment, en se combinant, un très-grand nombre de variétés composées, auxquels on a donné différens noms dans ce que l'on appelle l'*art sphygmique* : ainsi le pouls est *rebondissant* ou *dicrote*, quand deux battemens se font sentir coup sur coup; *caprisant*, quand ils se font par secousses irrégulières ; *myure*, quand leur force diminue insensiblement ; etc., etc. *Autres variétés composées.*

Bordeu a porté beaucoup plus loin les distinctions du *Distinctions* pouls : il lui reconnaît des qualités particulières, selon les régions, les organes, etc., qui sont affectés.

Le pouls est d'une grande ressource dans le diagnostic des maladies ; les modifications que celles-ci lui impriment sont relatives à leur nature, à leurs périodes, aux remèdes employés, aux circonstances individuelles, etc.

§ III. *Signes tirés de la respiration.*

Pour tirer de la repiration des inductions séméiologiques, il est nécessaire de savoir de quelle manière cette fonction s'exécute dans l'état de santé, et quelles sont les circonstances étrangères aux maladies qui peuvent la faire varier. On compte à peu près 20 respirations par minute ; ce qui fait que chaque mouvement de la poitrine correspond à 3 ou 4 pulsations artérielles.

1° Dans les maladies, la respiration est *fréquente* ou *rare*, selon que l'inspiration et l'expiration sont rapprochées ou éloignées.

Prompte ou *lente*, ce qui dépend du temps que chaque mouvement met à s'effectuer.

Grande et *forte*, quand la poitrine se dilate largement et avec liberté pour recevoir une grande quantité d'air ; *petite* et *faible*, dans le cas contraire.

Égale, *inégale*, *intermittente*, selon le degré de force et l'ordre que les mouvemens respiratoires ont entre eux.

Facile, quand cette fonction se fait librement ; *difficile* ou *dispnéique*, lorsqu'elle est plus ou moins gênée.

A la dispnée se rapporte, 1° l'*orthopnée* ou la respiration *anhéleuse*, qui ne peut se faire qu'autant que le malade est debout ou assis sur son séant ; 2° la respiration *laborieuse*, *élevée*, *sublime*, quand tous les muscles inspirateurs se contractent de concert pour dilater le thorax ; ce qui est surtout apparent dans sa partie supérieure ; 3° la *stertoreuse*, quand elle s'accompagne de gonflement ou d'un bruit appelé *râle* ; 4° la *luctueuse*, *interrompue* ou *entrecoupée*, quand l'expiration semble anticiper sur l'inspiration qui la précède : on la compare à celle des enfans qui pleurent ; 5° la *suspirieuse*, quand une longue et pénible inspiration est suivie d'une courte expiration, etc., etc.

2° Enfin, la respiration peut encore être *chaude* ou *froide*, *sèche* ou *humide*, *inodore* ou *fétide*, *acide*, etc., suivant les qualités de l'air expiré.

Plusieurs de ces variétés peuvent se rencontrer en même temps, et le danger qu'elles signalent est d'autant plus imminent qu'elles s'éloignent davantage de l'état naturel.

3° Les phénomènes accessoires de la respiration, tels que le bâillement, le rire, l'éternuement, le hoquet, la toux, l'expectoration, fournissent encore des données très-utiles à la séméiotique.

Les lésions organiques des poumons et du cœur, les adhérences et les épanchemens des plèvres, etc., peuvent être reconnues par la *percussion* des parois du thorax, exécutée avec les doigts rassemblés en faisceau, par l'application immédiate de l'oreille, ou enfin par l'*auscultation médiate*, que l'on exerce au moyen du *sthétoscope*, instrument imaginé par Laennec, et dont on retire de précieux avantages dans le diagnostic des maladies de cette cavité (1).

---

(1) *De l'auscultation médiate*, etc., par Laennec.

§ IV. *Signes fournis par les sécrétions.*

Altérations qu'elles présentent.

On considère dans les sécrétions, 1° la quantité de liquide formé et les changemens que ce dernier a éprouvés dans sa couleur, son odeur, sa consistance et sa composition ; 2° la manière plus ou moins facile avec laquelle il est évacué ; 3° les altérations qu'il a subies peu d'instans après son éjection.

Sécrétions et excrétions qui doivent être examinées.

Il est important, dans le plus grand nombre des cas, d'examiner l'état de la chaleur extérieure du corps, celui des excrétions cutanée, pulmonaire, alvine et urinaire ; enfin le mode de suppuration des exutoires, des plaies, etc.

Signes tirés de l'excrétion urinaire.

L'urine est, de toutes les humeurs excrétoiies, celle qui offre le plus de variétés dans les maladies, et dont les signes sont le plus faciles à saisir.

On distingue quatre couches dans l'urine.

Les médecins y distinguent plusieurs couches, quand elle est restée quelque temps en repos : 1° le *sédiment* ou *hypostase* ; c'est la matière épaisse qui se dépose au fond du vase ; 2° l'*énéorème* ; c'est celle qui est immédiatement au dessus de la première ; 3° le *nuage* ; c'est la couche qui est proche de la superficie ; 4° la *pellicule* ou *crème* ; c'est la couche superficielle. Celle-ci est répandue uniformément, ou bien elle couronne la surface du liquide, en ne se formant qu'à la circonférence intérieure du vase.

Leurs variétés.

Ces quatre couches de l'urine diffèrent par l'épaisseur, la consistance et la couleur. L'examen de ces qualités, et de leurs coïncidences avec les autres phénomènes morbifiques, fait reconnaître l'état de la maladie et sa terminaison plus ou moins prochaine.

§ V. *Signes tirés des fonctions animales et de leurs organes.*

Les organes des sens peuvent éprouver des changemens dans leur coloration, leur température, etc. Les fluides qui les lubrifient peuvent être altérés de diverses manières. Leur sensibilité est viciée par augmentation, diminution, abolition ou perversion. Les sensations peuvent être suivies d'une fausse perception. Signes tirés des sens

Le danger, dans tous les cas, dépend de l'intensité et de la multiplicité des symptômes, comparés au caractère et aux phases de la maladie.

L'état des fonctions de l'entendement se fait connaître par l'intermède de la voix, de la parole et des gestes. et du cerveau.

Les sentimens de l'espérance, du courage et de la tranquillité sont ordinairement d'un bon augure : ils annoncent une certaine énergie dans la vie de relation, et par induction, le bon état des fonctions organiques ; quelquefois cependant, l'exaltation de l'intelligence annonce un dernier effort de la nature, lequel est bientôt suivi d'un accablement mortel. Dispositions favorables de l'esprit.

L'indifférence, l'abattement, la tristesse, le découragement ou le désespoir, sont dus à la diminution de l'activité cérébrale. La stupeur, l'extinction plus ou moins complète des facultés intellectuelles, sont les signes d'une atteinte plus ou moins fâcheuse portée au *sensorium commune* : on doit donc redouter l'issue d'une maladie dans laquelle ces affections se sont montrées. Affections tristes de l'âme.

Le *délire* et les *vertiges* résultent de la perversion ou du désordre qui règnent dans les fonctions animales.

Le délire *aigu* est quelquefois doux, taciturne, vague ; d'autres fois, il est violent ou phrénétique, gai ou triste, Du délire.

Il est aigu ou chronique.

continu ou intermittent. Le délire *chronique* offre une infinité de variétés qui toutes rentrent dans la classe des maladies mentales, appelées *vésanies*.

Des vertiges.

Dans les vertiges, il semble au malade que tous les objets qui l'environnent tournent, et qu'il tourne lui-même; il s'y joint aussi la faiblesse momentanée des membres et l'obscurcissement de la vue. Ces signes tiennent ordinairement à la commotion du cerveau, à l'apoplexie ou à quelques autres lésions du système nerveux.

De la douleur.

La *douleur* est un sentiment pénible produit par une cause physique ou morale.

Douleur physique.

La douleur *physique* est produite par toutes les choses capables de détruire le tissu des organes, de troubler leurs actions habituelles, ou, en un mot, d'exalter leur vitalité. Elle varie, selon ses causes, son siége et les maladies où on l'observe.

Elle est gravative,

Considérée d'après l'espèce de sentiment qui l'accompagne, elle est *gravative*, quand elle existe avec un sentiment de pesanteur et de gêne, comme dans l'engorgement des glandes, les hydropisies, etc.

tensive,

Tensive, lorsqu'elle est due à la distension des parties, soit par l'augmentation de leur volume, soit par le développement de quelque tumeur, etc. On l'appelle *divulsive*,

divulsive,

lorsqu'il y a menace de rupture, ou tout simplement une irritation qui simule cette dernière.

pulsative,

Pulsative, lorsqu'elle est accompagnée de battemens réguliers, comme on l'observe dans le phlegmon.

lancinante,

Lancinante, lorsqu'on éprouve des élancemens, comme ceux que produirait un corps aigu qui traverserait brusquement une partie.

pungitive,

Pungitive, lorsqu'elle donne le sentiment d'un picotement incommode ou d'une piqûre.

Mordicante, quand elle est accompagnée d'une chaleur âcre et brûlante.

Térébrante, lorsqu'il semble que les parties sont percées d'une manière lente et continue, comme par une tarière.

La douleur de tête est appelée *céphalalgie*, si elle est légère, et *céphalée*, lorsqu'elle est violente; l'*hémicrânie* n'affecte que la moitié de la tête; le *clou hystérique* est une douleur térébrante fixée vers le sommet de la tête, et qui s'offre chez les femmes hystériques ou chlorotiques.

La douleur d'estomac, qui est unie à un sentiment de pression ou de constriction, est appelée *gastrodynie*. On donne le nom de *cardialgie* à celle qui a son siége vers le cardia, et qui se complique de défaillances. Le *pyrosis* ou *fer chaud* est la douleur brûlante de l'estomac.

L'*otalgie* est la douleur de l'oreille; l'*odontalgie*, celle des dents, la *névralgie*, celle des nerfs; les douleurs *ostéocopes* ont leur siége dans les os, etc.

Les *coliques* sont des douleurs qui ont leur siége dans les intestins et notamment dans le colon.

La douleur *morale* affecte primitivement le principe pensant; elle étend par la suite ses effets sur les fonctions organiques. Ce sont les dérangemens de ces dernières qui la font reconnaître : les larmes coulent, la circulation se trouble et se suspend même quelquefois; de là, la syncope.

Si les peines se multiplient, se prolongent, le système nerveux retient les impressions qu'il a éprouvées, et l'on voit naître des névroses et des maladies organiques de toutes sortes.

Le sommeil peut être tranquille ou agité par des rêves, des songes gais, tristes ou effrayans, et par des réveils en sursaut. La suspension prolongée du sommeil est l'*insomnie*. Dans le *cauchemar* ou *incube* le sommeil est troublé

mordicante.

térébrante.

Des espèces de céphalalgies.

Des espèces de gastrodynies.

Otalgie, etc.

Des coliques.

Douleur morale.
Ses effets.

Du sommeil et de ses altérations.

Insomnie,

cauchemar ou incube,

par des rêves sinistres, des anxiétés, suivis du réveil en sursaut ; ce qui dépend de quelques troubles momentanés de la digestion ou de la circulation.

somnolence,

La *somnolence* est une tendance invincible au sommeil.

sopor, coma, etc.

Le *sopor*, le *coma*, la *léthargie* et le *carus* sont des degrés d'*assoupissement*, qui diffèrent surtout par l'intensité: dans le carus rien ne peut éveiller le malade qui reste tout-à-fait insensible. Ces affections soporeuses sont ordinairement la suite d'une inflammation profonde ou d'une compression quelconque des parties renfermées dans la cavité du crâne.

Etats du tronc et des membres.

Le tronc et les membres se placent d'une manière plus ou moins naturelle dans les maladies. Ils sont tantôt agités par des mouvemens convulsifs, et tantôt dans un état d'inertie, voisin de la stupeur, etc., etc.

Les spasmes.

Les *spasmes* sont des contractions involontaires et permanentes des muscles dont le corps charnu reste dans un état de raideur et de dureté ; tandis que dans les *convulsions*, les contractions et le relâchement se succèdent plus ou moins brusquement.

Les soubresauts des tendons.

L'agitation ou le tressaillement qu'éprouvent les tendons, par la contraction partielle des fibres musculaires, s'appelle *soubresaut :* ce phénomène est remarquable surtout aux tendons qui environnent le poignet.

La carphologie.

La *carphologie* ou *carpologie* est le mouvement automatique des mains qui cherchent à saisir des corps légers qui flotteraient en l'air, ou qui se trouveraient à la superficie des draps ou des couvertures du lit.

Ces anomalies de l'action musculaire sont l'indice d'une lésion grave de quelques parties du système nerveux. Les soubresauts et la carphologie sont presque toujours des signes d'un funeste présage.

§ VI. *Signes tirés de la face en général.*

La face est regardée comme un tableau mobile où se peignent les passions qui tourmentent l'homme dans l'état de santé, et les souffrances qui le minent pendant les maladies. *Des altérations de la face,*

Les caractères qu'elle prend sont relatifs, 1º à sa coloration : ainsi elle est d'un rouge vif dans la fièvre inflammatoire, la phrénésie, l'angine, etc. ; sa rougeur est bornée aux pommettes dans les maladies du poumon, et au pourtour du nez dans l'épistaxis ; elle est jaune, soit généralement, soit partiellement, dans les maladies bilieuses ; verdâtre dans les affections chroniques du foie, pâle dans l'hydropisie. Sa lividité et son aspect plombé ou comme terreux sont des signes avant-coureurs de la mort. *eu égard 1º à sa coloration ;*

2º A l'action de ses muscles. Ceux-ci se contractent convulsivement, et agitent toutes les parties de la face, dans les fièvres nerveuses ou ataxiques. Cet effet est borné aux lèvres dans le *rire sardonique*, qui est un des signes de la lésion du diaphragme. Le *facies tétanique* dépend du spasme des muscles releveurs des paupières, des ailes du nez, de la lèvre supérieure et des muscles élévateurs de la mâchoire inférieure. Dans la face *grippée* un effet contraire a lieu ; le spasme existe dans les muscles qui sont destinés à resserrer les traits du visage, et à les retirer, en quelque sorte, sur la ligne médiane de cette partie : cette altération se rencontre dans les inflammations des viscères de l'abdomen, auxquelles participe le péritoine. *2º à ses mouvemens ;* *Rire sardonique. Facies tétanique.* *Face grippée.*

Le relâchement des muscles de la face et l'affaissement des traits s'observent dans les fièvres adynamiques et aux approches de la mort.

3º A son volume. Le gonflement de la face et la rougeur *3º A son volume ;*

foncée réunis, forment ce que l'on appelle la face *vul-
tueuse*; cet état s'offre dans la péripneumonie et dans l'a-
poplexie sanguine. L'intumescence, jointe à la pâleur,

est appelée *bouffissure* du visage, laquelle indique l'atonie
générale, l'hydro-thorax, etc. L'amaigrissement de cette
partie et l'enfoncement des joues se remarquent dans la
phthisie pulmonaire et dans le cancer de l'estomac.

Chaque partie de la face, telle que les cheveux, le
front, les sourcils, les paupières, les tempes, les oreilles, etc., est susceptible d'altérations particulières dont
l'examen fournit les moyens de caractériser plusieurs maladies.

La séméiologie s'occupe encore des changemens que les
organes de la génération, l'habitude extérieure du corps,
la poitrine, l'abdomen, les membres, etc., peuvent offrir.

Nous terminerons ici les considérations relatives aux
signes des maladies. C'était moins pour présenter des notions complètes de séméiotique, que pour familiariser
avec le langage médical, qu'elles ont été tracées : on ne
doit donc les regarder que comme un simple aperçu destiné à éclairer les premiers pas des commençans.

CHAPITRE V.

DE LA MARCHE ET DES PÉRIODES.

Les maladies, en se développant, changent le caractère
habituel des propriétés vitales, et impriment une nouvelle direction aux actions et aux fonctions que ces derniers régissent.

Ce nouveau mode d'exercice des organes se reconnaît

aux symptômes qui sont les signes de la maladie, comme les phénomènes physiologiques sont ceux de la santé.

La *marche* des maladies comprend leur durée, les périodes qui en partagent le *cours*, et leur type. *(De la marche des maladies.)*

La *durée* des maladies, qui est le temps pendant lequel elles existent, est en général très-variable. On appelle *éphémères* celles qui ne durent qu'un jour ou 2 ou 3 au plus, comme la fièvre de même nom, et toutes les indispositions qui n'ont qu'une existence momentanée; *aiguës*, celles qui ne se prolongent pas au delà du 40ᵉ ou 42ᵉ jour, comme les fièvres dites essentielles et les phlegmasies internes; *chroniques*, toutes celles qui dépassent ce dernier terme, et notamment celles qui ont une durée indéfinie, telles que les lésions organiques et les hydropisies qui en sont la suite. *(Leur durée: Maladies éphémères, aiguës et chroniques.)*

L'ordre et l'enchaînement que les phénomènes morbides mettent dans leur invasion et leurs progrès, leur suspension et leur retour, caractérisent les périodes et le type.

On entend par *périodes, temps* ou *phases*, des époques précises entre lesquelles on peut diviser le temps général que dure une maladie. *(Des périodes, temps ou phases.)*

On les reconnaît par l'examen des différens changemens survenus dans toutes les parties de l'économie, et par la comparaison de l'état actuel du malade avec son état antérieur. *(A quoi on les reconnaît. Il y a six temps:)*

Les périodes comprennent, 1° le *prélude*, dans lequel les symptômes sont vagues, et ne peuvent encore servir à caractériser le genre et le siége de l'affection; 2° l'*invasion*, dans laquelle ils commencent à signaler la maladie existante (Voy. page 231); l'*augmentation* ou l'*augment*, quand ils vont toujours en croissant; 4° le *milieu* ou l'é-*tat*, dans lequel les symptômes sont arrivés à leur *sum-* *(Prélude, invasion, augmentation, milieu ou état,)*

décroissement et terminaison. — *mum* d'intensité; 5° le *décroissement* ou *déclin*, lorsqu'ils éprouvent une rémission progressive et continue; 6° la *terminaison*, lorsqu'ils disparaissent plus ou moins complètement.

Du type des maladies. — Le *type* ou la *forme* consiste, comme il a déjà été dit chap. Ier, dans la continuité, la rémission ou l'intermission que présentent les symptômes.

Type continu. — Lorsqu'une maladie, qui affecte le type continu, conserve une intensité égale pendant toute sa durée, elle est *Maladies continentes.* appelée *continente*. Dans d'autres cas il peut y avoir des paroxysmes ou des exacerbations.

Type rémittent et intermittent. — Les types rémittent et intermittent présentent aussi des variétés nombreuses : les principales sont le *quotidien*, le *Variétés.* *tierce* et le *quarte*, selon que les accès reviennent chaque jour, le 2me ou le 3me jour : les fièvres et les phlegmasies en offrent de fréquens exemples.

Apyrexie. — On appelle *apyrexie* ou *intermission*, l'intervalle plus *Accès.* ou moins long qui sépare les *accès*, lesquels sont caractérisés, en général, par le frisson, la chaleur et la sueur. Cet intervalle n'a point reçu de nom particulier dans certaines *Attaques.* affections périodiques dont les retours ou *attaques* sont irréguliers, comme dans l'épilepsie et la goutte ou l'arthritis.

CHAPITRE VI.

DES TERMINAISONS.

Les terminaisons ont lieu de trois manières : *1° Par la santé ;* — Les *terminaisons* des malades ont lieu par la santé, par une autre maladie ou par la mort.

Le retour à la santé ou la *guérison* peut être subit, ainsi que cela arrive dans les affections les plus simples, comme certaines douleurs, quelques inflammations externes : on *Délitescence,* dit alors qu'il y a eu *délitescence.*

D'autres fois, la guérison est lente, progressive; les organes et les fonctions ne reviennent qu'insensiblement à leur état naturel : dans ce cas, la terminaison a eu lieu par *résolution*, ou, selon quelques auteurs, par *lysis*. — résolution,

Lorsque la fin d'une maladie a été précédée d'une série de phénomènes extraordinaires, on dit que la terminaison s'est faite par une *crise*. — crises;

La prompte disparition d'une irritation morbide extérieure est la *répercussion*, et lorsque celle-ci est précédée ou suivie de l'affection d'une organe plus ou moins important à la vie, elle s'appelle *métastase*. — 2° Par une autre maladie; répercussion, métastase,

On donne maintenant le nom de *révulsion* au changement opéré par une médication particulière, et dont il sera parlé dans la thérapeutique. — révulsion.

Les métastases, et les crises surtout, sont plus fréquentes dans les maladies aiguës que dans les chroniques, parce qu'elles ne peuvent avoir lieu que sous l'influence d'une certaine énergie vitale, et par le concours des sympathies que les irritations morbides mettent en jeu. — fréquence des métastases et des crises dans les maladies aiguës.

Les inflammations sont de toutes les maladies celles qui offrent le plus de différences dans leurs terminaisons : outre la délitescence, la métastase et la résolution, elles ont encore la suppuration, l'induration et la gangrène.

La *mort* arrive dans les maladies, soit par la violence des désordres survenus dans les fonctions principales de l'économie, soit par l'affaiblissement progressif des organes, et l'épuisement du principe de vie. — 3° Par la mort. Comment elle arrive.

La gravité de la maladie, l'inopportunité de certains remèdes, et les imprudences du malade ou des personnes qui l'entourent, telles sont les causes ordinaires qui amènent cette issue funeste. — Causes.

Elle est, en général, *prompte* dans les maladies aiguës, — Elle est prompte, et quelquefois précédé d'une *agonie* plus ou moins longue; elle est *lente* dans les maladies chroniques, *subite* dans l'apoplexie et la rupture d'un anévrisme interne, *violente* dans la commotion cérébrale et la strangulation.

On distingue encore la mort *apparente* et la mort *réelle:* dans la 1re il y a suspension de l'exercice des fonctions; dans la 2me il y a cessation absolue des fonctions et extinction des propriétés vitales. Les signes les plus certains de cette dernière sont d'abord la raideur du cadavre, ensuite les phénomènes de la putréfaction.

CHAPITRE VII.

DES CRISES.

On appelle *crise* tout changement considérable, soit en bien, soit en mal, qui arrive vers le milieu ou le déclin d'une maladie, et qui est suivie, soit d'une évacuation quelconque, soit de l'affection d'un organe plus ou moins éloigné du siége primitif de la maladie.

La nature, suivant les anciens, après avoir livré un combat à la maladie, pousse au dehors la *matière morbifique* ou *critique*, à l'assimilation de laquelle toute l'économie semble s'être refusée.

L'existence des crises ne peut être révoquée en doute. Les dissentimens des médecins modernes ne sont plus guère relatifs qu'à la manière de les considérer, ou comme causes, ou comme effets des changemens qui surviennent dans le cours des maladies : peut-être ont-elles l'un ou l'autre de ces caractères dans tel ou tel cas (1).

---

(1) *Élemens de pathologie générale*, par M. le doct. Chomel.

Comme la maladie continue quelquefois après la crise, et que même, dans certains cas, il y a *récrudescence* des symptômes, quoique le plus souvent ceux-ci diminuent ou disparaissent tout-à-fait, on a divisé les crises en *vraies* ou *fausses*, *heureuses* ou *funestes*, *parfaites* ou *imparfaites*, etc.

Division des crises.

Les fièvres, les inflammations, les hémorrhagies, peuvent se terminer par des crises. On les a désignées, pour cette raison, sous le nom de *maladies humorales*. La plupart des névroses, au contraire, disparaissent sans cela; ce qui leur a mérité celui de *morbi sine materiá*.

Des maladies qui se terminent par des crises.

De celles qui n'ont point cette terminaison.

Les liquides par lesquels s'opèrent ordinairement les crises sont le sang, la bile, les mucosités pulmonaires et intestinales, la sueur et les urines. Lorsque la crise se dirige vers un organe important (*crises métastatiques*), il peut en résulter les accidens les plus graves, et même la mort.

Véhicules de la matière critique.

La préférence que la crise accorde à tel ou tel liquide, à telle ou telle région, à tel ou tel organe, est ordinairement relative, 1° *à la nature de la maladie* : c'est ainsi que les phlegmasies et la fièvre inflammatoire se jugent par des hémorrhagies; les fièvres bilieuses et muqueuses, par la diarrhée; etc.

Variétés des crises, eu égard,

1° A la maladie;

2° *A l'âge du sujet* : ainsi, chez les enfans, les crises se font par des saignemens de nez; chez les adolescens, par des hémoptysies, des sueurs copieuses; chez les adultes, par des évacuations bilieuses, des hémorrhoïdes; chez les vieillards, par des flux muqueux et urinaires.

2° A l'âge du sujet;

3° *Au sexe* : les maladies des hommes se terminent par les sueurs, les urines, etc.; celles des femmes par l'hémoptysie, la ménorrhagie ou flux menstruel excessif.

3° Au sexe;

4° *Au tempérament* : chez le sanguin, les crises ont

4° Au tempérament;

lieu par hémorrhagies ; chez le bilieux et le lymphatique, par des excrétions bilieuses et muqueuses, etc.

5° À la saison.

5° *A la saison :* la solution des maladies, dans le printemps, se fait par l'épistaxis, l'hémoptysie ; en été, par la sueur et par des éruptions à la peau ; en automne, par des déjections bilieuses ; en hiver, par l'excrétion urinaire et par des diarrhées muqueuses.

Des jours critiques.

Les fondateurs de la science ont constaté que les crises se faisaient à des temps déterminés des maladies, et qu'elles suivaient, en cela, les périodes des jours septénaires, tels que le 7ᵉ, le 14ᵉ, le 21ᵉ, etc., qui ont été désignés par le nom de *jours critiques.* Les phénomènes précurseurs des crises se manifestent le 4ᵉ, le 11ᵉ, le 17ᵉ jour, etc. Aussi

Des jours indicateurs et demi-critiques.

ces derniers ont-ils été appelés *jours indicateurs,* ou bien *demi-critiques,* parce qu'ils peuvent être aussi le terme des solutions critiques.

Des temps de crudité et de coction.

Phénomènes des crises.

On distingue, dans les maladies qui se jugent par des crises, un temps de *crudité* ou d'*irritation ;* un temps de *coction,* enfin, le temps de la *solution* critique ; celle-ci est précédée d'agitation, de chaleur, d'insomnie : un repos momentané succède à ces perturbations ; bientôt la nature fait des efforts, qu'elle dirige surtout vers le lieu qui doit donner jour à la matière critique : c'est alors qu'il est souvent facile d'annoncer la crise, et de déterminer l'organe qui doit en être le siége.

Effets consécutifs des crises.

Les crises sont plus ou moins avantageuses ou funestes, suivant qu'elles sont vraies ou fausses, parfaites ou imparfaites. Le soulagement subit du malade ou la persistance des symptômes ne laissent pas long-temps en doute à cet égard.

Du lysis.

Les terminaisons par *lysis* ne sont précédées d'aucun signe apparent de coction. Les évacuations qu'elles produisent sont peu différentes de celles qui ont lieu dans l'état naturel. Tous les symptômes disparaissent peu à peu, et le retour à la santé se fait par une marche insensible.

CHAPITRE VIII.

DE LA CONVALESCENCE.

La *convalescence* est un état intermédiaire qui forme le passage de la maladie à la santé.

L'homme qui *relève de maladie* offre une *susceptibilité* nerveuse très-grande, réunie à la faiblesse de tous les organes : de là la fréquence des syncopes s'il reste quelque temps debout, ou à l'occasion des sensations les plus légères et des émotions les plus faibles ; les vomissemens qu'il éprouve à la vue ou par l'idée seule d'un aliment qui lui répugne ; le froid ou les frissons que souvent il éprouve ; les impatiences qu'il montre quelquefois ; etc.

La suspension des facultés physiques et morales pendant le temps qu'a duré la maladie, met le *convalescent* dans la nécessité de ménager ses organes, en même temps qu'il les accoutume à l'action : les sensations sont pour quelque temps encore obscures, la voix est faible, la démarche chancelante, etc. La station prolongée est pénible ; elle occasione la stase du sang dans les veines des extrémités inférieures et l'édématie de ces parties.

Le sentiment de l'espérance, la gaieté, le retour de l'appétit, la tranquillité du sommeil, et quelquefois une énergie nouvelle dans les organes génitaux, sont les signes d'une convalescence non douteuse, pendant laquelle s'opèrent la desquamation de l'épiderme et la chute des cheveux, quand surtout la maladie a été longue et d'une certaine intensité.

Ce que c'est que la convalescence.

Etat et phénomènes que présentent les convalescens : syncopes,

vomissemens,

frissons ,

faiblesse générale,

espérance, gaieté, etc.

Signes d'une bonne convalescence.

*D'une convales-
cence douteuse.*

Lorsque les fonctions tardent à reprendre leur marche ordinaire, que l'estomac reste faible, et que la langueur persiste, il est à craindre que la convalescence ne soit fausse ou douteuse. Il faut alors avoir recours ou à de légers toniques, ou à des boissons adoucissantes, selon les cas; prescrire un certain régime, ou même la diète, s'il est nécessaire.

*Altérations
des facultés de
l'intelligence.*

Certaines maladies, telles que les fièvres ataxiques, les plaies de tête et l'apoplexie, apportent quelquefois un tel désordre dans les fonctions animales, que la mémoire des connaissances antérieurement acquises est effacée, et que toutes les autres facultés de l'intelligence et les sensations sont plus ou moins altérées.

*Convalescence
dans les mala-
dies chirurgica-
les.*

La convalescence dans les maladies externes est souvent à peine marquée, à moins que l'affection locale n'ait exercé son influence sur toute l'économie : elle est alors très-pénible quelquefois, et réclame les soins les plus assidus.

*Soins qu'exige
cet état.*

Cette transition de la maladie qui est à peine terminée, à la santé qui n'est point encore confirmée, exige, de la part du médecin, une surveillance attentive, et de la part du convalescent beaucoup de docilité, à cause de la facilité du retour des phénomènes morbides (*rechutes*), ou des dérangemens plus ou moins graves auxquels des imprudences pourraient donner lieu.

*Circonstances
qui font varier
la convalescen-
ce.*

Au reste, la facilité du retour à la santé est relative, 1º au caractère, à la durée, à la simplicité ou à la complication de la maladie; 2º à l'âge, au tempérament et à la constitution de l'individu; 3º à la saison et au climat; 4º à la prudence avec laquelle on use de toutes les choses dont la maladie a causé la privation, etc.

QUATRIÈME PARTIE.

DE LA PATHOLOGIE EXTERNE ou CHIRURGICALE.

Les maladies accessibles aux sens, et dont la curation Des maladies externes ou chirurgicales. exige spécialement l'emploi des topiques et de la main, seule ou munie d'instrumens, sont du ressort de la PATHO- LOGIE EXTERNE OU CHIRURGICALE.

Celles, au contraire, qui, étant plus ou moins cachées, Des maladies internes. ne se reconnaissent que par des troubles d'actions, des phénomènes sympathiques, et dont le traitement est basé spécialement sur l'usage des moyens hygiéniques et des remèdes internes, sont du domaine de la *pathologie interne* ou de la *médecine* proprement dite (1).

Obligés de suivre un ordre quelconque dans l'exposition abrégée des maladies externes, nous avons réuni, sous un certain nombre de chefs généraux, celles qui ont quelques affinités de nature ou de caractères, et qui, par conséquent, nécessitent un traitement analogue; seul moyen de ménager l'espace, et d'éviter surtout des redites, dont un ouvrage de la nature de celui-ci ne saurait être trop exempt.

Ainsi donc, nous traiterons successivement, et dans autant de chapitres particuliers, de l'inflammation, des

---

(1) Il n'existe point de démarcation réelle entre les maladies dont la *chirurgie* s'occupe, et celles qui appartiennent à la *médecine;* aussi ces deux branches de l'art, alliées dans leur origine, séparées à une époque postérieure, sont-elles maintenant rendues à leur antique unité.

abcès, de la gangrène, de la nécrose, des solutions de continuité, des tumeurs, des vices de première conformation ou de naissance, et de la présence des corps étrangers.

CHAPITRE PREMIER.

DE L'INFLAMMATION.

Caractères généraux de l'inflammation.

On donne le nom d'*inflammation*, d'*irritation inflammatoire* ou de *phlegmasie*, à toute altération essentiellement vitale, déterminée par quelque cause irritante, et caractérisée, en général, par la douleur, la rougeur, la tumeur et la chaleur de la partie affectée.

Elle est externe ou interne,

L'inflammation est *externe* ou *interne*, suivant la situation des parties où elle a son siége, et d'après son type, elle est *continue*, *rémittente* ou *intermittente*.

continue, etc.
Les phlegmasies internes sont fréquemment intermittentes;

Les *phlegmasies* de l'intérieur, notamment celles qui ont leur siége dans le canal digestif, s'offrent fréquemment sous la forme intermittente, et constituent, selon la nouvelle doctrine médicale, une grande partie des fièvres de même nom. La continuité est, au contraire, la forme la plus commune de l'inflammation extérieure, qui est celle dont nous voulons principalement nous occuper.

celles de l'extérieur sont le plus ordinairement continues.

Disposition des tissus à contracter l'état inflammatoire.

A. L'aptitude des parties à s'enflammer est relative à la quantité des vaisseaux capillaires qu'elles contiennent, et à celle des nerfs qu'elles reçoivent : la peau, les membranes muqueuses, les tissus cellulaire et séreux, le parenchyme des viscères, sont celles qui y ont le plus de disposition ; tandis que les os, les cartilages et les parties fibreuses, tels que les ligamens, les tendons et les aponévroses, ne s'enflamment que très-difficilement. Quant aux poils, à l'épiderme et aux ongles, ils ne paraissent pas susceptibles de contracter cette maladie.

L'inflammation peut n'atteindre qu'un des tissus qui composent un organe, ou les comprendre tous.

Chaque tissu a un mode d'inflammation particulier : l'*érysipèle* est celui de la peau ; le *phlegmon* celui du tissu cellulaire ; le *catarrhe* celui des membranes muqueuses ; le *rhumatisme* celui des muscles, etc. *Autre synonymie de l'inflammation, selon les tissus*

Fixée dans un organe, l'inflammation tire son nom de ce dernier : ainsi, on appelle *ophthalmie* celle de l'œil, *hépatite* celle du foie, *néphrite* celle du rein, *cystite* celle de la vessie, etc., etc. *et les organes affectés.*

B. Les *causes prédisposantes* de l'inflammation sont la jeunesse et l'âge adulte, la première éruption, le retour ou la cessation des règles, le tempérament sanguin, l'état pléthorique, la saison du printemps, les professions qui exigent de grands mouvemens, et celles qui exposent aux variations de l'atmosphère. *Causes déterminantes.*

Les *causes déterminantes* sont certains états inconnus de l'air ; le passage du chaud au froid, le corps étant en sueur ou couvert inégalement ; les excès de table, la colère, l'exercice forcé, les coups, les chutes, le contact des substances irritantes, un corps étranger engagé dans la substance des organes, la suppression d'une hémorrhagie habituelle, la métastase de quelque maladie, l'action des vices dartreux, variolique, vénérien ; etc. *Prélude et invasion.*

C. L'inflammation qui provient d'une cause interne, ou qui a une grande étendue, s'annonce par le malaise, des horripilations et le frisson ; celle qui est due à une cause externe, et qui est peu considérable, ne se manifeste que par des phénomènes locaux. *Des symptômes.*

Dans toute inflammation intense, on distingue des *Symptômes locaux.*

symptômes *locaux* et des symptômes *généraux* : les 1ers sont la douleur, la tumeur, la rougeur, la chaleur et le trouble des actions de l'organe affecté ; les 2mes sont la fièvre et le dérangement des fonctions.

1º La douleur.

.1°. La *douleur* offre autant de variétés qu'on en observe dans la texture et la vitalité des parties. Toujours elle commence avec l'irritation inflammatoire dans les organes doués de beaucoup de sensibilité ; elle ne se manifeste, au contraire, qu'après les autres phénomènes phlegmasiques, dans les tissus qui sont peu sensibles.

Elle est primitive

ou consécutive.

2º La tumeur.

.2°. La *tumeur* résulte de l'afflux du sang et de la sérosité, attirés par l'irritation : *ubi stimulus, ibi fluxus.* La tuméfaction qui en résulte varie selon les parties : le tissu cellulaire, les glandes, la peau et les membranes muqueuses sont celles qui acquièrent le plus de volume dans les congestions inflammatoires.

Elle varie selon les tissus.

3º La rougeur.

3°. La *rougeur* dépend de l'accumulation du sang. Dans l'état sain, ce fluide ne passe qu'en filets ténus dans les vaisseaux capillaires ; les plus petits vaisseaux se refusent même à l'entrée de ses molécules cruoriques ; mais, du moment que l'inflammation se déclare, il se précipite partout, dilate les vaisseaux capillaires, et laisse voir, à travers leurs parois amincies, sa couleur rouge, laquelle est d'autant plus foncée que l'affection est plus vive. Le sang s'échappe quelquefois de ses vaisseaux, et se mêle à la sérosité ; d'autres fois sa quantité est assez grande pour former des ecchymoses.

Cause.

La chaleur.

4°. La *chaleur* est augmentée dans une partie enflammée. Si on y applique la boule d'un thermomètre, on voit la liqueur s'élever de quelques degrés. Il faut remarquer, cependant, que le sentiment de chaleur éprouvé par les malades n'est pas en rapport avec le léger chan-

Elle est augmentée de quelques degrés.

gement de température indiqué par l'instrument : d'où il faut en inférer que, quand la sensibilité est exaltée, elle ne peut plus rien nous transmettre qu'avec exagération.

5° Tout organe qui est enflammé cesse d'exercer ses actions d'après le rhythme habituel, ou ne les exerce plus du tout : l'œil est plus ou moins irrité par le contact de la lumière dans l'ophthalmie ; les odeurs deviennent faibles ou nulles dans le *coryza*, vulgairement appelé rhume du cerveau.

Cette lésion des actions particulières sert à éclairer le diagnostic des phlegmasies intérieures ; par exemple, la suppression ou la rétention d'urine, conjointement avec d'autres symptômes, nous fait reconnaître la néphrite ou la cystite.

6° Le dérangement des fonctions a lieu dans la plupart des inflammations dues à une cause interne, ainsi que dans celles qui, quoique produites par une cause externe, ont une grande étendue, ou siégent dans des parties importantes par leur sensibilité ou leurs usages. Dans ces divers cas, les urines diminuent, la sueur se supprime, les voies digestives s'embarrassent, le cœur augmente et presse ses pulsations ; le délire peut survenir.

Cette participation générale, due au réveil des sympathies morbides, constitue la *fièvre*, dont l'intensité, et même le type, d'après la nouvelle doctrine médicale, dépendent du degré et de la forme de l'inflammation préexistante.

D. La *marche* prompte et régulière d'une inflammation annonce le bon état des forces vitales, et la liberté de la réaction de l'organe affecté : tel est le caractère de l'inflammation *active*. Quelquefois cette réaction est tellement forte, que la vie est, pour ainsi dire, étouffée sous

5° Le trouble des actions locales dans l'inflammation externe

et dans celle qui est interne.

Symptômes généraux.
6° Le dérangement des fonctions.

Fièvre.

Marche de l'inflammation

active,

le poids des humeurs accumulées, outre mesure, dans le lieu affecté : cet accident peut arriver dans l'inflammation *aiguë*, lorsque surtout la tuméfaction est empêchée par un obstacle invincible : la gangrène en est souvent le résultat.

En certains cas, la maladie a primitivement un caractère de lenteur qui l'a fait appeler *passive;* désignation inexacte ou fausse qui ne doit pas être prise à la lettre. D'autres fois, elle a un caractère *chronique;* c'est ce qui a lieu quand l'état aigu se prolonge trop, ou quand la cause irritante continue d'agir.

Ce n'est qu'en comparant l'état inflammatoire à lui-même, dans telle ou telle partie, qu'on peut déterminer son caractère : par exemple, l'ophthalmie aiguë parcourt ses périodes en 7 jours environ; passé ce temps, elle peut devenir chronique, et se prolonger indéfiniment; l'inflammation aiguë d'un os, d'un cartilage, dure, au contraire, 28 ou 30 jours; ce n'est qu'au bout de ce terme que l'état chronique peut exister.

L'inflammation externe, toutes choses étant égales d'ailleurs, est moins grave que celle qui a son siége à l'intérieur. Celle qui est active, modérée, simple, se guérit plus promptement et plus facilement que celle qui est dans des conditions contraires; enfin, le prognostic varie encore selon les causes de cette affection, son degré d'intensité, l'âge et la constitution du sujet, etc.

E. Les *terminaisons* les plus ordinaires de l'inflammation sont la résolution, la délitescence, la suppuration, l'induration et la gangrène.

1° La *résolution* a lieu lorsque les symptômes décroissent progressivement, et que la partie revient à son état naturel. On peut l'espérer toutes les fois que l'irritation a été modérée, ou qu'elle a cédé aux remèdes employés. Des évacuations critiques l'accompagnent souvent.

2° La *délitescence* est la disparition subite de l'inflam- délitescence, mation. Lorsque celle-ci est récente, et due à une cause externe, elle est à désirer, parce qu'elle n'entraîne aucun dérangement ultérieur. Il n'en est pas de même de l'inflammation par cause interne : on a lieu de craindre, dans ce cas, une métastase plus ou moins dangereuse; c'est-à- métastase, dire, l'apparition d'une inflammation nouvelle sur quelque organe plus ou moins éloigné de celui qui était primitivement affecté.

3° La *suppuration* consiste dans la formation d'un suppuration, liquide étranger appelé *pus*; la présence de celui-ci convertit la tumeur inflammatoire en un *abcès* (1). L'exaspération des symptômes locaux et généraux et un mouvement pulsatif local présagent cette terminaison, laquelle est elle-même suivie, en quelque circonstance, d'une sorte d'irritation *ulcérative* qui, par ses progrès, tend à détruire ulcération, le tissu affecté dans son épaisseur et dans une plus ou moins grande largeur : cet effet n'est point rare à la peau et sur les membranes muqueuses.

4° L'*induration* est cet état d'endurcissement, avec in- induration dolence, qui succède à l'inflammation. On l'attribue à la présence d'une matière albumineuse, concrescible, arrêtée dans les vaisseaux capillaires et les aréoles du tissu cellulaire. Elle arrive, le plus ordinairement, dans les pa-

---

(1) Si, à la surface des membranes, dans les plaies et les ulcères, le pus est exclusivement le produit d'une sécrétion nouvelle, on ne peut raisonnablement nier que, dans le tissu cellulaire, la destruction partielle de ce dernier et des vaisseaux capillaires ne contribue, avec l'action des vaisseaux exhalans, à sa formation.

renchymes glanduleux et autour des articulations, lorsque surtout l'irritation persiste trop long-temps.

5° La *gangrène* se manifeste par .l'extinction des propriétés vitales de la partie enflammée. Elle résulte, 1° de la malignité de la cause ; 2° de la véhémence des symptômes inflammatoires. (Voy. pages 275 et suiv.)

Telles sont les terminaisons communes à la plupart des inflammations externes ou chirurgicales.

F. Le *traitement* de l'inflammation consiste à la prévenir par la saignée locale ou générale, le repos, la diète et les boissons délayantes ou légèrement acidulées. On a recours aux répercussifs, lors du début d'une inflammation par cause externe. Les topiques émolliens et anodins sont indiqués, lorsque la maladie est tout-à-fait déclarée. Dans les cas les plus simples, on n'emploie pas d'autres moyens.

Les modifications du traitement sont relatives, 1° à la cause : lorsque celle-ci est délétère, il faut l'anéantir, à l'aide de la cautérisation, dans le lieu même où elle s'est insinuée ; 2° au lieu affecté : c'est ainsi qu'on fait avorter le panaris par les répercussifs, avant même qu'il ait acquis déjà un certain développement ; 3° aux périodes de la maladie : dans les premiers temps, on emploie les moyens indiqués ci-dessus, et, lors de la terminaison, on veille sur celle que choisit la nature, pour la favoriser ou la combattre, selon que, par la cause qui l'a produite, ou par le siége qu'elle occupe, elle est avantageuse ou

nuisible ; 4° à la prédominance de tel ou tel symptôme : ainsi, la douleur est-elle vive, on a recours aux anodins et même aux narcotiques ; la congestion sanguine excessive, aux saignées générales et locales, etc. ; 5° enfin, à

la complication : c'est ainsi qu'un vomitif administré à

propos dissipe l'embarras gastrique, et suffoque l'inflammation sympathique que ce dernier a produite.

L'espèce de complication et son degré règlent, d'ailleurs, sur la conduite que l'on doit tenir dans le traitement des inflammations compliquées.

§ Ier. *De l'érysipèle.*

L'*érysipèle* ou inflammation de la peau se montre ordinairement au visage, au cou et sur les bras ; plus rarement sur le tronc et les membres inférieurs.

Les jeunes gens, les femmes et les personnes dont la peau est délicate y sont très-sujets. Il se manifeste ordinairement en été et en automne. Ses causes efficientes sont l'insolation, l'application de matières irritantes sur la peau, le contact prolongé des urines, la brûlure au 1er degré, la piqûre des insectes, les frictions rudes, l'usage des poissons gâtés et de certains coquillages, comme des moules altérées et non lavées, un foyer saburral ou bilieux dans les premières voies, l'irritation de la muqueuse gastro-intestinale, etc.

L'inflammation érysipélateuse est diffuse et d'un rouge vif ; cette couleur disparaît sous la pression du doigt, et reparaît presque aussitôt après ; il y a peu d'élévation à la peau ; la chaleur est âcre, et la douleur s'accompagne d'un sentiment de prurit ou de cuisson insupportable : à la face et au crâne, il s'y joint quelquefois un gonflement œdémateux considérable.

Les auteurs reconnaissent trois sortes d'érysipèle : 1° l'*érythème*, qui est une simple phlogose de la peau ; 2° l'*érysipèle* proprement dit, lequel se recouvre quelquefois de pustules miliaires ou de petites vésicules séreuses appelées *phlyctènes*; 3° le *zona* ou *zoster*; celui-ci est une inflammation pustuleuse qui peut bien être de la nature des dartres, et qui naît, de préférence, sur le tronc, sous la forme d'une demi-ceinture.

On a encore distingué l'érysipèle en *simple* ou *phlegmoneux*, et en *accidentel*, *périodique*, *ambulant*, etc.

L'érysipèle est de toutes les inflammations, celle qui se déplace le plus facilement; c'est pourquoi il faut proscrire tous les topiques irritans, sédatifs, etc., qui pourraient faire disparaître celui qui est dû à une cause interne ou spécifique, et donner lieu à une métastase fâcheuse.

Sa terminaison élective est la résolution qui arrive du 7ᵉ au 14ᵉ jour, avec ou sans desquamation de l'épiderme.

La suppuration et la gangrène n'arrivent que rarement dans l'érysipèle : elles sont toujours fâcheuses, parce qu'elles détruisent la peau dans une étendue quelquefois très - considérable; d'où résulte une cicatrice plus ou moins difforme.

Le zona dure de 24 à 30 jours; après la dessiccation des pustules, il reste souvent des douleurs qu'on ne peut faire cesser qu'à l'aide des rubéfians ou du vésicatoire.

L'érythème est une affection si légère, qu'il se dissipe pour l'ordinaire de lui-même.

Au début de l'érysipèle, dû à une cause externe, on a recours aux répercussifs, telles que l'eau froide, l'eau végéto-minérale; plus tard aux émolliens, en bain ou en fomentation, aux boissons délayantes, et même à la saignée, s'il y a lieu. L'état saburral de l'estomac cède à l'émétique, lors toutefois que ce viscère n'est point assez irrité pour exclure l'emploi d'un vomitif. Sur la fin de l'érysipèle, on accélère la résolution, au moyen d'une légère infusion de sureau, à laquelle on peut ajouter quelques gouttes d'eau-de-vie.

Dans ces derniers temps on a donné le conseil de fixer ou de limiter l'érysipèle phlegmoneux vague, ambulant, par le vésicatoire, le feu ou la compression appliqués sur le lieu affecté.

Moyens con-
seillés dans
que ques cas.

Les *engelures* sont de petits érysipèles phlegmoneux qui se manifestent en hiver sur la peau de la face dorsale des doigts, sur celle des oreilles, du talon, etc.

Des engelures.

Les enfans, les jeunes gens, les femmes qui ont la peau délicate, ainsi que les individus lymphatiques et scro-phuleux, y sont très-sujets.

Sujets qui y
sont prédispo-
sés.

Elles sont précédées d'un prurit incommode, avec chaleur et engourdissement. Il naît ensuite des taches violettes qui sont accompagnées de douleurs cuisantes et de tuméfaction : ces symptômes augmentent la nuit, ou lorsqu'on approche du feu les parties malades.

Symptômes.

On prévient les engelures en garantissant les parties de la vive impression du froid et des alternatives de celui-ci et de la chaleur, et en les fortifiant par des applications toniques. Les frictions avec la neige et les lotions d'eau végéto-minérale sont indiquées pour les dissiper.

Traitement
préservatif et
curatif.

Lorsqu'elles sont ulcérées, il est à craindre que l'érosion ne s'étende jusqu'aux os voisins, et n'y détermine la carie. On doit alors prescrire le repos, laver l'ulcère avec du vin tiède miellé, et y appliquer des plumasseaux enduits de cérat de Goulard. (Voy. la formule n° 28.)

Ulcération.
Traitement.

§ II. Du *phlegmon*.

Le *phlegmon* est une tumeur inflammatoire, presque toujours circonscrite, qui a son siége dans le tissu cellulaire.

Définition.

Il se manifeste le plus souvent à l'extérieur, soit qu'il affecte le tissu cellulaire sous-cutané, soit qu'il ait pris naissance dans celui qui entoure les muscles, les vaisseaux, les nerfs et les ganglions lymphatiques.

Les endroits où il se montre de préférence, sont le creux de l'aisselle, la marge de l'anus, les environs de la parotide et le pli de l'aine.

Certaines glandes, en raison de leur structure et de leurs usages, contractent facilement cette espèce d'inflammation : tels sont le sein, les parotides, les amygdales et le testicule.

Les adultes, les hommes forts, robustes, pléthoriques, et ceux qui font des excès de table, y sont prédisposés.

Il se développe à la suite d'une contusion, d'une ligature forte, d'une piqûre profonde, d'une plaie étroite ou compliquée de quelque corps étranger. Un virus quelconque, la matière critique d'une maladie, etc., peuvent aussi lui donner naissance.

Le phlegmon forme une tumeur sensible, d'un rouge foncé ; la chaleur est halitueuse ; la douleur est pulsative, et quelquefois lancinante par momens.

Tantôt le phlegmon n'occupe qu'une partie d'un membre, et tantôt il en envahit toute la longueur et toute l'épaisseur. Il peut être simple ou compliqué d'érysipèle, de fracture, de plaies et de différentes espèces de fièvres.

Le phlegmon qui n'a pu être affaibli dans ses premières périodes, a tellement altéré la structure du tissu cellulaire et des parties contiguës, qu'il doit nécessairement se terminer par suppuration ; c'est, en effet, l'issue la plus fréquente de cette maladie, et la seule qu'alors on doive désirer. La résolution n'arrive que quand les symptômes ont été très-modérés. La gangrène survient quand l'inflammation a été d'une violence extrême.

La suppuration s'annonce par des frissons irréguliers, par la fièvre, la sécheresse de la bouche, l'aridité de la peau, et par l'exaspération de tous les symptômes loçaux. Elle est formée, lorsque la tumeur est ramollie à son centre, et qu'il y a de l'empâtement à sa base et dans les parties environnantes. La peau qui recouvre l'abcès est pâle et amincie. La fluctuation est, d'ailleurs, le signe le plus certain de l'existence du pus.

Pour produire la *fluctuation* et la reconnaître, on presse doucement, avec les doigts médius et annulaire, d'une main, la base de la tumeur ou ses environs, pendant que les mêmes doigts de l'autre main, appliqués sur son sommet ou dans un autre point, reçoivent le choc qui résulte du mouvement d'ondulation du fluide.

La fluctuation est quelquefois obscure ou insensible, en raison de la situation profonde de la tumeur, de la rénitence ou de l'épaisseur des tissus qui la recouvrent, etc.; la mollesse de certaines parties, ajoutée à leur mobilité, peut aussi la rendre fort illusoire.

On recouvre le phlegmon de cataplasmes émolliens; on y joint, dans le commencement, les anodins, afin d'atténuer la douleur, si elle est trop vive. Les maturatifs conviennent lorsque le phlegmon se convertit en abcès. Il ne faut pas trop se presser de donner jour au pus par l'incision, à moins que l'on n'y soit forcé par quelques circonstances particulières : *le pus fait le pus*, disent les praticiens.

Le *furoncle* ou *clou* participe du phlegmon, de l'érysipèle et de l'anthrax bénin : en effet, il a son siége dans la peau, et surtout dans le tissu cellulaire sous-jacent, dont il produit la désorganisation.

<table>
<tr><td style="vertical-align:top; width:22%">

Son volume.

</td><td>

Son volume varie entre la grosseur d'une petite noisette et celle d'un œuf de poule. Il se montre plus souvent aux membres qu'au tronc, et c'est presque toujours vers leurs parties supérieures, où la peau est épaisse et résistante, qu'il a son siége. Il en existe un seul ou plusieurs à la fois, et de divers volumes.

</td></tr>
</table>

Son siége ordinaire.

Ses causes.

Il affecte les jeunes gens, les personnes qui sont d'une constitution pléthorique ou qui sont intempérantes, et celles qui ont été exposées à l'usage de mauvais alimens, à des chagrins, à des fatigues prolongées, etc. Quelquefois les maladies internes se jugent par l'éruption de plusieurs tumeurs de cette espèce, qui paraissent ou se prolongent pendant la convalescence.

Il est quelquefois critique.

La suppuration qui arrive au furoncle est accompagnée de la mortification du tissu cellulaire; celui-ci se sépare des parties voisines sous forme d'une masse grisâtre, spongieuse et imprégnée de pus, à laquelle on a donné le nom vulgaire de *bourbillon.*

Suppuration et gangrène.

Du bourbillon.

Traitement.

On traite le furoncle de la même manière que le phlegmon. Lorsqu'il s'est percé à son sommet, on entretient l'ouverture en y insinuant une tente de charpie.

On continue d'appliquer des cataplasmes émolliens et maturatifs, jusqu'à ce que le bourbillon soit sorti et que l'engorgement soit dissipé.

Du panaris.

Le *panaris* est l'inflammation phlegmoneuse des doigts. Le pouce, l'index et le médius y sont plus exposés que les autres.

Ses causes.

Il naît à la suite d'une irritation produite par piqûre, contusion ou morsure des doigts; une épine, une écharde fichée dans ces parties et qu'on a négligé d'extraire, en est encore la cause; quelquefois celle-ci est inconnue.

Il est superfi-

Le panaris est superficiel ou profond, selon qu'il affecte la peau ou s'étend jusqu'à la gaîne des tendons et au périoste des phalanges : dans le 1er cas c'est la *tourniole* ; dans le 2me, le panaris proprement dit. *ciel ou profond.*

La structure nerveuse et vasculaire des doigts et l'inextensibilité de la peau qui les recouvre, expliquent la marche rapide et l'extrême intensité des symptômes inflammatoires du panaris. La douleur est des plus vives; elle est accompagnée d'une chaleur brûlante, avec tension et élancement. La fièvre, l'insomnie, le délire, etc., peuvent survenir, et l'inflammation se propager à la main, à l'avant-bras et au bras. *Symptômes du panaris.*

La suppuration avec décollement de l'épiderme et chute de l'ongle est la terminaison ordinaire du panaris superficiel. Dans celui qui est profond, il peut y avoir dénudation des tendons, nécrose des phalanges, suppuration profonde ou gangrène. *Terminaison.*

On fait avorter le panaris en se hâtant d'employer l'eau froide, la glace, la compression ou une application soutenue de sangsues sur le doigt irrité. Lorsque ces moyens sont insuffisans et que les progrès continuent, il faut, sans délai, inciser la peau dans toute son épaisseur, afin de laisser au gonflement inflammatoire la liberté de se développer. *Traitement. Il varie selon les périodes.*

Des cataplasmes et des bains locaux émolliens et opiacés conviennent dans tous les cas, ainsi que la saignée, la diète, etc., quand l'inflammation prend de l'accroissement. On donne issue au pus par la lancette ou le bistouri, et l'on traite d'ailleurs les complications qui surviennent par les moyens que chacune d'elles réclame en particulier. *Traitement des complications.*

CHAPITRE II.

DES ABCÈS.

De l'abcès.

On donne le nom d'*abcès* à toute tumeur circonscrite formée par une collection ou amas de pus.

Le pus.

Le *pus* est un liquide albumineux, opaque, et dont la couleur, l'odeur, la consistance et la composition varient. Il est *louable* lorsque, ses élémens étant *bien liés*, il est d'un blanc jaunâtre et a la consistance d'une bouillie claire; il peut être *séreux* ou *sanguinolent*. La *sanie* est un pus séreux, gris ou brunâtre, et dont les élémens sont *mal liés*.

Ses qualités.

La sanie.

De la suppuration.

La *suppuration* est le phénomène morbide qui produit le pus. Ce liquide se forme au milieu du tissu cellulaire sous-cutané, sous-aponévrotique et intermusculaire. Disséminé d'abord entre les lames et les filamens de ce tissu, il se rassemble bientôt en un ou plusieurs foyers; c'est alors que l'on peut y reconnaître la fluctuation dont il a été question dans le chapitre précédent.

Différences des abcès.

On distingue les abcès en idiopathiques et en symptomatiques : les 1ers se manifestent dans le lieu même où le pus a pris naissance; les 2mes paraissent dans un endroit plus ou moins éloigné de la partie malade.

Abcès idiopathiques, chauds ou phlegmoneux, froids.

1° Les abcès *idiopathiques* qui ont été précédés de symptômes inflammatoires sont appelés *chauds* ou *phlegmoneux*; ceux qui se forment lentement et sans aucune apparence d'irritation locale sont appelés *froids*.

Traitement des abcès chauds. Incision.

On recouvre les abcès phlegmoneux de cataplasmes émolliens (Voy. la formule n° 32); et lorsque le pus est formé, on lui donne issue par une incision faite au lieu le plus déclive, et où la fluctuation est le plus marquée.

On laisse à la nature le soin d'ouvrir les petits abcès du visage, du cou et du sein chez la femme, parce qu'il est d'observation que, quand le pus s'est fait jour lui-même, la cicatrice est moins difforme que lorsqu'on lui a donné issue par le bistouri ou la lancette.

On doit ouvrir de bonne heure les abcès volumineux et ceux qui sont placés près des articulations, des grandes cavités, ou dans un endroit où le tissu cellulaire est très-lâche.

Quant aux abcès froids ou indolens, leur marche est le plus souvent lente et chronique, comme les affections qui les produisent. Ils dépendent ordinairement des scrophules, de la vérole, ou d'un état cachectique plus ou moins ancien. L'humeur purulente, dans ces sortes d'abcès, est presque toujours mal élaborée, et quelquefois elle est contenue dans un kyste formé au milieu du tissu cellulaire.

On y applique des cataplasmes maturatifs (*Voy.* la formule n° 33), ou les emplâtres fondans de savon ou de *Vigo cum mercurio*. Lorsque la fluctuation est sensible, on place sur le point qui est ramolli un petit morceau de potasse caustique, maintenu avec le sparadrap de diachylon ; on fend ensuite l'escarre, et on recouvre toute la tumeur d'un cataplasme émollient.

Du reste, on combat par un traitement approprié le vice intérieur qui a pu déterminer les abcès dont il s'agit, lesquels peuvent être considérés, dans la plupart des cas, comme des affections accidentelles.

2°. Les abcès *symptomatiques* ou par *congestion* dépendent de la carie d'un os éloigné, ou même de la suppuration d'un organe quelconque situé profondément. L'usage veut, cependant, que l'on n'emploie ces mots que pour désigner l'abcès qui résulte de la carie de la colonne vertébrale.

Causes de la carie des vertèbres.

La carie des vertèbres est causée, chez les jeunes gens, par le vice scrophuleux, et surtout par l'habitude de la masturbation ; chez les adultes, elle est produite par la métastase d'un vice errant, tel que l'affection rhumatismale ; elle peut encore être occasionée par le tiraillement ou le déchirement des articulations inter-vertébrales, à la suite de violens efforts, de coups, etc.

Symptômes et marche.

Cette maladie est précédée et accompagnée de douleurs sourdes et permanentes. La colonne vertébrale se courbe; le corps de la vertèbre qui est au dessus de celle que la carie a détruite, s'abaisse ; son apophyse épineuse s'élève et fait saillie à travers la peau : la sanie purulente qui s'échappe de la carie et de l'ulcération des parties molles environnantes, glisse sur les côtés de la partie antérieure

Apparition de l'abcès par congestion.

de l'épine, traverse la poitrine et l'abdomen, et vient paraître dans l'aine, aux environs de l'anus, ou dans la région lombaire; quelquefois le pus se porte directement en arrière, et forme une tumeur vis-à-vis la vertèbre altérée. La peau qui recouvre l'abcès rougit et s'ulcère; il s'écoule une matière puriforme, sanieuse, que l'action de l'air rend fétide; le dévoiement et la fièvre hectique sur-

Issue funeste de la maladie.

viennent; le malade s'épuise, et il expire dans un état d'émaciation extrême.

Traitement préservatif et curatif.

A la première apparition de la maladie, il faut prescrire le repos absolu au lit, faire prendre quelques bains tièdes, des tisanes amères, et appliquer des vésicatoires volans, des moxas, ou bien ouvrir des cautères sur les côtés du lieu menacé. Le malade doit abandonner la pernicieuse habitude de la masturbation, si elle est la cause de sa maladie.

Parvenue au dernier degré, la maladie est mortelle. Traitement
palliatif.
On prolonge les jours du malade, en ouvrant l'abcès à la
faveur d'un trois-quarts très-fin, lorsque toutefois la peau Ponction de
l'abcès.
menace de s'ulcérer ; on n'évacue qu'une partie du fluide ;
la canule du trois-quarts étant retirée, on ferme l'ouverture avec une mouche de sparadrap de diachylon ou de
taffetas d'Angleterre. On soutient les forces du sujet par
des toniques et des alimens analeptiques, et on lui prodigue tous les soins de propreté possibles, lorsque la sanie puriforme et fétide s'écoule continuellement par l'ouverture, et inonde le lit et le linge du pansement.

CHAPITRE III.

DE LA GANGRÈNE.

La *gangrène*, qu'on a définie l'extinction des propriétés Définition de
la gangrène.
vitales dans la partie qui en est le siége, est la mort locale
des tissus ou des organes, dans une plus ou moins grande
étendue.

Elle est aux parties molles ce que la *nécrose* est aux os, La nécrose.
et la *mort générale* à la totalité du corps.

On appelle *escarres* les plaques gangréneuses, sèches et Les escarres.
superficielles qui affectent la peau ou les tissus sous-jacens,
quelles que soient les causes qui les aient déterminées.

On donne le nom de *sphacèle* à la mort totale d'une Le sphacèle.
partie, comme, par exemple, à celle qui frappe toute
l'épaisseur d'un membre : il y a donc, à la fois, dans le
sphacèle, gangrène et nécrose.

On distingue la gangrène en *humide* et en *sèche* : dans La gangrène
est humide ou
sèche.
la 1re, les tissus sont gorgés de sucs ; la peau se couvre de
phlyctènes, l'épiderme se détache, et la décomposition Différences.

putride ne tarde pas à s'y développer ; dans la 2me, les parties sont sèches et comme *momifiées* ; la putréfaction y est très-lente.

La gangrène ne doit être confondue ni avec la *stupeur* ou l'*asphyxie* momentanée d'une partie, qui peut être causée par une ligature, une commotion ou une contusion très-forte, ni avec la *pouriture* gangréneuse qui suit de plus ou moins près l'extinction de la vie dans les tissus.

La pouriture ou putréfaction offre autant de variétés dans ses phénomènes, qu'il y en a dans les symptômes qui précèdent la gangrène.

Toutes ces différences accidentelles de la gangrène ne doivent point être négligées, en raison des modifications qu'elles peuvent faire apporter au traitement.

La vitalité des organes est étroitement liée à l'intégrité des vaisseaux et des nerfs qui se distribuent dans leurs tissus : d'après cela, toutes les causes des gangrènes agissent en détruisant isolément ou simultanément l'innervation ou la circulation dans les parties douées de la vie.

C'est sur la différence des causes et des symptômes qu'est fondée la distinction de la gangrène en plusieurs espèces.

ART. Ier. GANGRÈNE PAR EXCÈS D'ACTION.

Toute inflammation excessive qui a résisté aux moyens antiphlogistiques, ou dont le développement trouve un obstacle insurmontable dans la résistance des parties, est susceptible de dégénérer en gangrène.

Cette terminaison arrive fréquemment, 1° dans la hernie étranglée ; 2° dans l'inflammation profonde d'un membre, dont l'aponévrose d'enveloppe offre beaucoup d'épaisseur; 3º dans le panaris qui affecte toute l'épaisseur du doigt, et lorsque la peau n'est point entamée; 4º enfin, dans certaines inflammations plus ou moins circonscrites de la peau et du tissu cellulaire subjacent, connues sous le nom d'*anthrax bénins* ou *furonculeux*.

Dans cette espèce d'anthrax, tous les symptômes inflammatoires sont portés à un degré extrême, notamment la chaleur qui est âcre et brûlante.

Ses causes ne sont pas généralement bien connues; cependant, on le voit produit tantôt par des piqûres, l'application de substances irritantes sur la peau; tantôt par l'état saburral des premières voies, des fièvres de mauvais caractère, les vices dartreux, psorique, etc. (1).

Son siége le plus ordinaire est à la nuque, au dos, aux fesses, et sur le thorax et l'abdomen, régions où la peau, par sa densité et sa résistance, s'oppose à la libre tuméfaction des paquets de tissu cellulaire adipeux contenus dans les aréoles du derme.

La brusque apparition de cette maladie, aussi bien chez des sujets affaiblis que chez ceux qui jouissent de la meilleure santé, et la promptitude de la mortification de la peau et du tissu cellulaire, ne permettent guère de douter, selon quelques praticiens, qu'un principe délétère, que la nature tend à expulser, ne soit la cause de cette gangrène idiopathique. Devancé par un cercle inflammatoire et l'intumescence des parties, l'anthrax fait quelquefois des progrès considérables.

On pourrait encore placer ici la gangrène produite par les urines, la bile ou les matières stercorales infiltrées dans

____

(1) Art. *Anthrax*, par M. le prof. Marjolin, tom. II du Dictionnaire de médecine.

le tissu cellulaire ou épanchées dans l'abdomen. L'inflammation que ces matières déterminent est quelquefois si brusque, que la vie est presque aussitôt suffoquée dans les parties.

Symptômes précurseurs. Invasion.

La gangrène par excès d'action s'annonce par la diminution rapide ou plutôt par la cessation subite des symptômes inflammatoires : la partie devient froide, insensible et livide; elle se couvre de phlyctènes, l'épiderme se détache, la putréfaction s'en empare; elle répand une odeur putride très-forte.

Traitement.

On prévient cette espèce de gangrène, 1° en diminuant l'intensité de l'inflammation par des saignées locales et générales, des bains, etc. ; 2° en levant l'étranglement par des incisions suffisantes, et auxquelles on peut, pour plus d'efficacité, donner la forme cruciale, s'il est nécessaire; 3° en donnant issue, par le même moyen, aux matières irritantes dont il a été parlé, et en atténuant leur action par des injections émollientes et anodines.

ART. II. GANGRÈNE PAR DÉFAUT D'ACTION.

Il y en a quatre espèces :

La gangrène par défaut d'action s'annonce, dès son début, par l'extrême faiblesse des parties et l'extinction progressive de leurs propriétés vitales.

1° La gangrène sénile. Causes.

Elle comprend, 1° la gangrène *sénile*, qui arrive aux personnes décrépites et aux individus atteints d'une vieillesse prématurée, par suite d'excès en tous genres, de maladies chroniques, de chagrins prolongés et de misère. (Voy. la note de la page 285.)

2° La gangrène symptomatique. Causes.

2°. Celle qui est *symptomatique* des lésions organiques des principaux organes circulatoires, telles que la dilatation passive des cavités gauches du cœur, l'érosion de la substance de cet organe ; la compression , la ligature ou l'ossification des gros troncs artériels.

Ces deux espèces de gangrènes sont ordinairement sè-ches ; elles commencent par les dernières extrémités du corps, quelquefois par la peau qui recouvre des éminences osseuses, telles que le sacrum , les trochanters, les apophyses épineuses des vertèbres , etc.

Leur invasion a lieu de trois manières : par une inflammation lente , que caractérise la rougeur livide de la peau , suivie bientôt de l'érosion de l'épiderme et de la mortification du derme ; par une douleur brûlante , intolérable ; ou , enfin , par une insensibilité que la mort suit de près.

3°. La mortification de la peau et du tissu cellulaire , qui survient dans les mouchetures ou les scarifications trop profondes, que l'on pratique dans les infiltrations excessives des bourses et des membres inférieurs chez les hydropiques.

4°. Les escarres ou la gangrène profonde dues à une compression permanente , plus ou moins étendue , à la ligature de l'artère ou du nerf principal d'un membre, à une contusion excessive, à une stupeur prolongée, etc.

Dans ces dernières espèces de gangrène , les parties mortifiées sont remplies de liquides stagnans , dont la présence accélère la pourriture.

On applique dans la gangrène par défaut d'action , des toniques sur la partie malade ; on les administre aussi à l'intérieur, mais avec ménagement , surtout si elle dépend de la lésion des organes circulatoires.

ART. III. GANGRÈNE PAR CAUSES INTERNES ET PAR CAUSES ESSENTIELLEMENT DÉLÉTÈRES.

Gangrènes dues à des causes internes.

1°. Le scorbut, les fièvres adynamiques et ataxiques, simples ou compliquées, le virus pestilentiel, produisent des gangrènes partielles dans plusieurs régions de l'extérieur du corps, soit en affectant primitivement la peau ou le tissu cellulaire, soit en agisssant d'abord sur les ganglions lymphatiques sous-cutanés.

Elles sont symptomatiques ou critiques.
Traitement.

Ces gangrènes partielles sont *symptomatiques* ou *critiques* des maladies qui les engendrent : dans le 1er cas, on arrête leur marche par la cautérisation et l'usage de fortifians à l'intérieur ; dans le 2me, il est rationnel de les favoriser, et de né les arrêter que quand elles font des progrès.

Ergotisme convulsif.

2°. L'usage du pain dans lequel il entre du seigle *cornu* ou *ergoté* produit, selon la quantité qui en a été prise et les dispositions individuelles, des mouvemens convulsifs, des vertiges, le délire, etc. (*ergotisme convulsif*), ou bien, soit primitivement, soit consécutivement, une gangrène le plus souvent sèche, analogue à celle des vieillards (*ergotisme gangréneux*).

Ergotisme gangréneux.
Cette gangrène attaque l'homme et les animaux.

Cette espèce de gangrène est commune à l'homme et aux animaux, dont elle affecte surtout les dernières extrémités du corps.

Pays où on l'observe le plus souvent.

On la rencontre assez fréquemment dans les pays où l'on se nourrit habituellement avec le seigle, ou même avec le blé noir, selon quelques personnes, comme dans l'ancienne province de Sologne, dans quelques contrées du Gâtinais et de l'Orléanais, et dans plusieurs parties de l'Allemagne.

Dans son début, elle simule une inflammation brusque : la chaleur qui est d'abord brûlante, se change, au bout de 2 ou 3 jours, en un froid glacial ; la partie se dessèche et se noircit comme si elle eût été brûlée par le feu ; elle tombe ensuite comme une escarre ordinaire.

On combat cette fâcheuse maladie par les évacuans donnés avec circonspection, les potions toniques, les alimens de bonne qualité, les vésicatoires volans au voisinage des parties menacées, et les applications toniques sur ces dernières (1).

3°. Le *charbon* ou *anthrax malin* affecte ceux qui ont absorbé par la peau, par la respiration, ou par la surface d'une plaie, les émanations d'individus affectés de certaines maladies contagieuses, telles que la peste chez l'homme, les épizooties chez les animaux, ou bien ceux qui ont été exposés à l'action des miasmes dégagés de matières végétales ou animales en putréfaction.

Les personnes faibles, et celles qui sont continuellement exposées à l'influence de ces causes, se soustraient difficilement au danger de l'absorption.

Le charbon se fixe au visage, au cou et sur le tronc. Il a pour signes précurseurs la prostration des forces, la syncope, la petitesse du pouls et la décomposition des traits du visage.

---

(1) Telles sont les bases du traitement appliqué jusqu'à présent à l'*ergotisme gangréneux*, ainsi même qu'à la *gangrène sénile*. Aujourd'hui, des praticiens recommandables conseillent, d'après une appréciation plus attentive des symptômes précurseurs de ces deux affections, d'avoir recours à leur début, aux moyens antiphlogistiques, à la saignée, à l'opium, etc. (Voyez l'art. *Ergotisme* de M. le doct. Roche. *Diction. de Méd. et de Chirurg. pratiques.* 1831.)

et locaux.

Il s'annonce par une tumeur d'un rouge foncé, accompagnée de douleur vive et de chaleur mordicante. Une vésicule surmonte le sommet de la tumeur ; la base de celle-ci est bientôt entourée par un gonflement emphysémateux et luisant.

Complications.

L'anthrax n'a quelquefois qu'une très-petite étendue ; d'autres fois il occupe tout un membre. La cause qui l'engendre peut être assez intense pour infecter l'économie entière, et donner lieu à une fièvre atacto-adynamique (*putride maligne*), presque toujours mortelle.

Traitement.

Il est souvent plus facile de prévenir cette maladie que de la guérir. On favorise le développement des escarres gangréneuses par l'application des rubéfians ou des vésicans sur les points de la peau où elles se montrent. Lorsque la cause paraît s'être épuisée, on limite la mort locale par la cautérisation, en même temps que l'on soutient les forces par des toniques de toutes sortes.

4º La pustule maligne.

4º. La *pustule maligne* est connue dans quelques pays sous le nom de *puce maligne*. Elle est commune dans les anciennes provinces de Bourgogne, de Provence et du Gâtinais ; c'est surtout dans les lieux bas, marécageux, et dans ceux où l'on élève beaucoup de bestiaux, qu'elle se présente fréquemment.

Causes.

Siége.

Elle reconnaît à peu près les mêmes causes que l'anthrax malin, et se fixe dans les mêmes endroits que lui. Elle en diffère, en ce qu'elle est primitivement une maladie locale, tandis que l'apparition du charbon au dehors paraît être due aux efforts de la nature qui tend à chasser le principe délétère.

En qnoi elle diffère de l'anthrax malin.

Ses quatre périodes :
Affection,
1º du corps muqueux;

Quatre périodes partagent le cours de la pustule maligne : dans la 1re, il y a démangeaison, picotemens et formation d'une vésicule, dont le fond est d'une couleur citrine ; dans la 2me, la tache citrine devient brunâtre ; au dessous d'elle naît un tubercule lenticulaire, rénitent, qu'entoure une auréole ou cercle pâle, surmonté de phlyctènes ; dans la 3me, la gangrène s'est emparé du tubercule ; elle s'étend en largeur et en profondeur, et elle est devancée par un gonflemment très-douloureux qui tient du météorisme ; dans la 4me enfin, la maladie devient générale : le pouls est petit et concentré ; la langue est aride et brunâtre ; il y a chaleur interne, anxiétés, cardialgie, délire, hémorrhagie et sueurs colliquatives. Le malade meurt dans un état gangréneux général ; son cadavre exhale une odeur fétide, et se putréfie promptement.

Dès le début de la maladie, on coupe la vésicule, et l'on cautérise son fond avec le feu ou les caustiques liquides ; on applique sur l'escarre un peu d'onguent épispastique, et par dessus le tout un cataplasme émollient. Lorsque la gangrène est déclarée, on scarifie jusqu'au voisinage du vif ; on cautérise, puis on saupoudre la partie avec du quinquina et du camphre. Si la maladie est devenue générale, on prodigue les toniques de toute espèce à l'intérieur et à l'extérieur.

5°. La *gangrène* ou *pouriture d'hôpital* est un accident des plaies et des ulcères, dont elle retarde la marche et entrave la guérison.

La faiblesse, les passions tristes et l'air froid et humide prédisposent à cet accident. Ses causes productrices sont l'air vicié des hôpitaux et de tous les lieux encombrés de malades, les miasmes putrides dégagés de ceux qui ont des fièvres adynamiques, ataxiques, ou des maladies gangréneuses, et le contact des instrumens, du linge et de la charpie qui ont touché les individus déjà affectés de cette espèce de gangrène.

2° du corps de la peau ;

3° du tissu cellulaire sous-cutané ;

4° de toute l'économie.

État gangréneux général.

Traitement.

La gangrène ou pouriture d'hôpital.

Causes prédisposantes.
Causes déterminantes.

Que la pouriture d'hôpital soit due à l'absorption in-térieure du principe gangréneux, ou qu'elle dépende toujours, dans son principe, de l'action locale et exté-rieure de ce dernier, les ravages qu'elle fait sont toujours les mêmes.

Elle se mon-tre sous deux aspects :

La suppuration de la plaie ou de l'ulcère se tarit, et tantôt une matière couenneuse et grisâtre, étendue sous forme de membrane, recouvre leur surface, et adhère avec tenacité aux bourgeons charnus ; cette matière se ra-mollit à sa superficie, devient comme pulpeuse, et passe à l'état de putrilage, en répandant une odeur fétide in-supportable ; tantôt il se forme de petites ulcérations al-véolaires dont les bords sont d'un rouge vineux et le fond recouvert d'une couche de pus ichoreux et brunâtre, qui tient aux bourgeons charnus, lesquels sont coniques et ecchymosés à leur sommet.

Espèce pul-peuse;

Espèce ulcé-reuse.

Telles sont les deux formes principales sous lesquelles se présente la gangrène d'hôpital, d'après des obser-vations faites par M. le prof. Delpech. Il désigne la 1re sous le nom d'*espèce pulpeuse*, et la 2me par celui d'*espèce ulcéreuse* (1).

---

(1) *Mém. sur la complicat. des plaies et des ulcères, connue sous le nom de pouriture d'hôpital*, etc., 1815.

Lors de la première invasion des étrangers en France (1813 et 1814), nous avons eu aussi la triste occasion d'observer à l'hôpital militaire de la Salpêtrière, où nous faisions alors le service de chirurgien aide-major, un très-grand nombre de blessés atteints de la gangrène d'hôpital. Chez plu-sieurs, cette affection se manifestait par des douleurs locales très-vives, et par la couleur blafarde de toute la surface traumatique ; les chairs étaient sèches, flétries et d'un gris jaunâtre ; elles se laissaient détacher par par-celles grenues, avec la plus grande facilité, et sans que les malades en té-

Dans tous les cas, la plaie est douloureuse, ses bords sont œdématiés et très-sensibles; l'érosion fait des progrès rapides dans tous les sens, et anéantit toutes les parties molles qu'elle atteint; des fusées d'ichor putride se forment au loin; le malade s'affaiblit et ne tarde pas à contracter une fièvre adynamique, compliquée de symptômes ataxiques du plus fâcheux caractère (*typhus*).

On combat cette funeste maladie en se hâtant d'annihiler son principe générateur dans le lieu même où il s'est fixé.

Le vinaigre très-fort, la pierre infernale et les acides minéraux suffisent dès l'origine de la contagion, surtout si on a soin d'absterger toutes les matières qui souillent la plaie, avant d'en faire usage. Dans le cas de pourriture pulpeuse, et lorsque la couche membraniforme est épaisse et tenace, M. Delpech conseille d'enfoncer à travers cette dernière, et jusque dans les chairs vivantes, des fragmens anguleux de potasse caustique, et de les placer à de petites distances les uns des autres.

Le feu est un moyen plus expéditif; il pourrait, au besoin, convenir à tous les cas; mais, pour être efficace, il faut l'appliquer exactement sur tous les points de la surface infectée, et de telle manière que celle-ci soit complètement desséchée par son action.

Ce traitement doit être secondé par l'usage interne des fortifians ou des toniques, tels que le bon vin, le quinquina, la serpentaire de Virginie, le camphre, etc., et par tous les moyens désinfectans convenables dans les maladies contagieuses.

---

moignassent la moindre souffrance. M. le prof. Marjolin qui était chargé, à la même époque, du service en chef d'une division, a fait la même remarque que nous.

ART. IV. GANGRÈNES PRODUITES PAR LES EXTRÊMES DE TEMPÉRATURE.

La chaleur et le froid extrêmes peuvent troubler, suspendre ou anéantir la vie dans les organes qui sont exposés à leur influence : la gangrène n'est que le dernier effet de leur action.

Nous considérerons ici les différens accidens auxquels ces deux causes peuvent donner lieu, selon leur degré d'intensité.

1° De quelque manière que le *calorique* soit appliqué à la surface du corps, ses effets sont toujours relatifs à sa quantité et à la durée de son action.

La *brûlure* se présente sous trois degrés principaux :

Dans le 1er *degré*, l'irritation est suivie de phlogose avec douleur cuisante. Un corps solide ou liquide très-échauffé et l'insolation continuée déterminent cet effet. On y rémédie par les répercussifs et par des compresses trempées dans l'acétate de plomb dissous dans une certaine quantité d'eau commune (*eau végéto-minérale*).

Dans le 2me *degré*, l'épiderme est soulevé par la sérosité, comme dans l'action du vésicatoire. Ce phénomène se remarque dans une brûlure vive et subite, comme est celle que produirait l'eau bouillante. On perce les vésicules séreuses au lieu le plus déclive, ayant soin de conserver l'épiderme; on applique sur la surface brûlée du papier brouillard enduit de cérat frais ou trempé dans un liniment opiacé. Les environs de la brûlure seront recouverts de compresses imprégnées d'eau végéto-minérale.

L'inflammation se développe peu de temps après l'accident. La fièvre inflammatoire survient quand la brûlure a quelque étendue : on lui oppose la saignée et les boissons acidulées. Après cette période d'irritation, la suppuration s'établit, et l'épiderme se détache. L'extrême sensibilité de la peau qui est à nu, exige que l'on apporte beaucoup de précautions dans les pansemens.

Dans le 3me *degré*, la partie est désorganisée plus ou moins profondément. La nature trace une zone inflammatoire entre les tissus sains et ceux que la brûlure a détruits ; la fièvre s'allume, et devient quelquefois si forte, quand surtout l'escarre est large et profonde, que le malade succombe quelques jours après l'accident. Cette issue funeste peut également avoir lieu dans les autres brûlures, lorsqu'elles occupent une grande surface.

L'indication est d'assouplir l'escarre par l'application des émolliens ; lorsqu'elle est tombée, il reste une plaie avec perte de substance, dont il est quelquefois nécessaire de surveiller la cicatrisation, pour prévenir la direction vicieuse des parties ou les adhérences contrenature qu'elles pourraient contracter.

La brûlure, plus ou moins générale, appelée *combustion hnmaine*, donne toujours la mort : elle sort conséquemment du domaine de la pathologie.

2° Le *froid* modéré excite les organes ; le froid rigoureux les irrite d'abord, et les affaiblit ensuite, s'il continue d'agir ; le froid glacial engourdit le principe vital, et entraîne la congélation partielle ou générale du corps.

Les *engelures* sont un effet commun des premières impressions d'un froid vif, chez certains sujets, ainsi que nous l'avons vu précédemment (pag. 271).

Les *gerçures* et les *crevasses* des pieds et des mains résultent également de cette cause, surtout chez les hommes qui, adonnés à des travaux pénibles, ont la peau de ces parties recouverte d'un épiderme épais, dense et sec. On y remédie par des émolliens et des substances onctueuses qui rendent à l'épiderme sa souplesse, en effacent les fentes, ainsi que celles survenues au corps de la peau.

La *congélation* arrive dans les hivers rigoureux, sous les latitudes glacées du nord et sur les hautes montagnes, telles que les Pyrénées et les Alpes.

Les enfans, les vieillards, les individus faibles, les soldats harassés de fatigues et épuisés par la disette ou la mauvaise nourriture, résistent difficilement à l'action destructive d'un froid extrême.

Les parties qui se gèlent le plus facilement sont les pieds, les mains et les organes qui sont comme détachées du corps, tels que les parties génitales, les oreilles, le nez, les doigts et les orteils.

La congélation *partielle* se reconnaît au gonflement de la partie qui devient violette, froide et insensible. La gangrène humide se manifeste bientôt avec tous les symptômes qui la caractérisent.

La congélation *générale* atteint les hommes ivres qui s'endorment sur la neige, et ceux que la fatigue ou le besoin ont complètement épuisés.

Le froid engourdit le corps et dispose au sommeil; malheur à celui qui s'y abandonne! Le système nerveux tombe dans la torpeur, le cœur cesse de battre, les liquides s'arrêtent dans leurs canaux, les propriétés vitales s'éteignent; et encore quelques instans, la congélation s'empare de tout le corps, que la vie a abandonné.

Quelle que soit son étendue, la congélation se traite toujours d'après les mêmes principes : le corps de l'individu qui offre encore quelque espérance sera placé dans un lieu dont la température est à peu près à zéro; on fera des frictions, d'abord avec la neige ou la glace pilée, ensuite avec une flanelle imprégnée d'une liqueur spiritueuse et aromatique. Ces frictions porteront d'abord sur la région précordiale, puis sur le tronc et les membres. *Frictions excitantes.*

On fera prendre au malade quelques cuillerées d'un vin généreux, et lorsque la nature reprendra ses droits, que la chaleur et la sensibilité se réveilleront, on pourra appliquer avec ménagement la chaleur extérieure, qui n'est utile que pour soutenir les efforts de la calorification, comme nous l'avons fait observer dans la physiologie (pag. 102). Trop de précipitation pour approcher du feu les parties congelées pourrait donner lieu aux accidens les plus funestes. *Toniques à l'intérieur.* *Danger d'approcher du feu les parties congelées.*

A mesure que la vie se ranime, on voit les taches rouges ou violettes s'effacer, l'enflure diminuer, et les autres accidens disparaître. *Disparition des effets.*

Le malade n'est pas toujours aussi heureux : il arrive souvent que la mort générale ou locale se confirme par l'inutilité des secours administrés ; et lorsque l'affection est locale, un cercle inflammatoire indique les limites de la gangrène. *Issue funeste de la congélation.* *Gangrène primitive.*

D'autres fois, les parties congelées ne sont rappelées à la vie que pour être atteintes, presque aussitôt, d'une gangrène humide, provoquée par l'abord des liquides dans des canaux paralysés, et peut-être en partie déchirés par la congélation. *Gangrène consécutive.*

On a vu, par l'histoire succincte que nous avons donnée de chaque espèce de gangrène en particulier, que les symptômes, le pronostic et le traitement diffèrent selon la nature des causes, l'état des forces du sujet et les degrés de la maladie. *Généralités sur les gangrènes.*

En général, le refroidissement, l'insensibilité et l'inertie sont les premiers signes de la gangrène, que confirment la décoloration, la couleur terne, brunâtre ou noirâtre, le ramollissement ou la dessiccation des tissus, desquels s'exhale ensuite une odeur fétide particulière.

La gangrène extérieure, celle qui est due à une cause physique ou à une violente inflammation, et qui est très-circonscrite, ne donne lieu qu'à des symptômes locaux ; celle, au contraire, qui est interne, a une grande étendue, et reconnaît pour cause l'absorption de miasmes ou virus septiques, s'accompagne de symptômes et accidens généraux plus ou moins graves.

Lorsque la cause de la gangrène est épuisée et la mort limitée, un cercle inflammatoire sépare les tissus sains de ceux qui ont perdu la vie ; cette réaction, se continuant, est bientôt suivie de la suppuration, indice des efforts de la nature qui tend à éliminer les parties mortifiées ; celles-ci se détachent, et laissent derrière elles des vides que la cicatrisation ne parvient pas toujours à effacer.

Quand cette affection, par son étendue ou la malignité de sa cause, a donné lieu à des accidens généraux, on voit bientôt le pouls se relever, la prostration des forces, la pâleur du visage, etc., se dissiper.

Le traitement varie selon chaque espèce de gangrène en particulier ; de là l'impossibilité d'établir des règles générales, d'après cette formule scolastique : qu'il faut *prévenir la gangrène, arrêter ses progrès, et aider la nature à séparer le mort d'avec le vif.*

Des indications communes résultent seulement de l'état de sécheresse ou d'humidité de la partie mortifiée, et de la disposition des forces du sujet.

Ainsi, dans la gangrène sèche et superficielle on emploie des cataplasmes émolliens, des corps gras, propres à assouplir l'escarre et à favoriser sa chute. Quelques remèdes excitans, tels que l'onguent styrax, l'alcohol saturé de camphre, conviennent pour ranimer l'action des parties voisines de celles qui ont perdu la vie.

Si la gangrène est humide, on fait des scarifications dans le mort, afin de donner issue aux sucs putrides et faciliter l'abstersion de la partie, au moyen des poudres de quinquina ou de plantes aromatiques, dont on fait usage dans ce cas.

S'il est nécessaire de relever ou de soutenir les forces du malade, on lui fait prendre des potions toniques, le vin de Bordeaux, le vin de quinquina, à doses modérées.

Quand un membre est sphacélé, on en fait l'amputation, pourvu qu'un cercle inflammatoire bien prononcé indique que la cause est épuisée, et que la gangrène a borné ses progrès.

Il faut encore, avant de se décider à faire l'amputation, que le malade conserve assez de force pour en supporter les douleurs et les suites; dans le cas contraire, on retrancherait le plus qu'on pourrait de la partie morte, en coupant jusqu'à quelques lignes des tissus sains : la nature détache le reste par la suppuration.

CHAPITRE IV.

DE LA NÉCROSE.

Les os sont peu exposés aux causes ordinaires de la gangrène; cependant *la nécrose*, qui est leur mortification propre, peut avoir lieu dans beaucoup de circonstances.

La vie, dans ces organes, dépend de l'intégrité du péos dépend du périoste et de la membrane médullaire.

rioste et de la membrane médullaire, lesquels soutiennent les petits vaisseaux qui portent au tissu osseux les élémens nécessaires à sa nutrition; aussi, toute cause qui détruit les communications existantes entre ces membranes et les os, entraîne nécessairement la mort des portions osseuses correspondantes.

La nécrose attaque plus souvent le tissu compacte que le tissu spongieux.

La nécrose attaque plus fréquemment les os où prédomine la substance compacte, que ceux qui sont abondamment pourvus de tissu spongieux; ainsi, le corps des os longs et les tables des os plats en sont souvent affectés; tandis que les os courts et les extrémités articulaires des os longs contractent plus facilement la carie, l'exostose et l'ostéo-sarcome.

Ses causes prédisposantes et déterminantes.

Les enfans, les personnes d'un tempérament lymphatique et celles qui habitent des lieux bas et humides y sont prédisposés. Les vices vénérien et scrophuleux en sont les causes déterminantes les plus ordinaires. Les coups et les chutes peuvent aussi la produire, ainsi que l'inflammation, l'ulcération et la gangrène des parties molles voisines des os.

Ses différences.

Cette maladie présente quelques différences selon l'épaisseur des couches osseuses qui ont perdu la vie, et selon aussi la forme des os qui en sont le siége.

Effets de la dénudation des os dans le jeune âge.

La dénudation simple d'un os, chez les jeunes sujets, est rarement suivie de la nécrose : la surface mise à nu se ramollit, s'enflamme et se couvre de bourgeons charnus; elle reprend quelque temps après sa solidité, par le retour de la substance calcaire qu'elle avait perdue, et comme celle-ci se distribue inégalement, l'os est pour toujours

Exfoliation insensible des anciens.

inégal et rugueux dans l'endroit affecté : telle est l'*exfoliation insensible* des anciens auteurs.

Effets de la

Mais chez un individu avancé en âge, les choses se passent autrement : l'os est presque toujours frappé de mort dans le lieu où il est dépouillé de son périoste. Les lames nécrosées, qui occupent une plus ou moins grande partie de l'épaisseur de l'os affecté, sont des corps étrangers, que la nature sépare dés parties saines, par un mécanisme semblable à celui qui détache et expulse les escarres des parties molles.

dénudation chez les adultes.

Les mêmes phénomènes ont lieu, quand, à la suite d'une amputation, le bout de l'os qui a été scié, se trouve dépouillé de ses parties molles propres; ou bien, lorsqu'une commotion violente, un vice intérieur, tels que le vénérien, le scrophuleux, etc., ont opéré le décollement simultané du péricrâne et de la dure-mère, dans les os larges du crâne, ou celui du périoste et de la membrane médullaire, dans les os longs des membres.

Exfoliation véritable.

Nécrose de toute l'épaisseur de l'os.

Dans ces divers cas, l'épaisseur de l'os est atteinte de nécrose; un stylet ou le bout du doigt porté au fond de la plaie ou de l'ulcère, s'il existe une solution de continuité aux parties molles, constate la destruction du périoste et la dénudation de l'os. Des bourgeons charnus s'élèvent, à la suite de l'inflammation, sur la dure-mère ou sur la membrane médullaire, et sur les bords osseux contigus; ils soulèvent et écartent les fragmens nécrosés; le pus se fait jour à travers la fissure qui cerne ces derniers, lesquels se détachent peu à peu, et deviennent vacillans, au point de pouvoir être bientôt saisis avec une pince, au moyen de laquelle on en fait l'extraction : tel est le cas le plus simple de la nécrose.

Phénomènes généraux.

Séparation des fragmens nécrosés. Extraction de ces fragmens.

D'autres fois, les lames nécrosées sont retenues par les pointes osseuses qui font saillie sur leurs bords, et par les bourgeons charnus développés sur la portion vivante, et qui s'engrènent réciproquement; alors il est à craindre

Obstacles à leur séparation.

Accidens qui

que le pus qui ne peut pas, ou qui ne peut que très-
difficilement s'échapper au dehors, ne se porte vers le
canal médullaire, et n'y altère la membrane de même
nom.

Si de pareils obstacles existaient au crâne, la matière
purulente pourrait aussi se diriger vers la dure-mère, irriter et ulcérer cette membrane, et donner lieu aux accidens de la compression du cerveau, tels que le délire, les
vertiges, les convulsions, la paralysie, etc.

Pour prévenir ou combattre des accidens aussi graves,
on se hâtera d'appliquer sur l'endroit malade une ou plusieurs couronnes de trépan : par les ouvertures, qu'on
aura ainsi pratiquées, le pus s'échappera au dehors, et l'on
pourra ébranler la pièce nécrosée, et décider sa sépa-

ration. La suppuration diminue insensiblement, et la cicatrice se forme par le concours des bourgeons charnus
nés sur les parties osseuses vivantes et sur les autres
tissus du voisinage.

Lorsque les portions osseuses privées de la vie sont détachées, aucun corps solide ne remplace la perte de substance qui a eu lieu : dans les os longs, la nécrose qui en a
détruit toute l'épaisseur et une partie plus ou moins considérable de la longueur, laisse sans appui le membre
qui, alors, se déforme et se raccourcit. Sur la voûte du
crâne, le vide qui existe est obturé trop faiblement par la
dure-mère, devenue, à la vérité, plus épaisse et plus
dense, pour qu'on n'ait pas besoin de protéger le cerveau
par l'application d'une plaque métallique ou de cuir sur
l'endroit lésé.

La nécrose qui a son siége dans les couches profondes
d'un os long, dans celles qui sont voisines du canal central de ce dernier, résulte de la lésion de la membrane mé-

dullaire, par quelques vices intérieurs qui en ont altéré l'organisation, ou par quelques violences extérieures qui ont détruit les rapports établis entre cette membrane et les parois de la cavité qu'elle tapisse.

Dans ce cas, les couches internes de l'os, privées des élémens nutritifs qu'elles recevaient par les vaisseaux de l'organe médullaire, perdent la vie, se dessèchent et se séparent des couches externes. Celles-ci, étant recouvertes du périoste qui a conservé son intégrité, s'enflamment dans toute l'étendue de la partie nécrosée. Des bourgeons charnus végètent dans le lieu de la séparation, et fournissent le pus qui en remplit l'intervalle; la portion nécrosée qui, dans ce cas, a reçu le nom de *séquestre*, se trouve alors renfermée dans une espèce d'étui dû au gonflement de la partie vivante, et qui doit, par la suite, tenir lieu de l'os primitif.

L'accumulation du pus dans la cavité du nouvel os, finit par en irriter les parois, et par y déterminer des perforations en plusieurs endroits; alors, le pus se fait jour à travers les parties molles tuméfiées par les progrès de la maladie, et s'écoule au dehors par des ouvertures spontanées ou faites par l'art, et qui restent fistuleuses. Un stylet porté par l'une de ces fistules jusqu'au domicile du séquestre, sert à reconnaître si ce dernier est tout-à-fait mobile, et conséquemment si le travail de la *séquestration* est accompli.

Des phénomènes analogues auraient lieu, dans le cas où la table interne des os du crâne perdrait ses rapports avec la dure-mère, de laquelle elle reçoit les vaisseaux qui y maintiennent la vie, tandis que la table externe continuerait d'être en contact avec le péricrâne. Des symptômes alarmans pourraient se présenter ici, comme dans le cas de nécrose totale, et requerraient l'emploi des mêmes moyens.

Lorsque la nécrose *séquestrée* est abandonnée à elle-même, il peut arriver que l'action absorbante des vaisseaux développés dans les bourgeons charnus du nouvel os, dégrade le séquestre et le détruise insensiblement; ou bien sa présence entretient une suppuration copieuse qui ruine les forces du sujet, et le fait périr de consomption. Il se peut encore que le séquestre, étant peu considérable, eu égard à la cavité qui le recèle, n'excite qu'un faible écoulement de pus et de sérosité, et puisse ainsi séjourner long-temps sans altérer la constitution du malade. Enfin, un séquestre d'un très-petit volume peut sortir spontanément, quand surtout les perforations de l'os secondaire sont assez heureusement placées, et d'un diamètre suffisant, pour lui donner issue.

Le travail de l'exfoliation ou de la séquestration des parties nécrosées est confié aux forces de la nature; cependant l'art peut en aider les efforts, et venir utilement au secours du malade, en plusieurs circonstances : 1° lorsqu'il s'agit de calmer les douleurs locales par l'emploi des émolliens et des anodins; 2° de soutenir les forces du sujet par le bon usage des fortifians et des toniques; 3° de combattre les causes internes qui ont pu donner lieu à cette fâcheuse maladie; 4° de faire l'extraction des fragmens nécrosés, et de lever, s'il en existe, les obstacles qui retardent leur sortie.

L'extraction du séquestre est une opération qui présente quelquefois des difficultés. Pour la pratiquer, on choisit le lieu le plus déclive du canal de l'os malade, loin des gros vaisseaux et des nerfs; puis, selon le volume présumé du séquestre, et l'étendue de la perte de sub-

stance qu'il faudra faire éprouver à l'os de nouvelle formation, on fait une simple incision longitudinale aux
parties molles, dont on écarte les bords, ou bien on
cerne un lambeau ovale par deux incisions semi-ellipti-
ques ; ensuite, on trépane l'os dans plusieurs points, et
l'on fait sauter les intervalles des perforations avec la
gouge et le maillet ; après quoi, on saisit le séquestre
pour l'ébranler, s'il est nécessaire, et l'extraire par des
manœuvres douces, afin de ne point froisser les parties
voisines.

La plaie profonde qui résulte de cette opération sera
traitée comme toutes celles qui sont avec perte de substance, et pour lesquelles on a à redouter de violens
symptômes inflammatoires.

Cette opération ne doit être pratiquée que quand le
séquestre est tout-à-fait mobile, et lorsque l'état général
du membre et les forces du malade permettent d'en espérer le succès ; autrement, l'amputation lui serait préférable.

Traitement consécutif.

En quels cas l'amputation se-
rait préférable.

<h3 style="text-align:center">CHAPITRE V.</h3>

<h4 style="text-align:center">DES SOLUTIONS DE CONTINUITÉ.</h4>

Sous ce titre se rangent, 1° les plaies, les ruptures et
les fractures, qui sont des solutions de continuité récentes, avec disposition continuelle à se consolider ;
2° les ulcères, les fistules et la carie, qui sont également
des lésions de continuité, mais ordinairement anciennes,
compliquées, et sans tendance apparente à la guérison.

Les unes ten-
dent à se cica-
triser ;

Les autres
n'ont point cette
disposition.

ART. Ier. DES PLAIES.

Définition.

On peut définir la *plaie* une solution de continuité, ordinairement récente, faite à un ou plusieurs tissus par une cause externe.

Différences des plaies.

Les différences des plaies sont essentielles ou accidentelles : les 1res se tirent de l'espèce de corps vulnérant, de la nature des parties intéressées, et de la simplicité ou de la complication ; les 2mes dépendent de l'étendue, de la direction et de la figure de la blessure.

Différences essentielles. Synonymie. Piqûres.

Coupures.

Les solutions de continuité faites par des instrumens piquans, s'appellent *piqûres* ; celles qui sont dues à des corps tranchans, portent les noms d'*incision*, de *coupure*, ou, tout simplement, celui de *plaie* ; celles qui

Déchirures et plaies par arrachement.

sont faites par des corps déchirans, sont nommées *déchirures* ou plaies par *arrachement*, selon que la partie est seulement lacérée, ou bien qu'elle est arrachée ; ces der-

Morsures.

nières sont aussi appelées *morsures*, quand elles ont été produites par la dent d'un animal. On donne le nom de

Plaies envenimées.

plaies *envenimées* à celles que complique un principe vénéneux ou virulent qui y a été porté par le corps vulnérant ; enfin, lorsque les plaies sont dues à des corps

Contusion.

contondans, elles prennent le nom de *contusion*, si la

Plaie contuse.

peau n'est point divisée, et celui de plaie *contuse* dans le cas contraire.

Les plaies affectent les tissus, les organes, etc.

Toutes les parties du corps sont exposées à l'action des corps vulnérans ; ceux-ci lèsent les tissus, les organes, le tronc ou les membres. La plaie intéresse d'abord la peau ; elle peut s'étendre jusqu'aux os inclusivement, en divisant toutes les parties intermédiaires.

Elles sont simples ou compliquées.

Les plaies sont simples, lorsque la réunion est l'unique indication qu'elles présentent ; elles sont compliquées, si des accidens sérieux se manifestent, et exigent un concours de remèdes différens.

Quant à leur étendue, elles sont grandes, moyennes ou petites, superficielles ou profondes, etc.

Différences accidentelles.

Eu égard à leur direction, elles sont longitudinales, obliques ou transversales, etc.

Quant à leur figure, elles peuvent être en X, en T, et avec ou sans lambeaux.

§ Ier. *Plaies par instrumens piquans.*

A. Tous les instrumens pointus, et plus ou moins acérés, tels que l'épée, la baïonnette, les aiguilles, les clous, les épines, la lancette, etc., peuvent produire ces sortes de plaies.

Plaies par instrumens piquans.

B. Lorsque les piqûres ont une certaine profondeur, on a lieu de craindre la lésion des nerfs, des vaisseaux, et même celle des viscères, si elles existent sur le tronc.

Parties qui peuvent être intéressées dans les piqûres.

Les accidens formidables qui surviennent quelquefois, après les piqûres les plus simples, peuvent être attribués à la section incomplète des nerfs, au déchirement des tissus que l'instrument a traversés, et à l'irritation causée par les liquides extravasés; ou bien ils dépendent de l'idiosyncrasie de l'individu, ainsi qu'on le voit quelquefois à la suite de la saignée qui, quoique faite avec beaucoup d'adresse et de soin, est suivie d'un engorgement inflammatoire, promptement terminé par la gangrène. (Voy. l'art. de la *Saignée.*)

Accidens graves qui surviennent.
Causes.

C. Il est cependant assez ordinaire de voir les piqûres se cicatriser avec beaucoup de facilité, pourvu qu'on ait soin d'éloigner tout ce qui pourrait les irriter. S'il se présente quelque accident, on en recherchera la cause, afin d'y remédier par des moyens appropriés.

Traitement.

§ II. *Plaies par instrumens tranchans.*

Plaies par instrumens tranchans.

A. Les intrumens tranchans servent à la guerre, dans les arts et pour les besoins journaliers ; de là, la fréquence des coupures. Ils agissent, comme on sait, en pressant et en sciant.

Les incisions pratiquées par l'art, quel qu'en soit le but, sont aussi de véritables plaies, avec cette différence qu'elles sont, pour l'ordinaire, dans des conditions les plus favorables à une prompte cicatrisation.

Phénomènes qu'elles présentent :

B. Trois phénomènes s'offrent dans la plaie simple, peu profonde, et qui ne comprend que la peau, le tissu cellulaire et la couche extérieure des muscles : ce sont la douleur, l'écartement des bords et l'effusion du sang.

1° La douleur ;

1°. La *douleur* résulte de la section des parties sensibles, et du tiraillement des bords et des angles de la plaie ;

2° L'écartement des bords ;

2° l'*écartement* est due à l'élasticité et à la contractilité des tissus, ou bien à la mauvaise position de la partie

3° L'effusion du sang.

blessée ; 3° l'*effusion du sang*, qu'il ne faut pas confondre avec l'hémorrhagie, provient de la division des petits vaisseaux sanguins.

Indications.

C. Réunir les lèvres de la plaie, les maintenir affrontées, et pourvoir au régime du blessé : telles sont les trois indications dont se compose le traitement de toute plaie simple.

La réunion.

Avant de procéder à la *réunion*, il faut enlever avec de l'eau tiède le sang coagulé, et extraire les autres corps étrangers que peut contenir la plaie.

On réunit en donnant à la partie une position convenable, et en exerçant sur les bords de la plaie une pression suffisante pour les mettre en contact.

On maintient les bords affrontés par la situation , le bandage , les agglutinatifs et la suture.

1°. La *situation* est utile pour faire disparaître l'écartement, et pour aider le bandage unissant dans son action. Règle générale : toutes les fois que la plaie est en travers, il faut ramener la partie dans le sens de la blessure, afin de mettre la peau et les muscles dans le relâchement ; lorsqu'elle est en long, il faut, au contraire , la porter dans le sens opposé, afin de tendre les extrémités de la plaie , dont les lèvres, dans ce cas, se rapprochent de la même manière qu'on efface une boutonnière , quand on tire en sens contraire ses deux angles.

2°. Le *bandage unissant* ou *incarnatif* varie aussi selon la direction qu'affecte la plaie. Supposons une plaie en travers, à la partie moyenne de la cuisse : on prépare, 1° deux pièces de linge de la grandeur de cette partie , et d'une largeur égale à la longueur de la plaie ; 2° deux bandes roulées, longue de 5 à 6 aunes ; 3° deux compresses graduées , dont l'épaisseur doit être relative à la profondeur de la blessure.

On couche, au dessus de cette dernière , une des pièces de linge, que l'on a divisée, jusqu'à sa partie moyenne , en autant de lanières qu'elle a de pouces de largeur ; on la fixe par des circulaires suffisamment serrés. On relève et on abaisse, à plusieurs reprises, l'extrémité opposée à celle qui porte les lanières , pour faire passer dessus là bande avec laquelle on fait des doloires , que l'on prolonge jusqu'au voisinage de la plaie : le reste du globe est confié à un aide. L'autre pièce de linge, à laquelle on a fait autant de boutonnières que la précédente porte de lanières , doit être placée au dessous de la plaie ; on la fixe avec la seconde bande , de la même manière qu'il a

---

Marginal notes:

Situation.

Règle générale pour les plaies en travers

et pour les plaies en long.

Bandage unissant ou incarnatif des plaies en travers.

Confection et application.

été dit pour la première. Les compresses graduées ayant été posées sur les côtés de la plaie, on engage les lanières dans les boutonnières, pour les tirer avec force en sens contraire ; on les assujettit aussitôt avec ce qui reste des deux bandes roulées, en faisant des circulaires au niveau et sur les bords de la plaie, et des doloires et des rampans au dessus et au dessous.

Le bandage de la plaie en long se fait avec une bande longue de 6 à 8 aunes, large de 3 à 4 travers de doigt. On partage l'extrémité de cette bande en plusieurs lanières ; un nombre égal de boutonnières est pratiqué à une distance suffisante, pour que la portion intermédiaire de la bande puisse entourer les deux tiers postérieurs de la circonférence du membre. Les compresses graduées étant appliquées, on passe les lanières dans les fentes, pour les tirer en sens opposé ; on assujettit le tout, en couvrant la plaie de circulaires, et ses environs de doloires.

3°. Les *bandelettes agglutinatives* conviennent dans les plaies superficielles, dans celles qui sont à lambeaux minces, enfin dans celles qui ont des bords considérablement écartés. On les emploie encore pour les plaies du visage, dont les muscles ne se rétractent que faiblement, et où il n'est pas toujours facile de disposer un bandage unissant.

La longueur des bandelettes sera relative à l'écartement et à l'épaisseur des lèvres de la plaie. Leur largeur sera telle, qu'il faille en employer plusieurs pour obtenir la réunion exacte des bords de la plaie.

Avant de les appliquer, on les fait chauffer pour ramollir la matière emplastique. On colle d'abord sur un des côtés de la plaie la moitié d'une bandelette ; les deux lèvres étant rapprochées, on colle aussitôt l'autre moitié sur le côté opposé ; la main ne cessant point la compression, on les applique toutes de la même manière, ayant soin de laisser entre elles un petit intervalle pour l'écoulement des fluides. La pluralité des bandelettes est avantageuse, en ce qu'elle permet de rajuster celles qui se dérangent, sans que les bords de la blessure cessent d'être affrontés.

Avantages de leur pluralité.

4°. La *suture* était autrefois d'un usage général : on a exagéré ses inconvéniens, pour la faire abandonner ; mais la proscription absolue de ce moyen serait aussi condamnable que l'abus qu'on en faisait anciennement.

De la suture.

Elle se pratique avec du fil ciré et des aiguilles droites ou courbes, selon la disposition des parties. Les différens noms qu'elle prend sont relatifs, 1° à la manière dont les points sont faits : telles sont la suture *entrecoupée*, celle du *pelletier*, etc. ; 2° aux moyens auxiliaires employés : telles sont la suture *enchevillée*, *entortillée*, etc.

Moyens avec lesquels on la pratique.

On a recours à la suture quand les autres moyens sont insuffisans ou inefficaces, 1° pour assurer l'exactitude du contact des bords, comme dans les plaies à lambeaux du cuir chevelu, dans l'opération du bec-de-lièvre, dans la déchirure du périnée chez la femme accouchée ; 2° pour s'opposer soit à la sortie d'un viscère, comme dans les plaies pénétrantes de l'abdomen, soit à l'issue d'un liquide, comme dans la solution de continuité des intestins.

Cas où elle convient :
1° Pour assurer l'exactitude du contact;

2° Pour s'opposer à l'issue d'un viscère ou d'un liquide.

Après l'application de l'appareil, la partie blessée sera mise dans la situation qui aura été jugée convenable, et le malade gardera le lit, s'il est nécessaire.

Situation et repos du blessé.

Le *régime* du blessé sera d'autant plus sévère que la plaie est plus considérable et la fièvre vulnéraire plus intense. On prescrit des boissons délayantes ou acidulées,

Régime, traitement.

et une ou plusieurs saignées, selon que le sujet est pléthorique ou prédisposé aux maladies inflammatoires.

De la marche des plaies.

D. Considérées quant à leur *marche*, les plaies se présentent sous deux aspects différens :

Elles se réunissent par première intention.

1°. Elles se réunissent par *première intention*, toutes les fois qu'elles sont tout-à-fait simples, et que la réunion en a été faite de bonne heure. L'agglutination des bords commence à l'instant même où ils ont été rapprochés, par une inflammation très-légère désignée sous le nom d'*inflammation adhésive*.

Inflammation adhésive.

Par deuxième intention.

2° Par *seconde intention*, lorsqu'il y a eu perte de substance, contusion, ou quand la plaie a été irritée par le contact prolongé de l'air ou de quelque corps étranger; dans ce cas, une inflammation complète se déclare et retrace dans son cours les périodes d'une maladie aiguë : les bords de la plaie deviennent douloureux et tuméfiés, il en suinte un peu de sang séreux; la fièvre traumatique survient et se relâche peu de temps après son invasion. On voit bientôt naître, sur toute la surface entamée, des granulosités rougeâtres, celluleuses et vasculaires, appelées improprement *bourgeons charnus*, lesquelles versent d'abord un pus sanguinolent et ensuite jaunâtre et bien lié: ces granulosités se resserrent et attirent, en s'affaissant, la peau des environs; dès lors, la plaie se rétrécit, une pellicule rougeâtre la recouvre dans toute son étendue, et cache le travail de la cicatrisation qui se fait au dessous d'elle.

Inflammation complète.

Fièvre traumatique. Suppuration.

Bourgeons charnus.

Cicatrisation.

Inflammations successives dans les plaies profondes.

Les plaies profondes qui suppurent ne sont pas toujours sans quelque danger, en raison des inflammations successives qui atteignent des tissus dont l'organisation et la vitalité sont différentes, et de la longueur de la suppuration, qui peut en être le résultat.

Le traitement des plaies qui entrent en suppuration demande quelques attentions particulières : 1° l'appareil doit être peu serré, afin de laisser au gonflement inflammatoire la liberté de se développer; 2° les pansemens ne doivent point être trop fréquens, dans la crainte de prolonger l'irritation ; 3° on doit avoir soin que le pus ne séjourne point dans le fond de la plaie; 4° il faut entretenir l'action vitale dans un état moyen ; la diminuer par les émolliens, les antiphlogistiques et la diète, si elle excède le degré nécessaire à une suppuration *louable* et modérée ; la soutenir ou même l'exciter par des lotions confortatives et un régime nourrissant, si elle paraît s'affaiblir. Dans ce dernier cas, on pourrait substituer à la charpie ordinaire le coton ou la laine cardée, et l'on comprimerait doucement la partie, en serrant le bandage un peu plus que de coutume.

Modifications du traitement dans les plaies qui suppurent.

Accidens des plaies.

E. Les *accidens* qui compliquent les plaies sont *primitifs* ou *consécutifs* : les 1^{rs} sont l'hémorrhagie, la douleur, le tétanos et la paralysie ; les 2mes, l'inflammation, les altérations de la suppuration, la gangrène ou pourriture d'hôpital, les callosités des bords de la plaie, et le décollement de la peau.

Les accidens des plaies sont primitifs ou consécutifs.

1°. L'*hémorrhagie* se dit de toute effusion de sang assez considérable pour mettre la vie du malade en danger. Elle dépend de la division des artères, des veines ou des vaisseaux capillaires. Le sang peut s'écouler au dehors, s'infiltrer ou s'épancher dans le tissu cellulaire, ou bien il tombe dans une des cavités splanchniques.

Accidens primitifs : 1° L'hémorrhagie. Sources du sang. Voies qu'il suit.

L'hémorrhagie *artérielle* se reconnaît à la couleur vermeille du sang, et à la vélocité de son écoulement qui se

Signes de l'hémorrhagie artérielle, veineuse,

fait par jets ; l'hémorrhagie *veineuse*, à sa couleur rouge foncée, et à la lenteur de son effusion ; l'hémorrhagie *capillaire*, à sa couleur d'un beau rouge, et à sa sortie en nappe de tous les points de la surface traumatique.

Parmi les moyens employés à la répression des hémorrhagies, les uns agissent mécaniquement : tels sont les absorbans, la ligature et la compression ; les autres, chimiquement : tels sont le feu et les caustiques ; d'autres, enfin, agissent en excitant à la fois les propriétés vitales et celles de tissu de la partie malade : tels sont les astringens et les styptiques.

La *compression* est *directe* quand on la fait sur l'ouverture béante du vaisseau divisé, et parallèlement à son axe ; elle est *latérale* quand elle agit perpendiculairement à l'axe du vaisseau, et en aplatissant ses parois.

La compression directe est réservée à la lésion de quelques artères en particulier : 1° à l'artère épigastrique ouverte par un instrument piquant ; 2° aux artères qui sont renfermées dans un conduit osseux, telles que la méningée moyenne et les artères nutricières des os ; 3° aux artères qui sont ossifiées et que la ligature ne peut froncer ou aplatir ; 4° aux petites artères des alvéoles dentaires, après l'extraction d'une dent.

Dans toutes ces circonstances, on enfonce dans l'ouverture un petit bouchon de cire qui, par sa mollesse, se moule sur les parties, et ferme hermétiquement l'issue par laquelle le sang s'échappait.

La compression latérale s'exerce sur les vaisseaux artériels d'un calibre médiocre, et sur les veines.

L'application des doigts, la pelote supportée par une tige de bois, semblable à celle des cachets de bureau, le garrot, et même le tourniquet de Petit, ne sont que des moyens du moment, auxquels il faut suppléer par une compression méthodique. Celle-ci se fait avec des compresses graduées, lorsqu'on l'exerce à travers la peau, et avec de la charpie ou de l'agaric, quand on la fait au fond d'une plaie ; des compresses longuettes et un bandage circulaire complètent l'appareil.

Compression méthodique.

La compression latérale n'est efficace et avantageuse qu'autant, 1° que son action se passe sur un point très-resserré ; 2° que l'artère est superficielle, peu profonde, et soutenue par un os subjacent ; 3 que la force compressive trouve un point d'appui diamétralement opposé à l'endroit où elle agit.

Conditions pour qu'elle soit efficace et avantageuse.

Les *absorbans* sont solides ou pulvérulens : on comprend, parmi les premiers, la charpie mollette, l'agaric de chêne, l'éponge fine, etc., et parmi les seconds, les poudres du lycopode ou de colophane, le linge brûlé, etc. Ces matières, en s'imbibant des humeurs de la plaie, forment une espèce de mastic dense qui résiste à l'effort du sang.

Des absorbans : ils sont solides ou pulvérulens.

Leur mode d'action.

La *ligature* agit en fronçant les parois de l'artère, de la même manière que l'on fronce le col d'une bourse avec un cordon circulaire.

De la ligature.

Les instrumens nécessaires pour faire la ligature sont le fil ciré, une pince à dissection ou une aiguille courbe.

Instrumens nécessaires.

Lorsque l'artère est apparente, on tâche d'engager une des branches de la pince dans son canal, on l'attire à soi, puis on fait glisser sur elle un nœud de fil dont l'extrémité de la pince était garnie ; un aide est chargé de serrer le nœud, et d'en faire un second pour donner de la solidité au premier : cette espèce de ligature est appelée *immédiate*.

Ligature immédiate : manière de la pratiquer.

Quand les tuniques artérielles sont trop rigides, on se

Ligature médiate : comment

contente de les aplatir en serrant le fil sur un petit tampon de charpie ou d'agaric, placé entre l'artère et le nœud qui doit être fait ; le serre-nœud de Deschamps convient aussi en pareille occurrence : ce procédé a reçu le nom de ligature *médiate.* On appelle encore ainsi la ligature faite avec l'aiguille courbe, au moyen de laquelle on comprend du tissu cellulaire et des fibres musculaires dans l'anse de fil : on y a recours quand l'artère n'est point apparente, et quand il n'est point possible de *dilater la plaie*, c'est-à-dire, de l'agrandir pour satisfaire à l'indication présente.

Le *feu* et les *caustiques* sont rarement en usage pour arrêter les hémorrhagies. On y a cependant recours dans celles qui résultent de la division des petites artères de la langue, du pénis, ou pour arrêter le sang qui exsude d'un ulcère ou d'une tumeur fongueuse.

Les *astringens*, ou les *styptiques* des auteurs, tels que l'eau froide, la glace, le vinaigre, la dissolution des sulfates d'alumine et de fer, l'eau de Rabel, les poudres de tan, de sang-dragon, etc., excitent le resserrement des solides, et condensent les élémens gélatineux et albumineux que ces derniers contiennent.

Les astringens et les absorbans étaient plus en usage autrefois que de notre temps : leur action est très-faible ; aussi, est-il toujours nécessaire de leur adjoindre la compression pour arrêter le sang qui provient des artères tant soit peu volumineuses.

2°. La *douleur* devient un accident dans les plaies, lorsqu'elle se prolonge au delà du terme ordinaire, ou quand elle prend de l'accroissement. Ses causes sont la section incomplète des nerfs, la présence d'un corps étranger, la compression trop forte, ou la tension inflammatoire trop considérable des bords de la plaie.

Pour faire cesser la douleur, on achève la section du nerf blessé, ou bien on le cautérise ; on recherche les corps étrangers pour les extraire ; on relâche le bandage, et on emploie les émolliens ou les narcotiques à l'intérieur et à l'extérieur.

3°. Le *tétanos* est une affection spasmodique et convulsive qui attaque en totalité ou en partie le système musculaire extérieur. Il prend différens noms, selon la direction qu'affecte le tronc : lorsque celui-ci est courbé sur sa partie antérieure, c'est l'*emprosthotonos*; dans l'*opisthotonos*, il est renversé en arrière ; dans le *pleurosthotonos*, il est penché sur le côté. On appelle *trismus* le serrement tétanique des mâchoires.

Le *tétanos* est commun dans les pays chauds. Il affecte principalement les hommes qui sont d'un tempérament nerveux ou musculaire. Les mêmes causes qui produisent la douleur peuvent aussi le faire naître.

Lorsque le tétanos est décidé, on a conseillé de faire prendre à l'intérieur des bols composés avec 6 grains de camphre et 1 grain d'opium, des boissons aromatiques animées avec 10 à 12 gouttes d'ammoniaque et des bains. Cet accident est presque toujours mortel.

4°. La *paralysie* consiste dans la suspension ou même l'extinction de la sensibilité et de la contractilité animales de la partie blessée. Elle dépend de la section, de la contusion ou de l'inflammation des nerfs, des muscles, etc.

Quand elle persiste après la guérison de la blessure, on emploie le liniment volatil ou la teinture de cantharides en frictions, les vésicatoires volans, le moxa, etc., pour réveiller la vie de la partie paralysée. Si la paralysie avait pour cause la division des muscles ou des tendons, elle diparaîtrait plus ou moins complètement, aussitôt que la cicatrisation des ces organes se serait effectuée.

5°. L'*inflammation* et la *suppuration* sont, en plusieurs circonstances, des phénomènes nécessaires des plaies : elles deviennent des accidens consécutifs en quelques cas ; la 1re, par son apparition intempestive ; la 2me, par les altérations qu'elle éprouve.

On recherchera quelles sont les causes de l'inflammation pour les faire cesser, en même temps qu'on fera usage des remèdes propres à atténuer cet accident.

6°. Les *vices de la suppuration* comprennent l'abondance, la diminution et la suppression de la sécrétion du pus, les altérations et la résorption que cette humeur subit.

L'abondance du pus provient des excès de table, de l'irritation continuelle de la plaie, ou de l'habitude vicieuse que contracte la nature d'évacuer le superflu de la nutrition par cette voie. On y obvie par le régime, les purgatifs, les bains et les exutoires.

La diminution et la suppression subites de la suppuration qui est abondante sont toujours à craindre : elles sont causées par les erreurs de régime, le refroidissement du corps, les passions fortes, l'invasion d'une maladie aiguë. On rappelle la sécrétion purulente, en irritant la plaie par un emplâtre vésicatoire dont on recouvre toute la surface suppurante.

La résorption du pus n'est fâcheuse qu'autant que ce liquide a éprouvé des altérations par l'action de l'air, par son trop long séjour dans la plaie, ou par un vice local ou général. On prévient l'accès de l'air dans la plaie, en y appliquant un appareil défensif convenable. On s'oppose au croupissement du pus par la compression du foyer où il s'amasse : s'il y a des clapiers , on les détruit en coupant les brides qui les forment , ou en faisant des contre-ouvertures.

7o. La *gangrène* , ou *pourriture d'hôpital* , ne s'offre guère que dans les hôpitaux et chez les malades débilités. (Voy. pag. 287.)

Gangrène d'hôpital.

8o. Les *callosités* , ou l'endurcissement des bords de la plaie , reconnaissent pour cause la persistance de l'inflammation et l'irritation continuelle de la plaie. Quand elles sont récentes , le cataplasme émollient suffit pour les faire résoudre ; si elles résistent trop long-temps , on les scarifie ou même on les retranche avec le bistouri.

Callosités et induration des bords de la plaie.

9o. Lorsque la suppuration dure depuis long – temps , il peut ariver que la peau des environs de la plaie soit amincie , décollée , et d'une couleur pâle ou violette. On tâche d'en procurer l'agglutination par une compression douce , après avoir fait une injection légèrement excitante dans la cavité de la plaie ; si cette tentative ne réussit pas , il faut en faire l'excision.

Amincissement et décollement de la peau.

§ III. *Des plaies par instrumens contondans.*

Il y a deux espèces de corps contondans : 1o les corps orbes ou anguleux qui sont chassés par l'explosion de la poudre à canon ; 2o les corps durs et obtus qui sont mus par toute autre cause , ou vers lesquels le corps est tantôt poussé par une force extérieure , et tantôt précipité par sa pesanteur.

Des deux espèces de corps contondans.

Les corps contondans produisent des contusions ou des plaies contuses.

Deux effets produits par ces corps.

Iº *Contusions*.

La contusion. Son premier degré. Signes.

La *contusion* peut exister à différens degrés : quand elle n'affecte que la peau et le tissu cellulaire sous-cutané, la partie devient violette ou brunâtre, et légèrement douloureuse; le sang est arrêté dans les capillaires, ou infiltré dans le tissu cellulaire.

Traitement.

On prévient les effets de la contusion par les répercussifs, et en exerçant une légère compression sur la partie; on procure la résorption du sang par l'eau salée ou l'eau-de-vie camphrée.

2ᵉ degré.

La contusion qui est plus considérable peut se compliquer de lacération des muscles, de déchirement des vaisseaux et des nerfs, et de fracture des os. Dans ces circonstances fâcheuses, le désordre s'est opéré à travers la peau qui a été allongée et déprimée par le corps contondant, sans éprouver de solution de continuité.

Traitement. On convertit la contusion en plaie contuse.

La première chose à faire, lorsqu'un pareil accident se présente, est d'inciser largement la peau, afin de donner issue au sang, lier les vaisseaux, et extraire ou rajuster les esquilles. On traite ensuite la contusion comme une plaie contuse qui doit suppurer; on saigne le malade, si on le juge convenable; il gardera le repos, si la contusion est considérable.

Cas où il faut nécessairement amputer le membre.

Quand la désorganisation est trop grande pour que l'on puisse raisonnablement espérer de sauver le membre et même le malade, il faut, sans hésiter, faire l'amputation au-dessus de la contusion.

Danger des grandes contusions sur le tronc.

Le danger se montre de lui-même, quand une semblable contusion a eu lieu à la tête, à la poitrine ou à l'abdomen : dans ces cas, les viscères sont plus ou moins altérés ou désorganisés. Le malade sera condamné au repos et à la diète absolu. On répétera les saignées. Le chirurgien observera avec attention les accidens qui se manifesteront, afin de les combattre dès leur apparition.

Conduite que le chirurgien doit tenir.

II° *Plaies contuses.*

Les plaies *contuses* ordinaires, qu'il faut distinguer des plaies d'armes à feu, arrivent à la suite d'une chute faite sur des corps durs et anguleux, ou par des coups de bâton, de pierre ou de sabre mal affilé, etc.

Les plaies contuses ordinaires. Causes.

La peau est déchirée dans une plus ou moins grande étendue, et les parties sous-jacentes sont contuses à différens degrés.

Désordre local.

On lave les plaies contuses simples avec de l'eau froide ou de l'eau salée ; on les panse mollement, et de la même manière que les plaies qui doivent suppurer. On satisfait aux indications particulières qui se présentent, ainsi qu'il a été dit précédemment, en traitant des contusions.

Traitement.

III° *Plaies d'armes à feu.*

Les plaies d'*armes à feu* sont des plaies contuses au dernier degré. Elles sont faites par les corps que met en mouvement la déflagration de la poudre à canon.

Des plaies d'armes à feu. Causes.

Elles diffèrent des autres espèces de plaies, 1° par leur aspect ; ainsi, leur trajet est recouvert d'une escarre brune et sèche, et les parties voisines sont ecchymosées et d'une couleur jaune, violette ou noirâtre ; 2° par les accidens graves qui les accompagnent et les rendent toujours plus ou moins dangereuses. Nous parlerons de ces accidens en traitant des complications.

Différences de ces plaies d'avec les autres, 1° Par l'état local ;

2° Par les accidens qui les accompagnent.

Les plaies d'armes à feu varient entre elles par rap-

Différences

port, 1° au volume, à la forme et à la vitesse des projec-tiles ; 2° aux parties blessées ; 3° à la disposition de la blessure ; 4° enfin, aux accidens qui peuvent les compli-quer.

Les corps dont les armes à feu sont chargées sont de différens volumes : il y en a de petits, comme les balles de fusil, les balles de pistolet, les mitrailles ; et de gros, comme les biscaïens, les boulets et les éclats d'obus (1).

Les balles sont en fer, en cuivre, et plus ordinairement en plomb. Elles sont lisses et unies ; d'autres fois, elles sont inégales ou anguleuses, soit parce qu'elles ont été mordues ou coupées avant d'être mises dans l'arme, soit parce qu'elles ont été déformées ou aplaties par quelques corps durs placés sur leur passage. Il peut y avoir une ou plusieurs balles dans une même arme, et dans ce dernier cas elles sont isolées, ou bien elles sont ramées, c'est-à-dire, réunies.

Les mitrailles n'ont point de forme déterminée : les as-pérités et les pointes dont leur surface est garnie, les ren-dent toujours très-dangereuses, à cause des déchiremens qu'elles opèrent en traversant les organes.

La vitesse des projectiles est relative à l'espèce d'arme d'où ils sont sortis, à la quantité de poudre que celle-ci contenait, et à la distance d'où le coup a été tiré.

Les projectiles lèsent les membres ou le tronc : les 1rs sont atteints dans leur partie moyenne, près de leurs extrémités, ou à l'endroit de leurs articulations ; le 2me est frappé à la tête, à la poitrine ou à l'abdomen, et la blessure existe aux parois seulement, ou bien elle

____

(1) Nous aurons spécialement égard aux plaies faites par les balles, comme étant les plus fréquentes.

s'étend jusqu'aux viscères renfermés dans ces cavités.

La disposition de la blessure est très-variable; tantôt c'est une contusion plus ou moins forte, faite par des balles ou des boulets morts, c'est-à-dire, arrivés à la fin de leur course; tantôt il y a plaie véritable, et alors celle-ci est plus ou moins étendue, selon le volume de l'agent vulnérant, et la direction avec laquelle il a atteint le corps.

Un boulet qui agit sur le tronc, au commencement ou au milieu de sa course, donne la mort de suite. S'il frappe perpendiculairement un membre, il le sépare complétement du corps : il reste alors une large plaie avec déchirement énorme et contusion excessive.

Les balles font des plaies très-bizarres : quelquefois celles-ci n'ont qu'une ouverture, d'autres fois il y en a deux qui sont plus ou moins éloignées et opposées. Les balles éprouvent des déviations extraordinaires en traversant nos parties, ce qui dépend de l'obliquité de leur direction et de la résistance qu'elles trouvent de la part des muscles, des tendons, des aponévroses et des os qu'elles choquent.

Lorsqu'une balle rencontre un os, elle le brise, ou bien elle s'aplatit quand sa force est inférieure à la résistance du tissu osseux; quelquefois elle change sa direction, et va sortir par un endroit plus ou moins éloigné, ou bien elle se perd dans les chairs des environs. On a vu encore la balle écorner les os ou rester engagée dans leur substance; en quelques cas, elle reste enclavée entre les os d'une partie, comme entre les os de l'avant-bras, de la jambe et du métacarpe; enfin, il peut se faire que la balle perce les os de part en part sans les briser, ce qui n'est guère possible qu'aux os plats et aux os spongieux.

3° A la disposition de la blessure.
Contusion.

Plaie.

Action des boulets sur le tronc

ou sur les membres.

Action des balles.

Déviation des balles.
Causes.

Ce qui arrive quand elles rencontrent des os.

Diamètre de
ces plaies.
Etat des chairs
à l'entrée et à
la sortie de la
balle.

Le diamètre des plaies d'armes à feu est relatif au volume du corps qui les a faites. Leur entrée est plus étroite que leur sortie, et les chairs sont enfoncées et bien plus contuses dans le premier sens que dans le second, où elles sont déjetées en dehors : cet effet s'explique facilement par la résistance différente que les tissus opposent à la balle, lorsqu'elle entre ou lorsqu'elle sort.

'Des plaies
d'armes à feu
simples

Les plaies d'armes à feu, quoique graves en général, ne le sont pas toutes également ; elles sont *simples*, quand il ne se présente aucun phénomène imposant, et que toute l'affection se borne à la perte de substance et à la contusion des parties : l'inflammation s'y développe, la suppuration qui la suit isole l'escarre, et débarrasse la partie des chairs contuses ou désorganisées par l'attrition.

et compliquées.

Elles sont *compliquées*, lorsqu'il se manifeste quelque accident, soit à l'instant même où la blessure a été faite, soit quelque temps après.

Erreurs an-
ciennes tou-
chant les coups
de feu.

Trois erreurs étaient accréditées autrefois touchant les coups de feu : 1° on croyait que les individus trouvés morts sur le champ de bataille, sans aucune trace de lésion extérieure, avaient été suffoqués par le boulet qui avait passé trop près de leur bouche ; on pensait aussi que l'air, agité par le boulet, pouvait blesser comme masse contondante ; 2° on attribuait l'escarre noire de ces plaies à la chaleur communiquée à la balle ou au boulet, soit par la déflagration de la poudre, soit par la collision de l'air extérieur ; 3° enfin, on expliquait les phénomènes alarmans dont s'accompagnent les coups de feu, par la supposition d'une propriété vénéneuse dans les corps qui les produisent.

Réfutation et
explications
plausibles.

Il n'a point été difficile de réfuter ces erreurs à l'aide de l'observation et des plus simples notions de la physique expérimentale : le 1er effet dépend d'une contusion violente, sans altération à la peau, et d'une commotion générale et forte; le 2me, de l'attrition extrême, et de l'action prompte de l'air sur des tissus écrasés et privés de la vie; le 3me, des qualités mêmes des corps vulnérans, de la nature des parties frappées, et des mauvaises dispositions du sujet.

Les coups de feu ne bornent point toujours leurs effets à la plaie : ils peuvent causer des désordres plus ou moins grands aux environs du lieu frappé, ou même dans toute l'économie. Ces désordres dépendent de la force de mouvement de ces corps, de la résistance que ces derniers trouvent dans les parties, de la sensibilité et des fonctions des organes blessés, enfin, de la constitution et de l'état du sujet.

Un corps chassé par la poudre à canon jouit d'une force de mouvement relative à sa masse et à sa vitesse; il perd autant de son mouvement qu'il en communique au corps qu'il frappe; plus le corps frappé résiste, plus le choc est considérable, et plus le mal est grand.

Les os, les cartilages, les tendons, les ligamens et les aponévroses résistent plus que les autres parties à l'effort des projectiles ; d'où peuvent résulter des commotions et des délabremens considérables.

L'attrition des muscles est moins fâcheuse que la contusion et la dilacération des nerfs et des vaisseaux. Ce qui est le plus à craindre, c'est la sugillation ou la désorganisation des parties renfermées dans les cavités splanchniques : une lésion pareille est presque toujours mortelle.

Au reste, le danger des plaies d'armes à feu varie d'après plusieurs circonstances relatives à l'âge, au tempérament et à la constitution du sujet, à l'étenduc de la

Extension des effets dus aux coups de feu. Causes.

Mode d'action des projectiles.

Résistance des parties osseuses et fibreuses.

Attrition des muscles. Dilacération des vaisseaux et des nerfs.

Pronostic des plaies d'armes à feu. Circonstances sur lesquelles il est basé.

blessure et au désordre qui l'accompagne, à l'état de plénitude ou de vacuité dans lequel se trouvait l'estomac au moment de la blessure, aux maladies dont le blessé était atteint avant son accident, enfin, aux complications qui surviennent.

Les *accidens* qui compliquent les plaies d'armes à feu se manifestent à diverses époques de l'existence de ces dernières.

Les uns ont lieu à l'instant même où la blessure est faite : telles sont la commotion, les contre-coups, la stupeur, la paralysie, la présence des corps étrangers, l'hémorrhagie et la fracture.

Les autres se présentent peu de temps après : tels sont la douleur, les convulsions, le tétanos et l'inflammation excessive.

Enfin, il y en a qui se montrent plus tard : de ce nombre sont les vices de la suppuration, les abcès éloignés, la gangrène, la fièvre, l'hémorrhagie, etc.

1º La *commotion* est un ébranlement subit, qui, à l'instant du choc, se propage à travers les os dans les parties molles plus ou moins éloignées. Elle produit le refroidissement, la pâleur et l'insensibilité de la partie blessée. L'inertie qui résulte de la commotion est quelquefois assez forte pour être suivie de la stupeur et même de la gangrène. Lorsque la secousse s'est fait ressentir jusqu'au cerveau, la mort a pu la suivre immédiatement.

2º. Le *contre-coup* est à la commotion ce que, dans les corps sonores, les vibrations totales sont aux vibrations partielles. Dans le contre-coup, c'est un os qui a été violenté, et dont le mouvement s'est communiqué aux os contigus ou aux parties molles voisines.

La fracture, la contusion, l'inflammation, sont des effets du contre-coup, qui peut aussi donner lieu à la commotion, tandis que celle-ci ne peut jamais produire de contre-coup (1).

3°. La *paralysie* résulte de la contusion ou du déchirement d'un nerf principal. Dans les premiers jours de la blessure, elle ne peut point être distinguée de la stupeur ; ce n'est que quand celle - ci se dissipe qu'on peut la reconnaître.

4°. La *stupeur* est cet état d'engourdissement ou *d'asphyxie* locale, selon l'expression de M. le prof. Richerand, qui succède à une commotion un peu forte. Tantôt elle est bornée au membre qui a éprouvé la percussion ; tantôt elle affecte le corps entier par la participation du cerveau et des nerfs. On reconnaît la stupeur locale à l'insensibilité, à la pâleur et au refroidissement de la partie blessée. La stupeur générale se manifeste par la syncope, la décoloration du visage, la prostration générale des forces, l'immobilité des yeux, l'insensibilité des organes extérieurs et la petitesse du pouls. Ces symptômes alarmans se dissipent insensiblement au bout de 24 ou 36 heures, à moins que la commotion, trop violente, n'ait jeté le système nerveux dans un *collapsus* absolu.

5°. La *douleur* est faible, lorsque la plaie a été faite par une balle lisse et arrondie, qui n'a divisé que très-peu de parties molles ; elle est, au contraire, très-intense quand le corps vulnérant est inégal ou anguleux, comme les mitrailles et les éclats d'obus, et quand il y a dans la plaie quelque corps étranger pointu qui pique les chairs.

Effets.

De la paralysie.

De la stupeur;

Elle est locale

ou générale.

De la douleur. Causes.

---

(1) *Analyse des blessures d'armes à feu*, par Dufouart, pag. 42 *et suiv.*, 57 *et suiv.*

6°. Les *convulsions* affectent une partie ou le corps entier. Elles se manifestent quelquefois par intervalle dans la stupeur, dont elles sont, en quelque sorte, le réveil momentané. Il paraît que la frayeur qui saisit l'individu, au moment de la blessure, en est la principale cause; car une personne surprise par le coup ne les éprouve pas, ou ne les éprouve que très-légèrement,

7°. Le *tétanos* n'est point ordinaire aux plaies d'armes à feu. Lorsqu'il est borné au membre blessé, il cède facilement à l'extraction des corps étrangers, et à l'emploi des bains et des antispasmodiques.

8°. Les *corps étrangers* sont de trois espèces : 1° ceux qui ont fait la plaie, tels que les balles, les biscaïens, les plombs, les mitrailles, etc. ; 2° ceux qui ont été entraînés par les premiers, comme la bourre de l'arme, des morceaux d'étoffe, des boutons détachés des vêtemens du blessé, des pièces de monnaie et des portions de clef, de

couteau, etc., qui se trouvaient dans ses poches ; 3° ceux qui ont été séparés de la partie par le corps vulnérant, tels que les esquilles et le sang extravasé et coagulé : l'escarre a été mise aussi au rang de ces derniers.

On soupçonne qu'il y a un corps étranger dans la plaie, quand celle-ci n'a qu'une ouverture ; on doit, cependant, être prévenu que la chemise du blessé peut s'enfoncer dans la plaie sans se déchirer, et qu'en la retirant, le corps étranger a pu tomber, sans qu'on s'en soit aperçu. La sortie du corps étranger peut encore arriver, quand les muscles se contractent, ou lorsque le malade change de position.

L'existence de deux ouvertures ne prouve point non plus qu'il n'y a pas de corps étrangers dans la plaie ; en effet, deux balles peuvent être entrées par la même ouverture, l'une d'elles sera sortie du côté opposé, tandis que l'autre aura été retenue seule ou avec les corps étrangers entraînés dans le trajet de la plaie.

9°. L'*hémorrhagie* primitive est très-rare dans les plaies d'armes à feu : l'escarre qui adhère à l'extrémité des vaisseaux divisés s'oppose à la sortie du sang, à moins cependant qu'il n'y ait eu de grosses artères d'offensées ; dans ce cas, l'obstacle est trop faible pour résister à l'effort pulsif du liquide. Lorsque l'escarre se détache, il est très-ordinaire de voir une hémorrhagie consécutive se déclarer ; aussi, le chirurgien doit-il surveiller le blessé à cette époque, surtout quand il soupçonne que quelque artère un peu volumineuse a dû être contuse ou déchirée.

10°. La *fracture* est directe ou par contre-coup : la 1re a lieu lorsque le projectile brise l'os dans le lieu même où il frappe : si cet os est large, mince ou spongieux, il peut y avoir une simple perforation ; l'os peut être simplement écorné, lorsqu'il est atteint obliquement dans quelque point de son étendue ; la 2me arrive dans un endroit plus ou moins éloigné de la blessure.

11°. L'*inflammation* qui survient est quelquefois intense et très-étendue. Elle dépend, ainsi que les abcès et les fistules qui s'ensuivent, des contre-coups, des esquilles enfoncées dans les parties molles, des corps étrangers perdus dans la plaie ou à son voisinage, de l'étranglement dû à une aponévrose, etc.

12°. La *gangrène*, qui est superficielle, dépend de l'excès de l'inflammation née sous l'escarre ; la gangrène, qui est profonde, résulte de l'étranglement ou de la stupeur permanente de la partie blessée.

13°. La *fièvre* symptomatique des plaies d'armes à feu

Ses complications.

est de nature inflammatoire dans son début ; elle dégénère plus tard en fièvre bilieuse, adynamique ou ataxique, par l'effet des influences malignes auxquelles le malade est exposé dans les hôpitaux militaires mal assis ou surchargés de malades, par le mauvais régime, par les passions tristes, etc.

Du traitement local.

Le *traitement* des plaies d'armes à feu varie selon les circonstances qui les accompagnent.

Ce qu'il faut faire quand la plaie est simple.

La plaie simple, qui n'intéresse que la superficie des chairs, et dont on n'a point à craindre d'accidens ultérieurs, n'exige aucune incision. Lorsque son trajet est libre, facile à explorer, et qu'il ne contient point de corps étrangers, on y insinue un séton enduit de cérat frais ou d'onguent basilicum : ces matières ramollissent l'escarre et préparent sa chute. On recouvre les environs de la plaie d'un cataplasme émollient. Si la plaie est étroite ou tortueuse, ou si elle n'a qu'un orifice, on peut, après l'extraction des corps étrangers, injecter doucement dans son trajet une décoction mucilagineuse, et mettre sur son orifice un plumasseau chargé de quelque substance onctueuse, par dessus lequel on appliquerait un cataplasme émollient.

En quels cas les incisions sont utiles.

Les incisions sont utiles pour faciliter l'extraction des corps étrangers et la ligature des vaisseaux, pour remettre en contact les esquilles qui tiennent encore à l'os, et pour prévenir ou faire cesser l'étranglement inflammatoire.

Des contre-ouvertures.

Quand la balle fait saillie sous la peau, ou quand elle est voisine de l'endroit par où elle devait sortir, on fait une contre-ouverture pour l'extraire. Il est de précepte aussi de couper l'espèce de pont qui sépare deux ouvertures peu éloignées l'une de l'autre, lorsque cependant il ne contient aucune partie dont on aurait à craindre la section.

Avant de procéder à l'extraction des corps étrangers, on met la partie dans la position qu'elle avait lorsqu'elle a été blessée, à moins cependant que la balle n'ait changé de direction.

Lorsque les corps étrangers ne peuvent être saisis avec les doigts, on a recours aux pincettes, aux curettes et aux élévatoires pour les extraire ; on se sert du tire-fond ou du trépan pour dégager la balle qui est enclavée entre deux os, retenue dans leur substance, ou incarcérée dans leur cavité médullaire (1).

On doit abandonner les corps étrangers peu considérables, qui se sont fourvoyés dans un endroit éloigné de la plaie, ainsi que ceux qui résistent trop aux efforts de l'extraction, ou que l'on ne pourrait faire sortir sans la crainte de léser une artère volumineuse, un nerf important, une articulation, etc.

Les corps étrangers qui ont été abandonnés restent quelquefois pour toujours dans les parties, où ils ne produisent que peu ou point de gêne ; d'autres fois, ils sortent spontanément à la faveur d'un abcès qui s'est formé autour d'eux. Les esquilles qui n'ont pu se souder avec le corps de l'os, sont aussi entraînées tôt ou tard par la suppuration.

Dans le cas de fracture comminutive opérée par le corps contondant, le parti que le chirurgien prendra sera relatif à l'étendue du désordre : s'il juge que le

---

(1) Les pincettes, la curette et le tire-fond se trouvent réunis dans l'instrument imaginé par Percy, et auquel il a donné le nom de *tribulcon*. *Manuel du chirurgien d'armée*, pag. 50 et suiv.

membre puisse être conservé, il le placera dans un appareil à fracture; dans le cas contraire, il se hâtera d'en faire l'amputation.

Du traitement général.

Après avoir satisfait à ces différentes indications, on s'occupera du traitement général. Le malade gardera le repos; on le mettra au régime et à l'usage des boissons délayantes ou acidulées. Si l'on avait affaire à un individu jeune, robuste et pléthorique, la saignée serait nécessaire, bien plus encore s'il existait déjà quelques signes d'une phlegmasie interne imminente ou déclarée. On doit, cependant, apporter beaucoup de réserve dans l'évacuation du sang chez les militaires harassés par de longues et pénibles marches, et épuisés par des privations et des inquiétudes de tout genre.

Réserve qu'il faut apporter dans la saignée.

Cas où il faut donner l'émétique.

Lorsque la blessure aura été faite au moment où l'estomac était dans un état de plénitude, on s'empressera de donner l'émétique, à la dose de 2 ou 3 grains, plus ou moins cependant, selon la quantité et la nature des matières contenues dans ce viscère. Des boissons et des lavemens émolliens seraient seuls prescrits dans le cas d'irritation des voies digestives ou de *gastro-entérite*.

Traitement de la stupeur.

La stupeur n'est point une contre-indication à l'emploi de l'émétique: il réunit son action excitante à la stimulation produite par les cordiaux que l'on fait prendre au malade, dans la vue de tirer l'économie de l'état de prostration et d'engourdissement où cet accident et la commotion l'ont plongée (1).

De l'amputation.

L'*amputation* est une ressource extrême, qu'il ne faut

---

(1) Nous renvoyons, pour le traitement des autres complications, à ce qui en a déjà été dit, en parlant des plaies par instrument tranchant.

pas passer sous silence. Il est généralement reconnu par les praticiens, que cette opération doit être faite, et sur-le-champ, 1° quand un membre a été complètement enlevé par un boulet, un éclat d'obus ou de bombe : l'amputation substitue une plaie simple et saignante à une plaie excessivement contuse, que compliquent des accidens graves et nombreux ; 2° quand les os sont brisés et les parties molles profondément déchirées ; 3° quand la désorganisation de l'os et des chairs est accompagnée de la destruction des vaisseaux et des nerfs principaux du membre ; 4° quand la stupeur persiste, et que la gangrène est imminente ; 5° enfin, quand une articulation est fracassée par le corps vulnérant qui y a pénétré, en déchirant les ligamens, les tendons, et en froissant les cartilages.

Cas où elle doit être faite, et sur-le-champ.

Les circonstances qui font différer l'amputation sont, 1° l'inflammation intense ou la gangrène profonde développée dans une partie située au dessus de la blessure ; 2° la phlegmasie très-aiguë de quelque organe intérieur ; 3° l'invasion d'une fièvre de mauvaise nature, telles que les fièvres adynamique, ataxique, etc., simples ou compliquées.

Cas où elle doit être différée.

Tous les cas dans lesquels l'amputation doit être faite, et ceux qui exigent qu'on la diffère, ne sauraient être prévus : c'est au chirurgien à savoir distinguer les circonstances favorables ou contraires à cette opération, pour en faire la base de sa conduite (1).

Conclusion.

---

(1) *Dissertation sur les amputations des membres à la suite de coups de feu*, etc., par M. Larrey.

§ IV. *Plaies par arrachement.*

Définition.

On appelle ainsi les plaies qui résultent de la séparation par déchirement de quelque organe du corps.

Endroit où ces plaies arrivent.

Ces sortes de plaies n'arrivent guère qu'aux articulations des différentes parties des membres, lorsqu'un violent effort de traction s'est exercé sur quelque point de leur longueur.

Observations de ces plaies.

Le 2me volume des *Mémoires de l'Académie de chirurgie* en contient plusieurs observations : Un cheval mord le pouce et l'arrache, en tournant brusquement la tête; une femme est suspendue à un croc qui s'est implanté dans le doigt; le siége sur lequel elle était montée se renverse, le doigt se sépare de la main; un enfant monte maladroitement derrière un carrosse, la jambe s'engage entre les rayons d'une roue, elle est arrachée, et l'enfant reste cramponné derrière le carrosse; un meunier a la main environnée par une corde qui est prise dans les dents d'une grande roue de moulin, le corps monte, une poutre l'arrête, le bras et l'omoplate se séparent, et suivent la corde qui les attire, etc.

Elles sont rarement accompagnées d'accidens.

On ne peut pas se représenter de semblables plaies, sans de suite concevoir les plus graves accidens, tels que la douleur, les convulsions, l'hémorrhagie, etc. Il n'en est cependant rien, et à l'exception d'un seul cas, dans lequel la douleur et la tuméfaction furent excessives, tous ces blessés guérirent assez promptement; et ce qui est encore plus surprenant, c'est que la plupart ont à peine senti un léger frémissement à l'instant de la blessure, bien que les tendons fussent arrachés de très-loin.

On les traite comme les plaies

Les plaies par arrachement n'exigent point d'autres secours que ceux réclamés par les plaies qui sont avec perte de substance. Il faudrait être en garde contre l'hémorrhagie, si quelque vaisseau volumineux avait été rompu ; et, en supposant que ce dernier pût être saisi, il serait toujours prudent d'en faire la ligature. On aurait recours à l'amputation, dans le cas où les parties molles seraient déchirées au loin et très-inégalement ; dans le cas contraire, on se contenterait d'égaliser les chairs, et de recouvrir, le plus qu'il serait possible, la surface du moignon avec la peau attirée des environs.

Les *ruptures* spontanées se placent naturellement à côté des plaies par arrachement.

Il y a plusieurs sortes d'organes susceptibles de se rompre, indépendamment de l'action immédiate d'aucun corps extérieur : tels sont les muscles, les tendons, les ligamens, les os, les artères, etc.

Parmi les muscles, ce sont ceux qui exécutent de grands mouvemens, tels que les sacro-lombaire, long dorsal, psoas, droit de l'abdomen, et les extenseurs de la jambe.

La rupture des muscles dépend de leur contraction violente, soit pour soulever ou porter un fardeau, soit pour mouvoir le corps dans quelque direction. On la reconnaît à la douleur soudaine qui suit un effort considérable, au bruit ou *craquement* que le malade a senti, et à l'impossibilité de mouvoir la partie sans réveiller ou sans augmenter la douleur qui est très-vive.

Quand la déchirure n'intéresse que quelques fibres charnues, l'inflammation est modérée, et s'apaise facilement ; mais, quand elle existe dans une grande partie ou dans toute l'épaisseur du corps charnu d'un muscle, elle est très-grave : l'inflammation et la suppuration surviennent, et la mort en est souvent l'issue funeste, surtout quand cette déchirure affecte des muscles profonds, tels que les psoas.

Traitement.

On prévient, on calme les accidens par le repos, la saignée, les sangsues, les bains, les lavemens et les boissons délayantes.

Rupture des tendons. Causes.

Le tissu fibreux des tendons cède quelquefois à l'effort de traction que les fibres musculeuses exercent sur lui.

Tendons qui en sont susceptibles.

Cet accident est commun au tendon du triceps brachial, à celui des extenseurs de la jambe, au tendon d'Achille, et peut-être à celui du plantaire grêle.

Rupture du tendon d'Achille. Son mécanisme.

La rupture du tendon d'Achille est la plus fréquente. Elle est opérée par la contraction subite des muscles extenseurs du pied, soit quand on cherche à s'élever en sautant, soit quand le bout des pieds étant fixé, on craint de tomber à la renverse. Un faux pas, *une mal marchure*, selon l'expression d'Ambroise Paré, peuvent en être la cause. Louis pense que la rupture de ce tendon a lieu quelquefois lors de la chute sur la pointe des pieds, ces derniers étant dans une forte extension.

Elle est complète ou incomplète. Signes.

Cette rupture est complète ou incomplète. On la reconnaît à une douleur plus ou moins vive, au bruit que le malade ou les personnes voisines ont entendu, et qui est semblable à celui du fouet ou à celui d'une noix qu'on écraserait, à la difficulté et même à l'impossibilité de la marche, à la dépression qui existe dans un point de la longueur du tendon, etc.

Indications : 1° De réunir ;

L'indication embrasse trois choses : 1° de rapprocher les bords de la division et de les maintenir en contact par l'extension du pied sur la jambe, par la demi-flexion de celle-ci sur la cuisse, et par un bandage approprié ;

2° D'engourdir les muscles ;

2° d'engourdir l'action musculaire par un bandage roulé,

suffisamment serré ; 3º de combattre les accidens qui existent, ou de prévenir ceux qui pourraient arriver, par la saignée, les émolliens et le repos du membre.

Quant à la rupture des autres organes, il en sera parlé plus à propos en d'autres endroits.

§ V. *Plaies envenimées.*

Le danger de ces sortes de plaies réside moins dans la solution de continuité que dans la substance vénéneuse qui y a été insérée par le corps qui l'a faite.

On comprendra dans les plaies *envenimées*, 1º les piqûres faites avec des scalpels souillés par des liquides putréfiés ; 2º les blessures faites par des animaux venimeux ; 3º la morsure faite par un animal enragé.

A. Les étudians qui s'occupent d'anatomie peuvent se blesser en disséquant des cadavres atteints de putréfaction : un petit bouton phlegmoneux naît à l'endroit blessé, l'inflammation dénature le virus, et la suppuration l'entraîne au dehors.

Lorsque le virus est porté par les absorbans jusqu'aux ganglions lymphatiques de l'aisselle, un gonflement inflammatoire gagne tout le tissu cellulaire de cette partie ; des symptômes de fièvre ataxique compliquée d'adynamie se déclarent, la gangrène s'empare du membre, le malade succombe en peu de jours.

La prudence veut que toutes les piqûres de scalpels soient cautérisées sur-le-champ, soit avec la pierre infernale, soit avec le muriate d'antimoine sublimé.

Quand la maladie est devenue générale, le cas est des plus graves : il faut alors recourir soit aux toniques, soit aux moyens antiphlogistiques, selon le caractère des accidens qui se présentent.

3º De parer aux accidens.

Rupture des autres organes.

Causes du danger de ces plaies.

Il y en a de trois sortes :

1º Les piqûres de scalpels souillés de liquides putréfiés. Effet local.

Absorption du virus, et effets généraux.

Issue funeste.

Traitement local. Cautérisation

Traitement général.

2° La piqûre des insectes.

Insectes venimeux.

Cause des accidens qui surviennent.

Extraction de l'aiguillon.

Remèdes locaux.

Morsure de la vipère.
Caractères de ce reptile.

B. Le nombre des *insectes* venimeux est loin d'être aussi considérable que les histoires transmises par les anciens et les préjugés du vulgaire sembleraient le faire croire. On ne compte en France comme tels, que les abeilles, les guêpes, les frelons et la vipère. Tous les autres ne sont que peu ou point du tout à craindre.

La piqûre des insectes n'est suivie de douleur et de tuméfaction que parce que ces petits animaux enfoncent dans la peau leur aiguillon avec la liqueur vénéneuse qu'ils ont en réserve dans une petite poche contenue dans l'abdomen. Les mâles en sont privés, et sont tout-à-fait innocens.

Quand l'irritation est extrême, on doit sur-le-champ procéder à l'extraction de l'aiguillon, au moyen d'une aiguille avec laquelle on divise le derme, de manière à dégager facilement le corps étranger ; après quoi, on touche la petite plaie avec l'eau de Luce ou le liniment ammoniacal (voy. la formule n° 20) : on fera sur les environs une embrocation avec ces substances, lorsque la nature des parties le permettra. S'il se développe un érysipèle ou un phlegmon, on se comportera comme il a été dit en parlant de ces inflammations.

La *vipère* est un reptile long de deux pieds environ, épais d'un pouce, et dont la peau est écailleuse, luisante, et couverte de taches noires symétriques. Ses mâchoires sont armées de dents, parmi lesquelles il y en a deux plus longues que les autres ; ces deux dents, placées à la mâchoire supérieure, sont mobiles, pointues et creusées selon leur longueur ; elles ont à leur base une vésicule qui recèle une liqueur vénéneuse, sécrétée par deux glandes placées sur les côtés de la tête. Lorsque la vipère veut mordre, elle redresse ces dents ; la vésicule, comprimée par les muscles de la mâchoire, laisse échapper son venin, lequel coule par le canal de la dent pour pénétrer dans la plaie.

La vipère n'attaque point l'homme ni les gros animaux, à moins qu'elle n'ait été irritée. Fontana a prouvé, par nombre d'expériences, que le danger de cette morsure était en raison de la quantité de venin introduit, et de la petitesse du volume de l'animal blessé ; qu'il faudrait 12 grains de ce venin pour tuer un bœuf, et que 3 seraient mortels pour un homme. C'est cette dernière quantité que contient une vipère de volume ordinaire ; mais, comme elle en lance très-peu à chaque morsure, il faudrait 20 vipères pour tuer un bœuf, et 5 à 6 pour donner la mort à l'homme.

Elle n'attaque point l'homme.
Le danger est relatif à la quantité de virus introduit.

Les effets de la morsure se manifestent ordinairement au bout de 20 à 30 secondes : la douleur est d'abord vive et cuisante dans la partie mordue ; elle s'étend plus ou moins loin, et s'accompagne de tuméfaction, de rougeur et de taches livides ou noirâtres qui donnent à la peau un aspect marbré ; le pouls est petit, faible, inégal ; les sens et l'esprit se troublent ; il y a des angoisses, des faiblesses, des anxiétés précordiales, avec constriction du thorax, nausées, vomissement, déjections bilieuses, ictère, délire et convulsions. L'état du malade est des plus affligeans.

Manifestation des effets localement

et généralement au moral et au physique.

Aussitôt que la blessure a eu lieu, on fait une ligature au-dessus du lieu blessé, afin d'y retenir le virus ; on cautérise la petite plaie avec la potasse caustique délayée, l'ammoniaque ou les acides concentrés.

Traitement local.

On a conseillé de recouvrir la totalité du membre de compresses imprégnées du liniment volatil, et de faire prendre à l'intérieur quelques gouttes d'ammoniaque ou d'eau de Luce dans une infusion aromatique. Il serait plus

Traitement empirique local et général.

Traitement rationel.

rationnel de prescrire le repos et la diète, de rassurer le malade sur la crainte qui l'obsède, et de combattre les accidens par des saignées locales ou générales, des répercussifs sur la tête, des émolliens et des anodins sur l'épigastre et sur la partie blessée.

Cette morsure n'est point mortelle.

Cette morsure n'est point mortelle : ses effets sont moins effrayans lorsque la vipère est jeune ou faible, et quand la personne qui a été mordue est douée d'une constitution robuste et d'un moral courageux.

3° Morsure par un animal enragé.

C. Le *chien* est un des animaux les plus répandus ; il est aussi celui chez lequel la rage se manifeste le plus fréquemment.

Signes de la rage chez le chien.

Lorsque cet animal devient enragé, il est triste, abattu ; il recherche la solitude et l'obscurité ; il cesse de prendre des alimens ; sa démarche est incertaine et mal assurée ; ses yeux sont hagards ; il porte la queue entre les jambes ; sa tête et ses oreilles sont basses ; la langue pend hors de la bouche qui est écumeuse ; les autres animaux de son espèce le fuient ; il se jette sur eux, les mord, et les laisse aussitôt après ; il ne connaît plus personne, pas même son maître, qu'il blesse quand il le rencontre ; la vue des liquides et des objets brillans l'irrite et augmente ses convulsions : il périt au bout de 3o ou 36 heures.

Il est rare que cette maladie ait le temps de parcourir ses périodes, parce que la terreur publique fait que l'animal est sacrifié, même sur de simples soupçons.

Causes de cette maladie.

Un mauvais traitement, la privation des alimens et des boissons, la morsure faite par un autre animal enragé, déterminent cette maladie chez le chien. Il est cependant à remarquer que beaucoup de chiens qu'on croyait enragés n'étaient que tristes ou malades ; si on les eût tués, les personnes mordues seraient restées dans une incertitude cruelle sur leur état, parce qu'il n'existe aucun signe positif qui puisse nous faire connaître, après la mort, si l'animal était affecté ou non de la rage.

Le principe de la rage réside dans la salive. Introduit dans la plaie par la dent de l'animal, il est absorbé, et paraît subir, comme tous les virus, une sorte d'incubation locale (1).

Du virus rabicique ou hydrophobique.

La faiblesse, la crainte, un tempérament nerveux et mélancolique favorisent son explosion chez l'homme, laquelle a lieu ordinairement après 3o à 4o jours ; quelquefois il a fallu des mois, des années entières, pour que son développement ait lieu.

Explosion de la rage chez l'homme.

La cicatrice de la plaie n'éprouve ordinairement aucune altération ; quelquefois elle devient douloureuse, rouge, et elle se déchire ; il en naît une sorte de frémissement qui s'étend jusqu'à la poitrine et à la gorge, avec resserrement spasmodique de ces parties.

Symptômes précurseurs.

Le malade est triste et inquiet ; son sommeil est troublé par des songes effrayans ; il n'avait que de l'aversion pour les liquides ; leur présence, et tout ce qui peut lui en retracer l'idée, provoquent sa fureur et le mettent en convulsion. Une salive écumeuse et épaisse remplit sa bouche ; il la lance sur ceux qui l'entourent ; il vocifère et menace de mordre, de déchirer toutes les personnes qui l'approcheront. Le corps se couvre bientôt d'une sueur froide, le visage devient livide, les traits s'affaissent, et la mort succède à une dernière secousse convulsive.

Hydrophobie.

Rage confirmée.

---

(1) D'après quelques observations, on pense que le contact de la bave sur la peau ou sur une membrane muqueuse, comme à la face interne des lèvres, est susceptible de produire la rage.

22

Il faut la réunion de plusieurs de ces symptômes, et la circonstance de la morsure faite par un animal suspect, pour que l'on reconnaisse la maladie; autrement on n'aurait que des doutes sur son caratère (1).

Des cas où la morsure ne produit pas la rage.

Tous ceux qui sont mordus ne contractent pas la rage; par exemple, quand l'animal a épuisé sa salive par un grand nombre de morsures, quand sa dent s'est essuyée en traversant les habits, ou enfin, quand la personne blessée associe à une constitution forte un courage et une tranquillité imperturbables : dans le dernier cas, le virus est neutralisé par les forces de la vie, ou bien les absorbans se refusent à son introduction dans l'économie.

Traitement local.

On lave la plaie, ou la cautérise.

Le germe de l'hydrophobie doit être détruit avant qu'il ait produit son effet. Aussitôt donc qu'une personne a été mordue, il faut faire saigner la plaie, la laver avec de l'eau simple ou avec une solution de savon ou de potasse, et la cautériser profondément avec le fer rouge; si la blessure est au visage, on emploie le muriate d'antimoine sublimé; on agrandit la plaie quand elle est étroite ou sinueuse. Il serait plus sûr d'amputer un doigt qui aurait été mordu profondément, que de l'inciser et de le brûler. Quand

On la fait suppurer.

l'escarre est tombée, on répète l'emploi du caustique, puis on applique une substance épispastique, dans l'intention d'exciter une grande suppuration.

Si la plaie était consolidée, il faudrait diviser la cicatrice pour cautériser profondément.

Traitement général.

Quelques praticiens font administrer, comme préservatif, et après la cautérisation, l'alkali volatil, à la dose

---

(1) Nous ne voulons parler ici que de la rage *communiquée*, et non de celle qui est *spontanée* ou produite par la colère, l'effroi, la terreur, une vive insolation, etc.

de 6 à 8 gouttes dans un véhicule convenable, l'onguent mercuriel en frictions, etc. Ce qu'on ne doit point omettre, c'est de rassurer le malade, et de distraire son esprit inquiet et toujours prêt à s'effrayer.

D'après quelques traditions populaires recueillies en Russie et en Grèce par les docteurs Salvatori et Marochetti, et dont ils ont constaté la vérité par leurs propres observations, la rage communiquée serait précédée chez l'homme par une éruption de petits boutons ou de pustules sur les côtés du frein de la langue ou même dans quelques autres parties de la bouche, lesquels paraîtraient du 3me au 9me jour, quelquefois vers le 30me, 40me ou 50me jour. Ces pustules, dont le nombre varie, se remplissent d'un liquide sanieux, gris, jaunâtre ou verdâtre, dont la résorption, lorsqu'il n'est point détruit à temps, fait éclater la rage.

Ce fait étant admis, on conseille d'examiner plusieurs fois par jour, et ce pendant six semaines, la langue du malade, afin d'ouvrir avec la lancette et cautériser avec un stylet rougi au feu toutes les pustules, aussitôt leur apparition; après quoi, on fait gargariser avec une décoction de genêt des teinturiers, on fait boire au malade plusieurs verres par jour de cette décoction, ou bien on lui fait prendre 4 gros en poudre de la plante dont il s'agit.

Ce nouveau traitement, dont l'efficacité a besoin d'être encore confirmée par de nouvelles expériences, devra être tenté en toute occasion ; toutefois, sans exclure en rien les moyens indiqués ci-dessus.

Mais quand les symptômes précurseurs de l'hydrophobie se montrent, alors il ne paraît plus guère possible de tenter aucun moyen local. Le malade ne devrait cepen-

n'r dans la rage confirmée.

dant pas être abandonné : ce qu'il y aurait à faire alors, serait de le placer dans un lieu sombre et où règne le silence le plus absolu, de l'attacher sur un lit, de le saigner, et de lui faire prendre des sédatifs sous toutes les formes, de manière à suspendre, pour ainsi dire, les phénomènes vitaux dans leurs foyers.

On tentera l'emploi de ces derniers moyens, dût-on n'en retirer que l'avantage de calmer les accidens, de rendre la mort moins cruelle, et de diminuer ainsi l'horreur qu'inspire aux assistans une scène aussi déchirante.

I⁰. *Des Plaies de tête.*

Lésion des parties molles, par instrumens piquans et tranchans.

Une piqûre ou une coupure faites aux parties molles de la tête est quelquefois sans accident, surtout quand elle a peu d'étendue; mais si une épée les a traversées, et en labourant les os, il est à craindre qu'une branche artérielle n'ait été ouverte; ou, ce qui est plus ordinaire, que quelques filets nerveux n'aient été incomplètement coupés.

Complications : Inflammation, embarras gastrique, hémorrhagie.

Dans ce dernier cas, un érysipèle simple ou phlegmoneux s'empare du cuir chevelu, et se complique assez souvent d'embarras ou irritation gastrique.

L'hémorrhagie, rare dans les piqûres, arrive plus fréquemment dans les coupures.

Lésion par des instrumens contondans :

Les corps contondans produisent sur la tête des *bosses* ou des plaies contuses.

Contusion avec infiltration de sang ou

Les bosses sont formées par le sang échappé des vaisseaux rompus par l'attrition. Lorsque le liquide n'est qu'infiltré dans le tissu cellulaire, ou arrêté dans les capillaires, la bosse est dure; elle est susceptible de se résoudre par la compression avec une pièce de monnaie, que l'on place dans la duplicature d'une compresse épaisse, et par l'emploi d'une liqueur résolutive, telle que l'eau salée ou l'eau-de-vie camphrée.

Lorsque le sang est épanché, la tumeur est molle au centre, il y a fluctuation ; cet effet est ordinairement la suite d'un coup qui a été porté obliquement sur la tête. Quand le sang épanché est en grande quantité, et que l'on désespère d'en procurer la résorption, on lui donne issue par une incision ; de la charpie sèche est introduite dans le foyer de l'épanchement, la suppuration en déterge les parois, dont on excite le recollement à l'aide d'une légère compression.

avec épanche-ment.

Traitement particulier.

Les plaies contuses et à lambeaux peuvent être produites par des coups de bâton, par la chute sur des corps durs, par un coup de pied de cheval, etc. On réapplique le lambeau, et on le maintient avec un bandage convenable, des agglutinatifs, ou par quelques points de suture entrecoupée, lorsque les agglutinatifs sont insuffisans : ces moyens doivent être, en général, peu serrés, en raison du gonflement inflammatoire qui survient ordinairement.

Plaies contu-ses.

Traitement particulier.

Dans toutes les plaies du cuir chevelu, il est nécessaire de raser les cheveux et de nettoyer les bords de la plaie. L'inflammation et les autres complications qui surviennent se traitent par les moyens ordinaires.

Traitement général des plaies du cuir chevelu.

La piqûre ou la coupure des os du crâne n'est nullement dangereuse par elle-même : on réunira les tégumens par les procédés indiqués ; on observera attentivement la plaie, afin de reconnaître et de traiter la suppuration, la carie ou la nécrose, qui en sont quelquefois les suites ; on serait même obligé d'inciser la cicatrice, dans le cas où ces altérations surviendraient après la consolidation des parties molles.

Lésion des os. Piqûre ou coupure.

Un coup de sabre porté très-obliquement peut détacher plus ou moins complètement une plaque osseuse qui reste adhérente à la peau ; dans tous les cas, on rajuste le lambeau, et on observe la disposition de la nature pour en opérer la réunion.

La contusion légère et superficielle des os du crâne, sans dénudation, guérit facilement. Lorsqu'elle est très-forte et étendue jusqu'à la substance spongieuse (*diploé*) de l'os, elle peut être suivie de carie, et la sanie qui en provient troue les tables interne et externe des os. Le cas est des plus graves, lorsque la maladie, en faisant des progrès du côté interne, altère les ménynges et le cerveau.

Une forte percussion des os du crâne, avec ou sans lésion apparente des parties molles, ne donne lieu quelquefois à aucune espèce d'accident. D'autres fois, le blessé est étourdi à l'instant même où il est frappé ; mais, comme il recouvre aussitôt sa connaissance, il néglige sa blessure,

et continue de se livrer à ses occupations habituelles ; au bout de 4, 6 ou 8 jours, ou même plus tard, il éprouve une douleur de tête, de l'agitation, de la fièvre, de l'insomnie, et peu de temps après du délire, des convulsions, etc. (Voy. pour la commotion du cerveau et ses suites, page 346).

Il est urgent alors d'explorer l'endroit de la tête où le coup a été porté, et il est rare que l'on n'y rencontre pas une tuméfaction plus ou moins sensible. Une incision faite aux parties molles montre l'os dénudé et plus ou

moins altéré dans sa couleur naturelle. Il faut se hâter, dans ce cas, comme dans le précédent, d'appliquer sur l'endroit affecté une ou plusieurs couronnes de trépan, afin de donner issue au pus amassé entre les os et la dure-mère qui est décollée et ulcérée dans une plus ou moins grande étendue (1).

La *dénudation des os*, avec ou sans contusion, est suivie de la nécrose chez les adultes avancés en âge, à cause du peu de vitalité du tissu osseux ; chez les jeunes sujets les os ne s'exfolient pas : ils s'enflamment, se ramollissent, et recouvrent peu de temps après leur solidité ordinaire. (Voy. p. 296.)

Dénudation avec ou sans contusion.

Un effet plus fâcheux, résultant de la percussion des corps contondans sur les os du crâne, est la *fracture* : celle-ci est appelée directe, quand elle existe là où le coup a été porté ; et indirecte ou par contre-coup, quand elle occupe un endroit plus ou moins éloigné du lieu frappé (2).

Fracture des os du crâne.

Elle est directe ou indirecte.

Les os ne se brisent que parce que leur résistance est inférieure à la force du corps choquant. Si nous supposons que ce dernier agisse avec une action supérieure sur un point quelconque d'un os, ce dernier cédera, et la fracture sera opérée ; mais s'il résiste, le mouvement se propagera et ira consumer le reste de sa force dans un endroit plus faible et plus ou moins éloigné.

Théorie des fractures du crâne.

La fracture *directe* est avec ou sans plaie ; sa direction est droite, oblique ou en arc ; la division est unique ou multiple ; dans ce dernier cas, elle peut être comme étoilée. Cette solution de continuité doit sa gravité aux complications qui s'y joignent : tels sont, 1° le déplacement

Variétés de la fracture directe.

---

(1) *OEuvres chirurgicales* de Percival Pott, trad. de l'anglais, tom. 1er, pag. 19 et suiv.

(2) Tous les auteurs ont réuni les fractures du crâne aux plaies de tête ; elles n'en pourraient effectivement être distraites sans que cet article ne fût tronqué ou même incomplet.

Ses complications.
Déplacement des esquilles.
Présence du corps étranger.

Lésion des méninges et du cerveau.
Epanchement sanguin.

Endroits où la fracture indirecte peut arriver.

Des signes des fractures :

Signes sensibles,
1° Quand il y a dénudation.
Causes d'erreurs.

Comment on rectifie ces dernières.

2° Quand les os ne sont pas dénudés.

des esquilles qui tantôt sont relevées en dehors, en formant une sorte de voûte, et tantôt sont dirigées en dedans, sous les os, ou portées directement vers la dure-mère, qu'elles lèsent par leurs pointes ; 2_0 la présence du corps contondant, lequel peut être enfoncé plus ou moins profondément dans la cavité crânienne ; 3_0 la contusion ou la plaie des méninges et du cerveau ; 4_0 l'épanchement de sang ; 5° enfin, la commotion et ses suites.

La fracture *indirecte* peut arriver en plusieurs endroits : 1° sur un autre point de la table externe, ou bien à la table interne de l'os frappé ; 2° à un os voisin, ou bien à l'os directement opposé ; 3° à la base du crâne, la voûte restant intacte ; 4° aux sutures, dont l'écartement a été regardé comme une variété des fractures par contre-coup.

Les signes des fractures du crâne sont sensibles ou rationnels.

Lorsque les os sont tout-à-fait dénudés à l'extérieur, on aperçoit facilement à la vue la solution de continuité, surtout s'il y a écartement des bords. Une simple fissure est plus équivoque ; car une suture, un éraillement fait par le corps contondant, un sillon tracé par une artériole, peuvent la simuler : le chirurgien rectifiera la première cause d'erreur, par les connaissances anatomiques qui apprennent la véritable situation des sutures ; quant aux deux autres, on peut se servir de la rugine, avec laquelle on les efface, tandis que la fissure persiste, malgré l'usure que l'on fait éprouver à l'os, à l'aide de cet instrument.

Dans le cas de plaie sans dénudation de l'os, c'est par le toucher que l'on constate la lésion soupçonnée ; chose facile, quand les pièces de la fracture ont perdu leur niveau ; mais, si la fracture est linéaire, elle cesse alors d'être perceptible par les sens.

La contusion du cuir chevelu peut en imposer sur l'existence d'une fracture, notamment la bosse par épanchement, dont le centre est susceptible de se laisser déprimer; dans cette circonstance, le diagnostic se couvre d'obscurités.

Causes d'erreurs.

Lorsque les parties extérieures de la tête n'offrent aucune lésion apparente, on n'a plus que la ressource bien illusoire des signes rationnels.

Signes rationnels.

1º On s'informe de toutes les circonstances de l'accident : si c'est une chute que le malade a faite, de quelle hauteur, comment et sur quel corps il est tombé; si c'est un coup qu'il a reçu, quelles sont la forme et la nature du corps contondant, avec quelle force il a été poussé, quel est le côté de la tête qu'il a atteint.

Ceux-ci se tirent, 1º des questions faites au malade ou aux assistans ;

2º On rase la tête, que l'on recouvre d'un large cataplasme émollient, et lorsqu'on lève ce dernier, au bout de quelques heures, on examine s'il n'est pas plus humide dans quelque endroit, ou s'il n'a pas décidé une tuméfaction partielle des tégumens.

2º De l'examen du cuir chevelu et d'un cataplasme appliqué,

Les signes rationnels précédens, aussi-bien que ceux que l'on tire des sensations que le malade a éprouvées à l'instant du coup, comme celle du son d'un pot cassé, de la douleur qu'il ressent dans quelque endroit, lorsqu'on secoue la tête à l'aide d'un corps engagé et retenu entre les dents, des mouvemens automatiques dirigés vers une des régions de la tête, etc., ne méritent pas toute la confiance que quelques auteurs paraissent leur accorder.

3º Des sensations douloureuses et des mouvemens automatiques du malade.

L'incision des parties molles a été conseillée, afin de mettre l'os à découvert, et de constater plus facilement la fracture: on ne pourrait s'y décider que sur de fortes présomptions relativement à l'existence et à la situation

Incision des parties molles. Cas où elle serait permise.

de la fracture ; encore faudrait-il que des complications se manifestassent pour y avoir recours.

Toutes ces sollicitudes, pour reconnaître la fracture du crâne, viennent de l'opinion surannée et fausse, qu'elle ne peut exister sans épanchement de sang, et qu'étant la cause et le signe de cet accident, elle conduit nécessairement à l'indication de l'opération du trépan.

L'*épanchement de sang* est extérieur ou intérieur : le 1er est dû aux petits vaisseaux déchirés par la fracture; dans ce cas, le sang tend volontiers à se porter au dehors, à moins que la dure-mère n'ait été décollée au voisinage de la fracture.

Le 2me résulte de la secousse imprimée au cerveau et à ses membranes, et alors le sang provient soit de la rupture des vaisseaux capillaires, soit d'une simple exhalation causée par le désordre des propriétés vitales de ces parties.

Le siége de l'épanchement intérieur est, ou entre la dure-mère et les os, dans la cavité de l'arachnoïde, dans les mailles de la pie-mère, sur le cerveau, ou enfin, dans les cavités ou dans la substance de ce dernier organe.

L'assoupissement, le délire, la paralysie du côté opposé à l'épanchement, les convulsions, etc., sont des signes très-équivoques de cette complication.

La *commotion* du cerveau, la *contusion* et l'*inflammation* qui en sont la suite, dépendent de la violente secousse imprimée au crâne, soit que les os aient résisté au choc du corps contondant, soit que la force de celui-ci n'ait point été consumée dans le brisement des os.

La mort peut suivre immédiatement la commotion forte du cerveau, quelle que soit la nature du corps contondant, et même la partie du corps qui a été frappée.

Lorsque la commotion ne tue point subitement le blessé, il éprouve des accidens qu'on appelle *primitifs* : tels sont l'éblouissement, les vertiges, la perte de connaissance, l'assoupissement, l'immobilité de la pupille, la paralysie des membres, les convulsions, les vomissemens, les déjections involontaires, le saignement du nez, des yeux et des oreilles, etc. *Accidens primitifs d'une commotion moins forte.*

Plus tard les mêmes accidens reparaissent ou prennent plus d'intensité ; ou bien il se développe d'autres altérations, telles que l'inflammation, la suppuration, le trouble des fonctions de l'intelligence, les tumeurs fongueuses de la dure-mère : et les uns et les autres sont regardés comme des accidens *consécutifs*. *Accidens consécutifs.*

L'*inflammation* de l'encéphale et de ses annexes dépend de la commotion, de la contusion, ou de l'irritation causée par les esquilles, le sang épanché ou un corps étranger venu de l'extérieur. Une douleur plus ou moins vive, l'altération des facultés intellectuelles, les convulsions, l'assoupissement et la paralysie, etc., sont des signes ordinaires, mais assez douteux de cette phlegmasie. *L'inflammation. Ses causes.* *Ses signes sont équivoques.*

La *suppuration* fait suite à l'inflammation intense ; elle est presque toujours mortelle lorsqu'elle a lieu à la surface des membranes. Lorsque le pus est colligé à l'extérieur du cerveau et dans un lieu mis à découvert, ou par la fracture ou par la trépanation que celle-ci a exigée, le chirurgien aura la hardiesse d'y plonger le bistouri, éclairé par la connaissance positive de l'altération topique, et enhardi par l'exemple des grands maîtres qui se sont ainsi comportés dans des cas pareils. *Suppuration.* *Siége du pus.* *Incision de l'abcès.*

Par tout ce qui précède, on a vu combien sont incertains les signes différentiels de la fracture, de la commotion, de l'épanchement, de l'inflammation et de la sup- *Incertitude de signes diagnostiques des affections précédentes.*

puration. A cette incertitude du diagnostic se lie naturellement l'embarras du choix d'une méthode curative; mais
l'état du malade est des plus graves; le moindre retard
devient une faute, que souvent il n'est plus possible de
réparer.

Traitement
général :
Saignée ;

A la simple fracture, à la commotion et à ses suites,
on oppose, 1° la saignée générale ; 2° les sangsues et les
ventouses scarifiées à la nuque et aux tempes ; 3° les vésicatoires répétés sur toute la tête ; 4° enfin, les émétiques
et les purgatifs.

Dérivatifs et
révulsifs.

Avantages de
l'émétique et
des purgatifs.

L'excitation des organes gastriques par les vomitifs et
les purgatifs dérange les mouvemens vicieux auxquels le
cerveau est en butte, répercute l'inflammation sympathique que le foie contracte quelquefois dans ces sortes
de blessures, prévient l'irritation des voies gastriques et
la complication bilieuse, et réveille, conjointement avec
les autres moyens, les forces vitales engourdies dans plusieurs organes. La répétition de l'emploi de ces moyens
sera subordonnée à la constitution du sujet, à l'intensité
et à l'opiniâtreté des accidens, à l'état des viscères gastriques, etc. (1).

Cas où l'opé-
ration du trépan
est permise.

On a recours à l'opération du trépan pour relever ou
extraire les esquilles enfoncées, pour retirer un corps
étranger qu'on ne peut faire passer par l'ouverture qu'il
a faite ; enfin, pour donner issue soit au sang qui exsude
avec peine à travers la fracture, soit au pus qui s'est formé
au-dessous.

Les tumeurs
fongueuses de la
dure-mère.

Une des suites fâcheuses de la percussion violente de
la tête est la pullulation de tumeurs fongueuses sur la

---

(1) Mémoire sur les plaies de la tête, tome I des *OEuvres chirurgicales*
de Desault.

dure-mère ; affection constamment mortelle quand ces végétations existent à la base du crâne, ou lorsqu'elles croissent du côté du cerveau, quoique existant à la voûte : dans ces deux cas, elles compriment et ulcèrent le tissu de cet organe. Lorsqu'elles se dirigent du côté de la voûte, le danger est moins grand : elles détruisent les os, sortent de la cavité crânienne, et viennent faire saillie sous les tégumens.

Elles sont plus ou moins dangereuses, selon leur situation.

Ces tumeurs offrent des battemens isochrones à ceux du pouls : par une légère compression, on peut les faire rentrer dans le crâne ; mais il en résulte la perte de connaissance et la paralysie momentanées. Elles sont accompagnées ordinairement de douleurs fixes et permanentes, dues à l'irritation causée par les pointes d'os qui garnissent le trou qu'elles ont fait, et dans lequel elles se sont engagées.

Leurs signes.

On les met à découvert par une incision cruciale faite au cuir chevelu, et par une ou deux couronnes de trépan pratiquées sur le crâne, près de leur base ; cela fait, on les extirpe, après quoi on consume leur base avec une substance caustique. Si les vices vénérien, scrophuleux ou dartreux paraissent avoir concouru à leur production, on fait subir au malade un traitement interne.

Leur traitement local

et général.

Le cerveau n'est guère sujet aux lésions par instrumens piquans que dans les endroits où les os sont minces et fragiles, comme aux parois supérieures de l'orbite et des fosses nasales, et dans la région temporale. Les instrumens tranchans n'atteignent, le plus souvent, que la surface de cet organe, après avoir coupé les tégumens, les os et les méninges.

3ᵉ Lésion du cerveau et de ses annexes. Piqûre.

Coupure.

Les balles qui traversent le crâne s'enfoncent dans le parenchyme cérébral, et sortent par un endroit plus ou

Plaie contuse. Présence de corps étrangers.

moins éloigné ; d'autres fois elles s'arrêtent dans le cerveau, où elles produisent une désorganisation que la mort suit de plus ou moins près.

Pronostic de ces plaies.

Toutes ces plaies ne sont point constamment mortelles : leur pronostic est fondé sur l'étendue de la blessure et, sur les accidens dont elle se complique ; de même aussi leur traitement varie selon les circonstances , et réclame presque toujours les secours généraux et locaux dont il a été parlé précédemment.

Plaie des sinus de la dure-mère.

La plaie des sinus de la dure-mère est sans danger lorsqu'il est possible d'y porter un tampon de charpie , avec lequel on étanche le sang. Les préventions des auteurs touchant la gravité de ces blessures proviennent d'une erreur anatomique faite par Vésale , qui pensait que ces réservoirs veineux communiquaient avec les carotides internes.

II°. *Plaies du cou.*

Fréquence des plaies transverses.

Les plaies transverses du cou ne sont point rares ; c'est, en effet , dans cette partie qu'une main homicide enfonce l'instrument meurtrier , et que les projets de suicide s'exécutent trop souvent.

Parties intéressées.

L'instrument peut avoir lésé les muscles, le larynx ou la trachée-artère, le pharynx ou l'œsophage , les vaisseaux et les nerfs , selon la situation et la profondeur de la blessure.

La plaie qui pénètre jusqu'à l'œsophage comprend presque toujours les vaisseaux et les nerfs volumineux qui sont placés sur les côtés du cou ; aussi, cette plaie est-elle le plus souvent mortelle.

Etat de la plaie faite au-dessus de l'hyoïde.

Lorsque l'instrument a été enfoncé au-dessus de l'os hyoïde , les muscles qui se portent au bord inférieur de la mâchoire ou à la langue, la base de celle-ci, l'épiglotte et les parois du pharynx sont plus ou moins lésés ; la plaie est profonde, l'écartement considérable, la parole et la déglutition ne peuvent plus s'exercer.

On fait fléchir la tête sur le cou, et on la maintient dans cette position par un bandage dont la solidité sera relative à l'indocilité ou à l'agitation du blessé. Quelques points de suture sont utiles en certains cas, pour assurer l'exactitude du contact. Une sonde de gomme élastique, introduite dans l'œsophage par les fosses nasales, sert à faire passer du bouillon dans l'estomac. Le silence et le repos absolu seront observés.

Traitement.

Porté plus bas, le corps vulnérant ouvre le larynx ou la trachée-artère ; alors la situation de la plaie, l'aphonie ou perte de la voix, la sortie bruyante de l'air, l'emphysème, quand la division des tégumens n'est point vis-à-vis celle du canal aérien, font connaître quelles sont les parties qui ont été intéressées.

Phénomènes de la plaie faite au dessous de l'hyoïde.

Il serait prudent de faire encore usage de la sonde pour nourrir le malade, afin d'éviter les mouvemens de la déglutition, qui détruiraient le contact des bords de la plaie. Il devient quelquefois nécessaire dans cette plaie, lorsque le rapprochement des parties et le gonflement inflammatoire qui survient nuisent à la respiration, de faire une petite ouverture à la trachée-artère, pour donner un passage facile à l'air.

Indications particulières.

Quant aux autres variétés des plaies du cou, elles ne méritent pas d'examen particulier, d'après ce qui a été dit dans l'histoire générale des plaies.

Autres variétés des plaies du cou.

III°. *Plaies de poitrine.*

Les corps vulnérans qui agissent sur la poitrine font des

Différence de ces plaies.

plaies pénétrantes ou non pénétrantes, simples ou compliquées.

Plaies non pénétrantes simples.

Indications.

Bandage serré sur la poitrine.

Les plaies *non pénétrantes* simples des parois de la poitrine n'offrent point d'indications particulières autres que celles dont il a été question tant de fois, si ce n'est pourtant, qu'il faut avoir l'attention de tenir appliqué sur le thorax un bandage serré, afin que la respiration se fasse plus par les mouvemens du diaphragme que par le jeu des côtes, qui doivent rester immobiles, pour ne point troubler la consolidation de la plaie.

Quelques accidens particuliers aux plaies non pénétrantes.

Les complications des plaies non pénétrantes, et qui nécessitent des attentions particulières, sont l'emphysème, la fracture des côtes et des cartilages, les corps étrangers fixés dans ces derniers, la hernie du poumon et la contusion de celui-ci et du cœur.

Emphysème.

Traitement.

L'*emphysème* est une intumescence formée par l'infiltration de l'air dans le tissu cellulaire : cet accident arrive lorsque le trajet de la plaie est oblique et plus ou moins étroit. On le prévient par l'application d'un appareil méthodique qui empêche l'intromission de l'air extérieur dans la plaie. Des résolutifs alcoholiques et aromatiques le font disparaître promptement, surtout lorsqu'il est peu intense.

Lésion des os et des cartilages.

Les os et les cartilages qui composent les parois du thorax peuvent être contus à leur surface, violentés dans leurs articulations, ou divisés dans leur continuité.

Traitement.

Modification du bandage pour la fracture directe ou indirecte.

On traite ces altérations par les résolutifs et par l'emploi d'un bandage dont la construction varie selon les circonstances ; par exemple, quand la fracture est directe et avec enfoncement des fragmens, on place des compresses épaisses sur les extrémités antérieure et postérieure de la côte brisée ; tandis que, quand la fracture est indirecte et par contre-coup, on les applique sur le bout des fragmens. Des tours de bande, en doloires, couvriront la poitrine et maintiendront les compresses.

Les corps étrangers qui sont comme fichés dans l'épaisseur d'une côte ou d'un cartilage, seront retirés avec les doigts, ou avec une pince, s'ils offrent suffisamment de prise; on pourrait se servir d'un doigtier métallique pour les pousser en dehors, s'ils faisaient saillie du côté interne; enfin, on les mettrait à découvert par l'incision et la trépanation, dans le cas où il serait impossible de les extraire d'une autre manière.

La contusion du cœur et des poumons est toujours grave; elle laisse dans ces viscères le germe de maladies organiques très-fâcheuses. Nous parlerons plus avant du traitement auquel il convient de soumettre le malade en pareil cas.

Les plaies *pénétrantes* sont celles qui s'accompagnent de la perforation de la cavité pectorale : cette circonstance est peu fâcheuse par elle-même; aussi, rien ne justifie les recherches laborieuses que l'on faisait autrefois pour s'assurer si la poitrine était ouverte, lors même qu'il ne se déclarait aucun accident.

Si une petite portion de poumon était sortie et se trouvât étranglée par les bords de la plaie, on dilaterait celle-ci, puis on ferait la réduction. Dans le cas où la gangrène se serait emparé de la portion herniée, on pense que l'excision en pourrait être faite sans inconvénient.

Quand les plaies dont il s'agit sont compliquées de division aux gros vaisseaux, ou aux parois des cavités du cœur, le sang s'échappe par flots dans la poitrine, et le malade expire presque au même instant. Les plaies qui n'intéressent que l'extérieur du tissu musculeux du cœur,

même instant.

Lésions du poumon.
Elles sont moins graves au lobe inférieur et là où le viscère est adhérent *et vice versâ.*

Signes de la blessure du poumon.

Traitement général.

Matière des épanchemens dans le thorax :

1° Le sang ;

2° L'air ;

et même celles qui, en pénétrant dans les cavités de cet organe, sont étroites et obliques, n'ont point toujours une issue aussi promptement funeste ; cependant, si l'on en croit plusieurs auteurs, et Sénac entre autres, le blessé succombe avant même que l'inflammation vulnéraire ait eu le temps de parcourir ses périodes.

Les plaies du lobe inférieur du poumon, et celles qui atteignent cet organe dans les endroits de sa surface où il adhère aux parois du thorax, sont, toutes choses égales d'ailleurs, moins à craindre que celles du lobe supérieur, qui contient des vaisseaux volumineux, et que celles des endroits où ce viscère est libre.

La lésion du poumon se reconnaît à la toux, à la difficulté de respirer, à la sortie plus ou moins bruyante de l'air par la plaie extérieure, à l'expectoration et à l'issue par la plaie d'un sang vermeil et écumeux, à l'emphysème extérieur, etc.

Sur le simple soupçon que le cœur ou les poumons sont blessés, il faut prescrire la diète rigoureuse, les boissons délayantes, le repos et le silence absolus, saigner à plusieurs reprises, et recouvrir la plaie de compresses trempées dans une liqueur résolutive. On observe de près le malade, afin d'obvier aux accidens graves qui pourraient survenir.

Les matières qui s'épanchent le plus souvent dans la poitrine, à la suite des plaies, sont le sang, l'air et le pus.

Le sang provient de l'artère intercostale, du cœur, des poumons ou des gros troncs artériels ou veineux renfermés dans le thorax.

L'air entre tantôt par la plaie extérieure, et tantôt il sort par une déchirure faite au poumon. Ce fluide peut, en même temps qu'il fait irruption dans la cavité de la plèvre, s'infiltrer dans le parenchyme pulmonaire et dans le tissu cellulaire extérieur.

Le pus provient de l'inflammation prolongée des parties contenues dans le thorax : son accumulation a lieu à une époque plus ou moins éloignée de celle où la blessure a été faite.

3° Le pus. Empyème.

On reconnaît la présence d'un fluide étranger dans un des côtés de la poitrine, à la difficulté de respirer, surtout quand le malade est debout, assis ou couché sur le côté sain, au soulagement qu'il éprouve en se courbant en devant ; les espaces intercostaux s'agrandissent du côté affecté ; ce dernier prend plus de volume, et rend un son mat lorsqu'on le percute avec les doigts rassemblés par leurs extrémités.

Signes généraux de l'épanchement.

Percussion du thorax.

La situation déclive de la plaie, la position convenable que l'on fait prendre au malade, suffisent quelquefois pour donner issue au sang épanché ; on pourrait encore extraire les liquides à l'aide d'une seringue, et si le sang et le pus étaient trop épais, on injecterait un peu d'eau tiède pour les délayer, ce qui permettrait de les aspirer plus facilement avec la seringue.

Comment on détruit l'épanchement. Situation du malade. Aspiration avec une seringue.

Enfin, on a recours à l'opération de l'*empyème* quand les moyens qui précèdent sont sans effet, et surtout si la gêne de la respiration fait craindre les accidens de la suffocation.

Opération de l'empyème.

Le sang que fournit l'artère intercostale ouverte s'échappe au dehors, ou tombe en partie ou en totalité dans la poitrine. On reconnaît la lésion de cette artère à la situation de la plaie extérieure, laquelle correspond au bord inférieur de la côte, à peu près vers sa partie moyenne, à l'écoulement du sang sur le doigt porté au fond de la blessure, et à la facilité de suspendre l'hémorrhagie par une légère pression faite avec le bout du doigt.

Remarque sur l'hémorrhagie par lésion de l'artère intercostale. Signes.

Moyen ré-
pressif.

Pour arrêter cette hémorrhagie, on enfonce dans la plaie le milieu d'une compresse carrée, à chaque angle de laquelle on a cousu un ruban ; de la charpie est amoncelée dans le cul-de-sac qu'elle forme : en tirant à soi les angles de la compresse, le tampon de charpie s'élargit et vient comprimer l'artère blessée ; on noue du côté opposé les rubans, et on assujettit le tampon de charpie au moyen d'une compresse suffisamment épaisse et d'un bandage de corps médiocrement serré.

IV°. *Plaies de l'abdomen.*

Plaies de l'ab-
domen.

L'abdomen contient des viscères nombreux, qui n'ont guère pour abri que les muscles et les membranes dont les parois de cette cavité sont composées.

Piqûre.

Coupure.

La piqûre des enveloppes abdominales entraîne rarement des accidens. La coupure ou la déchirure est plus sérieuse, notamment quand, faite par le tranchant d'un sabre, un coup de corne de taureau, de défense de sanglier, etc., la division est large et *pénétrante* : c'est alors

Issue de l'é-
piploon et des
intestins.

que l'épiploon et les intestins, obéissant à la pression du diaphragme et des muscles abdominaux, sortent par la plaie.

On obtient
leur réduction
par la situation

On les fait rentrer sans peine lorsqu'ils sont libres. Pour y parvenir, on fait coucher le malade sur le dos, la tête fléchie sur la poitrine, le bassin élevé, les cuisses fléchies sur ce dernier, et les jambes sur les cuisses ; puis avec les doigts, dont on a coupé les ongles, et qu'on a

et par la répul-
sion avec les
doigts.

lubrifiés avec de l'huile, on refoule doucement ces viscères, suivant une direction perpendiculaire au grand diamètre de l'abdomen, ayant l'attention de soutenir avec un doigt ce qui a été réduit par l'autre.

Cette opération faite, il ne reste plus qu'à prévenir un nouveau déplacement; pour cela, la suture est quelquefois utile, concurremment avec la situation, les agglutinatifs, le bandage et le repos, qui sont toujours nécessaires, afin de favoriser le contact des lèvres de la division.

Moyens contentifs.

L'étranglement des parties sorties, soit par leur gonflement, soit par l'inflammation des lèvres de la plaie, rend la réduction difficile ou impossible. S'il n'y a que l'épiploon d'engagé, et qu'aucun accident ne se montre, on emporte tout ce qui excède le niveau de la peau, et on laisse le reste en place : l'adhérence que cette membrane graisseuse contractera avec les bords de l'ouverture, donnera de la solidité à la cicatrice, et préviendra les hernies par ce point.

Etranglement:

1º De l'épiploon. Conduite qu'il faut tenir.

Les tiraillemens de l'estomac, le hoquet, les vomissemens, etc., indiquent qu'il faut agrandir la plaie, pour faire rentrer la portion épiploïque étranglée, en supposant toujours qu'elle soit saine; dans le cas de gangrène, on n'hésiterait pas à retrancher préalablement le tout, en coupant jusqu'auprès du vif. On aurait la précaution de lier les vaisseaux qu'on croirait pouvoir donner du sang.

Cas où il faut dilater la plaie.

L'intestin devenu libre, soit par le débridement, soit parce qu'en ayant attiré au dehors une anse plus considérable, les substances gazeuses et stercorales qu'il contient se sont réparties dans une plus grande portion, doit être réduit aussitôt, quand bien même il serait d'une couleur livide, et annoncerait déjà quelque altération. On se comporterait de même, si l'intestin était ouvert dans l'étendue de quelques lignes, avec la précaution, toutefois, de passer un fil dans le mésentère, pour le retenir au voisinage

2º De l'intestin;

Sain ou peu altéré, il doit être réduit.

S'il est blessé, on le fixe près de la plaie, aussitôt qu'il est réduit.

de la plaie, afin que si quelques matières venaient à s'échapper, elles pussent être de suite portées au dehors.

La plaie complète se traite de deux manières.

Une plaie longitudinale ou une plaie transversale de 5 à 6 lignes à l'intestin, exige la suture ; c'est celle à *points passés* ou en *faufil* qui mérite la préférence (1).

La plaie incomplète de l'intestin exige la suture.

Lorsque l'intestin est coupé complètement ou jusqu'auprès du mésentère, soit par l'instrument qui a fait la plaie extérieure, soit parce que la gangrène a nécessité qu'on retranchât tout ce qu'elle avait détruit, on peut adopter l'un des deux procédés suivans :

1er procédé, retenir au dehors les deux bouts d'intestin.

Le 1er consiste à faire un pli au mésentère, et à le traverser d'une anse de fil, au moyen de laquelle les deux bouts de l'intestin sont rapprochés de la plaie extérieure et mis en contact avec les bords de celle-ci et entre eux-mêmes ; par là, on prévient la chute des matières dans l'abdomen ; il s'établit un *anus contre nature*, dont on peut encore espérer la guérison, par l'adhésion et la consolidation des parties divisées.

2e Invaginer les deux bouts.

Le 2me se pratique soit par la simple invagination des deux bouts, en faisant entrer celui qui correspond à l'estomac dans celui qui répond à l'anus, soit par l'introduction préalable d'un cylindre de carte préparé ou de trachée-artère, qui leur sert de moule et les isole pour quelque temps du contact des matières alvines. Quelques points de suture complètent l'un et l'autre de ces derniers procédés, dans lesquels on fait toujours rentrer l'intestin dans l'abdomen.

Lésion intérieure sans déplacement.

Une autre variété dont les plaies pénétrantes de l'abdomen sont susceptibles, c'est la lésion des organes contenus,

---

(1) *Nouv. Élém. de méd. opératoire*, par Philib. J. Roux, tom. 1er, 2e part., pag. 400 et suiv.

sans complication d'issue à l'extérieur. Des signes auxquels on reconnaît cette lésion, les uns sont généraux : tels sont la tension et la douleur du ventre, la pâleur de la face et la contraction des traits, le froid des extrémités, la petitesse et la concentration du pouls, les nausées, les vomissemens, etc. ; les autres sont particuliers, et se tirent, 1° de la situation de la plaie ; 2° de certains accidens qui se manifestent ; 3° de la sortie de quelqu'une des substances contenues dans les viscères.

Ainsi, les alimens et les boissons qui s'échappent par une plaie de l'épigastre, les vomissemens de matières analogues teintes par le sang, le hoquet et les anxiétés, font connaître la lésion de l'estomac. Celle du foie donne lieu à l'ictère et à la douleur de l'épaule qui correspond à l'hypocondre droit. Dans le cas où les voies biliaires sont ouvertes, la bile sort par la plaie, le ventre se météorise, et la gangrène ne tarde pas à se manifester. La blessure du rein occasione de la douleur dans les lombes, laquelle se propage jusqu'à la vessie, à la verge et à la partie supérieure et interne des cuisses ; il y a rétraction du testicule du même côté, et pissement de sang. Lorsque la solution de continuité est faite à l'uretère, au rein, à la vessie, et dans les endroits où ces organes sont recouverts du péritoine, l'urine tombe dans l'abdomen et y cause une inflammation mortelle ; il en faut dire autant de l'épanchement des matières stercorales, à la suite d'une plaie faite aux intestins.

Le traitement de ces blessures se réduit aux moyens généraux : le repos, la situation horizontale du corps et la flexion du tronc et des membres inférieurs, la diète rigoureuse, les fomentations émollientes sur le ventre, les saignées plus ou moins réitérées, les calmans à l'intérieur, etc.

Signes généraux.

Signes particuliers à la lésion,

1° De l'estomac ;

2° Du foie

et des voies biliaires ;
3° Du rein

et des voies urinaires ;

4° Des intestins.

Traitement général,

particulier.

On excitera le vomissement par le chatouillement du gosier, si l'estomac ou les intestins ont été blessés peu de
temps après que le malade a eu pris des alimens ; comme
aussi, on préviendra l'effusion des urines dans l'abdomen,
en introduisant une sonde dans la vessie, pour l'y
laisser à demeure, jusqu'à la guérison de la plaie de ce
réservoir.

Lésion de la
rate et des vais-
seaux sanguins.

Le sang épanché dans l'abdomen provient de la blessure
de la rate, du foie ou des artères et des veines un peu volumineuses de cette cavité.

Epanchement
sanguin.

Lorsque le sang s'écoule lentement, et en très-petite
quantité, il reste disséminé entre les circonvolutions
intestinales, d'où il est facilement résorbé ; en quantité
plus considérable, sa pesanteur l'entraîne vers l'hypogastre, et là il forme un foyer que des adhérences entre
les intestins et la paroi abdominale correspondante cir-
conscrivent.

Signes de l'é-
panchement san-
guin disséminé
ou colligé.

On reconnaît cet épanchement, 1° aux symptômes in
séparables de toute effusion abondante de sang ; 2° au
soulèvement de la région hypogastrique, qui offre une
tumeur molle, avec fluctuation, et dont la présence gêne
mécaniquement le cours des urines et des matières fécales :
d'où résultent la dysurie, la constipation et le retour de
quelques-uns des accidens généraux dont il a été parlé
précédemment.

On ouvre cette collection sanguine avec le bistouri,
plongé au lieu le plus déclive, et là où la fluctuation est
le plus marquée : le liquide s'échappe aussitôt ; on exerce
de douces pressions autour de la tumeur, et on insinue
dans le foyer une mèche de linge effilé, qu'on y laisse séjourner jusqu'à sa détersion.

V°. *Plaies des os.*

Les os ont une communauté d'organisation et de vie avec les parties molles ; rien n'est donc plus naturel qu'ils soient sujets aux mêmes maladies qu'elles, avec les différences, cependant, qui doivent résulter de leur structure propre, de leur vitalité et de leurs usages.

Les instrumens piquans et tranchans n'atteignent les os qu'après avoir divisé tous les tissus qui les recouvrent. Les corps contondans agissent sur eux de plus ou moins loin, et presque toujours médiatement ; c'est-à-dire, à travers les autres parties dont ils sont entourés.

La piqûre des os n'est, pour ainsi dire, point une complication ajoutée à la blessure qui existe : les accidens qui se manifestent quelquefois ont leur source dans le déchirement des parties molles. (Voy. page 303.)

L'entamure plus ou moins profonde des os, et avec ou sans perte de substance, se traite d'après la théorie générale des blessures. Il est à remarquer, cependant, que quand l'os a été contus, et qu'il est resté exposé au contact de l'air, l'on ne doit pas chercher à réunir immédiatement la plaie des parties molles, parce que la consolidation du tissu osseux se fait attendre long-temps, et que, si la cicatrisation des chairs avait lieu avant celle des os, il en résulterait un amas de pus au fond de la plaie, auquel il faudrait nécessairement donner issue, en divisant la cicatrice.

La contusion des os entraîne presque toujours la séparation des couches qui ont été fortement altérées. Nous ne reviendrons pas sur cet objet dont il a été déjà question en parlant de la nécrose.

ART. II. DES FRACTURES.

Définition.

Les *fractures* consistent dans la solution de continuité d'un ou de plusieurs os, opérée par une cause mécanique quelconque.

Des causes.

Les *causes* des fractures sont prédisposantes ou déterminantes.

Causes prédisposantes.

Les causes *prédisposantes* résultent des dispositions naturelles des os, de l'âge du sujet, et de quelques maladies auxquelles le système osseux participe.

Elles sont relatives aux dimensions des os, à leur situation et à leurs usages,

Les grands os, ceux qui ont un excès de dimension en longueur et en largeur, les os des membres inférieurs, et notamment ceux qui servent de soutien au corps, tels que le fémur et le tibia, sont plus sujets que les autres à se fracturer.

à l'âge du sujet.

La fragilité des os est beaucoup plus grande dans la vieillesse qu'à tout autre âge; ce qui peut être attribué,

Les os sont fragiles dans la vieillesse. Pourquoi.

1° à l'excès des matières salines sur la substance gélatineuse du tissu osseux; 2° à la diminution d'épaisseur des parois des cavités médullaires qui s'agrandissent chez les vieillards.

Aux maladies auxquelles participe le tissu osseux.

Le cancer et le scorbut qui altèrent et détruisent la partie fibreuse des os, l'amaigrissement qui diminue le volume des chairs dont ils sont entourés et épuise les liquides oléagineux dont ils sont pénétrés, favorisent encore la solution de continuité de ces organes.

Causes déterminantes.

Les causes *déterminantes* sont les chutes, les coups, le choc des projectiles de guerre, la violente pression d'une roue de voiture et l'action musculaire. Elles agissent en courbant brusquement le tissu osseux au delà de son extensibilité propre, et en détruisant la cohésion de ses molécules.

Les chutes et les coups déterminent la solution de continuité des os, soit dans le lieu même où ils agissent, soit dans un endroit plus ou moins éloigné : dans le 1er cas, on l'appelle fracture directe ; dans le 2me, fracture indirecte ou par contre-coup.

La fracture *directe* arrive dans le lieu même où la cause exerce son action ; elle s'accompagne de contusion, et souvent même de plaie contuse aux parties molles.

Dans la fracture *indirecte*, la cause agit de plus ou moins loin, et en exagérant les courbures naturelles des os, au delà de la flexibilité propre de ces derniers : par exemple, on fait une chute sur les genoux ; le poids du corps, réuni à la résistance invincible du sol, fait ployer le corps ou le col du fémur, et la fracture s'opère dans l'un de ces endroits.

L'action musculaire produit de deux manières la solution de continuité des os : 1º la véritable fracture, lorsque l'os est fixé, soit par le poids du corps, soit par quelques corps extérieurs qui le retiennent (1); 2º la rupture de certains os courts, tels que la rotule et le calcanéum, et celle de l'apophyse olécrâne du cubitus. (Voy. à la fin de cet article.)

C. Les différences des fractures se tirent de l'espèce d'os affecté, de l'endroit où elles existent, de la direction de la solution de continuité, du rapport dans lequel se trouvent les fragmens, et des circonstances qui accompagnent la maladie.

---

(1) Ce mode de fracture n'est point généralement admis par les chirurgiens. Barthez ne le met point en doute ; il cite, à ce sujet, des observations consignées dans plusieurs ouvrages : *Nouveaux élémens de la science de l'homme*, tom. I, *notes*, pag. 132.

Différences relatives aux os,

Nous avons déjà fait la remarque que les os qui ont de grandes dimensions offrent beaucoup de prise aux causes fracturantes, les os longs surtout, en raison de leur forme et de leurs usages. Les os larges, situés au tronc, sont moins accessibles aux chocs qui pourraient les casser. Enfin, les os courts sont ceux qui sont dans les conditions les moins favorables à cette espèce de lésion ; aussi ne l'éprouvent-ils que bien rarement.

à l'endroit de l'os,

La fracture des os peut exister à leur partie moyenne ou à leurs extrémités ; dans ce dernier cas, c'est toute l'épaisseur de l'os qui est cassée, ou bien c'est seulement une de leurs apophyses.

à la direction de la fracture,

Relativement à la direction, la fracture est *transversale* ou en *raye*, quand l'os est cassé nettement en travers ; *oblique*, ou en *bec de flûte*, lorsque les fragmens ont la forme d'un biseau, et se correspondent par une surface oblique plus ou moins étendue ; *comminutive*, quand l'os est brisé en esquilles. Quant à la fracture *longitudinale*, les praticiens ne sont point généralement d'accord sur sa possibilité.

au rapport des fragmens.

Le rapport des fragmens peut être changé de quatre manières : suivant l'épaisseur, la longueur, la direction et la circonférence de l'os.

Déplacement suivant l'épaisseur ; il est incomplet

1°. Le *déplacement* suivant l'*épaisseur* arrive dans une fracture en travers, lorsque les bouts des fragmens glissent l'un sur l'autre ; il est *incomplet*, quand ces derniers se

ou complet.

correspondent encore par quelques points, et *complet*, lorsqu'ils se sont complètement abandonnés.

Déplacement suivant la longueur ;

il est consécutif ou primitif.

2°. Dans le déplacement suivant la *longueur* de l'os, les deux fragmens chevauchent l'un sur l'autre ; d'où résulte le raccourcissement du membre affecté. Cette espèce de déplacement est *primitive* dans la fracture oblique ; elle est *consécutive* au déplacement selon la largeur, dans la fracture en travers. Le fragment inférieur monte toujours du même côté qu'existe l'obliquité de la fracture.

3°. Pour qu'il y ait déplacement suivant la *direction* de l'os, il faut que les bouts de la fracture ne soient contigus que par quelques points de leur circonférence, de telle sorte que le fragment inférieur forme avec le supérieur un angle plus ou moins saillant.

4°. Enfin, le déplacement suivant la *circonférence* a lieu toutes les fois que l'un des fragmens a exécuté un mouvement de rotation, pendant que l'autre est resté immobile, ou qu'il s'est mu en sens contraire ; par exemple, dans la fracture des deux os de la jambe, si le pied n'est point soutenu, il s'incline en dehors et en bas ; dès lors le fragment du tibia qui lui est uni, abandonne le côté interne de la jambe pour occuper tont-à-fait sa partie antérieure, pendant que celui du péroné quitte le côté externe pour se porter en arrière.

Ces quatre espèces de déplacement ne peuvent point exister également pour tous les os ; par exemple, dans la fracture transversale du corps de la mâchoire inférieure, il ne peut y avoir qu'un déplacement incomplet en travers, en raison de la grande épaisseur de l'os et des limites de son mouvement.

Celui suivant la longueur est très-difficile dans la fracture des os de l'avant-bras et de la jambe, parce que, pour s'effectuer, il faudrait d'abord que les pièces osseuses se fussent complètement abandonnées suivant l'épaisseur du membre ; or, ce dernier déplacement n'arrive point dans les cas ordinaires, en raison de la largeur des surfaces par lesquelles les extrémités des fragmens se touchent. Au pied et à la main, il est pour ainsi dire impossible, parce

que des muscles et des ligamens nombreux et très-résis-
tans, maintiennent fixes les pièces de la fracture dans
leur position.

Quant aux déplacemens suivant la direction et suivant
la circonférence, ils sont très-fréquens aux membres; ils
peuvent même se réunir aux deux autres; par exemple,
dans la fracture de la cuisse, tous les quatre peuvent exister : ainsi, l'action musculaire écarte en travers les fragmens, et fait remonter l'inférieur; si la jambe et le pied
sont placés plus bas que la cuisse, ils déterminent par
leur poids la saillie en avant du fragment inférieur; enfin,
lorsque le pied n'est point assujetti, il tourne en dehors,
et entraîne avec la jambe le fragment inférieur, qui obéit
à un mouvement de rotation par lequel la circonférence
de chaque fragment n'est plus dans son rapport naturel.

Les causes du déplacement se trouvent, 1° dans l'action
même de la cause qui, en fracturant les os, a en même
temps poussé devant elle les deux fragmens, ou l'un d'eux
seulement; 2° dans la contraction des muscles qui s'attachent au-dessus ou au-dessous de la fracture, et soit à l'os
cassé, soit à celui avec lequel ce dernier s'articule; 3° dans
le poids même des parties; 4° dans les mouvemens incon-
sidérés du malade, ou dans la mauvaise position qu'il a
prise après l'accident.

Lorsqu'on a égard aux circonstances qui accompagnent les fractures, on les distingue en simples et en
compliquées.

La fracture *simple* n'est jointe à aucune altération qui
exige un traitement particulier.

La fracture *compliquée* est celle qui est accompagnée
d'accidens locaux ou de maladies internes.

Les *accidens primitifs* qui compliquent les fractures,

sont la contusion profonde ou la plaie des parties molles, la déchirure d'une artère, d'une veine ou d'un nerf par les fragmens pointus des fractures obliques ou comminutives, et la luxation de l'os malade; cette dernière préexistait à la fracture, car elle n'aurait pu avoir lieu après, en raison de la mobilité des fragmens et du peu de prise qu'ils offrent aux causes extérieures capables de luxer les os. mitifs des fractures.

Les *accidens consécutifs* sont la suppuration profonde des parties molles, la carie ou la nécrose plus ou moins étendue de l'os malade, l'affection des articulations, telles que l'ankylose, la carie et les tumeurs blanches, quand surtout la fracture existe dans l'articulation ou se prolonge tout auprès d'elle. Accidens consécutifs.

Diverses maladies internes et chroniques, comme le scorbut, les scrophules, la vérole, le cancer, etc., sont des complications plus ou moins graves, soit que ces maladies existassent avant la fracture, soit que leur manifestation ait eu lieu après l'accident; dans tous les cas, elles peuvent interrompre ou même détruire le travail de la consolidation, et donner naissance à des altérations locales plus ou moins longues et opiniâtres. Complication de maladies internes.

Les *signes* des fractures sont *rationnels* ou *sensibles:* les 1ers sont très-équivoques : telles sont la douleur, l'engourdissement, la difficulté et même l'impuissance de mouvoir la partie malade; les 2mes s'acquièrent par les sens : tels sont la mauvaise conformation et le raccourcissement du membre, et les inégalités et la crépitation dues aux pièces de la fracture. Signes des fractures. Ils sont rationnels

ou sensibles.

La *mauvaise conformation* et le *raccourcissement* du membre sont des suites du déplacement : on les constate par la vue et par le toucher, en comparant la partie malade avec celle qui est saine. Comment on juge la mauvaise conformation et le raccourcissement, les inégalités

Les *inégalités* résultent du déplacement partiel des esquilles ou des fragmens : on les reconnaît par la simple apposition des doigts sur les os qui sont superficiels, comme le tibia, la rotule, etc.

et la crépitation.

La *crépitation* est le bruit qui résulte du frottement que les esquilles ou les fragmens exercent les uns sur les autres.

Comment on produit la crépitation.

Pour obtenir ce signe, on applique les mains sur la partie, en exerçant une pression plus ou moins grande dans les endroits où l'on souçonne que la fracture existe ; ou bien, on saisit les deux fragmens, que l'on fait tourner en sens contraire. Lorsque le membre est volumineux, comme la cuisse, par exemple, un aide saisit le pied et lui fait exécuter différens mouvemens de rotation, pendant que le chirurgien fixe, avec une de ses mains, le fragment supérieur, et qu'il tient l'autre main appliquée sur le lieu même de la fracture.

Elle est perceptible par l'oreille ou par le toucher.
Bruits qui la simulent.

Si la crépitation n'est point sensible à l'oreille, elle l'est au toucher du chirurgien : l'habitude et l'exercice apprennent à la distinguer du bruit que produisent l'emphysème, l'œdème et même quelquefois les ligamens et les surfaces articulaires, lorsqu'ils obéissent à quelque mouvement.

Le diagnostic des fractures est quelquefois obscur.
Pourquoi.

Malgré tous les signes précédens, le diagnostic des fractures est parfois très-obscur, ce qui peut dépendre, 1° de ce que les fragmens sont restés en place ; 2° de la grande quantité de parties molles dont l'os est entouré, comme le col ou le corps du fémur ; 3° du gonflement inflammatoire survenu dans la partie malade.

Ce qu'il y a à faire dans le cas d'incertitude.

Dans l'incertitude touchant l'existence de la fracture, on recouvre la partie de compresses trempées dans une liqueur résolutive ; on la maintient dans une position fixe, à l'aide d'un appareil simplement contentif. Quelques jours suffisent pour dissiper le gonflement, et éclairer sur la fausseté ou la réalité de la maladie soupçonnée.

Le *pronostic* des fractures est relatif à l'espèce d'os affecté, à la situation et à la direction de la solution de continuité, à l'âge du sujet, aux maladies qui existent, et aux accidens qui surviennent.

La fracture des os superficiels, tels que la clavicule, la mâchoire inférieure, le tibia, est moins fâcheuse que celle des côtes, du fémur et des os du bassin. Elle est plus dangereuse aux os du tronc qu'à ceux des extrémités, et plus aussi à ceux des membres inférieurs qu'à ceux des supérieurs, en raison de la différence de volume des muscles et des os qui les composent. Le repos absolu et forcé et la position gênante qu'exige toujours la fracture des os des hanches, de la cuisse et de la jambe, ajoutent encore à la gravité de la maladie.

Les fractures par contre-coup sont, toutes choses égales d'ailleurs, moins sujettes aux accidens que celles qui sont occasionées par une cause dont l'action a été directe.

Lorsque la solution de continuité existe aux extrémités des os ou dans leurs articulations, on a à redouter l'altération des cartilages et des ligamens articulaires, et par suite l'ankylose vraie ou fausse : ces accidens sont étrangers aux fractures du corps des os.

La contention d'une fracture en travers s'obtenant très-facilement, on doit la considérer comme plus simple que celle qui est oblique ou comminutive; la facilité du déplacement dans ces deux dernières, et le déchirement des parties molles dont elles s'accompagnent pour l'ordinaire, les rendent nécessairement plus fâcheuses que la première.

Chez les jeunes sujets, non scrophuleux, la consolida-

Le pronostic varie selon,

1° L'espèce d'os fracturé ;

2° La situation de la fracture;

3° La direction de la fracture;

4° L'âge du sujet;

24

tion des fractures ne se fait pas long-temps attendre; elle acquiert promptement beaucoup de solidité; tandis que dans la vieillesse, elle marche avec lenteur, et reste quelquefois très-imparfaite.

Le scorbut est une des complications les plus graves; non-seulement il empêche le travail de la réunion, mais encore il détruit souvent ce que la nature avait déjà fait pour la procurer.

Enfin, la plaie ou la contusion des chairs, l'inflammation, le déchirement des vaisseaux et des nerfs, la suppuration profonde et les fièvres graves qui se manifestent, sont des circonstances qui aggravent encore le danger des fractures.

Le *traitement* des fractures consiste, en général, à réduire les pièces osseuses, si elles sont déplacées, à les maintenir dans leur position, et à prévenir les complications ou à les combattre lorsqu'elles existent.

La *réduction* s'obtient par l'extension, la contre-extension et la coaptation ou conformation (1).

L'*extension* est l'effort de traction que l'on exerce sur l'un des fragmens, dans la vue de le dégager de sa mauvaise position, et de le ramener au niveau du fragment opposé.

On exerce l'extension avec les mains seules ou aidées de lacs, dans l'anse desquels on engage le membre. Il est rare qu'on ait besoin de recourir à d'autres moyens.

La *contre-extension* est un effort opposé à l'extension, par lequel le fragment le plus rapproché du tronc est main-

---

(1) Ces trois procédés ne sont point applicables à toutes lés fractures; mais nous devons négliger les exceptions particulières, pour ne nous occuper que des préceptes les plus généraux.

tenu fixe, pendant que l'on exerce sur l'autre l'extension.

Lorsque le poids du corps ne suffit pas pour faire la contre-extension, on charge un ou plusieurs aides de fixer la partie, soit avec les mains seules, soit avec des lacs appliqués dans un lieu convenable.

Les forces extensives et contre-extensives ne doivent pas être appliquées sur la partie fracturée, dans la crainte d'irriter les muscles et de provoquer une contraction convulsive, qui militerait contre les efforts réductifs : ainsi, dans une fracture de la cuisse, l'extension se fait à la partie inférieure de la jambe, et la contre-extension sur le bassin.

Lieux où les forces réductives doivent être appliquées.

Quelquefois l'application des efforts réductifs loin du lieu malade, est commandée par la disposition même de la partie ; par exemple, lorsque la clavicule est cassée, il serait impossible d'agir immédiatement sur cet os ; aussi l'extension se pratique-t-elle sur le bras et l'épaule, et la contre-extension sur le tronc.

En quels cas il serait impossible d'agir immédiatement sur l'os fracturé.

Enfin, il est des cas où l'extension ne peut point être exercée autre part que sur l'os affecté ; par exemple, dans la fracture de la mâchoire, c'est immédiatement sur cette dernière que l'on agit, pour mettre les fragmens en contact.

En quels cas il faut absolument agir immédiatement sur lui.

La direction suivant laquelle on doit faire l'extension est relative à celle qu'affecte le fragment déplacé ; par exemple, dans la fracture oblique de l'humérus, si le fragment qui correspond à l'avant-bras est monté en dedans, l'extension doit le tirer d'abord obliquement en bas et en dehors, puis directement en bas, afin de le ramener dans sa position naturelle.

Direction qu'il convient de donner à l'extension.

Le degré de force qu'il est nécessaire d'employer pour la réduction d'une fracture, ne peut point être déterminé

Degré de force qu'il est nécessaire de lui donner,

a priori; il est relatif à l'étendue du déplacement et à la résistance des muscles de la partie.

La *coaptation* ou *conformation* est l'action par laquelle le chirurgien pousse avec ses mains les fragmens ou les esquilles de la fracture, pour les mettre dans le rapport le plus exact.

Cette manœuvre est inutile dans les fractures simples; il suffit, en effet, d'avoir rapproché les bouts de la fracture, pour qu'ils se mettent aussitôt en contact. Il n'en est pas ainsi dans les fractures comminutives : les esquilles ne pourraient s'ajuster d'elles-mêmes, si, avec les doigts, on ne les poussait les unes vers les autres.

La coaptation est le seul procédé nécessaire pour la réduction de quelques fractures, comme, par exemple, celle des os du crâne, des os propres du nez, de l'apophyse zygomatique, des côtes, etc. le déplacement étant, dans ces cas, le plus souvent dû à la cause externe qui a produit la fracture.

La *contention* des fractures s'obtient par la situation, le repos et un appareil approprié.

La *situation* sur un plan horizontal et invariable est celle qui convient le mieux pour obtenir la contention. Le membre sera placé sur un matelas de laine, de crin ou de balle d'avoine; ces substances résistent assez pour ne point s'affaisser sous le poids du membre, et elles sont assez molles pour s'accommoder à sa forme.

La *position* dans laquelle le membre forme une ligne droite, quoique la moins naturelle, est cependant celle qui est adoptée par la plupart des praticiens, notamment pour les fractures des membres inférieurs. Elle est la plus solide, et celle qui permet le mieux de juger si les bouts de l'os fracturé conservent toujours le rapport qui leur a été donné.

Cependant, dans les fractures de la jambe, et dont la contention est jugée facile et sûre, on peut fléchir légèrement cette partie, et la soutenir dans cette position ; par-là, on prévient la roideur ou la fausse ankylose du genou.

En quels cas on peut s'écarter de cette règle.

Pour le membre supérieur, on est dans l'usage de donner la position demi-fléchie ; ce qui est commode pour le malade, et ne nuit pas à la régularité de la consolidation.

Le *repos* est absolument nécessaire ; sans cela, les pièces osseuses vacilleraient sans cesse, et leur consolidation ne pourrait s'effectuer ; une articulation contre nature se formerait et rendrait le malade estropié.

3° Par le repos ;

Les *appareils* pour les fractures se composent avec des compresses, un bandage roulé ou le bandage de Scultet, des sachets de balle d'avoine, des attelles, un drap fanon et un certain nombre de lacs de fil.

4° Par un appareil approprié composé

On emploie des *compresses* longuettes ou carrées, et plus ou moins épaisses, suivant le volume et la forme de la partie ; on les imbibe, ainsi que les deux bandages qui suivent, d'une liqueur résolutive, telle que l'eau-de-vie camphrée, ce qui rend aussi leur application plus facile.

de compresses,

Le *bandage roulé* se fait avec une bande ordinaire ; il convient pour les fractures très-simples et peu sujettes au déplacement, comme, par exemple, pour celles des os de la main, du pied et de l'avant-bras.

d'un bandage roulé,

Le *bandage de Scultet* est composé de bandelettes séparées, larges de deux ou trois pouces, et assez longues pour entourer une fois et demie la circonférence du membre ; leur nombre sera tel, que, se recouvrant les unes les autres dans les deux tiers de leur largeur, elles puissent garnir toute l'étendue du membre.

ou du bandage de Scultet,

de sachets de balle d'avoine,

d'attelles,

du drap fanon,

de lacs de fil.

Ces différen-
tes pièces d'ap-
pareil ne con-
viennent pas
pour toutes les
fractures.
Exemples.

Les *sachets* de balle d'avoine sont des espèces de coussins destinés à remplir les vides qui se rencontrent à la surface des membres, et à prévenir la pression douloureuse que les attelles pourraient causer sur les parties saillantes.

Les *attelles* sont des morceaux de carton, de fer-blanc ou de bois, dont la longueur varie selon celle de la partie fracturée ; elles doivent être légèrement concaves sur celle de leurs faces par laquelle on les applique.

On les place aux extrémités des diamètres antéro-postérieur et traverse de l'os affecté. Pour la fracture de l'humérus, il faut nécessairement en employer quatre ; pour celle du fémur, il n'en faut que trois, parce que la couche du malade fait office de la quatrième ; dans la fracture d'un des os de la jambe, on pourrait peut-être se dispenser d'en mettre une du côté de l'os qui est resté sain ; ce dernier en tiendrait lieu.

Le *drap fanon* est un drap ordinaire ou une grande pièce de linge, que l'on place au dessous du membre, et dans laquelle on roule les attelles latérales : la tension que ces dernières donnent au drap fanon le rend propre à concourir aussi à la solidité de l'appareil.

Enfin, les *lacs* de fil ont pour usage d'assujettir les pièces de l'appareil, et de les tenir étroitement appliquées entre elles et sur le membre, de manière qu'elles forment ensemble et avec ce dernier un tout solide : pour cela, on les multiplie autant qu'il est nécessaire, et on leur donne un degré de constriction suffisant.

La réunion de tous les moyens contentifs qui précèdent, n'est point nécessaire au traitement de toutes les fractures ; par exemple, dans la fracture simple de la mâchoire inférieure, on n'a besoin que d'une fronde et de deux ou trois compresses longuettes ; dans celle de l'avant-bras, on n'emploie que deux attelles, l'une en avant, l'autre en arrière, des compresses, une bande et de plus une écharpe; enfin, dans la fracture du corps du fémur, dans celle du tibia, de l'humérus, etc., l'appareil doit être complet.

Dans quelles fractures l'appareil doit être complet.

On place les pièces indiquées ci-dessus sur le lit du malade, et dans l'ordre de leur application, qui est l'ordre inverse de celui que nous avons suivi pour leur examen : ainsi, on couche successivement les lacs, le drap fanon, les attelles, etc.

On emploie encore à la contention des fractures certains appareils mécaniques, au moyen desquels on lutte par une *extension continuelle* contre les muscles qui tendent sans cesse à déplacer les os : tels sont les bandages *composés* de Desault pour les fractures de la clavicule, du col de fémur, etc., ou les appareils *mécaniques* que M. le prof. Boyer leur a substitués.

Appareils mécaniques pour les fractures.

La consolidation des fractures est due à la *formation du cal*, mode de cicatrisation propre aux os.

Consolidation des fractures.

Trois périodes partagent le temps que les os fracturés, mais encore recouverts de parties molles restées plus ou moins intactes, mettent à se consolider : dans la 1re, il y a extravasation d'une petite quantité de sang dû aux vaisseaux déchirés, et exsudation ou sécrétion d'un suc visqueux provenant de la membrane médullaire, du périoste et des tissus voisins; dans la 2me, un gonflement inflammatoire s'établit dans ces différentes parties, et notamment dans le périoste que le suc visqueux tuméfie et écarte de l'os : ce suc acquiert de la densité, et passe à l'état osseux, ainsi que les tissus les plus rapprochés de la fracture; il joint les deux bouts de l'os, en formant en dehors une espèce de virole, et en dedans une sorte de cheville qui remplit le canal médullaire; dans la 3me,

Ses trois périodes :

1° Période d'exsudation ;

2° Période de tuméfaction ;

3° Période de réunion.

enfin, les bouts de la fracture, qui se sont ramollis, se soudent définitivement par l'ossification du suc visqueux interposé entre eux; en même temps le canal médullaire se rétablit, la tuméfaction et l'ossification du périoste disparaissent, ainsi que celle des parties environnantes.

Distinction du cal provisoire et définitif.

On appelle *cal provisoire* la substance formée dans la 1re et la 2me période, et *cal définitif* celle qui naît dans la 3me; distinction pratique établie par M. le prof. Dupuytren, et confirmée par des expériences répétées sur des animaux vivans (1).

La consolidation des os dénudés est analogue à la cicatrisation des parties molles.

Dans les fractures avec dénudation, la formation du cal est précédée d'inflammation et de suppuration, comme dans les plaies ordinaires : les bourgeons charnus nés sur les tissus lésés sont la base du cal unique qui se forme et opère la réunion.

Variété du temps que la consolidation met à s'effectuer.

Les fractures se réunissent plus ou moins promptement, suivant les os affectés, l'âge et la constitution du sujet, les maladies qui les compliquent, etc. Le terme moyen est six semaines environ pour la formation du cal provisoire; plusieurs mois se passent avant que le cal définitif ait acquis toute sa solidité, et que les parties molles soient revenues à leur état primitif.

Vices de la consolidation : 1° Difformité du cal; 2° Imperfection de la réunion;

Cette consolidation est sujette aussi à des vices, tels que, 1° la difformité du cal, lorsque les fragmens n'ont point été maintenus dans un contact exact; 2° l'imperfection de la réunion, quand les fragmens, au lieu de se correspondre bout à bout, sont remontés l'un sur l'autre, et n'ont contracté qu'une faible adhérence entre eux;

3° Articulation contre nature.

3° la formation d'une articulation artificielle, qui a lieu

---

(1) Voyez les *Recherches historiq. et expériment. sur la formation du cal,* par M. le doct. Breschet, et l'ouvrage déjà cité de Béclard.

quand les pièces de la fracture sont très-mobiles et se cicatrisent isolément.

On peut prévenir et même guérir ces vices de la formation du cal par l'observation des préceptes relatifs à la
réunion, et par l'emploi bien dirigé des moyens qui concernent la contention. Dans le cas de chevauchement, et
lorsque l'adhérence est encore nouvelle, on désunit les
fragmens pour les ramener dans une meilleure position,
et on les y maintient par l'extension continuelle.

Moyens d'y remédier.

On a donné le conseil de frotter rudement l'un contre l'autre les deux bouts osseux qui tendraient à former une articulation contre nature, afin que l'inflammation excitée par
cette manœuvre en déterminât l'adhésion ; ou bien, de passer un séton entre les deux bouts contigus, et de l'y laisser
séjourner jusqu'à ce que l'inflammation soit suffisante
pour procurer leur réunion. La résection des extrémités
de la fracture a aussi été proposée, quand l'espérance de
les réunir est tout-à-fait perdue.

Autres moyens proposés contre les articulations contre nature.

Les *accidens* dont les fractures sont susceptibles, nécessitent des modifications particulières dans leur traitement.

Traitement des complica-tions :

La coexistence d'une plaie, d'une forte contusion, exige
que l'appareil contentif soit peu serré, et que la partie
soit mise dans une position qui permette les pansemens,
sans nuire pourtant à la contiguité des fragmens. L'invasion d'une inflammation locale, ou d'une fièvre de réaction, indique la saignée, la diète et l'usage des boissons
rafraîchissantes.

1° De la con-tusion et de la plaie ;

2° De l'inflam-mation et de la fièvre ;

On attendra que la fracture ait acquis quelque solidité,
avant de mouvoir le membre dont les articulations ont
contracté de la roideur ou la *fausse ankylose* ; comme
aussi, avant de chercher à réduire la luxation de l'os, à

3° De la faus-se ankilose ;

4° De la lu-xation.

moins, cependant, que cette dernière n'existât dans les articulations par ginglyme, ou à quelque distance du lieu fracturé; dans ce cas, il aurait été convenable d'en faire la réduction, avant même de s'occuper de la fracture.

Des autres complications.

Quant aux autres complications, elles constituent des maladies particulières. On ne pourrait les traiter en cet endroit, sans s'exposer à des répétitions, ou sans anticiper sur d'autres articles de la pathologie externe.

De la rupture des os.
Endroits où cet accident arrive.

La *rupture* des os par la contraction musculaire a été observée à la rotule, à l'apophyse olécrâne du cubitus et à la grosse tubérosité du calcanéum. Ces trois os sont même les seuls dont la rupture primitive, et indépendante d'aucune altération du tissu osseux, soit admise par les auteurs.

La rupture de la rotule est plus fréquente que celle de l'olécrâne et du calcanéum.

La rotule se rompt plus souvent qu'elle ne se fracture; il n'en est pas ainsi de l'olécrâne et du calcanéum, dont la rupture est plus rare que leur fracture, et même que le déchirement des tendons qui s'y insèrent.

Signes communs de la rupture,

On reconnaît cette solution de continuité à la circonstance antécédente d'une contraction soudaine des muscles, d'un violent effort exercé par la partie affectée qui, aussitôt après l'accident, ne peut plus se mouvoir comme de coutume, à l'existence d'un vide entre les fragmens, dont le supérieur est remonté plus ou moins haut au-dessus de l'inférieur.

Traitement.

Pour favoriser le contact des fragmens, on met le membre dans la plus grande extension possible, et on l'y assujettit avec un bandage construit d'après la forme de la partie. Au moyen de compresses graduées et de tours de bandes serrés, on maintient le fragment supérieur rapproché de l'inférieur. La réunion s'opère par l'intermède de la substance fibreuse dont ces os sont recouverts, et qui est restée plus ou moins intacte dans la rupture.

Lorsque l'on a fortement à craindre l'ankylose de l'avant-bras, à la suite de la rupture de l'olécrâne, on place le membre dans la demi-flexion pendant la cure.

ART. III. DES ULCÈRES.

Les médecins arabes ont appelé *ulcère* toute solution de continuité des parties molles souillée par le pus.

Les écrivains de dates postérieures, qui ont copié cette définition, ont respecté l'alliance vicieuse des plaies suppurantes avec les ulcères. Les chirurgiens modernes les séparent avec raison, et ne regardent la suppuration ordinaire que comme un phénomène naturel de certaines plaies, qui ne cessent point, pour cela, de conserver leurs caractères propres et différentiels.

La plaie est presque toujours due à une cause externe ; elle tend, pour l'ordinaire, à se cicatriser, lorsque toutefois elle est traitée méthodiquement. L'ulcère naît spontanément, ou bien il succède aux plaies dégénérées et aux abcès ouverts ; il reconnaît pour cause un vice local ou général ; sa durée est indéfinie ; sa curation ne peut être obtenue que par le concours du régime et des remèdes locaux et généraux.

Ainsi donc, l'*ulcère* peut être défini une solution de continuité plus ou moins ancienne, due à quelque cause externe ou interne, et entretenue par un vice local ou général.

Les *différences* des ulcères sont accidentelles ou essentielles.

Les différences *accidentelles* sont relatives au siége, aux dimensions et à la forme de l'ulcère, à la matière qui en sort, à l'aspect et au caractère de la surface malade.

Eu égard au *siége*, les ulcères sont internes ou exter-nes : les ulcères internes affectent les membranes muqueu-ses et les organes profonds ; les ulcères externes affectent la peau, le tissu cellulaire, les muscles et les ganglions lymphatiques.

Sous le rapport de la *dimension* et de la *forme*, les ul-cères sont susceptibles d'une multitude de variétés.

A-t-on égard à la *matière* qui en découle, on les appelle *sanieux*, quand le pus qu'ils rendent est séreux, mal éla-boré, et plus ou moins irritant ; *sordides*, quand une matière épaisse, cendrée ou noirâtre, découle des chairs qui sont livides et plus ou moins désorganisées ; *virulens*,

lorsqu'ils fournissent une sanie corrosive et contagieuse; *vermineux*, lorsque des vers y naissent et en sortent avec le pus.

Par rapport à leur aspect et à leur caractère, on les dé-signait autrefois sous différens noms : ainsi, on appelait *cacoèthes* ceux qui étaient sordides et invétérés ; on a aussi appelé *ozènes* les ulcères fétides des fosses nasales ; *loups* les ulcères rongeans des jambes ; *phagédéniques* ceux qui font continuellement des progrès par l'érosion de leurs bords, etc.

Les différences *essentielles* des ulcères dépendent de leurs causes : sous ce rapport, on peut les diviser en *lo-*

caux, constitutionnels, symptomatiques ou *sympathiques* et *spécifiques*.

§ Ier. *Ulcères par vices locaux.*

Ces ulcères sont presque toujours atoniques. Ils sont

primitifs, lorsqu'ils se forment spontanément, sans qu'il y ait eu aucune solution de continuité préexistante ; *consécutifs*, lorsqu'ils succèdent aux plaies et aux abcès, par suite des complications locales qui y surviennent.

Leur siége est ordinairement aux jambes, parce que ce sont les parties qui s'affaiblissent le plus facilement, et qui sont les plus exposées à l'action des corps extérieurs.

On les rencontre chez les vieillards, les cacochymes, chez les personnes qui travaillent habituellement debout, chez celles qui habitent des lieux bas et marécageux, et enfin chez les hommes qui ont continuellement les jambes exposées, soit à l'action de l'eau froide, comme les pêcheurs, les déchireurs de trains de bois, les blanchisseuses, soit à l'action du feu, comme les cuisiniers, etc.

Les vices qui entretiennent les ulcères locaux sont la débilité locale ou l'excès d'irritation, l'infiltration du membre, l'état variqueux des veines et des vaisseaux capillaires, les vers qui s'engendrent dans le fond de l'ulcère, les callosités qui s'y forment, le décollement de la peau, les clapiers qui communiquent avec le fond de l'ulcération, etc.

La partie qui doit être le siége de l'ulcère *atonique primitif* devient froide et œdémateuse ; une inflammation lente s'y manifeste, et s'accompagne d'un prurit insupportable ; la peau s'ouvre, le tissu cellulaire se gonfle, les granulosités dont il se couvre excrètent une plus ou moins grande quantité de pus qui baigne toute la surface exulcérée ; les bords tuméfiés, durcis par la stase du sang et de la sérosité, se détruisent, et l'ulcère s'agrandit.

Les ulcères locaux *consécutifs* remplacent les plaies et les abcès qui ont été négligés ou traités par des moyens irritans.

Le traitement des ulcères locaux et récens, qui fournissent peu de pus, consiste à entretenir dans la partie un degré de vitalité modéré, et à combattre les altérations qui y existent.

Lorsque les chairs sont pâles, indolentes, on a recours aux lotions toniques, telles que le vin miellé, ou la décoction de quinquina et de feuilles de noyer. Au lieu de charpie, on emploie le coton ou la laine cardée, et on avive la surface malade en l'exposant, de temps en temps, à l'action d'une chaleur un peu vive.

Lorsque l'irritation est trop intense, on fait usage de cataplasmes émolliens et anodins ; on éloigne les pansemens, et l'on préserve la partie de toute action irritante de la part des corps extérieurs.

Si les bourgeons charnus prennent trop d'accroissement, on les réprime avec le baume vert de Metz, l'alun calciné ou la pierre infernale, et par le secours d'un bandage légèrement compressif. Les callosités seront scarifiées et même excisées, dans le cas où elles résisteraient à l'emploi des émolliens et à l'application des bandelettes agglutinatives, moyens dont il sera parlé plus avant.

Les varices et les infiltrations disparaissent par le repos et la position horizontale de la partie, qu'il faut prescrire, surtout quand l'ulcère a son siége aux membres inférieurs. Une compression assez forte exercée soit avec une bande roulée, soit avec des bas de coutil ou de peau de chien lacés, prévient et guérit les ulcères variqueux des jambes.

Les vers ne se mettent dans l'ulcère que parce qu'il est abandonné au contact de l'air, et que les insectes viennent y déposer leurs œufs. Cet accident n'aurait pas lieu, si l'on recouvrait l'ulcère de compresses assez épaisses, et si l'on pansait avec promptitude. On détruit ces insectes en lavant la surface ulcéreuse avec une forte décoction amère.

Enfin, on retranche la peau qui est altérée et trop amincie pour qu'on puisse espérer qu'elle se recolle aux parties sous-jacentes, et l'on détruit les clapiers par la compression ou par des incisions convenables.

Ces différentes altérations locales peuvent se rencontrer dans toutes les autres espèces d'ulcères ; aussi, le traitement de ces derniers est-il basé sur l'usage des moyens qui conviennent à l'ulcère local, et sur l'emploi des remèdes propres à combattre les causes internes qui entretiennent l'ulcération.

Une méthode de traitement convenable à presque tous les cas d'ulcères atoniques, est celle que M. le prof. Roux a puisée dans la chirurgie anglaise, et dont il a constaté l'efficacité (1).

Elle consiste à entourer toute la circonférence du membre, au niveau de l'ulcère, et même un peu au-dessus et au-dessous de ce dernier, avec de longues bandelettes de sparadrap agglutinatif ; on tire les extrémités de chaque bandelette en sens contraire, de manière à pousser l'un contre l'autre les bords de l'ulcère, dont on diminue ainsi l'étendue. On applique un nombre suffisant de ces bandelettes, pour qu'elles couvrent entièrement la surface de l'ulcère ; si on le juge à propos, on laisse cependant, entre chacune d'elles, un petit intervalle pour donner issue au pus.

On assujettit les bandelettes, en même temps que l'on prévient l'engorgement œdémateux des parties situées au-dessous du lieu affecté, en appliquant un bandage roulé,

---

(1) *Relation d'un voyage*, etc., ou *Parallèle de la Chirurg. anglaise et de la Chirurg. française*, etc., 1814.

légèrement serré, sur toute l'étendue du membre malade.

On renouvelle ce petit appareil tous les jours, dans les premiers temps de son emploi, afin de pouvoir absterger le pus accumulé sur la surface ulcérée, et remédier au relâchement des bandelettes, qui arrive par la prompte diminution de l'engorgement des parties molles voisines. Plus tard, c'est-à-dire lorsque la suppuration se tarit et que la cicatrisation est commencée, on ne doit renouveler les bandelettes que tous les 3 ou 4 jours.

Par cette méthode, on obtient dans un temps assez court, et facilement, la guérison des ulcères atoniques. Les malades ne sont point obligés de garder un repos absolu, ou même de rester couchés : ils peuvent se lever et faire quelques promenades, sans que cela nuise aux progrès de la cicatrisation.

Quelques moyens locaux sont encore préconisés aujourd'hui pour le traitement des ulcères et même des plaies en suppuration : telles sont les lotions avec le chlorure de chaux et l'application d'une feuille de plomb sur la surface suppurante.

§ II. *Ulcères constitutionnels.*

Ces ulcères dépendent de certaines dispositions générales du corps, telles que l'excès d'embonpoint, l'atonie générale, et l'habitude contractée par la nature d'évacuer par la surface ulcéreuse qui est ancienne, les matières hétérogènes qu'elle a détournées des voies excrétoires ordinaires. Sous ce point de vue, les exutoires très-anciens, et qui rendent beaucoup de pus, pourraient être, en quelque sorte, considérés comme des ulcères constitutionnels.

Quelles que soient, d'ailleurs, les causes qui aient produit les ulcères, toujours est-il que leur ancienneté et l'abondance de leur suppuration rendent leur curation très-difficile et souvent dangereuse; celle-ci ne doit être entreprise qu'après y avoir disposé l'économie par les bains, les frictions sèches, le régime, les purgatifs répétés, et les exutoires temporaires établis plus ou moins près du lieu malade.

Indications et traitement.

Les ulcères anciens des vieillards doivent être respectés, lorsque surtout leur existence coïncide avec le bon état de la santé. On a vu survenir des fièvres graves, l'hydropisie, l'apoplexie, etc., pour avoir voulu indiscrètement en débarrasser le malade.

Chez les vieillards, les ulcères anciens doivent être respectés.

§ III. *Ulcères sympathiques ou symptomatiques.*

Certaines maladies du corps déterminent quelquefois sympathiquement ou symptomatiquement l'ulcération de parties molles plus ou moins éloignées; ainsi, la phthisie pulmonaire produit des ulcères aux environs de l'anus, les engorgemens chroniques du ventre en déterminent aux jambes, la carie des dents en fait naître aux joues, etc.

Ils naissent sous l'influence de quelque maladie.

Il y a aussi des ulcères dont l'apparition met fin à quelque maladie. Lassus rapporte l'observation d'un homme qui fut guéri de l'épilepsie, après avoir reçu un coup qui lui ouvrit un ulcère à la jambe (1).

Observation d'un ulcère dont l'apparition guérit l'épilepsie.

La plupart des ulcères symptomatiques ne doivent point être guéris; les uns, parce qu'ils forment un point de dérivation de la maladie sous l'influence de laquelle ils sont

Indications.

____

(1) *Pathologie chirurgicale*, tom. 2, pag. 244.

nés ; les autres, parce qu'ils remplacent une affection plus grave, et dont le retour serait le premier effet de leur guérison.

§ IV. *Ulcères par vices spécifiques.*

On comprendra parmi les ulcères spécifiques, 1° ceux qui dépendent d'un vice général de l'économie, et dont la cause n'est point contagieuse : tels sont les ulcères scrophuleux et scorbutiques; 2° ceux qui sont produits par une maladie interne et contagieuse : tels sont les ulcères vénériens et psoriques; 3° enfin, ceux qui dépendent d'un vice interne contagieux, mais dont l'action est le plus souvent locale : tels son les ulcères dartreux, teigneux et cancéreux.

Il y a trois sortes d'ulcères par vices spécifiques.

I°. *Ulcères scrophuleux.*

Les ulcères scrophuleux sont liés à l'affection générale qui est connue sous le nom de scrophules ou écrouelles.

Des scrophules ou écrouelles.

Les *écrouelles* portent ordinairement leurs ravages sur les glandes lymphatiques, le tissu cellulaire, les os et les viscères.

Siége des scrophules.

Elles sont héréditaires et non contagieuses. Les enfans, les femmes, les personnes faibles et d'un tempérament lymphatique sont prédisposés à cette maladie, que déterminent toutes les causes débilitantes auxquelles on est habituellement exposé, telles que l'humidité du sol et le froid de l'atmosphère, la mauvaise nourriture, la malpropreté, le chagrin, la misère, etc.

Causes.

Les scrophules paraissent communément chez les enfans, depuis la 2me année jusqu'à la 7me; cependant il peut arriver qu'elles se manifestent plus tard, et même vers l'âge de puberté, rarement au delà. C'est au prin-

Age où elles paraissent.

Invasion au printemps.

temps qu'elles se déclarent ; les tumeurs et les ulcères paraissent alors, et se guérissent ordinairement dans l'été suivant.

Elles guérissent en été.

Les parties qu'elles affectent de préférence sont les glandes cervicales, les phalanges des doigts, le coude et le genou. L'érosion de la peau n'est, le plus souvent, que consécutive aux différens engorgemens lymphatiques qui peuvent se former au dessous d'elle, à la carie des os, au ramollissement et à la fonte suppuratoire des glandes lymphatiques tuméfiées.

Parties affectées.

Les tumeurs écrouelleuses restent indolentes plus ou moins long-temps. Souvent, au retour du printemps, elles deviennent douloureuses et plus molles : la peau qui les recouvre rougit, et il s'y fait une ou plusieurs ouvertures, par lesquelles s'écoulent un pus séreux, mal lié, d'une odeur aigre et nauséabonde ; l'ulcère s'agrandit, ses bords sont aplatis, minces et jamais calleux ; ses chairs sont pâles, et les environs sont d'une couleur violette. Ces ulcérations disparaissent quelquefois assez promptement ; de nouvelles tumeurs et de nouveaux ulcères se forment près des premiers ou dans une autre région ; ils reparaissent et guérissent peu de temps après.

Marche des tumeurs écrouelleuses : Inflammation et ulcération.

Marche de ces ulcères.

Si la puberté arrive, et que la constitution de l'individu se fortifie, l'équilibre tend à s'établir dans tous les systèmes, et la guérison est le bénéfice de la révolution de cet âge : des cicatrices indélébiles remplacent les ulcères. La carie et le gonflement des os n'ont pas toujours une issue aussi favorable, surtout lorsqu'ils existent aux articulations : heureux les malades qui en sont quittes pour une ankylose ! L'étendue de la désorganisation ne laisse souvent d'autre ressource que l'amputation du membre.

La puberté guérit souvent les tumeurs et les ulcères scrophuleux.

L'altération des os amène l'ankylose.

Elle nécessite souvent l'amputation.

Traitement.

L'hygiène offre, contre cette maladie, des secours plus efficaces que la matière médicale.

Il est hygié-nique,

Toutes les choses dont il faut prescrire l'usage doivent tendre à faire sortir le sujet de l'état de faiblesse dans lequel il se trouve : tels sont un air sec et chaud, une nourriture succulente, le bon vin, l'exercice modéré, les frictions sèches, etc. Les remèdes amers, comme le houblon, la gentiane, l'élixir antiscrophuleux de Peyrilhe, le sirop

médicinal

antiscorbutique, à la dose d'une once, conviennent à tous les âges ; ils cessent d'être avantageux, lorsqu'il y a menace de carreau ou de phthisie tuberculeuse.

On proclame aujourd'hui l'efficacité des préparations d'iode, non-seulement dans les scrophules, mais encore dans le goître et tous les engorgemens indolens, squirreux et cancéreux (1).

ou chirurgical.

Les tumeurs se traitent par les emplâtres fondans de savon ou de diachylon, ou par des cataplasmes d'oseille cuite sous la cendre. On arrose les ulcères, on y fait des douches avec des dissolutions savonneuses, alkalines ou de muriate de baryte ; ce dernier a été recommandé aussi à l'intérieur. On consume les chairs baveuses, en les touchant avec le nitrate d'argent fondu.

II°. *Ulcères scorbutiques.*

Du scorbut.

Le *scorbut* est une maladie essentiellement atonique, qui détruit graduellement les forces de la vie, la cohésion des solides et la consistance des liquides.

---

(1) La teinture d'iode (48 grains par once d'alkool) se donne à la dose de 4, 10, 20 gouttes et plus, dans un demi-verre d'eau sucrée, deux ou trois fois par jour. *Formulaire*, etc., par **M.** Magendie. (Voyez la formule n° 26 dans la Thérapeutique.)

Il exerce spécialement ses ravages sur les vaisseaux capillaires.

Il atteint les vieillards, les hommes épuisés par le chagrin, la misère ; ceux qui sont réduits à se sustenter avec des viandes salées, fumées et indigestes, et ceux qui sont privés de végétaux, de vin et d'eau pure, comme les marins.

Le scorbut est endémique dans les plages humides du Nord et dans les endroits marécageux. Il est le même sur terre que sur mer.

Plusieurs périodes partagent la marche de cette maladie : la 1re est signalée par l'aversion pour toute espèce d'exercice, par la pâleur du visage, la tristesse, la morosité, la couleur jaune de la peau, et par les *pétéchies*, espèce de petites taches rouges semblables aux morsures de puces.

La 2me, par la petitesse du pouls, la contracture des membres, les ecchymoses, l'œdématie des jambes, la fétidité de l'haleine, le gonflement et l'ulcération des gencives, l'ébranlement et la chute des dents.

La 3me, par l'augmentation de tous les symptômes précédens ; les défaillances au moindre mouvement, les syncopes, et la mort par une syncope prolongée.

Le scorbut aggrave ou renouvelle la plupart des maux auxquels les malades ont été sujets ou sont exposés : les cicatrices anciennes, les contusions, les plaies récentes, les ulcères simples, se convertissent en ulcères scorbutiques ; les os se carient, le cal se détruit, les épiphyses se décollent, etc.

On reconnaît les ulcères scorbutiques non-seulement à l'état général du malade, mais encore à leur couleur rouge livide, au sang noirâtre qu'ils versent, aux fongus

Organes qu'il affecte.

Ses causes.

Il est le même sur terre que sur mer.

Sa marche et ses périodes. Symptômes de la 1re période,

de la 2e période,

de la 3e période.

Influences du scorbut sur les maladies. Accidens qu'il produit.

Caractères de l'ulcère scorbutique.

mous et sanglans qui naissent de leur fond, et à la mollesse de leurs bords qui sont violets et œdématiés.

Traitement hygiénique,

On prévient le scorbut et l'on combat ses effets, en faisant respirer aux malades un air pur et sec, en usant d'alimens frais et toniques et d'un vin généreux, pris à dose modérée, en recommandant l'exercice, les promenades et les distractions morales.

médicinal

On conseille les sucs d'oseille, de citron ou des plantes crucifères, et les préparations dites antiscorbutiques sous forme de vin, de sirop ou d'apozème.

et chirurgical.

Traitement des ulcères, du gonflement et de l'ulcération des gencives.

On saupoudre les ulcères avec le quinquina et les poudres des plantes aromatiques. Il est nécessaire de les comprimer légèrement, lorsque le sang exsude de leur surface dans l'intervalle des pansemens. On touche les gencives avec des pinceaux de charpie trempés dans l'acide muriatique affaibli ou le collyre de Lanfranc. Il faut les scarifier et les exciser lorsqu'elles se gangrènent. Le malade se gargarisera la bouche avec la décoction de quinquina aiguisée avec quelques gouttes d'acide muriatique ou sulfurique, afin d'entraîner au dehors la sanie qui suinte des gencives ulcérées.

III°. *Ulcères vénériens.*

Différences des chancres et des ulcères vénériens.

Les ulcères vénériens ou syphilitiques prennent le nom de *chancres* lorsqu'ils sont bornés, et ont leur siége aux parties génitales externes ou dans l'intérieur de la bouche ; on appelle *ulcères* ceux qui sont larges et qui affectent les différentes régions de la surface extérieure du corps.

Chancres primitifs.

Les chancres qui se manifestent 12 ou 24 heures après un coït impur, ou au bout de quelques jours, sont regardés comme *primitifs :* ils se montrent sur le gland, au méat urinaire, dans l'intérieur de la vulve, dans la cavité du vagin, et là où le pus d'une gonorrhée virulente ou d'un chancre vénérien a été mis en contact. *Leur cause est locale.*

Les chancres *consécutifs* ne paraissent qu'à une époque très-éloignée du temps où l'on s'est exposé à contracter la vérole : ils sont un signe d'infection générale et ancienne. *Chancres consécutifs. Ils sont le signe d'une infection générale.*

Les chancres commencent par une petite pustule ou par une simple tache rouge accompagnée de prurit : il se forme une vésicule qui, en s'ouvrant, dégénère promptement en ulcère ; quelquefois le chancre est unique, d'autres fois il s'en forme plusieurs sur la région affectée, d'où il résulte un large ulcère de mauvaise nature. *Comment les chancres se forment. Ils sont uniques ou multiples,*

Les chancres sont tantôt indolens et presque stationnaires, tantôt ils sont douloureux et enflammés. Ils s'étendent quelquefois en largeur et en profondeur ; c'est ainsi qu'on voit ceux de la gorge ronger et détruire la luette et le voile du palais, se prolonger dans les fosses nasales, carier les os qui les forment, et produire un ulcère des plus graves appelé *ozène.* *indolens et stationnaires ou douloureux et rongeans.*

Quant aux *ulcères vénériens* proprement dits, ils succèdent le plus souvent aux bubons, aux exostoses et aux tumeurs diverses qui pullulent sur la peau et au commencement des membranes muqueuses, tels que les *poireaux,* les *pustules,* les *verrues,* les *condylomes,* les *choux-fleurs,* etc. *Ulcères vénériens proprement dits. Origine.*

Les bords des ulcères vénériens sont coupés droit ; le pus qu'ils fournissent est grisâtre, couenneux et adhérent ; ils répandent une odeur *sui generis,* que reconnaissent facilement les personnes qui ont eu déjà l'occasion de les observer. Lorsqu'ils existent à la peau, ils font quelquefois *Caractères.*

des progrès indéfinis: ils se guérissent d'un côté, pendant qu'ils se propagent de l'autre (ulcères *serpigineux*), et ne laissent voir, au bout d'un certain laps de temps, qu'une vaste cicatrice sur toute la surface extérieure du corps.

Le traitement des ulcères vénériens est local et général (1).

Traitement local.

Dans le traitement local, on se conduit selon l'état de l'affection topique : s'il y a de la douleur et de l'inflammation, on emploie les émolliens et les anodins ; l'irritation étant dissipée, on panse avec des plumasseaux couverts de cérat mercuriel. Pour les ulcères vénériens de la bouche, on prescrit des gargarismes adoucissans, auxquels on ajoute 3 gros de liqueur de van Swiéten sur 8 onces de liquide.

Traitement général, 1° Par les frictions mercurielles.

Dans le traitement général, on administre le mercure, soit extérieurement, en frictions, soit intérieurement, en liqueur. Avant de faire les frictions, il faut y préparer le malade par quelques bains, des boissons délayantes et un purgatif ; on commence par n'employer qu'un gros d'onguent napolitain, de deux jours l'un ; les frictions doivent être faites d'abord sur une jambe, puis sur la cuisse, au pli de l'aine, ensuite à l'avant-bras, au bras, et toujours à la partie interne des membres. Après la 3ᵐᵉ friction, on augmente la dose jusqu'à 2 gros, ayant soin d'observer si les organes salivaires ne sont point irrités ; quand la salivaison survient, on est forcé d'interrompre le traitement, pour recourir aux boissons délayantes et laxatives.

---

(1) M. le doct. Ratier pense que la cautérisation, faite à temps, des pustules qui précèdent les chancres, préviendrait l'infection vénérienne. On ne peut que faire des vœux pour qu'une idée aussi heureuse, qui se fonde sur l'analogie, soit bientôt confirmée par des expériences suffisantes.

Le traitement doit être continué pendant 30 à 40 jours : le malade fera usage de boissons sudorifiques, prendra un bain tiède tous les 3 ou 4 jours; il évitera les excès et les alimens de haut goût.

Dans les véroles anciennes, la liqueur de van Swiéten (1) réussit mieux : on prend les premiers jours la demi-dose (1 cuillerée à bouche) dans un verre de lait coupé ou d'eau d'orge ; en même temps le malade boit, dans le courant du jour, une tisane sudorifique faite avec le gayac et la salsepareille : après quelques jours on donne la dose entière (2 cuillerées à bouche), à prendre moitié le matin, l'autre moitié le soir : 24 à 30 grains de sublimé suffisent communément pour la guérison radicale.

Les individus qui ont l'estomac susceptible ou la poitrine délicate se trouvent mal de l'usage du mercure sous cette forme : on doit, dans ce cas, recourir à la première méthode de l'administrer ; c'est-à-dire, l'employer en frictions , ou bien avoir recours au muriate d'or, à l'iode, etc., qui sont conseillés maintenant par quelques praticiens.

Le traitement dont il s'agit doit être modifié chez la femme grosse, chez l'enfant, et en général dans les diverses circonstances particulières qui peuvent exister.

---

(1) ♃ muriate suroxidé de mercure (*sublimé corrosif*) g. viij.

  Eau distillée. ℔ j.

Faites dissoudre le sublimé dans q. s. d'alkool ; mêlez-le à l'eau distillée : cette liqueur doit être préparée et conservée dans des vases de verre ou de faïence.

IV°. *Ulcères psoriques.*

Les ulcères psoriques sont rares.

La *gale* ne cause que rarement des ulcérations à la peau ; encore sont-elles superficielles et peu étendues, lorsqu'elles existent.

La gale est contagieuse et endémique en quelques pays.

Cet exanthème est contagieux ; il règne endémiquement dans quelques pays, à cause de la misère, de la malpropreté et de l'apathie dans laquelle vivent habituellement les individus.

Ses caractères. Gale miliaire.

On reconnaît la gale à de petits boutons miliaires, peu différens par leur couleur de celle de la peau à leur base, et dont le sommet est cristallin et rempli d'un liquide séreux plus ou moins visqueux.

Symptômes.

Elle s'annonce par des démangeaisons au pli des articulations, notamment au poignet, entre les doigts, au jarret, etc., endroits où paraît, presque toujours primitivement, l'éruption caractéristique de la maladie. Le prurit est augmenté par la chaleur, et surtont par celle du lit, et le malade ne peut résister au besoin de se gratter.

Altérations qu'elle produit.

Avec le temps, les boutons se multiplient, s'agglomèrent, et rendent la peau sèche et rugueuse ; ils se montrent aux aines, aux aisselles, sur l'abdomen et la poitrine. **Gale pustuleuse.** Plus tard, des pustules volumineuses, remplies d'un liquide purulent, se manifestent aussi sur plusieurs régions du corps, et prennent divers aspects selon l'état du sujet, l'ancienneté de la contagion et les maladies qui peuvent la compliquer.

Origine de la gale.

La gale peut se développer spontanément par la malpropreté et dans les rassemblemens des casernes, des prisons, sur les vaisseaux, etc. Elle est due, le plus souvent, à la contagion propagée par le virus psorique ou par l'*acare* ou *ciron* (acarus scabiei), petit insecte microscopique, logé dans les bubons, et qui est ou la cause ou l'effet de l'exanthème dont il s'agit.

Cette affection est en général peu dangereuse; elle s'éterniserait cependant, si l'on ne s'empressait d'en débarrasser les individus qui en sont atteints.

Une multitude de substances et de recettes ont été proposées à cet effet. Le soufre et quelques-unes de ses préparations sont les seuls dont l'efficacité soit bien constante et reconnue de tous les praticiens.

Avant de procéder à ce traitement, et même pendant qu'on exécute celui-ci, il est utile, lorsque la maladie est invétérée et les pustules confluentes, de prémunir le malade contre les rétropulsions métastatiques, en lui faisant prendre quelques bains tièdes, un ou plusieurs purgatifs, une tisane amère, et en lui faisant observer un régime convenable.

L'onguent soufré, employé en frictions, 1 ou 2 fois par jour, à la partie interne des membres et dans tous les endroits affectés, convient dans la gale récente et miliaire, ainsi que les bains de gaz sulfureux, dont on fait un usage si général aujourd'hui.

Dans la gale invétérée, avec suppuration abondante de la peau et complication de cachexie ou de fièvre hectique, il est plus avantageux de traiter cette maladie par les bains préparés avec le sulfure de potasse, de soude ou de chaux.

On fait usage, avec succès, d'une lotion composée avec le sulfure de potasse ou de soude et l'acide sulfurique dissous dans une certaine quantité d'eau. Le malade fait, une ou deux fois par jour, des lotions sur les parties affectées, à l'aide d'une éponge imprégnée de ce mélange. Ce moyen guérit la gale simple en 7 à 8 jours. Il a, de plus, l'avantage de ne point salir le linge, et de ne laisser après lui aucune odeur désagréable.

Enfin, les onguens citrin et napolitain ont été aussi préconisés dans les gales anciennes; mais il faut en user avec beaucoup de discrétion, pour ne point donner lieu à l'irritation de la bouche et à la salivation. (Voy. dans la Thérapeutique les formules nos 21 et 22.)

Les ulcères *psoriques* que ne complique aucune des altérations locales dont il a été parlé précédemment, ne réclament point une médication différente de celle qui s'applique à la gale.

V°. *Ulcères teigneux.*

La *teigne* a son siége au cuir chevelu; la peau du tronc et des membres peut aussi en être affectée.

Il est presque prouvé maintenant que cette maladie est héréditaire et contagieuse. Quoiqu'elle affecte spéciale- ment les enfans, elle peut cependant exister encore dans l'âge adulte, lorsque surtout le développement de la pu- berté ne l'a point fait disparaître.

Ses causes sont l'indigence, la malpropreté, l'usage des alimens farineux et indigestes, les scrophules, la vé- role, etc.

On reconnaît plusieurs espèces de teignes. M. le prof. Alibert en décrit cinq : 1° la teigne *amiantacée* ; elle oc- cupe la partie antérieure de la tête; l'humeur qu'elle fournit entoure la racine des cheveux, et forme, en se desséchant, des écailles fines et comme nacrées; 2° la teigne *furfuracée* ou *porrigineuse* ; celle-ci a son siége au sommet de la tête et au front; les écailles grisâtres ou roussâtres qu'elle produit sont nombreuses et peu adhérentes aux cheveux ; 3° la teigne *muqueuse* ou les *croûtes de lait* ; elle est commune chez les enfans ; son siége est au visage ou sur les autres parties du corps ; les croûtes sont épaisses, et la peau est quelquefois légèrement excoriée ; 4° la teigne *granulée* ou *rugueuse* ; elle occupe l'occiput ; les croûtes sont sèches, brunâtres ou d'un gris obscur ; la peau est tuméfiée et ulcérée ; 5° enfin, la teigne *faveuse* ; celle-ci est la plus commune ; elle produit des tubercules et des croûtes qui portent des excavations alvéolaires ; la peau est gercée et ulcérée, et les tissus sousjacens participent quelquefois à la maladie.

L'intumescence, la douleur, l'inflammation du cuir chevelu, l'engorgement des glandes voisines, précèdent et accompagnent le développement de la teigne ; la démangeaison est très-vive, et force l'enfant de se gratter la tête ; il naît des pustules, des fissures, des excoriations, desquelles sort la sanie puriforme qui, par sa dessiccation, forme des croûtes, au dessous desquelles il s'engendre une prodigieuse quantité de poux qui aggravent la maladie et excitent ses progrès.

L'ulcération détruit le bulbe des cheveux ; elle s'étend en largeur et en profondeur ; elle atteint le tissu cellulaire, gagne l'aponévrose de l'occipito-frontal et le péricrâne, et pénètre jusqu'aux os du crâne, dont elle termine la carie : l'enfant maigrit, les forces languissent ; l'accroissement est suspendu ; telle est la marche que peut suivre la teigne qui est abandonnée à elle-même.

Quelques praticiens pensent qu'il est prudent de ne tenter la guérison radicale de la teigne qu'après l'âge de puberté, à moins que quelque raison puissante ne force de se conduire autrement.

Moyens préparatoires.

On prépare le malade au traitement, et l'on seconde même ce dernier, par les moyens hygiéniques que comporte l'état présent de la constitution. On coupe les cheveux, puis on applique un large cataplasme de farine de graine de lin, afin de ramollir et d'enlever les croûtes ; s'il y a de la douleur et de l'inflammation, on insiste sur les émolliens auxquels on unit les anodins.

Traitement radical.

Après avoir satisfait à ces premières indications, il faut s'occuper du traitement radical : celui-ci consiste dans l'emploi de remèdes irritans, capables d'intervertir le mouvement vicieux dont le cuir chevelu est le siége ; pour cela, on lave les ulcères deux fois par jour avec une dissolution alkaline, et on les entretient très-propres. On peut se servir avec avantage de la pommade antipsorique, que l'on y applique à l'aide de papier brouillard. On a encore conseillé la poudre de charbon, l'oxide de manganèse, etc., incorporés dans de l'axonge.

Traitement interne et consécutif.

Les amers en boisson, le sirop antiscorbutique et un régime sain concourent utilement à la guérison, ainsi que les purgatifs légers et le vésicatoire, en quelques circonstances : ces moyens doivent être continués encore un certain temps, lors même que la teigne est complètement disparue.

Le traitement par la calotte est abandonné.

Nous nous abstiendrons de parler du traitement par la *calotte* ; ce remède est si cruel, qu'il est plus consolant de l'oublier complètement, que d'en faire la critique.

VI°. *Ulcères dartreux.*

Signes des dartres.

Les *dartres* affectent la peau et les membranes muqueuses. C'est surtout au visage, aux seins, aux mains et aux parties génitales qu'elles se fixent, endroits où

la peau est fine, délicate et pourvue de beaucoup de follicules sébacés.

Elles se manifestent ordinairement chez les adultes et
dans la vieillesse. Le tempérament bilieux et mélancolique, les passions tristes, l'abus des alkooliques, la vie
sédentaire, la suppression de quelque évacuation périodique, les vices vénérien, scrophuleux et scorbutique
prédisposent à cette maladie, ou en déterminent l'invasion.

Causes pré-disposantes et déterminantes.

L'affection dartreuse produit divers degrés d'altération
à la peau ; de là sont venus les noms variés qui lui ont été
imposés.

Altérations produites par les dartres :

Ainsi, on appelle dartre *érythémoïde* celle qui consiste
dans la phlogose chronique de la peau ; *furfuracée*,
squammeuse ou *crustacée*, celles qui s'accompagnent d'é-
cailles ou de croûtes plus ou moins nombreuses et épaisses ; *éruptive*, celle qui est caractérisée par une éruption
de pustules *miliaires* ou *phlycténoïdes* ; enfin, *rongeante*
ou *phagédénique*, celle qui produit l'ulcération de la peau.

1° Inflamma-tion de la peau; 2° Exsudation et formation des croûtes; 3° Eruption; 4° Ulcération.

La dartre rongeante est le véritable *ulcère dartreux*,
lequel se reconnaît à la couleur rouge foncée de sa surface, à la démangeaison, aux croûtes épaisses dont il se
recouvre, à l'inégalité de ses bords et aux pustules qui
naissent sur ces derniers.

De l'ulcère dartreux. Caractères.

Tantôt cet ulcère est stationnaire, et tantôt il fait des
progrès plus ou moins rapides : la sanie qui en sort est
âcre et corrosive ; elle irrite les parties sur lesquelles elle
s'écoule, et détermine l'érosion de la peau.

Il reste sta-tionnaire, ou bien il fait des progrès.

Lorsque l'affection dartreuse est ancienne et invétérée,
elle produit l'amaigrissement, la mélancolie, le trouble
des digestions et la fièvre hectique, à laquelle succombe
tôt ou tard le malade.

Altérations générales.

On combat le vice dartreux par le régime végétal, les exutoires, les bains d'eaux minérales sulfureuses et les fumigations de même nature. On fait prendre des tisanes amères et sudorifiques de scabieuse, de fumeterre et de salsepareille; on purge de temps en temps le malade avec les préparations mercurielles et antimoniales.

Aux dartres vives, douloureuses et enflammées, on oppose d'abord les émolliens, les anodins et la saignée; ensuite, on panse l'ulcère avec le cérat soufré, on y applique du calomélas en poudre, on y fait des lotions avec l'eau de chaux ou la liqueur de Van Swiéten affaiblie.

Quant aux narcotiques, au vésicatoire, aux caustiques, ils peuvent donner lieu à des rétrocessions métastatiques dangereuses : aussi les chirurgiens prudens se gardent-ils bien d'en conseiller l'emploi.

VII°. *Ulcères cancéreux.*

Le *cancer* est une des maladies organiques les plus terribles : il commence par l'altération latente des propriétés vitales ; il finit par la destruction complète du tissu des organes.

Aucune partie n'est exempte du cancer; mais les unes en sont affectées primitivement, comme la peau, le tissu cellulaire, les ganglions lymphatiques, les glandes lacrymale, parotide et mammaire, le testicule, les membranes muqueuses et fibreuses, l'œil, l'utérus, le pénis, etc.; les autres n'en sont atteintes que consécutivement, et par l'extension de l'ulcération cancéreuse des tissus voisins.

Le cancer du testicule a reçu le nom de *sarcocèle;* on appelle *boutons chancreux* ou *noli me tangere*, celui de la peau du visage; on désigne par celui de *carcinôme*, tautôt le cancer commençant, quel que soit son siége, tantôt l'ulcération cancéreuse de la peau , la dégénérescence de même nature des autres ulcères, ou enfin des squirres lardacés, ramollis ou dégénérés.

Les causes prédisposantes de cette maladie sont l'âge adulte, le sexe féminin , les passions tristes, et, en général, toutes les causes qui exaltent la sensibilité, en même temps qu'elles débilitent les forces.

Causes prédisposantes.

Les causes déterminantes sont les contusions par coup, chute ou froissement, les dérangemens de la menstruation et les accidens de l'âge critique, les excès dans les liqueurs alkooliques, l'abus des plaisirs vénériens , les maladies dartreuses, syphilitiques et inflammatoires négligées ou traitées par des remèdes irritans ; enfin , le pus cancéreux lui-même déposé sur une membrane muqueuse ou dans le tissu cellulaire à nu.

Causes déterminantes.

Cette maladie succède tantôt à une inflammation aiguë ou chronique , et tantôt elle naît sur une tumeur indodente et plus ou moins ancienne, appelée *squirre*. (Voy. ce mot chap. VI.)

Phénomènes de la 1re période.
Inflammation ou squirre.

Lorsque le cancer se déclare, la sensibilité augmente ou se réveille dans la partie ; les douleurs deviennent vives et lancinantes, le sommeil se trouble : tout annonce la dégénérescence cancéreuse, qu'il y ait ou non ulcération à la peau.

De la 2e période.
L'affection est locale.

L'ulcération cancéreuse a des bords durs, squirreux et découpés ; sa surface est inégale et anfractueuse ; des chairs livides ou blafardes pullulent de toutes parts, et sont presque aussitôt détruites par la décomposition putride ; le pus ichoreux et fétide qui s'en écoule est noirâtre et sanieux en quelques points ; grisâtre et couenneux en d'autres ; les ganglions lymphatiques du voisinage et les tissus

De la 3e période.
L'affection s'étend aux parties voisines.

environnans s'engorgent sympathiquement ou par la présence de l'ichor cancéreux que les vaisseaux absorbans y ont conduit ; le sang s'échappe continuellement de la surface cancéreuse ; les veines de la partie se dilatent, et leur couleur bleue les fait découvrir à travers la peau qui les recouvre.

De la 4me et dernière période.

La maladie devient générale.

Parvenu à ce degré, le cancer étend ses ravages dans toute l'économie : les souffrances qu'endure le malade ne lui laissent plus de repos ; les temps chauds et orageux exaspèrent ses maux ; la maigreur est extrême, la peau est sèche et comme terreuse ; les os deviennent très-fragiles par la perte de leur matière gélatineuse ; les traits de la face s'altèrent ; ils expriment à la fois la douleur physique et le désespoir ; les glandes lymphatiques de l'intérieur s'engorgent et suppurent ; la fièvre lente achève de consumer les forces, déjà épuisées par cette série d'altérations.

Le cancer s'arrête quelquefois à la 1re période : il reste un squirre ; il se termine à la 2e ou même à la 3e période, par gangrène.

Telle est la marche ordinaire du cancer abandonné à lui-même. Quelquefois il ne va pas au delà de la 1re période : alors, le squirre, appelé par quelques personnes *l'enfance du cancer*, reste stationnaire et tout-à-fait indolent. On l'a vu aussi s'arrêter à la 2me période, et dans des cas plus rares se terminer à la 3me, par une gangrène complète de la partie où il siégeait : cet événement extraordinaire ne peut être dû qu'aux efforts de la nature.

Pronostic.

Il est de remarque que le cancer parcourt lentement ses périodes dans l'enfance et dans la vieillesse, et que ce n'est que dans l'âge adulte et à l'époque critique des femmes qu'il se montre avec tous ses caractères d'activité et de destruction.

Traitement préservatif.

On prévient cette cruelle maladie, en traitant méthodiquement les différentes affections des organes où la dégénérescence cancéreuse a l'habitude de se montrer, et en éloignant ou affaiblissant toutes les causes qui peuvent la faire naître.

On applique des émolliens et des résolutifs sur les tumeurs squirreuses ; lorsqu'elles deviennent douloureuses, on associe les narcotiques aux émolliens. On établit en même temps divers points de révulsion, 1° sur le canal digestif, en purgeant avec les mercuriaux ; 2° sur la peau, par les bains, les frictions sèches et les exutoires. On prescrit un régime doux et végétal, et l'on fait prendre au malade l'extrait de ciguë, à la dose de 5 à 6 grains. Les préparations d'iode, tant à l'intérieur qu'à l'extérieur, pourraient être essayées.

Une compression méthodique et permanente a été aussi recommandée dans les squirres même ulcérés des mamelles.

Attentif à ce qui se passe, le chirurgien constate les changemens qu'éprouve la maladie : si elle fait des progrès, il n'y a plus de temps à perdre ; l'opération, lorsqu'elle est praticable, est l'unique moyen pour sauver le malade.

Quant à l'emploi du feu, des caustiques et d'autres agens irritans, proposés exclusivement pour détruire le cancer, ils sont moins expéditifs que l'instrument tranchant, et atteignent rarement leur but : leur usage ne peut être permis que dans le cancer superficiel et peu étendu, comme est celui du visage.

L'étendue considérable de l'affection locale, l'apparition de quelques tumeurs squirreuses dans un lieu éloigné, l'état cachectique général qui signale la dernière période du cancer, l'âge très-avancé, la faiblesse extrême, contre-indiquent l'opération, qui serait alors incertaine ou même dangereuse.

Traitement curatif, local et général.

En quels cas il faut faire l'opération.

Danger des remèdes irritans.

Contre-indications à l'opération.

Traitement palliatif.

Tout espoir de guérison radicale étant perdu, on cherche à calmer les douleurs, en prescrivant les narcotiques sous toutes les formes, à l'intérieur et à l'extérieur; on tient l'ulcère très-propre; on console le malade, et on le distrait par tous les moyens que comporte son état.

ART. IV. DES FISTULES.

Définition de la fistule.

On entend par *fistule* toute solution de continuité récente ou ancienne, entretenue par le passage continu d'un fluide excrétoire échappé de ses voies naturelles.

Elle ne peut point être confondue avec l'ulcère fistuleux.

D'après cette définition, les fistules ne peuvent pas être confondues avec les ulcères qui sont plus ou moins sinueux et calleux, et que les praticiens ont coutume de désigner par le nom d'*ulcères fistuleux*.

Différences : 1° Par rapport au siége et au fluide qui s'écoule ;

Les fistules, proprement dites, prennent différens noms selon les organes qui en sont affectés ou les fluides que ces derniers laissent sortir : ainsi, il y a des fistules *lacrymales*, *salivaires*, *biliaires*, *urinaires*, *stercorales*.

2° Au degré de la maladie.

Les fistules sont complètes ou incomplètes. La fistule *complète* est celle qui a un orifice interne et un orifice externe : ces deux orifices sont plus ou moins éloignés l'un de l'autre ; le trajet qui les sépare est variable par son

Fistule complète.

étendue, son diamètre, et par l'état des chairs environnantes. La fistule *incomplète* diffère de la complète, en ce

Fistule incomplète.

qu'elle manque d'orifice externe ; elle se reconnaît à la douleur, à la tuméfaction de la partie, et au pus qui passe de la fistule dans l'organe affecté, où il se mêle au liquide contenu, pour être évacué avec ce dernier par la voie naturelle.

Causes externes.

Les causes externes des fistules sont les plaies et les contusions faites aux parois des réservoirs ou des canaux dans lesquels se trouvent les fluides excrétoires; ces derniers s'échappent et se répandent plus ou moins loin dans le tissu cellulaire, où ils déterminent l'inflammation et la suppuration.

Comment elles agissent.

Les causes internes sont l'engorgement, l'inertie des parois de ces mêmes organes, ou leur compression par quelques tumeurs développées à leur voisinage. Ces causes déterminent la stase du liquide dans l'organe creux, dont les parois, dilatées outre mesure, s'enflamment et s'ulcèrent; la perforation qui en résulte laisse une issue libre aux liquides, lesquels s'infiltrent ou s'épanchent dans les parties voisines.

Causes internes.

De quelle manière elles agissent.

La guérison des fistules ne peut être obtenue que par la cessation de l'écoulement contre nature qui les constitue, et qui en perpétue la durée.

Indications.

Les procédés opératoires que l'on met en usage varient selon l'espèce de fistule, et selon les causes qui l'ont produite. Lorsque les voies naturelles du fluide sont obstruées, on les rétablit à l'aide de corps dilatans, tels que les canules et les sondes, ainsi que cela se pratique pour les fistules lacrymales et urinaires. Si l'obstacle ne peut être levé de quelque manière que ce soit, on pratique une route artificielle au fluide, de sorte qu'il tombe sans obstacle dans la cavité où il a l'habitude de s'écouler; c'est ainsi que se traitent quelquefois les fistules lacrymales et salivaires. Quant aux fistules stercorales, on incise leur trajet depuis l'orifice interne jusqu'à l'orifice externe; par ce procédé, on convertit la fistule en plaie récente, que l'on fait ensuite cicatriser de l'intérieur à l'extérieur, par un pansement méthodique.

Les procédés opératoires.

Emploi des corps dilatans.

En quels cas on établit une route artificielle.

On convertit quelquefois la fistule en plaie récente.

Quelle que soit la cause des fistules urinaires, il est toujours nécessaire de fixer à demeure une sonde de gomme

Indication particulière des fistules urinaires.

élastique dans la vessie, afin que les urines, trouvant sans cesse une issue libre par le canal de la sonde, ne s'insinuent plus dans l'orifice interne de la fistule.

On attaque la cause interne des fistules.

Lorsque la maladie est due à une cause interne, il faut employer des médicamens internes ou externes convenables, de concert avec les procédés de la chirurgie.

ART. V. DE LA CARIE.

La carie est une véritable ulcération des os.

La *carie* est considérée comme l'ulcère du tissu osseux; elle consiste, en effet, dans l'érosion, la perte de substance des os, avec écoulement d'un liquide sanieux, dont la couleur et l'odeur offrent beaucoup de variétés.

Elle affecte spécialement les parties fibreuses des os.

Cette maladie affecte spécialement la partie fibreuse des os, dont l'érosion détruit en même temps la substance calcaire, de laquelle le tissu osseux tient sa solidité.

Causes prédisposantes.

Les os des jeunes sujets, les os courts et les extrémités des os longs, dans lesquels la substance spongieuse est abondante, sont, toutes choses égales d'ailleurs, plus facilement affectés de carie que les os des adultes et des vieillards, et que ceux qui contiennent beaucoup de substance compacte : ces derniers sont plus souvent atteints par la nécrose.

Causes déterminantes.

Les causes productrices de la carie sont la contusion profonde des os, leur dénudation par une cause externe ou par les progrès d'un ulcère ancien, l'action des vices vénérien, scrophuleux, scorbutique, cancéreux, etc.

Signes :
1° Lorsque l'os est recouvert des parties molles ;

Lorsque la carie succède à une exostose, et qu'elle a son siége sur un os non dénudé, les parties molles sont engorgées, douloureuses et d'une couleur plus ou moins livide; le pus s'amasse au-dessous de la peau qu'il soulève et dont il détermine l'ulcération ; dès lors, il s'échappe une matière sanieuse que le contact de l'air rend fétide, et qui tache en brun ou en noir le linge du pansement.

2° Lorsqu'il est dénudé.

Au moyen d'un stylet boutonné, enfoncé dans la partie, on sent les inégalités de la surface osseuse, et l'on constate le degré d'altération de l'os et la profondeur de la carie.

Le traitement a pour objet de ranimer les propriétés vitales de l'os malade, et de déterminer la nécrose des couches osseuses altérées ; ainsi, on met à découvert, par des incisions convenables, toute l'étendue de l'affection locale, sur laquelle on applique des plumasseaux imbibés d'une teinture amère et aromatique, telle qu'est celle de myrrhe et d'aloès. Lorsque la carie est abreuvée d'une grande quantité de sanie, on fait usage des poudres d'iris, de kina ou de serpentaire de Virginie ; et le pansement se fait avec de la charpie sèche, que l'on pousse entre les parties molles et l'os malade.

Traitement local.

On met l'os à découvert par des incisions.
On applique des teintures

ou des poudres toniques.

Lorsque, par ces moyens, on ne parvient pas à dessécher l'os, et à borner les progrès de la carie, on a recours à la cautérisation, soit avec le nitrate mercuriel, soit avec les cautères incandescens, dont on répète l'application autant que l'étendue de l'affection l'exige.

On cautérise à la dernière extrémité.

L'emploi des caustiques et du feu a pour but de nécroser le tissu osseux, et de faire cesser le mouvement *désorganisateur* auquel il est en proie.

But de la cautérisation.

Quand la carie est produite ou entretenue par une cause interne, on lui oppose les remèdes tirés de l'hygiène et ceux dont la matière médicale prescrit et règle l'usage. (Voyez ce qui a été dit en traitant des ulcères par vices spécifiques.)

Traitement général ou interne.

CHAPITRE VI.

DES TUMEURS.

On appelle *tumeur* toute éminence contre nature, formée à l'intérieur ou à l'extérieur du corps par des parties fluides ou solides.

Les *fluides* qui sont susceptibles de former des tumeurs sont le sang, la sérosité, les fluides sécrétoires et ceux qui sont des produits morbifiques, tels que le pus et les matières exhalées dans l'intérieur des kystes.

Les *solides* donnent naissance à des tumeurs, soit en se déplaçant, tels que les membranes, les muscles, les viscères et les os ; soit en changeant de nature, ou en devenant la base de diverses végétations connues sous les noms communs de fongus, de polypes, de sarcômes, etc.

ART. 1er. DES TUMEURS SANGUINES.

L'afflux et l'accumulation momentanés du sang dans les vaisseaux capillaires est un des principaux caractères de l'inflammation. De la stase de ce liquide dans les artères et les veines dilatées résultent les anévrismes et les varices; de sa congestion dans le tissu cellulaire et dans les vaisseaux capillaires proviennent les tumeurs fongueuses sanguines ou tumeurs variqueuses, etc., etc.

§ Ier. *Anévrismes.*

Le mot *anévrisme* est pris dans une acception trop vague pour qu'il soit possible d'en donner une définition exacte.

En effet, il comprend, 1° la dilatation des cavités du

cœur, avec augmentation ou diminution d'épaisseur de leurs parois (anévr. *actif* et *passif*) ;

1° La dilatation du cœur ;

2° La dilatation partielle d'une artère, dont les membranes forment un sac, où le sang s'accumule et reste plus ou moins en stagnation (anévr. *vrai*) ;

2° Celle des artères ;

3° La plaie d'une artère, et par laquelle le sang fait brusquement irruption dans le tissu cellulaire (anévr. *faux primitif*, etc.), ou s'y amasse peu à peu, en formant une tumeur circonscrite (anévr. *faux consécutif*) ;

3° La plaie des artères ;

4° Enfin, la perforation correspondante d'une artère et d'une veine contiguës, avec passage continuel du sang de la première dans la seconde (anévr. *variqueux*).

4° La perforation correspondante d'une artère et d'une veine.

A. L'anévrisme *vrai* est *interne*, lorsqu'il a son siége au cœur, à l'artère pulmonaire, à l'aorte et aux grosses branches qui en partent dans la poitrine et l'abdomen ; il est *externe*, lorsqu'il affecte les artères brachiale et crurale, ou quelques-unes de leurs nombreuses divisions (1).

A. Anévrisme vrai interne ou externe.

La dilatation anévrismale peut comprendre toutes les membranes artérielles à la fois (anévr. *vrai* proprement dit) ; le plus souvent elle n'existe que dans la tunique externe, la moyenne et l'interne étant détruites (anévr. *mixte externe*) ; enfin, elle a quelquefois son siége dans ces deux dernières, qui font saillie à travers une perforation de la tunique externe ou celluleuse (anévr. *mixte interne*).

Anévrisme vrai proprement dit.

Anévrisme mixte externe.

Anévrisme mixte interne.

Les causes prédisposantes de cette maladie sont la grosseur et les courbures naturelles des artères, leur situation

Causes prédisposantes.

---

(1) Les anévrismes internes ne sont pas, strictement parlant, du ressort de la chirurgie ; aussi garderons-nous le silence à leur égard.

extérieure ou près des grandes articulations, l'âge adulte et les tempéramens sanguin et bilieux, la faiblesse héréditaire ou originelle de quelque partie du système artériel, l'ossification et l'ulcération de la tunique interne des artères, sa destruction dans les dégénérescences athéromateuses et stéatomateuses qui ont lieu au-dessous d'elle, l'abus des liqueurs spiritueuses et des plaisirs vénériens, la syphilis, etc.

Causes efficientes. Les causes efficientes comprennent les affections tristes et prolongées de l'âme et les passions fortes, les grands mouvemens du corps, tels que la course, la lutte et le saut, la contusion des artères par quelque coup porté sur les membres, la gêne de la circulation par des ligatures serrées, des vêtemens trop étroits, etc.

Signes. L'anévrisme vrai externe se reconnaît à la présence d'une tumeur plus ou moins volumineuse, ronde ou oblongue, située sur le trajet d'une artère, qui disparaît par la compression, et revient aussitôt qu'on cesse de la comprimer; elle offre des battemens isochrones à ceux du pouls; ces battemens se font plutôt par l'expansion des parois artérielles que par le soulèvement de la tumeur : tels sont les signes principaux de la maladie, lorsqu'elle est récente.

Etat presque stationnaire de la tumeur. Dans son origine, l'anévrisme vrai ne fait que des progrès insensibles, quand surtout il est formé par l'extension de toutes les tuniques du vaisseau, lequel est affecté dans une partie ou dans la totalité de sa circonférence.

Accroissement subit. D'autres fois, la tumeur, d'abord peu considérable, prend tout à coup un accroissement subit, à l'occasion d'une marche forcée, d'un violent effort, d'un accès de colère, etc.; ce qui dépend alors, soit de quelque altération nouvelle survenue dans la poche anévrismale déjà existante, soit de la rupture des tuniques interne et moyenne, qui sont, en général, moins extensibles que l'externe.

Dans tous le cas, le sang, en se précipitant par la crevasse dans le sac anévrismal, fait entendre un bruissement plus ou moins sensible, et détermine un léger frémissement dans la partie; mais, à mesure que les caillots se forment, leur densité s'accroît, et ils adhèrent au sac anévrismal dont ils fortifient les parois; celles-ci sont minces et lâches en quelques endroits, épaisses et comme cartilagineuses en d'autres : la tumeur acquiert du volume, devient incompressible, et n'offre plus de battemens sensibles.

On voit, par ce qui précède, que la 1re période de l'anévrisme vrai est marquée par la lenteur de sa marche, et la 2me, par la rapidité de son accroissement. Si la maladie est abandonnée à elle-même, elle ne peut que faire des progrès. Le cas est alors des plus graves; car un effort, un emportement de colère, peuvent, en précipitant le cours du sang, ouvrir la poche de l'anévrisme, et tuer le malade par une hémorrhagie foudroyante, lorsqu'il n'a pas succombé déjà à des douleurs continues, à l'ulcération des parties molles, à l'érosion et à la carie des os voisins, à l'infiltration séreuse et à la gangrène des parties où se distribue l'artère affectée.

Si la nature, livrée à elle-même, expose le plus souvent à des dangers aussi terribles, quelquefois aussi elle utilise le désordre, et le fait servir à la curation de la maladie.

C'est ainsi qu'on voit quelquefois des anévrismes énormes guérir par l'obstacle qu'opposent au sang les masses fibrineuses renfermées dans le sac : l'artère se rétrécit au dessus et au dessous de la tumeur, et les artères collatérales, en se dilatant, suppléent par leur anastomose à cette espèce d'intersection existante du canal artériel.

Le traitement de l'anévrisme est interne ou externe.

Le traitement de l'anévrisme est interne ou externe : le 1ᵉʳ consiste dans les saignées réitérées, le repos absolu, la privation des alimens solides, l'usage modéré de l'eau pure ou d'une boisson rafraîchissante, et la tranquillité du moral ; ces moyens ont pour objet d'affaiblir le malade, et de ralentir l'action du cœur ; le 2ᵐᵉ se compose, 1° de l'application de topiques astringens sur la tumeur ; 2° de la compression ; 3° de la ligature ; 4° enfin, de l'amputation.

Application des astringens.

Les *astringens*, tels que l'oxicrat, les poudres de roses de Provins, de tan, etc., concurremment avec le traitement interne, appelé *méthode de Valsalva*, ne peut que ralentir les progrès de l'anévrisme, sans en procurer une guérison parfaite.

La compression :
1° Sur la tumeur ;
2° Au dessus ;

La *compression* s'applique, 1° sur la tumeur même, lorsqu'elle est récente et peu volumineuse ; 2° au dessus, dans la supposition que les branches collatérales ne seront point aplaties par l'effort compressif ; leur intégrité étant une condition essentielle au succès de l'opération ; 3° au-dessous, dans les anévrismes désespérés,

3° Au dessous ;

affectant la sous-clavière ou la fin de l'iliaque externe ;

4° Sur toute l'étendue de l'artère.

4° enfin, sur toute l'étendue de l'artère, afin d'y ralentir le cours du sang, diminuer son choc latéral, et lui faire prendre la route des artères collatérales et de leurs anastomoses.

La ligature ; moyen efficace d'oblitération.

La *ligature* atteint plus sûrement le but que la compression ; elle est, en effet, le procédé par excellence pour obtenir l'oblitération des artères.

Comment on la pratique.

On la pratique le plus généralement au-dessus de la tumeur, et sans toucher à celle-ci, au moyen d'un petit cordon plat de soie ou de lin , ou bien avec des fils cirés, de même nature , selon que l'on veut aplatir l'artère ou bien froncer ses parois : dans le 1er cas, on peut encore placer entre elle et la ligature un petit cylindre de toile ou de sparadrap de diachylon ; dans le 2me, la ligature est tout-à-fait immédiate (1).

Cette opération est si hasardeuse pour les suites , surtout dans les anévrismes des grosses artères , et notamment de celles des membres inférieurs, que la prudence exigerait peut-être qu'on lui préférât souvent l'amputation, ou au moins qu'on ne se décidât à lier les vaisseaux qu'après avoir essayé les moyens précédens, qui, s'ils ne sont point curatifs, sons au moins préparatoires à l'opération.

L'amputation du membre est indiquée quand l'anévrisme existe chez un vieillard , et lorsque surtout l'artère est ossifiée à l'endroit même où il convient d'en faire la ligature, ou bien quand il y a complication d'ankylose, de carie, de gangrène, d'engorgemens profonds des parties molles , etc.

B. L'anévrisme *faux* ou *traumatique* résulte de la plaie des parois artérielles. (Voy., dans la Thérapeutique, à l'article de la *saignée*, ce qui est dit touchant la blessure de l'artère brachiale.)

La section incomplète d'une artère est plus dangereuse que celle qui est complète : dans le 1er cas, les fibres coupées, en se rétractant, agrandissent l'ouverture ; dans le 2me les bouts de l'artère se froncent, en se retirant dans les chairs ; ce qui suffit quelquefois pour suspendre l'hé-

Elle est très-hasardeuse pour les suites.

Cas qui nécessitent l'amputation.

B. Anévrisme faux.

Phénomènes qui résultent de la blessure des artères.

---

(1) Art. *Anévrisme*, du *Dict. de médecine*, par M. le prof. Marjolin.

morrhagie. Ce dernier effet est bien plus certain quand l'artère a subi une sorte d'élongation, ainsi que cela se passe dans les plaies par arrachement.

Deux sortes d'anévrismes faux :

Il y a deux sortes d'anévrismes faux, ainsi qu'on l'a vu précédemment; savoir, le *primitif* ou *diffus*, et le consécutif ou *circonscrit*.

1º Le faux primitif;

Le 1er est très-grave; la blessure de l'artère laisse couler une grande quantité de sang qui se dissémine dans tout le tissu cellulaire du membre; ce dernier devient froid, insensible, livide et comme marbré : la gangrène est imminente.

2º Le faux consécutif;

Le 2me est toujours la suite, soit d'une solution de continuité faite antécédemment à une artère, que la compression n'a que très-imparfaitement oblitérée, soit d'un éraillement ou d'une déchirure partielle des tuniques artérielles, opérés par l'extension subite et forcée d'un membre. Dans ce dernier cas, le sang distille goutte à goutte, et se concrète dans le tissu cellulaire environnant qui lui forme un kyste.

Marche de l'anévrisme faux consécutif.

Les progrès de l'anévrisme faux consécutif sont lents et presque insensibles. Quelquefois la tumeur reste stationnaire pendant un laps de temps très-long; d'autres fois, et à l'occasion de quelque effort brusque ou violent, le sang dérange les caillots d'obturation, rompt le kyste, et se répand dans toute l'étendue du membre.

Traitement.

Les moyens de traitement de l'anévrisme faux sont les mêmes que ceux qui sont conseillés pour l'anévrisme vrai; à la différence, cependant, que celui qui est diffus exige que l'on fasse, sans différer, de larges incisions, afin de mettre l'artère à découvert pour en faire la ligature. S'il y avait menace de gangrène, ou même impossibilité de découvrir le lieu où l'artère est lésée, l'amputation serait l'unique ressource pour sauver la vie au malade.

Par une compression exacte et durable, le repos et le régime, on parviendra à guérir l'anévrisme faux consécutif, ou au moins à suspendre sa marche.

C. L'anévrisme *variqueux* ou par *anastomose* a encore été appelé *varice anévrismale*. Il pourrait être considéré comme une 3me espèce d'anévrisme faux. Il a été observé au pli du bras et aux creux du jarret. (Voy. l'article de la saignée.)

C. Anévrisme variqueux.

On le reconnaît aux circonstances de la blessure qui a précédé, à la dilatation variqueuse de la veine et aux pulsations faibles que cette dernière offre dans tout son trajet, au frémissement du membre, au bruissement qui se fait quelquefois entendre dans le point primitivement affecté, enfin à la diminution ou même à la disparition momentanée de ces phénomènes, si l'on comprime la partie ou si on la tient dans une position élevée.

Signes.

Cette espèce d'anévrisme est peu dangereuse, pourvu que la personne s'assujettisse à porter un bandage légèrement compressif, et qu'elle évite de faire des efforts avec la partie affectée.

Traitement.

§ II. *Varices.*

Les *varices* sont des tumeurs formées par la dilatation des veines, dans lesquelles le sang stagne ou ne chemine plus qu'avec lenteur. Le nom de *phlébectasie* est aussi donné à cette altération. On appelle *varicocèle* les varices du scrotum, et *cirsocèle* celles du cordon spermatique.

Ce qu'on entend par varices.

Toutes les veines sont rigoureusement susceptibles de

Leur siége.

devenir variqueuses; cependant, celles des jambes, des cuisses, de l'anus et des organes génitaux et urinaires y sont les plus sujettes, et parmi les veines des membres, ce sont plutôt les superficielles que les profondes; ce qui dépend, en général, 1° de la difficulté que le sang éprouve à remonter contre son propre poids, ainsi que cela s'observe surtout chez les vieillards et chez les sujets affaiblis; 2° du reflux qu'il éprouve dans la veine cave inférieure; 3° des différens obstacles qu'il peut rencontrer sur son passage, tels que la plénitude de l'utérus, lors de la grossesse, des tumeurs volumineuses développées près du trajet des veines, des jarretières trop serrées au dessous des genoux, etc.

Les hommes dont la profession exige qu'ils se tiennent constamment debout, ceux qui se livrent à des marches forcées, qui ont les jambes pendantes ou exposées au froid et à l'humidité sont, dans l'âge adulte surtout, plus exposés que d'autres à ce genre d'indisposition.

Toutes ces causes, capables de produire des varices, peuvent aussi donner lieu à des ulcères atoniques.

C. Il y a deux degrés de relâchement variqueux : dans le 1er les veines sont rondes et gonflées uniformément; dans le 2me les tumeurs sont rouges, livides et noirâtres, bosselées, avec des resserremens qui correspondent aux valvules. Les parois veineuses conservent quelquefois leur volume naturel; plus ordinairement elles sont amincies; en d'autres cas elles sont épaissies; et presque toujours la longueur des veines s'est accrue dans les flexuosités variqueuses qu'elles forment.

Les varices dont le volume est médiocre ne sont qu'incommodes; mais celles qui deviennent très-grosses, comme cela a lieu aux jambes et aux pieds, produisent un sentiment de gêne et de pesanteur, qui peut aller jusqu'à la douleur et à l'engourdissement. Elles finissent aussi quelquefois par s'ouvrir spontanément, ou bien à l'occasion de quelque choc extérieur : elles verseraient alors beaucoup de sang, si l'on ne s'empressait de l'arrêter. On a observé aussi que le sang était quelquefois concrété dans les tumeurs, d'où naissait une inflammation, suivie d'ulcération atonique avec varices.

Il est rare que l'on s'occupe de guérir radicalement les varices, parce qu'elles constituent plutôt une incommodité qu'une maladie. On s'oppose seulement à leurs progrès par le repos, la saignée, s'il y a lieu, et des topiques astringens. La position horizontale et un appareil compressif sont employés avec avantage contre celles des membres inférieurs.

§ III. *Tumeurs fongueuses sanguines.*

Ces tumeurs appelées encore *variqueuses*, *fungus hematodes*, ont leur siége dans l'épaisseur de la peau, des membranes muqueuses, et dans le tissu cellulaire sous-jacent à ces membranes. On les observe fréquemment au visage, au front, aux paupières, aux lèvres, au nez, etc.

Les vaisseaux capillaires artériels et veineux sont simultanément dilatés par le sang dans beaucoup de ces tumeurs, dont l'organisation a été comparée à celle du tissu de la rate ou du placenta ; cependant, il en est quelques-unes où la dilatation semble porter plus spécialement sur l'un de ces ordres de vaisseaux que sur l'autre, ou, en d'autres termes, quelques-unes des tumeurs fongueuses sanguines sont, selon M. le prof. Roux, plus anévrismatiques que variqueuses, tandis que d'autres sont plus variqueuses qu'anévrismatiques.

Les tumeurs variqueuses sont originelles ou acquises : les 1res sont attribuées, par le vulgaire crédule, aux désirs non satisfaits et aux goûts dépravés que les femmes éprouvent durant leur grossesse ; les 2mes sont déterminées par des coups, des chutes, etc. ; souvent aussi leurs causes sont inconnues.

La peau qui recouvre les 1res est mince, polie et d'une couleur rose ou d'un rouge plus ou moins foncé, selon l'époque de la maladie à laquelle elle participe ; dans les 2mes, le tissu cutané est intact, et les altérations qu'il offre ultérieurement dépendent de la distension que lui fait éprouver l'accroissement prodigieux de la tumeur née au dessous de lui, et qui ne cesse quelquefois pas de faire des progrès (1).

Tantôt ce sont de simples *taches de naissance*, qui sont cependant susceptibles de prendre un accroissement considérable ; tantôt ce sont de véritables tumeurs, dont le volume et la forme sont sujets à beaucoup de variétés.

Les tumeurs variqueuses restent souvent stationnaires dans l'enfance ; elles s'accroissent quelquefois avec beaucoup de rapidité dans un âge plus avancé, et principalement à l'époque de la puberté, surtout chez les personnes du sexe : alors elles jettent de profondes racines dans le tissu cellulaire du voisinage ; l'affection gagne des rameaux et des branches artérielles d'un certain volume, et dont les parois sont criblées d'ouvertures, par lesquelles le sang sourd dans le tissu cellulaire : des battemens isochrones à ceux du pouls s'y font alors sentir. (*Anévrisme* de Pott.)

____

(1) *Traité des maladies chirurgicales*, tom. 2, pag. 259, par M. le prof. Boyer.

La peau, soulevée et amincie, s'ouvre ; le sang s'écoule en bavant, et le malade est menacé de périr d'hémorrhagie.

Lorsque les tumeurs dont il s'agit sont récentes, peu volumineuses, il est possible de les réprimer par une compression permanente; mais, lorsqu'elles ont acquis déjà un certain volume, l'ablation, si toutefois elle est praticable, est le moyen le plus sûr de délivrer le malade de tout danger. On doit même, en certains cas, cautériser, afin de consumer les restes du tissu variqueux, qui auraient échappé à l'action de l'instrument, et qui, par leur présence, pourraient, en se développant, renouveler la tumeur primitive.

Traitement. Compression ; Extirpation complète et cautérisation.

On a aussi proposé de faire la ligature des branches artérielles qui communiquent avec la tumeur, dans le cas où celle-ci, par son étendue ou son siége, ne permettrait pas d'en faire l'extirpation.

En quel cas la ligature des artères a été proposée.

La dilatation *variqueuse* des corps caverneux de la verge et du tissu spongieux de l'urètre, causée par la courbure forcée ou la torsion de cette partie, pendant l'érection, est une affection analogue aux tumeurs variqueuses précédentes. Cette affection se reconnaît à la présence d'une bosselure située sur les côtés ou à la partie inférieure du pénis, que la compression fait disparaître, et que l'érection rend plus saillante : la peau est peu ou point du tout altérée.

État variqueux des parties qui composent la verge. Causes.

Signes.

On conseille l'amputation de la verge toutes les fois que la tumeur s'accroît sensiblement, ou lorsqu'elle s'est ouverte spontanément; seul moyen de prévenir une hémorrhagie, à laquelle le malade succomberait tôt ou tard.

Traitement.

§ IV. *Hémorrhoïdes.*

Des hémor-
rhoïdes.
Trois sortes
d'affections dé-
signées par ce
mot.

Sous le nom d'*hémorrhoïdes*, on confond souvent trois choses bien différentes : 1° l'hémorrhagie par exhalation qui a lieu à la surface libre du rectum ; 2° les varices des veines hémorrhoïdales ; 3° les tumeurs variqueuses qui se forment dans l'épaisseur de la membrane muqueuse de cet intestin, ou dans le tissu cellulaire ambiant.

Causes des
hémorrhoïdes.

Ces trois sortes d'affections peuvent exister isolément ou simultanément. Elles sont familières aux personnes adultes, pléthoriques, et d'un tempérament bilieux ou mélancolique, aux hommes de cabinet, aux femmes enceintes, aux individus qui sont habituellement constipés, et enfin à ceux qui font des excès de liqueurs alkooliques, de café, ou qui abusent des purgatifs drastiques.

Effets.

La présence des tumeurs hémorrhoïdales dans le rectum ou au bord de l'anus est très-gênante ; l'éjection alvine est difficile et très-pénible ; le passage des matières excorie et fait saigner ces tumeurs ; la douleur, l'inflammation et ses suites sont à redouter.

Traitement.

Application
des émolliens,

des anodins

et des sangsues.

On prévient ces accidens par les boissons laxatives, les lavemens simples et les bains de siége ; on calme la douleur en graissant les tumeurs avec l'onguent populéum, ou avec le cérat simple ou opiacé.

Excision des
tumeurs hémor-
rhoïdales.

Lorsque l'irritation est dissipée, on peut appliquer des sangsues pour faciliter le dégorgement ; on expose ensuite la partie à la vapeur de l'eau tiède : les tumeurs s'affaissent et se flétrissent ; si elles restent volumineuses, dures et squirrheuses, on en fait l'excision ; ayant soin, d'après le conseil du père de la médecine, de ne point les enlever toutes, dans la crainte des suites fâcheuses de la suppression brusque d'une maladie ancienne et habituelle.

ART. II. DES TUMEURS SÉREUSES.

Les tumeurs ou collections *séreuses* rentrent dans une classe de maladies désignées par le nom général d'*hydro-pisies*, et dont le symptôme principal consiste dans l'ex-cès de la sérosité qui est infiltrée dans le tissu cellulaire, ou épanchée dans la cavité d'une membrane séreuse.

L'infiltration partielle du tissu cellulaire est appelée *œdème*; celui-ci prend différens noms, selon la partie qu'il affecte : ainsi, au cuir chevelu, on l'appelle *hydrocéphale externe*; à la face, *bouffissure*; au scrotum, *hydrocèle externe* ou *par infiltration*. Quand l'infiltration est géné-rale, elle s'appelle *anasarque* ou *leucophlegmatie*.

L'hydropisie par épanchement reçoit aussi différens noms, eu égard à son siége : ainsi, on appelle *hydrocé-phale interne*, celle de la cavité crânienne; *spina-bifida*, celle du canal vertébral; *hydrothorax*, celle de la poi-trine; *ascite*, celle de l'abdomen.

Il existe encore des hydropisies partielles, telles que l'*hydro-péricarde*, qui a son siége dans le péricarde; l'*hydrocèle par épanchement*, qui existe dans la tunique vaginale du testicule; l'*hydarthrose*, qui est formée par la synovie retenue dans la capsule synoviale des articula-tions; le *ganglion*, qui est dû à un liquide visqueux ana-logue à la synovie, mais dont le siége est dans les cou-lisses des tendons ou à leur voisinage.

Les différentes espéces d'hydropisies qui viennent d'être énumérées sont rarement *essentielles*; presque toujours elles sont *symptomatiques* d'une autre maladie qui les a précédées, laquelle rompt l'équilibre naturel existant, dans l'état de santé, entre l'action des exhalans et celle des absorbans.

Les causes des hydropisies sont externes

ou internes.

Toutes les causes extérieures capables de débiliter le système vivant, comme une atmosphère humide, des alimens malsains, l'excès des boissons alkooliques ou aqueuses, etc., sont capables de produire l'hydropisie. Il en faut dire autant des maladies longues, des engorgemens chroniques des viscères, de la gêne de la circulation par des tumeurs volumineuses placées près des gros vaisseaux, etc.

Le plus grand nombre des hydropisies appartient spécialement à la pathologie interne. Nous traiterons seulement de l'œdème, de l'hydrocèle et de l'hydarthrose, qui se rapprochent le plus par leurs causes, leurs symptômes et leur traitement, des affections chirurgicales.

§ Ier. *OEdème.*

Siége de l'œdème.

Causes.

Signes.

Traitement de l'œdème essentiel ;

L'*œdème* a fréquemment son siége aux paupières, aux bourses et aux jambes.

Il a communément pour causes la faiblesse générale du corps, l'atonie de la partie affectée, la compression exercée par une tumeur, un bandage trop serré, etc.

On distingue l'œdème à une tumeur molle et comme pâteuse, qui cède à la pression des doigts et qui en retient l'empreinte ; la peau est unie, pâle et luisante ; la partie malade est peu ou point du tout douloureuse ; le malade y éprouve un sentiment de pesanteur.

Lorsque l'œdème est *essentiel*, on peut espérer d'en procurer la résolution, 1° en éloignant les causes locales qui l'ont déterminé ; 2° par l'application de compresses imbibées d'une liqueur résolutive ; 3° par une compression légère, que l'on exerce, s'il est possible, sur la partie malade.

L'œdème *symptomatique* d'une autre affection se traite à peu près par les mêmes moyens locaux : sa guérison est d'ailleurs subordonnée à celle de la cause qui l'a déterminé.

Lorsque l'intumescence est considérable, on donne issue à la sérosité par quelques mouchetures faites sur la peau.

§ II. *Hydrocèle.*

L'*hydrocèle* est une tumeur séreuse qui a son siége aux bourses. On en distingue deux espèces ; savoir, l'hydrocèle *externe* ou par *infiltration*, et l'hydrocèle *interne* ou par *épanchement*.

La 1re est tout simplement l'infiltration œdémateuse du tissu cellulaire des bourses, occasionée par le contact continuel des urines chez les enfans, par la faiblesse chez les vieillards, par l'ascite et par les affections organiques de la poitrine et de l'abdomen.

La 2me consiste dans l'accumulation de la sérosité dans la cavité vaginale du testicule, par suite de l'exhalation trop abondante ou du défaut de résorption de ce liquide.

Quelquefois l'hydrocèle interne est *congénitale* ; dans ce cas, elle se montre dès la plus tendre enfance, et résulte du passage facile de la sérosité abdominale à travers l'hiatus qui subsiste encore au col de la tunique vaginale qui est un prolongement du péritoine.

La contusion, le froissement du testicule, une métastase dartreuse, le sarcocèle, sont les causes ordinaires de l'hydrocèle interne accidentelle. Le plus souvent aussi les causes en sont absolument inconnues.

Le fluide s'amasse à la partie inférieure du scrotum ; il

monte au devant du testicule, jusqu'à l'anneau inguinal;
la tumeur est oblongue, plus grosse inférieurement que
supérieurement; elle est mobile, égale, arrondie et indolente; une bougie placée derrière fait voir sa transparence,
lorsque surtout la sérosité est pure et la tunique vaginale
peu épaisse.

Cette réunion de signes ne peut point tromper sur le
diagnostic de cette maladie, qu'un examen trop léger et
l'oubli de prendre les informations nécessaires ont pu
faire confondre quelquefois avec l'hydropisie d'un ancien
sac herniaire, avec le varicocèle, le cirsocèle, le sarcocèle, etc.

L'hydrocèle externe n'exige point d'autres remèdes que
ceux qui ont été conseillés pour l'œdème.

Le traitement de l'hydrocèle interne accidentelle est
palliatif ou curatif : le 1er consiste à évacuer la sérosité,
en donnant un coup de trois-quarts dans la tumeur, et à
répéter cette opération aussi souvent que cette dernière a
pris du volume, et qu'elle cause de la gêne et des tiraille-

mens douloureux dans la partie; le 2me atteint son but en
excitant une inflammation adhésive entre les parois de la
surface libre de la tunique vaginale.

Il y a plusieurs procédés pour obtenir ce dernier effet;
celui de l'injection est le plus en usage : après l'évacuation de la sérosité, comme il a été dit ci-dessus, on pousse,
à l'aide d'une seringue, et par la canule du trois-quarts,
restée en place, un fluide irritant, tel que du vin chaud ou
une légère solution alkaline. Quelques minutes de séjour
de ces fluides dans la tunique vaginale suffisent pour produire l'irritation nécessaire au développement de l'inflammation adhésive.

Quant à l'hydrocèle congénitale, il suffit d'exercer une

compression permanente, pendant quelques mois, sur l'anneau inguinal, à l'aide d'un petit brayer ou d'un bandage de futaine garni d'une pelote, pour obtenir l'occlusion du col de la tunique vaginale, et par là la guérison de la maladie.

§ III. *Hydarthrose.*

L'*hydarthrose* ou hydropisie articulaire résulte de l'exhalation trop abondante de la synovie dans la capsule d'une articulation, ou bien du défaut de résorption de cette humeur.

Cette affection se manifeste, de préférence, dans les jointures qui font beaucoup de mouvement, telles que celles du genou, du pied et du poignet.

Elle a pour cause le séjour dans les lieux froids et humides, les affections rhumatismale et goutteuse, la piqûre d'une articulation, une entorse, l'irritation due à une concrétion articulaire ou à l'exercice forcé d'une articulation.

L'articulation affectée augmente de volume; ses mouvemens sont difficiles ou impossibles; la membrane synoviale, distendue, forme un bourrelet plus ou moins prononcé; on y sent de la fluctuation. Si la maladie existe au genou, la rotule est écartée des condyles du fémur, et la tumeur est plus saillante au dessus qu'au dessous de cet os.

Ces signes, réunis aux circonstances commémoratives, empêchent de confondre l'hydarthrose avec quelques autres maladies des articulations.

On provoque la résorption de la synovie épanchée par des topiques rubéfians, résolutifs, et même par les épi-

guérit l'hydrocèle congéniale.

De l'hydarthrose ou hydropisie des articulations.

Lieux où elle se montre le plus souvent.

Ses causes.

Ses signes,

Son traitement par les topiques

spastiques. On fait des douches excitantes avec les eaux thermales sulfureuses, salines, etc.

Lorsque l'hydarthrose persiste, on donne jour au liquide par un coup de trois-quarts ou par une incision de peu d'étendue. Avant de faire cette opération, on a soin de tirer la peau en dedans ou en dehors, de manière que, revenant sur elle-même après l'évacuation du liquide, son ouverture cesse de correspondre à celle qui a été faite à la synoviale : cette précaution est utile pour que l'air ne pénètre point dans l'articulation malade.

Le *ganglion* est une petite tumeur enkystée, globulaire, indolente et rénitente, qui a son siége dans la gaîne des tendons ou dans le tissu cellulaire environnant. On l'observe assez fréquemment sur le dos de la main, plus rarement aux pieds.

Les causes du ganglion sont ordinairement inconnues; cependant il naît quelquefois à l'occasion d'une distension, d'une contusion, etc. On le fait disparaître par une compression forte et soutenue, ou par l'écrasement subit de la tumeur; d'où résulte la rupture du kiste synovial, l'épanchement du liquide, ensuite sa résorption. S'il résiste, on a recours à l'incision ou à l'extirpation.

ART. III. DE QUELQUES AUTRES TUMEURS FORMÉES PAR DES LIQUIDES SÉCRÉTÉS.

Les larmes, la salive, la bile et l'urine forment des tumeurs en s'arrêtant dans les canaux excréteurs qu'elles parcourent, ou dans les réservoirs qui les contiennent.

§ Ier. *Tumeur lacrymale.*

De la rétention des larmes dans le sac lacrymal naît la tumeur lacrymale.

Ses causes sont l'atonie et le gonflement de la membrane muqueuse des voies lacrymales, ainsi que cela arrive chez les sujets scrophuleux, l'épaississement des mucosités qui les lubrifient, l'étroitesse originelle de la gouttière lacrymale, la compression exercée par une exostose, un polype, sur le sac lacrymal ou le canal nasal, etc.

Cette tumeur est située près l'angle interne de l'œil ; elle est ronde ou oblongue, indolente, plus grosse le matin que le soir, et avec ou sans altération à la peau ; elle s'affaisse par la compression qui fait refluer les larmes, partie par les points lacrymaux, et partie par le canal nasal : ce fluide, altéré par son séjour, est épais et blanchâtre.

Lorsque cette maladie n'est point traitée dès son origine, elle s'accroît insensiblement, et donne naissance à la fistule lacrymale dont elle est, en quelque sorte, la 1re période.

On prévient le séjour des larmes par des injections ou des fumigations médicamenteuses appropriées, ou par l'emploi d'un moyen dilatant. Lorsque la fistule est décidée, on choisit le procédé opératoire qui paraît le plus convenable, soit pour rétablir les voies naturelles, soit pour en établir d'artificielles.

§ II. *Grenouillette* ou *ranule.*

La *grenouillette* consiste dans la dilatation du canal de la glande sous-maxillaire par la salive.

Causes de la tumeur lacrymale.

Signes.

Elle donne naissance à la fistule lacrymale.

Traitement de la tumeur

et de la fistule.

La grenouillette est une tumeur salivaire.

Ses signes.
Ses causes.

Elle se développe au dessous et sur les côtés de la langue, derrière les dents incisives inférieures; elle est plus fréquente chez les enfans que chez les adultes; elle dépend de l'oblitération ou de l'obstruction de l'orifice du canal salivaire, lequel, en se dilatant, peut acquérir un volume considérable, au point de déjeter les dents en avant, et de repousser la langue en arrière; la parole est altérée, la mastication difficile, et la respiration est plus ou moins gênée.

Le kiste de la grenouillette est plus ou moins dense et épais; l'humeur salivaire qu'il contient est visqueuse, grise ou jaunâtre et mêlée quelquefois à une matière comme plâtreuse, ou même à un calcul.

L'indication est d'exciser une partie du kiste ou la presque totalité, s'il est possible; la matière humorale s'échappe. Avec des gargarismes astringens et détersifs, on achève la cure.

§ III. *Tumeur biliaire.*

La tuméfaction des parois du canal cholédoque, l'existence d'un calcul dans son intérieur ou à son orifice, la présence de quelque tumeur dure et volumineuse à son voisinage, empêchent le cours de la bile, et en déterminent la stase dans la vésicule.

La tumeur biliaire fait saillie au niveau des dernières fausses côtes droites; le malade éprouve un sentiment de pesanteur en cet endroit; la jaunisse, la constipation et les dérangemens de la digestion qui surviennent, aident à établir le diagnostic de la maladie.

A une époque plus ou moins éloignée de l'origine de cette affection, la vésicule, très-distendue, irrite la paroi contiguë de l'abdomen, avec laquelle elle contracte adhérence; l'inflammation gagne les parties molles ; un abcès se forme, et le pus , mêlé à une grande quantité de bile , se fait jour à travers la peau. L'écoulement continuel de la bile épuise le malade, qui succombe peu de temps après l'ouverture de l'abcès.

On administre à l'intérieur des purgatifs drastiques , dans l'intention d'exciter une secousse, qui , des intestins se propageant aux voies biliaires, procure l'évacuation de la bile, et peut-être aussi l'expulsion du calcul. Quand la vésicule, très-volumineuse, adhère à la paroi abdominale, on applique des cataplasmes maturatifs ; et lorsque la fluctuation est sensible , on plonge un trois-quarts ou un bistouri étroit dans le centre de la tumeur : s'il se présente des pierres biliaires , on les extrait.

Cette opération n'est point curative ; elle peut tout au plus prolonger pendant quelque temps la vie du malade.

§ IV. *Rétention d'urine* (ischurie).

La *dysurie* ou éjection difficile de l'urine , et la *strangurie* ou émission douloureuse , et qui se fait goutte à goutte, ne sont que des troubles de l'excrétion urinaire, dont l'*ischurie* est la rétention complète.

Les causes de la rétention d'urine sont aussi nombreuses que variées : les unes affectent les propriétés vitales de la vessie, comme l'inflammation et la paralysie , qui est la suite du grand âge , d'une commotion de la moelle de l'épine, ou d'une rétention volontaire et prolongée ; les autres agissent mécaniquement , et de ce nombre sont les hernies de vessie et des autres viscères, la présence d'un polype, d'un caillot de sang plus ou moins concrété ou d'un calcul dans l'intérieur de la vessie, les déplacemens de l'utérus, les tumeurs volumineuses formées dans le bassin, telles que l'exostose du pubis, des matières fécales endurcies et amassées dans le rectum, etc.

2° Sur le col de la vessie :

Outre les causes qui portent leur action à l'intérieur ou à l'extérieur du corps de la vessie, il en est qui ont leur siége soit au col de cet organe, comme les varices des veines dont ce dernier est entouré, le squirre de la

3° Sur le canal de l'urètre.

prostate, etc., soit à l'urètre, telles que l'imperforation du méat urinaire, le rétrécissement du canal ou sa compression par diverses tumeurs, etc.

Phénomènes de la rétention.

La vessie, peu à peu dilatée par l'urine, sort du bassin et vient occuper toute la région hypogastrique; là, elle est placée entre les muscles droits et pyramidaux qu'elle pousse en avant, et le péritoine qu'elle déprime en arrière : la tumeur qu'elle forme est ronde et rénitente;

Signes.

si on la comprime, le malade éprouve une douleur obscure, gravative, qui renouvelle le besoin d'uriner.

Accidens de la rétention prolongée.

Lorsque la maladie est inconnue, ou que le malade reste dans la sécurité, la distension va toujours croissant; le col de la vessie se dilate; l'urine s'arrête dans les uretères, et s'il n'existe aucun obstacle, elle sort alors par l'urètre, comme on le dit, par *regorgement*. D'autres fois, la vessie s'enflamme et s'ulcère; le fluide s'échappe par les crevasses qui se forment à ses parois : le cas est des plus graves quand l'urine tombe dans l'abdomen; si elle prend son cours d'un autre côté, il en résulte des abcès auxquels succèdent des fistules urinaires plus ou moins nombreuses et profondes.

Symptômes de la fièvre urineuse.

De la résorption de l'urine qui est stagnante dans la vessie, résulte l'altération des autres fluides : la sueur du malade exhale une odeur d'ammoniaque; la soif est ardente; la langue et la gorge sont rouges et sèches; le pouls est fréquent : tels sont les principaux symptômes de la *fièvre urineuse*, dont M. le prof. Richerand a tracé les caractères.

Evacuer l'urine et combattre les causes de sa rétention, telles sont les deux indications auxquelles il faut obéir.

Indication :

La 1re est pressante : on y satisfait par le *cathétérisme*, qui est l'opération au moyen de laquelle on introduit une sonde creuse dans la vessie, ou par la *ponction* de cet organe, lorsqu'il y a impossibilité absolue d'y faire pénétrer la sonde.

1º Evacuer l'urine par le cathétérisme ;

La 2me a pour objet de remédier aux différentes causes qui ont produit la rétention : ainsi, on pratique l'opération de la *lithotritie* ou de la *lithotomie*, pour débarrasser la vessie des calculs qu'elle contient ; on oppose les antiphlogistiques à l'inflammation, les excitans à la paralysie de cet organe ; des bougies et des sondes de divers volumes sont employées dans les rétrécissemens de l'urètre, etc.

2º Combattre les causes.

§ V. *Tumeurs enkystées* (loupes).

Les *loupes*, ou *tumeurs enkystées*, sont dues à une collection de matière liquide plus ou moins consistante, renfermée dans un petit sac membraneux appelé *kyste*.

Elles sont formées par une matière liquide renfermée dans un kiste.

Leur siége est dans le tissu cellulaire sous-cutané, intermusculaire, sous-séreux, etc.

Leur siége.

Elles paraissent spontanément, ou bien elles naissent à la suite d'un coup, d'une chute, etc. Leur développement ne se décèle par aucun symptôme apparent ; elles s'accroissent lentement, et acquièrent quelquefois un volume énorme. Leur présence ne cause d'autres accidens que ceux qui peuvent résulter de leur volume et de leur poids.

Leurs causes.
Leurs symptômes.

Accidens qu'elles produisent.

C. Les loupes sont de plusieurs espèces. On les appelle *mélicéris*, quand la matière qu'elles contiennent ressemble à du miel ; *athéromes*, quand elle a la consistance de bouillie ; *stéatomes*, quand elle est analogue à du suif fondu ; et *lipomes*, quand la tumeur est formée par du tissu adipeux ordinaire.

Le kyste des loupes est une production accidentelle qui préexiste toujours, selon Bichat, à la présence de la matière humorale ; sa forme et son épaisseur varient : il est unique dans le mélicéris, où il est mince et lisse, et dans l'athérome, où il est épais et inégal ; il est au contraire divisé en plusieurs loges dans le stéatome et le lipome, où il paraît être formé par l'agrégation d'une multitude de poches particulières.

D. Lorsque les loupes ont un volume médiocre, on en débarrasse le malade par l'instrument tranchant : on incise la peau, puis on dissèque le kyste, que l'on enlève en totalité. Lorsque la tumeur est d'un certain volume, très-adhérente, ou placée près de parties que l'on craint de blesser, on évacue le liquide par une incision, on ébarbe le kyste, après quoi on le bourre de charpie; l'inflammation s'en empare, la suppuration le détruit et l'entraîne au dehors.

Si le kyste était mince, et le liquide peu épais, on pourrait tenter le procédé de l'injection, comme pour l'hydrocèle : la compression exercée à l'extérieur seconderait avantageusement ce moyen. La ligature pourrait être tentée, lorsque la tumeur tient aux parties au moyen d'un pédicule très-étroit.

Les *hydropisies enkystées* ne diffèrent des tumeurs précédentes que par la nature séro-albumineuse du liquide contenu dans le kyste. Elles naissent dans le tissu cellu-

---

Marginal notes:

Il y a plusieurs espèces de loupes :
1° Le mélicéris ;
2° L'athérome ;
3° Le stéatome ;
4° Le lipome.

Différences du kiste.

Traitement :
1° Extirpation du kiste ;
2° Incision du kiste ;

3° On pourrait tenter le procédé de l'injection ;
4° La ligature convient en quelques cas.

Des hydropisies enkistées.
Leur siége.
Elles contiennent quelquefois des hydatides.

laire ou dans la substance même d'un viscère désorganisé.
Des *hydatides* ou *acéphalocystes*, sorte de vers vésiculeux, y nagent quelquefois dans la sérosité.

Lorsque ces tumeurs sont extérieures, on leur applique
les préceptes du traitement qui convient aux tumeurs enkystées; mais, quand elles existent à l'intérieur, leur
diagnostic est aussi embarrassant que leur curation est difficile.

Traitement.

ART. IV. DES HERNIES.

On donne, en général, le nom de *hernie* aux tumeurs
formées par le déplacement de quelques parties molles.

*Acception gé-
nérale du mot
hernie.*

Les parties qui sont susceptibles de se déplacer pour
former hernie, sont les viscères, les membranes et les
muscles.

Le corps charnu des muscles quitte sa place naturelle,
quand l'aponévrose d'enveloppe d'un membre a été divisée
dans quelque point de sa circonférence.

*Parties qui les
forment:*

Certaines membranes, telles que l'iris, la choroïde, la
membrane muqueuse des voies aériennes, digestives, etc.,
se prolongent quelquefois à travers les ouvertures faites
aux autres membranes qui les recouvrent.

*1º Les mus-
cles;*

Ces déplacemens des muscles et des membranes étant,
le plus souvent, consécutifs à d'autres affections, comme
aux plaies, aux ulcères, etc., nous ne croyons point devoir les comprendre dans cet article, spécialement consa-
cré à l'examen des hernies formées par les viscères.

*2º Les mem-
branes;*

Les viscères des trois cavités splanchniques sont les seuls
organes qui forment de véritables hernies, parce qu'ils
peuvent franchir les parois de leur cavité, sans qu'il y ait
aucune solution de continuité préexistante à la peau qui
recouvre ces mêmes parois.

*3º Les viscè-
res : ceux-ci for-
ment de vérita-
bles hernies.*

Division des hernies formées par les viscères.

Ainsi, nous diviserons les hernies, d'après Chaussier, en crâniennes ou encéphaliques, en thoraciques et en abdominales (1).

§ Ier. *Hernies encéphaliques* (encéphalocèles).

Siége de l'encéphalocèle. Parties qui la forment.

La hernie *encéphalique* a son siége à la voûte du crâne. Elle est formée par quelque portion de l'encéphale, revêtue d'un prolongement de l'arachnoïde, de la dure-mère et du tissu fibreux qui ferme les fontanelles chez les enfans.

Elle est propre au fœtus et aux enfans.

Le fœtus et l'enfant naissant offrent cette sorte de hernie, qui fait saillie, soit à travers les fontanelles ou les sutures, soit à travers un trou résultant d'un défaut d'ossification dans quelque endroit de la voûte du crâne. Chez les adultes, elle ne peut avoir lieu qu'après une perte de substance faite aux os du crâne.

Elle est divisée ,
1° En bregmatique ;
2° En occipitale ;
3° En temporale.

Cette hernie est distinguée, eu égard à sa situation, 1° en *bregmatique*, lorsqu'elle occupe le sommet de la tête ; 2° en *occipitale*, lorsqu'elle est située à la partie postérieure du crâne ; 3° en *temporale*, lorsqu'elle a son siége sur les côtés de la tête, dans la région des tempes.

Signes qui la font reconnaître.

La tumeur est molle ; elle offre des pulsations qui correspondent à celles du pouls : par la compression, on peut la faire rentrer dans le crâne ; ce qui permet alors de sentir les bords de l'ouverture qu'elle occupait.

Traitement par la compression et par les toniques.

Lorsque l'encéphalocèle est simple et peu considérable, elle peut être guérie par une douce compression et quelques applications toniques : l'ossification n'étant plus

---

(1) *Table synoptique des hernies*, *d'après la nomenclature méthodique de l'anatomie.*

gênée, les bords osseux se rapprochent et finissent insensiblement par oblitérer l'ouverture qui a livré passage au cerveau.

L'encéphalocèle des adultes est incurable. On conseille au malade d'appliquer, vis-à-vis l'ouverture du crâne, une plaque de cuir, de carton ou de plomb, afin de garantir le cerveau de toute irritation extérieure.

La complication avec l'hydrocéphale est une circonstance fâcheuse, et qui laisse peu d'espérance de guérir le malade.

§ II. *Hernies thoraciques* (hernies intercostales, ou pneumocèles).

Ces hernies sont situées dans quelque endroit des parois antérieures et latérales du thorax, ordinairement dans l'intervalle de deux côtes. Elles sont formées par le poumon, dont une partie, en s'échappant de la cavité pectorale, pousse devant elle la plèvre pour s'en recouvrir.

D'après les observations consignées dans les auteurs, ces hernies ont lieu après une toux violente, ou à la suite de plaies ou d'abcès qui avaient ouvert les parois de la poitrine.

La tumeur augmente de volume pendant l'inspiration, et lorsque le malade tousse ou fait quelque effort ; elle s'affaisse lors de l'expiration, et se laisse aisément effacer par une légère compression : tels sont les signes de cette affection, sur la nature de laquelle il est difficile de se tromper, lorsque surtout les circonstances commémoratives ne sont point ignorées.

Les accidens qui peuvent l'accompagner sont la douleur, la difficulté de respirer, l'inflammation des parties voisines et la suppuration.

Le moyen de prévenir ces accidens, ou de les faire cesser, est d'obliger le malade à porter habituellement un bandage compressif, garni d'une pelote dont le volume sera relatif au diamètre présumé de l'ouverture herniaire.

§ III. *Hernies abdominales* (hernies proprement dites, ou descentes).

Les hernies de l'abdomen sont plus fréquentes et plus nombreuses que celles des deux cavités précédentes réunies.

Les différences de ces hernies se tirent, 1° de la région qu'elles occupent; 2° de l'ouverture naturelle qui a livré passage aux organes, ou près de laquelle ces derniers paraissent; 3° des parties contenues dans la tumeur herniaire; 4° des différentes circonstances qui accompagnent la maladie.

Lorsqu'elles existent à la paroi supérieure de l'abdomen, formée par le diaphragme, elles s'appellent *diaphragmatiques*; celles qui sont situées à la paroi inférieure où répond le périnée, prennent le nom de *périnéales*; celles qui occupent les parois antérieures et latérales sont dites *ventrales*, *anomales*, etc.; enfin, celles que l'on rencontre en arrière, dans la région des lombes, sont appelées *lombaires*. Chez la femme, les hernies qui font saillie dans le vagin ont reçu le nom de *vaginales* ou *élytrocèles*.

Lorsque la tumeur herniaire occupe l'ombilic ou son voisinage, elle prend le nom de hernie *ombilicale* ou *exomphale*.

elle est susceptible.

Moyen de les prévenir.

Emploi d'un bandage à pelote.

Les hernies abdominales sont les plus fréquentes.

Différences de ces hernies

Eu égard,
1.° A la région qu'elles occupent : elles sont diaphragmatiques,
périnéales,

ventrales ou anomales
et lombaires.

2.° A l'ouverture qui a livré passage aux parties : hernie ombilicale, in-

La hernie qui se manifeste vis-à-vis le pubis s'appelle *inguinale*, parce que les parties se sont échappées par le canal inguinal et l'anneau du même nom, et selon qu'elles ont suivi ou non le canal dont il s'agit, elles sont inguinales *interne* ou *externe* : si la tumeur est petite, on l'appelle *bubonocèle*, ou hernie *incomplète* ; lorsqu'elle descend jusque dans le scrotum chez l'homme, ou dans les grandes lèvres chez la femme, elle est dite *complète* ; celle des hommes a aussi reçu les noms d'*oschéocèle* et *scrotale*.

Celle qui paraît au milieu du pli de l'aine, le long des vaisseaux cruraux, a reçu le nom de *crurale* ou *mérocèle*, parce que les parties sont sorties par l'arcade crurale.

Lorsqu'elle se montre au-dessous du pubis, entre le périnée et la cuisse, on lui donne le nom de hernie *ovalaire*, parce que les organes ont passé par la sinuosité oblique du trou ovalaire.

Enfin, quand la hernie existe en arrière, au pli de la fesse, elle est appelée *ischiatique*, parce qu'elle s'est formée par la grande échancrure ischiatique : cette espèce de hernie n'a encore été observée que chez la femme.

Les parties qui forment le plus ordinairement les hernies sont l'épiploon, les intestins iléon, jéjunum et colon, et le mésentère, qui sont comme flottans dans la cavité abdominale. L'estomac, le cœcum, la vessie, la matrice et ses annexes, le foie et la rate se déplacent rarement. Le duodénum ne peut s'éloigner de sa situation naturelle que quand il est entraîné par l'estomac. Enfin, le pancréas, les reins et le rectum sont soustraits par la profondeur de leur situation, aux différentes causes qui tendent à déplacer les autres organes.

Appendices graisseuses et intestinales.

Il est bien rare dé rencontrer dans les hernies quelqu'une de ces *appendices graisseuses* annexées au colon, et de ces *appendices intestinales* qui, par une conformation extraordinaire, chez quelques individus, tiennent à l'iléon ou au jéjunum.

Autres noms donnés aux hernies.

On appelle *entérocèle*, la hernie formée par l'intestin; *épiplocèle*, celle qui est due à l'épiploon, et *entéro-épiplocèle*, celle qui est composée de l'intestin et de l'épiploon réunis. Lorsque ces hernies existent à l'ombilic, on les désigne sous les noms d'*entéromphale*, d'*épiplomphale* et d'*entéro-épiplomphale*.

Autres diffé rences des hernies. &

Indépendamment de toutes les différences qui précèdent, on a encore distingué les hernies en *récentes* ou *anciennes*, *simples*, *composées* ou *compliquées*, *congénitales* ou *accidentelles*, *réductibles* ou *irréductibles*, *étranglées*, etc.

Causes des hernies. Comment elles agissent.

Toutes les causes des hernies agissent, soit en affaiblissant la résistance des parois de l'abdomen, soit en augmentant la force d'expansion ou de pression des viscères de cette cavité.

Causes prédisposantes.

Les causes prédisposantes des hernies sont la faiblesse originelle ou accidentelle des muscles et des aponévroses du ventre, les dimensions trop grandes des ouvertures dont il a été parlé précédemment, la grossesse, l'hydropisie et l'excès d'embonpoint. Les enfans, les vieillards, les cavaliers, les joueurs d'instrumens à vent, les danseurs, les lutteurs, les porte-faix, etc., sont aussi très-sujets à cette maladie.

Causes déterminantes.

Les causes déterminantes sont les fortes pressions extérieures exercées sur le ventre, les coups, les chutes, la toux, les cris continuels, les secousses violentes du corps; les efforts considérables pour vaincre une résistance et soulever un fardeau, ceux qui se passent dans le vomissement, l'accouchement, une constipation opiniâtre, etc.

Les tumeurs herniaires se composent de parties contenantes et de parties contenues : les 1res comprennent le sac herniaire qui est en dedans, et la peau qui est en dehors ; les 2mes sont les différens organes qui ont été énumérés ci-dessus.

Le *sac herniaire* est dû au péritoine, que poussent devant eux les organes en se déplaçant.

Lorsque la hernie est d'un certain volume, on distingue à ce prolongement sacciforme un *col* qui répond à l'ouverture abdominale, et un *corps* qui en est plus ou moins éloigné. Le sac manque dans les hernies de la vessie et du cœcum, quand ces organes se présentent à l'ouverture qui doit leur donner issue, par cette partie de leur surface externe qui n'est point recouverte du péritoine. Les hernies qui arrivent à la suite d'une plaie pénétrante de l'abdomen, ou d'un coup violent qui a rompu le péritoine, sont également privées de sac herniaire. Le tunique vaginale du testicule le représente dans les hernies congénitales.

Le sac herniaire présente une foule de variétés relativement à sa forme, à son volume et à l'épaisseur de ses parois.

Entre la peau et le sac, dans les hernies inguinales, sont plusieurs couches, plus ou moins distinctes, formées par le tissu cellulaire du dartos, le muscle crémaster et les expansions fibro-celluleuses provenant des aponévroses abdominales.

Une enveloppe fibreuse, intermédiaire à la peau et au sac péritonéal, existe quelquefois dans les hernies ventrales : elle est formée par l'extension des aponévroses des muscles larges de l'abdomen.

Des parties qui composent les hernies.

Du sac herniaire.

Son col et son corps.

Il manque dans quelques hernies.

Ses variétés.

Enveloppes des hernies inguinales

et des hernies ventrales.

Distinctions
des hernies en
simples,
composées
et compli-
quées.

Lorsqu'un seul organe est renfermé dans le sac, la hernie est *simple*; elle est *composée*, s'il y en a plusieurs de réunis; l'état composé le plus ordinaire des hernies est celui qui dépend de la réunion de l'épiploon avec les intestins; enfin, la hernie est *compliquée*, lorsqu'il s'y manifeste quelque accident particulier.

Des signes
communs à tou-
tes les hernies.

Les signes des hernies sont la présence d'une tumeur vis-à-vis une des ouvertures naturelles du ventre, ou dans quelque autre point de son étendue; son apparition plus ou moins prompte à la suite de quelque effort; les coliques vagues que le malade éprouve dans l'abdomen, et qui se font ressentir aussi dans la tumeur; les changemens qui arrivent à celle-ci dans les différentes positions que prend le corps, etc. : tels sont les signes communs à toutes les hernies. Mais ce qu'il est important de connaître, c'est leur simplicité, leur composition et leur complication.

Signes parti-
culiers de la
hernie.

La hernie *simple*, récente, forme une tumeur circonscrite, molle, sans douleur ni inflammation, et qui disparaît quand le malade est couché, ou lorsqu'on la comprime pour la faire rentrer dans l'abdomen. Si l'on applique le doigt sur l'ouverture herniaire, et lorsque les parties sont réduites, on sent l'impulsion qui leur est communiquée par la toux ou les efforts du malade, et la tendance qu'elles ont à s'échapper de nouveau.

Signes propres
à chaque espèce
de hernie :

Chaque espèce de hernie a des caractères propres, lesquels sont relatifs, 1° à sa situation; 2° au viscère déplacé.

1° A l'enté-
rocèle ;

Ainsi, la tumeur qui est ronde, molle, accompagnée de coliques, quelquefois de vomissemens, et qui rentre en bloc, promptement et avec un certain bruit appelé *gargouillement*, est une entérocèle.

2° A l'épiplo-
cèle ;

L'inégalité de la tumeur, sa mollesse et son indolence

prouvent, avec la difficulté de la réduction, que c'est une épiplocèle.

L'accroissement sensible d'une hernie située à la partie inférieure dn ventre, la fluctuation d'un liquide, et l'altération de l'excrétion urinaire, font connaître qu'elle est due à la vessie, etc., etc. 3° Au cisto-cèle.

Dans les hernies *composées*, plusieurs des signes précédens se réunissent : il est facile de les distinguer, en faisant une exploration attentive de la maladie. Signes des hernies composées.

Les hernies simples ou composées sont réductibles quand elles sont récentes, libres et peu volumineuses. Les hernies simples sont réductibles.

Les indications qu'elles présentent, lorsqu'aucun accident ne les accompagne, sont, 1° de les réduire; 2° de les maintenir réduites. Indications des hernies simples :

La *réduction* s'obtient par la situation et le taxis. 1° La réduction : elle s'obtient par la situation

La *situation* que l'on fait prendre au malade est la même que celle qui a été indiquée à l'occasion des plaies pénétrantes de l'abdomen ; elle en diffère seulement par un peu plus d'élévation que l'on donne au bassin, de telle sorte que la cavité abdominale devienne la partie la plus déclive du tronc.

Le *taxis* s'exécute de la manière qui suit : une des mains investit la tumeur par tous les points de sa base, et la repousse mollement, en suivant la direction de l'axe de l'ouverture qui a donné passage aux parties ; tandis qu'avec l'autre main, placée près de cette ouverture, on retient tout ce que la première a fait rentrer dans l'abdomen. et le taxis.

Si la hernie est d'un volume considérable, on la presse afin de l'allonger, de répartir également les matières contenues dans l'intestin et de les faire refluer en partie, s'il se peut, dans l'abdomen ; après quoi, un aide embrasse la tumeur et la comprime, pendant que le chirurgien, qui Modification dans les hernies volumineuses.

dirige les manœuvres, coopère à la rentrée des parties par de douces pressions exercées avec ses doigts, près de l'ouverture, et s'oppose au retour de celles qui ont déjà été réduites.

2º La conten-
tion : elle s'ob-
tient par l'ap-
plication du spi-
ca de l'aine,

La *contention* des hernies s'obtient par l'application d'un bandage compressif et d'une solidité suffisante pour retenir les organes qui tendent toujours à s'échapper. Le *spica de l'aine* n'est utile que pour le moment, et jusqu'à ce que l'on se soit procuré un brayer; le *bandage de futaine* ne peut convenir qu'aux enfans; il est assez fort pour s'opposer à la sortie des parties; enfin, le *brayer* est le bandage le plus convenable pour les adultes, et celui dont on conseille journellement l'usage.

du bandage
de futaine ,

ou du brayer.

Force du res-
sort du brayer.

La force élastique du ressort d'acier qui entre dans la composition du brayer, sera relative à l'âge, à la constitution du sujet, au genre d'exercice auquel il se livre, au volume de la hernie réduite, et aux organes qui la forment.

Forme et con-
sistance de sa
pelote.

Le volume, la forme et la consistance de la pelote seront en rapport avec les dimensions de l'ouverture herniaire, et avec l'espèce de partie qui fait hernie.

Comment on
s'assure qu'il est
bien appliqué.

Le brayer est bien appliqué, et il est d'une force suffisante, si les parties restent exactement réduites lorsque la personne se tient debout, et lorsqu'elle tousse ou s'incline en différens sens.

Cure radicale
des hernies.
Comment on
l'obtient.

On peut espérer la guérison radicale d'une hernie chez un sujet jeune, et qui a le soin de ne jamais quitter son bandage. Ambr. Paré nous en a conservé un exemple. Les bords de l'ouverture herniaire se rapprochent; le tissu cellulaire se condense au niveau de cette dernière, qu'il oblitère en plus ou moins grande partie.

Hernies com-
pliquées:

Les circonstances qui rendent une hernie *compliquée*

et irréductible, sont les adhérences, le volume, l'ancienneté et l'étranglement.

Les *adhérences* variées que les parties contractent
entre elles et avec le sac, rendent le diagnostic de la hernie
souvent très-obscur, et la réduction presque toujours impossible : il serait même souvent dangereux de tenter cette
dernière.

*1° D'adhé-
rences;*

Le *volume* excessif de la hernie dépend ou de la quantité de parties descendues dans le sac, ou de la turgescence graisseuse du mésentère et de l'épiploon, ou enfin
des altérations qui se développent dans la tumeur, telles
que l'hydropisie du sac ou l'état squirreux de ses parois
ou du tissu cellulaire qui l'entoure, etc.

*2° De volume
excessif;*

L'*ancienneté* d'une hernie non réduite habitue les viscères déplacés dans leur situation contre nature ; leur absence a permis à ceux qui sont restés dans l'abdomen, de
s'étendre et de prendre plus de volume ; en sorte que
ceux-ci se trouveraient mal du retour subit de ceux-là,
qui ont perdu, comme on le dit, leur *droit de domicile*
dans la cavité abdominale.

*3° D'ancien-
neté.*

Les personnes qui portent des hernies anciennes et volumineuses sont fréquemment tourmentées par des *coliques;* elles deviennent moroses, irascibles, *hargneuses,*
selon l'expression d'Ambr. Paré.

*Des coliques
dans les her-
nies.*

On combat les hernies volumineuses et anciennes par le
repos et la position demi-fléchie du tronc ; on fait prendre
au malade des laxatifs et même des purgatifs doux. On
répète de temps en temps les manœuvres du taxis, et dans
les intervalles on applique un appareil compressif sur la
tumeur.

*Traitement des
hernies volumi-
neuses et an-
ciennes.*

L'*étranglement* est la constriction plus ou moins forte
et persévérante qu'éprouvent les parties herniées.

*4° D'étran-
glement.*

Cet accident arrive toutes les fois qu'il y a une disproportion réelle entre le volume des parties déplacées et le diamètre des ouvertures dans lesquelles ces dernières sont engagées.

Le siége de l'étranglement est tantôt à l'ouverture abdominale, et tantôt au collet du sac herniaire, qui est susceptible de s'épaissir et d'acquérir une densité presque cartilagineuse, notamment chez ceux qui portent un bandage depuis long-temps (1). Il peut exister aussi dans ces deux parties à la fois, ou même dans la cavité du corps du sac, soit qu'il dépende des altérations de forme et de structure des parois de ce dernier, soit qu'il résulte des affections que peuvent contracter les organes qui y sont renfermés, ainsi qu'on le verra plus avant.

L'étranglement se montre primitivement sous deux états particuliers : 1° avec inflammation; 2° avec engouement de matières.

L'étranglement *inflammatoire* ou *aigu* est fréquent dans les hernies récentes, chez les sujets jeunes, vigoureux et adonnés à de grands exercices, enfin, chez ceux qui ne portent point habituellement de bandage, ou qui n'en portent qu'un très-mauvais : dans ce dernier cas, les parties se précipitent, à l'occasion de quelque effort, d'une toux ou d'un vomissement violent, par l'ouverture, dont

elles écartent les bords ; ceux-ci, par leur élasticité, reviennent aussitôt à leur place, et étreignent les organes qui sont engagés dans celle-là.

Les signes de cette espèce d'étranglement sont la rou-

---

(1) *Traité des hernies*. par Lawrence, trad. de l'anglais par MM. Béclard et J. Cloquet.

geur, la sensibilité et la rénitence de la tumeur, la con—
stipation, le hoquet, les nausées et les vomissemens de
matières bilieuses et stercorales, la petitesse et la fréquence
du pouls.

La jeunesse du malade et la vigueur de sa constitution
accélèrent le développement de l'inflammation, qui, de
l'intestin (*entérite*) ou de l'épiploon se propage au péritoine (*péritonite*), et se termine promptement par la
gangrène : alors, l'intestin se crève et laisse tomber dans
le sac les matières stercorales ; la gangrène humide gagne
les tissus voisins, et la pourriture ne tarde pas à la suivre.

On prévient et l'on combat les accidens de l'étranglement inflammatoire par les cataplasmes émolliens et anodins, les bains, les fomentations émollientes sur le ventre, les saignées plus ou moins copieuses ; et on exerce le
taxis avec beaucoup de ménagement.

Lorsqu'on ne retire aucun effet avantageux de l'emploi
de ces moyens, il faut, sans délai, mettre les parties à
découvert par l'instrument, à l'effet de reconnaître et
détruire la cause de l'étranglement. Cette opération, qui
est des plus difficultueuses, ne doit point être différée
sans de puissantes raisons : mieux vaut la faire de trop
bonne heure que trop tard.

Le *débridement* étant opéré, on règle sa conduite sur
l'état des parties : leur volume excessif, des adhérences
solides et immédiates entre elles, etc., s'opposent à toute
tentative de réduction. Dans ces circonstances, la tumeur
est pansée mollement, des émolliens y sont appliqués, et
le malade est soumis à un traitement antiphlogistique rigoureux. La gangrène serait décidée, que l'art offre encore d'utiles secours au malade. (Voy. p. 357 et suiv.).

L'étranglement par *engouement*, ou étranglement

tranglement in-
flammatoire.

Marche et ter-
minaison   par
gangrène.

Traitement lo-
cal et général.

A quelle épo-
que l'opération
doit être faite.

Conduite ul-
térieure de l'o-
pérateur.

2° L'étrangle-

ment par en-
gouement.
Causes.

chronique, est ordinaire aux hernies anciennes et non réduites; il est causé, 1° par l'accumulation des matières,
que les intestins, réduits à leur seule contraction, ne
chassent plus que lentement et avec difficulté; 2° par
des gaz raréfiés qu'incarcèrent des matières endurcies;
3° par des pelotons de vers lombrics ou par des corps
étrangers venus du dehors, tels que de petits os, des
noyaux, etc., qui se sont arrêtés dans la portion intestinale déplacée; 4° par la torsion des parties herniées, ou
par des brides ou des adhérences vicieuses formées dans
l'intérieur du sac, etc.

Dans quels
cas il arrive.
Ses symptô-
mes.
Sa marche.

Cet étranglement s'offre fréquemment chez les vieillards
dont la hernie est mal contenue. Moins rapide dans sa
marche que l'étranglement inflammatoire, il se manifeste
à peu près par les mêmes symptômes, et se termine ordinairement de la même manière.

Son traite-
ment.

On applique sur la tumeur des topiques excitans, tels
que des compresses imbibées de vin aromatique, d'eau-
de-vie ou d'éther; on administre un purgatif composé
avec le séné et le sulfate de soude. Les manœuvres du
taxis seront répétées souvent et dans toutes les directions
possibles. Lorsque tous ces moyens restent sans effet, et
que le malade se refuse à l'opération, on peut avoir recours à des moyens extraordinaires, tels que la situation

Moyens extra-
ordinaires à em-
ployer.

renversée du tronc, l'application de la glace pilée, les
affusions d'eau froide, etc., sur la tumeur.

Il est avanta-
geux que les ma-
tières repren-
nent leur cours.

Il est toujours avantageux, après la réduction d'une
hernie étranglée, que les matières reprennent leur cours:
les selles annoncent que l'obstacle est levé, et que les intestins ont recouvré leur contractilité. On administre des
lavemens émolliens, un minoratif, dans la vue de provoquer les évacuations.

Malgré la réussite apparente du taxis ou de l'opération, on voit quelquefois les accidens continuer, et le malade périr peu de jours après. Cette issue funeste dépend de la persistance de l'inflammation ou de son augmentation, d'une position contre nature prise par l'intestin rentré, d'un étranglement intérieur que ni le doigt ni l'instrument de l'opérateur n'ont pu atteindre, ou enfin de ce que quelques escarres gangréneuses, non aperçues et détachées, ont permis l'effusion des excrémens dans l'abdomen.

Issue funeste après la taxis ou après l'opération. Causes.

ART. V. DE L'ENTORSE, DU DIASTASIS ET DES LUXATIONS.

L'*entorse*, le *diastasis* et la *luxation* sont trois sortes de lésions des articulations mobiles, et qui ne diffèrent que par le degré du déplacement des os.

Lésions mécaniques des articulations mobiles :

I° L'*entorse* consiste dans une forte distension éprouvée par une articulation, dont les os ont été violemment poussés en sens contraire.

1° L'entorse ;

Le déchirement partiel des ligamens, le froissement des cartilages diarthrodiaux et de la synoviale qui les revêt, sont des effets de l'entorse qui entraînent quelquefois des accidens inflammatoires très-graves.

Ses effets.

Cette lésion est assez fréquente à l'articulation du pied avec la jambe, et à celle de la main avec l'avant-bras : elle résulte, pour la 1re, d'un faux pas, d'une chute, le pied étant plus ou moins incliné en dedans ou en dehors ; et, pour la 2me, d'un mouvement forcé ou d'une chute sur le poignet, celui-ci étant dans une fausse position.

Articulations où elle arrive fréquemment. Causes de l'entorse du pied

et de celle du poignet.

A l'instant même où l'entorse est produite, on fait plonger la partie dans l'eau froide, l'oxicrat ou tout autre répercussif liquide, et on l'y laisse pendant quelques

Traitement.

heures, ayant soin de renouveler le liquide aussitôt qu'il paraît s'échauffer. La compression est aussi recommandée. Lorsque les symptômes inflammatoires se développent, on a recours aux émolliens, aux anodins et même à la saignée, s'il est nécessaire.

II° Le *diastasis* est une disjonction légère de deux os étroitement unis soit par ginglyme latéral, comme ceux de l'avant-bras, soit par arthrodie, comme les deux os de la jambe dans leur partie supérieure.

Certains os articulés par amphiarthrose, tels que ceux du bassin ; d'autres, unis par synarthrose, comme les os de la voûte du crâne, les dents, etc., offrent aussi des exemples d'écartement qui simule le diastasis.

Le diastasis peut dépendre d'une cause interne ; le plus souvent il est dû à des coups, des chutes, des mouvemens forcés, etc.

Il se reconnaît à la mobilité des os disjoints et à l'écartement plus ou moins grand qui existe entre eux, à la difficulté de faire agir la partie et à la douleur qui résulte de ses mouvemens.

On rapproche les os, en les pressant doucement l'un contre l'autre, et on les maintient en contact au moyen d'un appareil compressif construit d'après la disposition de la partie malade.

III° La *luxation* est le déplacement qu'éprouvent les os articulés par diarthrose, et d'où résultent de nouveaux rapports entre leurs extrémités et les parties qui les entourent.

Parmi les causes prédisposantes des luxations, les unes dépendent de certaines dispositions anatomiques des articulations, les autres de l'altération des parties articulaires ou de celles qui les environnent.

De tous les os susceptibles de se luxer, aucun n'y est plus sujet que l'humérus dans son articulation supérieure, parce que la tête de cet os est reçue dans une cavité superficielle ou *glénoïde*, et que sa capsule fibreuse, très-extensible, ne met pour ainsi dire point de bornes à ses mouvemens : aussi les luxations du bras sont-elles plus fréquentes que celles de tous les autres os réunis.

Il n'en est pas de même du fémur, dont l'articulation avec les os des îles doit sa solidité non-seulement à la profondeur de la cavité *cotyloïde*, mais encore à la résistance ferme de la capsule fibreuse et du ligament interne de l'articulation : de là la rareté des luxations de cet os, comparativement à celles de l'humérus.

Dans les articulations par ginglyme, telles que celles de l'avant-bras, de la jambe, etc., les extrémités correspondantes des os se reçoivent mutuellement ; des ligamens très-forts, placés sur les côtés de l'articulation, s'opposent aux déplacemens latéraux ; aussi leurs luxations, quoique très-difficiles en général, sont-elles encore plus faciles vers les côtés par où s'exécutent la flexion et l'extension du membre.

Le relâchement des ligamens, la paralysie des muscles, l'hydarthrose, le gonflement des cartilages, l'érosion des ligamens et la carie des extrémités articulaires doivent être regardés, moins comme des causes de luxation, que comme des maladies essentielles, et qui méritent une attention spéciale.

Les causes déterminantes des luxations sont les efforts violens faits avec les membres, ou ceux qui sont exercés sur eux, les coups, les chutes et la contraction spasmodique des muscles, concurremment avec les autres causes.

Pour qu'une luxation s'effectue, il faut que l'os soit

surpris dans l'instant où l'axe de son corps ou de son extrémité se trouve dans une direction plus ou moins oblique à la surface avec laquelle il s'articule, ou bien qu'il y
soit poussé préalablement par la cause même qui doit le
luxer; autrement le déplacement ne pourrait avoir lieu;
par exemple, lorsque le bras est pendant sur les côtés du
corps, ou lorsque la cuisse est rapprochée de celle du
côté opposé, la tête de l'humérus ou celle du fémur correspond d'une manière directe à la cavité qui la reçoit;
elle ne peut point s'en échapper, quel que soit l'effort des
muscles qui agissent sur elle; mais, que le bras ou la cuisse
soient écartés de cette position, alors la résistance du sol,
jointe au poids du corps et à l'action soudaine des muscles, force l'extrémité de l'os à sortir de son articulation
par le côté qu'elle regarde, et la luxation s'opère.

Du sens sui-
vant lequel les
os se luxent:
1° Dans les ar-
ticulations orbi-
culaires.

Le sens suivant lequel les os se déplacent est très-variable dans les articulations orbiculaires: ils peuvent, en
effet, s'échapper par tous les points de la circonférence
de la cavité, et donner lieu, conséquemment, à des luxations *en haut, en bas, en avant, en arrière, en dedans
et en dehors* (1).

Dispositions
naturelles qui
favorisent la lu-
xation par tel
ou tel côté.

Cependant, il est des dispositions naturelles qui rendent le déplacement plus facile en tel ou tel sens; par
exemple, la tête du fémur sortira plus aisément de la
cavité cotyloïde par les points où celle-ci offre des échancrures; la tête de l'humérus, attirée vers le creux de l'ais-

---

(1) Cette manière de distinguer les luxations jette souvent de la confusion dans les idées des commençans; peut-être serait-il plus avantageux de
les désigner, ainsi que l'a proposé M. le prof. Roux, par le nom de la
surface sur laquelle l'os s'est placé accidentellement.

selle par des muscles très-forts, se luxera d'autant mieux encore de ce côté, que la capsule fibreuse y offre peu de résistance, etc.

Dans les ginglymes, le déplacement ne peut avoir lieu qu'aux extrémités des diamètres antéro - postérieur et transversal de l'articulation ; par exemple, l'avant-bras, la jambe, le pied, etc., ne se luxent qu'en avant, en arrière, ou sur les côtés.

2° Dans les ginglymes, il n'a guère lieu qu'en deux sens opposés.

Relativement à l'étendue du déplacement, les luxations sont *complètes* ou *incomplètes*, suivant que les extrémités des os se sont tout-à-fait abandonnées, ou qu'elles se touchent encore par quelques points de leur surface.

Différences relatives à l'étendue du déplacement.

Dans les articulations orbiculaires, comme celles de l'humérus et du fémur, la convexité et le poli de la tête de ces os ne leur permettant point de rester sur le rebord de la cavité, cette tête glisse presque aussitôt, soit pour revenir à sa place naturelle, soit pour tomber en dehors et former une luxation complète.

Luxations complètes dans les énarthroses;

Il n'en est pas de même dans les ginglymes, tel qu'à l'articulation du bras avec l'avant-bras, de la cuisse avec la jambe, etc. : la grande étendue des surfaces par lesquelles les os se correspondent, les saillies et les enfoncemens alternatifs des extrémités articulaires, la force des ligamens, etc., ne permettent guère que des luxations incomplètes.

incomplètes dans les ginglymes.

Les luxations *simples* s'accompagnent du froissement plus ou moins grand des cartilages diarthrodiaux et de la synoviale qui les revêt, de la distension ou du déchirement des ligamens, du tiraillement des muscles et de la contusion ou de la compression des parties sur lesquelles porte l'extrémité de l'os luxé.

Différences eu égard à la simplicité et à la complication.

Les luxations *compliquées* sont celles qui sont accom

Luxations compliquées.

pagnées de plaie, de fracture, de paralysie, d'œdème, d'ecchymose, d'emphysème, etc.

Les signes des luxations sont *rationnels* ou *sensibles* : les 1ers se tirent des circonstances qui ont précédé l'accident, tels qu'une chute, un effort, un coup, etc., de la douleur et de l'impuissance de faire agir la partie ; les 2mes résultent de l'exploration du membre dont la forme, la longueur et la direction sont plus ou moins changées.

Pour reconnaître ces dernières altérations, il est nécessaire d'avoir des notions précises sur la configuration des parties articulaires et des apophyses qui les avoisinent, et sur la forme et la direction des muscles couchés sur l'articulation ou placés près d'elle.

Le pronostic des luxations est relatif à l'espèce d'articulation où elles arrivent, et aux différentes circonstances qui les accompagnent : ainsi, les luxations des articulations orbiculaires sont moins fâcheuses que celles des articulations ginglymoïdales ; les luxations simples, récentes et par causes externes, sont moins fâcheuses que celles qui sont compliquées, anciennes et dues à des causes internes, etc.

Les indications que présentent les luxations sont, en général, les mêmes que celles de toutes les maladies par déplacement : elles consistent, en effet, à réduire les os déplacés et à les maintenir réduits, puis à combattre les complications, s'il en existe, et à prévenir celles qui pourraient arriver.

Les efforts de réduction, faits d'après les règles tracées à l'article des fractures, doivent être gradués, selon le degré de résistance que l'on éprouve. Il est de précepte de ne point agir par secousses, dans la crainte d'irriter les muscles et de provoquer une contraction permanente,

que l'on ne pourrait vaincre qu'avec les plus grandes
difficultés.

Il arrive quelquefois que, malgré l'emploi le mieux
combiné des forces propres à faire l'extension et la contre-extension, l'on ne peut venir à bout de réduire les
luxations; dans ce cas, on varie la position du malade,
on fatigue les muscles par des tentatives réitérées, et l'on
fait l'extension dans plusieurs directions. Si ces procédés
ne réussissent pas, on fait une ou deux saignées, on
plonge le malade dans un bain. On pourrait administrer
avec avantage une petite dose d'opium. L'ivresse a paru
aussi à quelques auteurs un état favorable pour réduire
les luxations les plus rebelles.

Ce qu'il y a à faire quand les tentatives de réduction ne réussissent pas.

La *coaptation* est moins utile pour la réduction des
luxations que pour celle des fractures; il suffit, en effet,
d'avoir ramené l'extrémité de l'os au niveau de sa cavité,
pour que l'action musculaire la rétablisse subitement
dans sa situation naturelle. Ce précepte souffre cependant une exception pour la luxation des os articulés par
ginglyme; dans ce cas, la contraction des muscles serait
insuffisante pour remettre les os dans leur place, si les
mains du chirurgien ne les y poussaient pas.

En quels cas le coaptation est inutile.

La réduction est faite lorsque la plupart des signes
sensibles énoncés précédemment disparaissent; la douleur diminue, et le malade peut exécuter quelques mouvemens avec le membre. Un bruit plus ou moins sensible se fait quelquefois entendre dans les articulations
énarthrodiales, lorsque la tête de l'os rentre dans sa cavité.

Signes que la réduction est faite.

Le membre sera fixé, pendant quelques jours, à l'aide
d'un bandage contentif. On ne commencera à s'en servir
que quand l'on présumera que l'altération locale est

Traitement consécutif.

tout-à-fait dissipée, et que les complications ont cédé à l'usage des remèdes convenables.

Causes de l'irréductibilité d'une luxation. Quoiqu'il soit difficile de fixer l'époque où une luxation cesse d'être réductible, toujours est-il que quand le temps qui s'est écoulé a permis à la capsule fibreuse qui est déchirée, de se consolider, à la cavité osseuse de se rétrécir, aux ligamens et aux cartilages articulaires de se gonfler et de remplir le vide qui résulte de l'absence de l'os, il y a impossibilité physique d'en opérer la réduction : alors, la tête de l'os s'accoutume dans sa nouvelle position, et il se forme une *articulation contre nature.*

Articulation contre nature. Ankylose. Dans les ginglymes, les luxations cessent d'être réductibles plus tôt que dans les énarthroses : aussi l'ankylose en est-elle une suite fréquente, par l'adhérence qui soude de bonne heure les os dans leurs nouveaux rapports.

ART. VI. DU SQUIRRE.

Caractères du squirre Le *squirre* est une tumeur dure, irrésoluble, indolente ou douloureuse, formée par la dégénérescence du tissu propre des organes où il a son siége.

Son siége ordinaire. Cette altération se remarque plus souvent dans les glandes que dans les autres parties molles. Elle succède aux phlegmasies aiguës, chroniques ou latentes, qui ont été négligées ou traitées par des remèdes irritans.

Les 3 périodes du squirre. Au commencement du squirre, il reste encore des vestiges du tissu affecté ; plus tard, il devient homogène, dense, grisâtre ou d'un blanc bleuâtre ; enfin, il se ramollit, des vaisseaux sanguins s'y développent, et la douleur annonce la dégénérescence cancéreuse.

Squirres qui ont de la tendance à dégénérer en cancer. Le squirre des glandes parotides, des mamelles, du testicule et de la matrice a beaucoup de tendance à passer à l'état cancéreux. Nous renvoyons donc, pour ce qui concerne l'histoire de cette affection et les règles de son traitement, à ce qui a été dit en traitant du cancer.

L'engorgement squirreux de la thyroïde, connu sous le nom de *goître* ou *bronchocèle*, le squirre de la prostate et des amygdales, restent stationnaires pendant un temps illimité : il n'est point ordinaire de les voir se terminer en cancer. Lorsqu'ils font des progrès, ils nuisent aux fonctions des organes près desquels ils sont placés, et d'où résultent des accidens plus ou moins graves.

Squirres qui restent indolens.

Accidens qui résultent de leurs progrès.

On prévient la dégénération squirreuse des glandes, en traitant méthodiquement les maladies qui la précèdent ; et lorsque l'induration ou le squirre sont déclarés, on a recours à l'emploi des émolliens et des résolutifs réunis ; on cherche à troubler ou à détourner l'irritation fixée sur ces organes, par l'emploi des vésicatoires volans, des frictions avec l'onguent mercuriel ou la pommade iodurée, par le régime, des purgatifs mercuriaux, etc. (Voy. pag. 400 et suiv.)

Traitement.

ART. VII. DES POLYPES.

Les *polypes* prennent naissance dans l'intérieur de quelques cavités tapissées par le système muqueux, et notamment dans les fosses nasales, le pharynx, le sinus maxillaire et les parties génitales de la femme.

Siéges des polypes.

Ce sont des tumeurs de volume et de consistance variables, dans la composition desquelles il entre du tissu cellulaire, du tissu fibreux, des vaisseaux sanguins et des matières gélatineuses et albumineuses plus ou moins concrétées, et en proportions diverses.

Tissus et substances qui les composent.

Polypes des fosses nasales.

Les polypes des fosses nasales sont les plus fréquens. Leurs causes sont souvent inconnues ; cependant il est assez ordinaire de les voir naître chez les sujets lymphatiques, chez ceux qui habitent des lieux bas et humides, ou enfin chez ceux qui ont des dents cariées ou qui sont affectés d'un ozène ancien.

Il y en a de plusieurs espèces :

En égard à leur structure, les polypes des fosses nasales sont de plusieurs espèces :

1° Les polypes vésiculeux. Caractères.

1° Les polypes *vésiculeux* ; ils sont mous et d'une couleur jaunâtre ou grisâtre ; leur volume augmente dans les temps humides.

2° Les polypes sarcomateux. Caractères.

2° Les polypes *durs* ou *sarcomateux* ; ils sont d'une couleur rouge ; ils versent du sang lorsqu'on les touche : si on les irrite, ils font des progrès rapides et dégénèrent facilement en cancer.

3° Les polypes carcinomateux. Caractères.

3° Les polypes *carcinomateux* ; ceux-ci peuvent être considérés comme une variété des polypes sarcomateux ; ils sont caractérisés par des hémorrhagies fréquentes, des douleurs vives et permanentes, et par l'ulcération cancéreuse dont ils sont presque toujours atteints.

Leurs différences accidentelles.

Outre ces différences essentielles des polypes, il en est d'accidentelles et relatives à leur situation, à leur volume, à leur forme, etc.

Accidens et désordres produits par les polypes.

Les désordres produits par les polypes sont relatifs à leur situation, à leur nature, à leur ancienneté. Ceux qui occupent la partie antérieure des fosses nasales déjettent la cloison et les cornets de ces cavités, remplissent les méats, soulèvent le nez et la joue, expulsent l'œil de l'orbite (*exophthalmie*), produisent la tumeur lacrymale ; si leurs progrès se font en arrière, ils se portent dans le pharynx, où ils nuisent à la déglutition et à la respiration ; lorsqu'ils se dirigent du côté de la base du crâne, ils peuvent pénétrer par les trous déchirés dans la cavité crânienne, et comprimer le cerveau.

La dégénérescence cancéreuse des polypes conduit promptement les malades au tombeau, par les souffrances continuelles, la répétition des hémorrhagies, et la résorption de l'ichor fétide qui s'écoule des fosses nasales dans le pharynx, l'œsophage et l'estomac.

Leur dégénérence cancéreuse.

On reconnaît le développement des polypes à des douleurs sourdes, à un sentiment de gêne et à l'enchifrenement; la respiration et la voix sont altérées. Lorsque ces tumeurs ont déjà acquis un certain volume, on les découvre par la vue et par le toucher. On s'assure, au moyen des doigts seuls, ou à l'aide d'une sonde, de leur situation, de leur grosseur et de leur nature.

Signes rationnels et communs.
Signes sensibles.

Le traitement des polypes consiste, 1o à ralentir leur marche par l'emploi des remèdes astringens, que l'on porte dans les fosses nasales, en les faisant renifler au malade, en les y injectant avec une seringue, ou en les y introduisant sur des plumasseaux ou des boulettes de charpie; 2o à détruire la tumeur, soit en la faisant tomber par la ligature, soit en l'arrachant avec une pince, ou en la coupant avec le bistouri; 3o à calmer les accidens, lorsque la maladie a fait de tels progrès qu'il n'est plus possible d'en espérer la guérison radicale : alors on a recours aux narcotiques pour apaiser les douleurs, aux légers astringens pour ralentir l'écoulement du sang, et aux détersifs pour diminuer la fétidité du pus et les dangers de son absorption.

Le traitement consiste :
1o Dans l'emploi des astringens ;

2o Dans la destruction de la tumeur ;

3o Dans l'usage des palliatifs.

ART. VIII. DES FONGUS OU TUMEURS FONGUEUSES.

Les *fongus* sont des excroissances cellulo-vasculaires

Des fongus.

dont la forme et le volume.varient, qui naissent sur les muqueuses et les surfaces suppurantes, les exutoires, les plaies, les ulcères, etc., et que caractérise la promptitude avec laquelle ils se développent ou reparaissent lorsqu'ils ont été détruits.

Des tumeurs fongueuses.

On appelle *tumeurs fongueuses* les excroissances fibro-cellulaires de la dure-mère (Voyez p. 348), *ptérygion* l'intumescence fongueuse de la partie interne de la con-jonctive; *encanthis*, celle de la caroncule lacrymale; *épulis*, celle des gencives; *périostose*, celle du périoste.

Elles affectent les membranes muqueuses et fi-breuses.
Causes ordi-naires.

Ces tumeurs diverses reconnaissent ordinairement pour cause une irritation prolongée, une inflammation chro-nique et les vices spécifiques vénérien, cancéreux, scro-phuleux et scorbutique.

Traitement externe et in-terne.

On les attaque, 1° par des moyens locaux, tels que la compression, des topiques astringens ou escarotiques; 2° en combattant les vices intérieurs par des remèdes ap-propriés; 3° par la ligature, l'excision ou l'extirpation, seules ou aidées de la cautérisation.

ART. XI. DES EXOSTOSES.

Ce que c'est que l'exostose.

L'*exostose* est une tumeur plus ou moins volumineuse, due au gonflement partiel d'un os, à la surface duquel elle se manifeste.

Lorsque l'exostose est petite et circonscrite, on lui donne le nom de *nodus*, à cause de sa ressemblance avec un nœud.

Exostoses é-burnées, spon-gieuses

Les exostoses varient, en général, par leur forme, leur volume et leur consistance. Celles qui ont la compacité de l'ivoire sont appelées *éburnées*; il y en a qui sont comme *spongieuses* et abreuvées de sucs; d'autres, enfin, sont formées par des lames osseuses plus ou moins épaisses, séparées les unes des autres par une substance molle , en laquelle l'os est dégénéré : quelques praticiens appellent ces dernières *laminées*.

Les causes internes des exostoses sont les vices vénériens , scrophuleux , etc. ; les causes externes sont les coups et les chutes produisant la contusion de l'os et du périoste. Le voisinage d'un ulcère ancien , une plaie , une fracture , sont encore des affections qui déterminent la formation des exostoses.

Les exostoses éburnées sont très-lentes dans leur marche ; elles affectent souvent toute la longueur d'un os. Celles qui sont spongieuses, ou avec carnification de l'os , dégénèrent presque toujours en carie.

Les exostoses réclament un traitement général et local : si l'on suppose l'existence du virus vénérien , on fait subir au malade un traitement convenable, et l'on recouvre la tumeur d'un emplâtre de *Vigo cum mercurio*; si les scrophules ou le scorbut sont la cause de cette affection , on conseille l'usage intérieur des amers et des toniques , et l'on fait des douches alkalines sur la partie , que l'on recouvre aussi d'emplâtres fondans de savon , de Vigo, etc. Les moyens locaux sont les seuls qui conviennent quand l'affection est due à une cause externe.

Lorsque l'exostose persiste , malgré les remèdes ci-dessus, on l'abandonne à elle-même , à moins que sa présence ne gêne quelque fonction, et que le malade ne veuille absolument en être débarrassé ; dans ce cas, on met l'os à découvert par l'incision des parties molles , et l'on emporte l'exostose, en se servant de la gouge et du maillet de plomb , ou d'une petite scie, suivant que la base de cette tumeur est plus ou moins large.

. et laminées.

Causes internes et externes.

Marche des exostoses.

Ce traitement est interne et externe.
Il varie selon les causes.

On abandonne les exostoses anciennes.
Si elles incommodent, on les enlève à l'aide d'instrumens.

ART. X. DE L'OSTÉO-SARCÔME.

Altérations comprises sous ce nom.

On donne le nom d'*ostéo-sarcôme* à certaines désorganisations des os, dans lesquelles le tissu de ces parties est détruit ou transformé soit en une substance molle, lardacée, carcinomateuse, de diverses couleurs, soit en une matière liquide, rougeâtre, de consistance gélatineuse.

Carnification des os.

La 1re de ces altérations a été désignée aussi par le nom de *carnification des os*; la 2me n'a pas reçu de nom particulier: l'une et l'autre ne sont peut-être, au vrai, que des degrés de la même maladie, regardée généralement comme le cancer du tissu osseux.

L'ostéo-sarcôme est le cancer des os.
Du spina-ventosa ou pædarthrocace.

Il est une autre maladie organique des os, dans laquelle leurs extrémités, devenues volumineuses, sont criblées extérieurement d'une multitude d'ouvertures, tandis que leurs cavités intérieures sont remplies par le tissu médullaire qui forme des végétations plus ou moins considérables; les surfaces articulaires restent saines, ou ne sont que très-peu altérées: cette altération a été désignée par le nom de *spina-ventosa* ou de *pædarthrocace*.

Causes.

Ces dégénérescences peuvent reconnaître les mêmes causes que celles qui ont été indiquées pour l'exostose; souvent aussi elles sont complètement inconnues.

Symptômes et accidens.

Les signes par lesquels elles se manifestent sont d'abord des douleurs sourdes et passagères, le gonflement de la partie et l'impossibilité de s'en servir. Ensuite les douleurs deviennent plus vives, lancinantes et continues; le malade s'épuise par les souffrances; la résorption des matières ichoreuses de la tumeur et la fièvre hectique achèvent de consumer les forces.

Traitement.

On combat l'ostéo-sarcôme, dès son origine, par un

traitement interne et externe, basé sur la nature présumée des causes. Quand la maladie est tout-à-fait déclarée, il n'y a plus d'espérance que dans l'ablation de la partie affectée, pourvu toutefois que le désordre local et l'état général du sujet permettent encore cette opération.

CHAPITRE VII.

DES VICES DE PREMIÈRE CONFORMATION OU DE NAISSANCE.

Les *vices de* 1re *conformation* sont des *difformités* originelles ou congéniales existant dans les organes intérieurs ou extérieurs, dont elles gênent, troublent ou même empêchent les fonctions. Celles qui sont considérables sont des *monstruosités*.

On les divise en ceux qui ont lieu par excès, par défaut ou par aberration.

1°. Les vices par *excès* comprennent les imperforations des cavités extérieures, le nombre superflu des doigts, l'union de ces derniers, le prolongement extraordinaire du frein de la langue et de la verge, la longueur excessive du prépuce et du clitoris, les tumeurs de naissance, etc.

2°. On met au rang des vices par *défaut*, l'absence de la voûte du crâne et d'une partie plus ou moins grande du cerveau dans les *acéphales* et les *anencéphales;* le défaut partiel d'ossification, qui se remarque dans l'*encéphalocèle* et l'*hydrocéphale* de naissance ; la division des lames des vertèbres, dans le *spina-bifida* ; la division de la lèvre, dans le *bec-de-lièvre;* l'absence de la paroi antérieure de l'abdomen, dans certaines *éventrations* originelles ; la non-existence de quelques organes, comme du conduit auditif, du rectum, etc.

3° Vices par aberration.

3°. Enfin, on peut comprendre sous le nom de vices par *aberration* tous ceux qui ne se rapportent pas aux deux classes précédentes : tels sont la position renversée des viscères, en sorte que ceux du côté gauche sont placés à droite, *et vice versâ;* cette disposition particulière de la vessie qui est retournée sur elle-même ; la direction vicieuse des cils qui se portent du côté du globe de l'œil ; les vices de ce dernier organe, qui entraînent le strabisme, la myopie et la presbytie ; la difformité des membres, etc.

Causes de ces vices.

Parmi ces vices originels, les uns sont attribués à l'influence nerveuse qui s'exerce de la mère au fœtus, pendant la gestation ; les autres aux violences extérieures qui ont été dirigées sur l'abdomen de la femme grosse, et aux pressions intérieures dues à diverses tumeurs, etc.; enfin, il en est dont la cause première est inconnue, et qui consistent ou dans l'aberration ou dans l'interruption du développement normal de certaines parties du fœtus.

Explication sur les vices par défaut.

Les vices par défaut sont dans ce dernier cas, et s'expliquent par la persistance d'un état qui n'est ordinairement que passager dans la vie intra-utérine : c'est ainsi, par exemple, que les divisions congéniales de la lèvre supérieure, l'écartement des os de la voûte palatine, etc., ne subsistent encore à la naissance que quand la réunion des portions dont est composée originellement chacune de ces parties, ne s'est point ffectuée aux époques fixées par les lois de l'évolution fœtale.

Comme quelques-uns des vices de conformation qui viennent d'être énumérés, ont été déjà traités en plusieurs endroits de cet ouvrage, et que parmi eux il en est qui sont au-dessus des ressources de l'art, nous ne parlerons ici que de ceux dont il n'a point encore été question, qui offrent des indications plus ou moins urgentes à remplir, et auxquels la chirurgie peut remédier, avec espérance de succès, par des procédés simples et faciles.

§ Ier. *Adhérence des paupières.*

Les paupières peuvent être unies entre elles, par leurs bords libres, ou bien avec le globe de l'œil, par leur face interne : cette union peut être partielle ou générale.

Quand les bords sont unis, on passe une sonde cannelée par l'ouverture qui existe, ou par celle que l'on pratique avec la pointe du bistouri ; on écarte les paupières de l'œil, à l'aide de la sonde, sur laquelle on glisse le bistouri pour opérer la désunion.

L'adhérence partielle de la face interne des paupières avec la conjonctive oculaire pourrait être détruite avec le tranchant d'une lancette, que l'on porterait entre les paupières et le globe de l'œil. Quand cette adhérence existe au devant de la cornée transparente, il n'y a aucune opération à tenter ; la vision est perdue, parce que rien ne peut rendre à la cornée la transparence nécessaire au passage facile des rayons lumineux.

Après avoir désuni les paupières, on fait des lotions avec du lait tiède ou une décoction mucilagineuse ; on répète ces lotions, et l'on a soin d'écarter de temps en temps les paupières, soit avec les doigts, soit avec un stylet boutonné, afin de prévenir leur recollement.

§ II. *Imperforations de l'oreille, des narines et de la bouche.*

Le rétrécissement du conduit auriculaire est une cause de dureté de l'ouïe. Quand il est borné à la portion cartilagineuse du conduit, on rend à celui-ci son diamètre

Adhérence des paupières entre elles par leurs bords, et avec l'œil par leurs faces.

Comment on détruit l'adhérence des bords

et des faces.

Cas où l'opération devient utile.

Conduite qu'il faut tenir après l'opération.

Rétrécissement du conduit auriculaire. Comment on y remédie.

naturel par l'emploi de corps dilatans , comme l'éponge préparée , les canules de gomme élastique , etc. , dont on augmente successivement le volume.

L'occlusion du conduit auditif par une petite membrane est facile à détruire, lorsque surtout cette dernière

est placée peu profondément. On incise crucialement cette membrane, puis l'on excise ses lambeaux , et l'on consume ce qui en reste avec la pierre infernale.

Quant à l'oblitération absolue du conduit auditif, celui-ci étant remplacé par un corps solide , elle est incurable.

L'imperforation des narines et de la bouche peut avoir lieu par simple adhésion des bords de l'ouverture, ou par la présence d'une membrane d'occlusion. On traite ces vices de conformation par les mêmes procédés que ceux qui ont été décrits ci-dessus.

§. III. *Division congénitale des lèvres* (bec-de-lièvre).

La division congénitale des lèvres , connue sous le nom de *bec-de-lièvre* , se présente sous plusieurs variétés : 1° la fente est simple, droite ou oblique ; elle occupe la moitié ou toute la hauteur de la lèvre ; elle est placée sur la ligne médiane ou sur un des côtés de la bouche ; 2° la division peut être double , et avec un bouton intermédiaire de volume et de forme variables ; 3° les os maxillaires et palatins sont intacts, ou bien ils sont désunis, et le voile du palais et la luette sont également divisés ; 4° les dents incisives , portées sur un tubercule osseux, font saillie en avant, etc.

Le bec-de-lièvre cause la difformité du visage ; la succion est difficile ou impossible, et plus tard la parole est altérée. Quand les os sont désunis et le voile du palais divisé, l'air et les alimens passent de la bouche dans les fosses nasales, ce qui rend la parole encore plus difficile et la déglutition plus ou moins laborieuse.

L'impossibilité de la succion oblige à faire boire l'enfant ; et, lorsqu'il a atteint sa 3me ou 4me année, on se décide à lui faire l'opération, laquelle consiste, 1° à rafraîchir les bords de la division des parties molles avec des ciseaux ou le bistouri, afin de les mettre dans les mêmes conditions qu'une plaie récente ; 2° à les réunir par le moyen de la suture entortillée et du bandage unissant dans l'*opération du bec-de-lièvre*, et de points de suture seulement dans la *staphyloraphie* ou réunion du voile du palais.

On le guérit par l'opération dite du bec-de-lièvre.

La staphyloraphie.

§ IV. *Vices de conformation du frein de la langue.*

Le *frein* ou *filet* par lequel la langue est fixée à la paroi inférieure de la bouche, peut être trop long ou trop étroit, ou bien il a trop d'épaisseur. La langue est quelquefois fixée latéralement par un prolongement de la membrane muqueuse de la bouche. Dans ces différens cas, l'enfant n'exerce que difficilement la succion, ou ne l'exerce pas du tout.

Le frein est trop long, trop étroit ou trop épais.

Lorsque l'on est consulté pour ces difformités, il faut d'abord s'assurer si elles existent réellement ; pour cela, on met le bout du doigt dans la bouche de l'enfant, ayant soin de ramener la langue en bas, si elle était collée au palais ; si l'enfant ne peut saisir le doigt, comme il le ferait du mamelon, on juge qu'il a le *filet* ; alors on se décide à l'opérer.

Comment on s'assure que ces difformités existent.

Pour faire l'opération du filet, on place l'enfant au grand jour, on lui serre le nez, afin qu'il ouvre la bouche ; on soulève la langue avec l'extrémité élargie de la sonde cannelée, dans la fente de laquelle on tâche d'engager le frein, dont on fait la section avec des ciseaux mousses portés horizontalement. En s'y prenant ainsi, on évite de blesser l'artère ranine ; dans le cas où cet accident serait arrivé, on arrêterait aussitôt l'hémorrhagie, en appliquant sur l'ouverture du vaisseau l'extrémité d'un stylet rougi au feu.

On détruit les adhérences latérales de la langue avec les ciseaux ou le bistouri conduits sur une sonde cannelée, que l'on engage au dessous du prolongement membraneux qui tient aux bords de la langue.

§ V. *Vices de conformation des parties génitales de l'homme.*

L'éjection de l'urine et du sperme ne peut s'effectuer qu'autant que le méat urinaire est libre, et que l'extrémité du prépuce est naturellement perforée.

On divise, avec la pointe d'une lancette ou d'un bistouri, la petite membrane qui ferme quelquefois l'orifice de l'urèthre, puis on l'excise avec des ciseaux. On désunit, avec la pointe du bistouri, les deux lèvres du méat urinaire, qui sont adhérentes par leurs faces ; on prévient leur recollement, en insinuant dans l'orifice une petite tente de charpie graissée avec du cérat.

Le canal de l'urèthre est sujet à deux autres défauts de conformation : dans l'un, appelé *hypospadias*, le canal est à sa place naturelle, mais il est interrompu dans une partie de sa longueur ; son ouverture existe derrière le gland, à la base de la verge, ou au fond d'une fente par laquelle le scrotum est divisé en deux grosses lèvres ovoïdes : ce cas en a souvent imposé pour un *hermaphrodisme.*

Dans la 2me, nommée *épispadias*, l'urèthre occupe le dos de la verge ; il est ouvert dans un endroit plus ou moins proche du pubis, et il se continue sous la forme d'une rigole, dans laquelle l'urine coule jusqu'à l'extrémité du pénis.

Épispadias.

Ces dispositions anormales de l'urèthre sont incurables, à l'exception de la 1re variété de l'hypospadias, co-existant avec la simple imperforation du méat urinaire ; mais, comme ce cas ne paraît point être une cause d'impuissance, et que l'expulsion de l'urine est libre, toute opération devient à peu près inutile.

Ces vices sont incurables.

Le prépuce est sujet à deux vices, qui sont le phimosis et le paraphimosis.

Vices de conformation du prépuce.
Phimosis.

Dans le *phimosis* le prépuce est resserré sur le gland ; son ouverture, plus ou moins étroite, ne donne point une issue facile à l'urine. Ce fluide s'amasse au fond du prépuce qu'il irrite, ainsi que le gland ; ses matériaux salins se déposent et se concrètent pour former un calcul qui se moule sur ce dernier.

Effets qu'il produit.

Un rétrécissement moindre du prépuce ne cause d'incommodité réelle qu'après l'époque de la puberté : alors la copulation est douloureuse, et le sperme ne pouvaut pas être lancé dans le vagin, l'individu reste impuissant.

Simple rétrécissement du prépuce.
Effets qui en résultent.

On guérit le phimosis, en divisant la partie supérieure du prépuce de la même manière que l'on désunit les paupières et les lèvres unies par leurs bords libres ; on substitue les ciseaux au bistouri, lorsque le prépuce est flasque, et que son ouverture est assez grande pour per-

Opération du phimosis.

mettre l'introduction d'une des branches de l'instrument; on resèque les lèvres de la plaie, lorsque le prépuce est excessivement allongé, ou lorsqu'il est dur et comme calleux.

Paraphimosis.

Le *paraphimosis* est cet état opposé au phimosis, dans lequel le gland est complètement à découvert.

Accidens qu'il produit.

Quand le paraphimosis est ancien, qu'il soit originel ou accidentel, il n'entraîne aucun inconvénient; mais lorsqu'il dépend de l'étroitesse du prépuce que l'on a attiré brusquement en arrière pour découvrir le gland, celui-ci est étranglé, douloureux et enflammé.

Comment on y remédie.

On remédie à ces accidens du paraphimosis accidentel et récent par l'emploi des émolliens en bains et en cataplasmes; puis l'on s'efforce de repousser le gland avec les pouces, pendant qu'avec le doigt indicateur et le doigt du milieu de chaque main, on tâche de ramener le prépuce en avant. Pour dernière ressource, on lève l'étranglement en incisant de dedans en dehors une partie de la bride formée par la membrane interne du prépuce.

Vices du frein de la verge.

Lorsque le frein du pénis est trop allongé ou trop étroit, des tiraillemens douloureux se font ressentir pendant l'érection, et la verge est courbée en bas.

Comment on y remédie.

On fait la section du frein avec des ciseaux, ou mieux, au moyen d'un bistouri, avec lequel on traverse le repli membraneux et triangulaire qui existe le long du gland. L'incision faite, on met entre ses bords un petit plumasseau de charpie, et l'on tient le prépuce en arrière jusqu'à ce que la cicatrisation soit achevée.

§ VI. *Vices de conformation des parties génitales de la femme.*

L'excessif développement du clitoris qui fait saillie à travers la vulve, favorise, chez les jeunes filles, l'habitude pernicieuse de la masturbation, et dans un âge plus avancé les dérèglemens les plus honteux.

Lorsque les jeunes filles qui abusent de cet organe tombent dans l'épuisement et le marasme, et que ni les conseils, ni même les moyens répressifs, ne peuvent parvenir à les rendre plus sages, on se décide à faire l'amputation de cet organe, en l'emportant d'un seul coup de bistouri. On arrête l'hémorrhagie avec le feu, ou par la ligature des vaisseaux.

Les grandes lèvres sont rarement adhérentes dans toute leur longueur; le plus souvent elles ne sont unies que partiellement. Les urines, et même les règles, peuvent quelquefois s'écouler sans difficulté par l'intervalle qui existe, et l'on n'est appelé à remédier à cette imperfection partielle qu'après l'âge de puberté, ou lors de l'accouchement.

Lorsque la vulve est tout-à-fait imperforée, les urines ne peuvent être évacuées; il faut se hâter de secourir l'enfant : s'il n'existe aucune ouverture, on incise de dehors en dedans sur la ligne où la fente de la vulve devrait se trouver, puis on insinue une sonde, à la faveur de laquelle on glisse le bistouri pour achever d'isoler les grandes lèvres : après l'opération, on recouvre chacune de ces parties d'un morceau de linge ou de papier brouillard enduit de cérat, afin qu'elles se cicatrisent isolément.

L'orifice du vagin est quelquefois complètement fermé

par l'hymen, ou par une membrane étrangère située plus ou moins profondément ; la cavité de ce conduit peut être rétrécie ou même oblitérée dans une plus ou moins grande partie de son étendue.

L'imperforation de l'orifice de l'utérus est plus rare ; elle est due à l'union intime de ses deux lèvres qui font saillie dans le vagin, ou bien elle dépend d'une membrane tendue entre ces dernières, et continue avec elles.

Les dangers de l'imperforation absolue du vagin et de l'utérus se manifestent à l'époque de la puberté : le sang des règles, ne trouvant point d'issue à l'extérieur, s'accumule dans ces organes, qu'il dilate ; la vessie et le rectum sont comprimés, d'où résultent la rétention d'urine et la constipation ; le ventre se tuméfie, des douleurs dans le bassin et dans les lombes se font ressentir périodiquement tous les mois, et la personne court les dangers les plus grands, si la maladie est méconnue.

On oppose au simple rétrécissement du vagin les bains, les injections émollientes et les corps dilatans, dont on continue l'usage aussi long-temps qu'il est nécessaire.

On incise les membranes d'occlusion du vagin et de l'utérus avec la pointe du bistouri, ou avec le pharyngotome : le sang qui s'écoule alors a une couleur de lie de vin ; il exhale une odeur fétide. On fait des injections détersives et toniques, afin d'entraîner les restes du liquide, et de provoquer le resserrement de la matrice.

Quant à l'obturation du vagin par une substance solide, ou par l'entière adhésion de ses parois, on ne peut point tracer de règles thérapeutiques à ce sujet : le chirurgien emploiera les moyens que lui suggérera sa sagacité, d'après la connaissance de l'état des parties et des accidens qui se présentent.

§ VII. *Vices de conformation de l'anus et du rectum.*

Lorsque l'anus et le rectum sont très-resserrés, ils livrent difficilement passage aux matières alvines; l'enfant a de la peine à les expulser : on a recours, dans ce cas, aux lavemens, pour délayer les matières et faciliter leur sortie, en même temps qu'on emploie avec assiduité les moyens propres à rendre à ces parties leur diamètre naturel.

L'imperforation de l'anus et du rectum a lieu par oblitération complète, ou par simple occlusion due à une membrane contre nature : les excrémens ne peuvent être évacués; l'enfant pousse des cris continuels; son visage est rouge et tuméfié; la peau prend une teinte ictérique; il survient des nausées et des vomissemens.

On enfonce un trois-quarts dans le lieu que le rectum doit occuper; les matières s'échappent par la canule du trois-quarts; l'enfant est soulagé. On agrandit l'ouverture avec le bistouri, et on l'entretient en la remplissant avec une tente de charpie ou d'éponge préparée.

Quand le rectum manque, il n'existe aucune trace d'anus; un trois-quarts plongé à une certaine distance, et suivant la direction de cet intestin, ne fait rien découvrir. On est alors réduit à la triste nécessité d'inciser la paroi latérale gauche de l'abdomen, et d'ouvrir l'S iliaque du colon, qui est derrière, pour établir un *anus artificiel* ; ce qui ne laisse qu'une existence très-précaire à l'enfant.

§ VIII. *Vices de direction du tronc et des membres.*

La mauvaise direction du tronc et des membres est

ment originels.

moins souvent un vice originel qu'une suite des positions vicieuses que l'enfant prend par habitude, ou de celles qu'il contracte à l'occasion de quelques maladies, telles que le rachitis, la paralysie et l'état convulsif des muscles, etc.

Comment on remédie à la déviation des pieds,

Cependant il n'est pas rare de voir des enfans venir au monde avec une déviation des membres, et notamment des pieds, qui peuvent être plus ou moins courbés en dedans ou en dehors. On ramène ces parties à leur direction naturelle par l'emploi de bottines, auxquelles on adapte un ressort qui attire sans cesse le pied du côté opposé à celui vers lequel il s'incline. Lorsqu'on use de ce moyen de bonne heure et avec persévérance, les pieds se redressent insensiblement, et reprennent la direction qui leur est propre.

à celle des genoux

On ramène les genoux déviés de leur rectitude naturelle, en donnant au talon de la chaussure un peu plus de hauteur du côté où l'inclinaison a lieu.

et à celle du tronc. Moyens mécaniques et exercice des muscles.

Dans les déviations de la tête, du col et du tronc, on fait usage de bandages, de machines et de lits mécaniques, dont la construction est relative à la courbure existante. Les muscles de la partie ne doivent pas rester inactifs, notamment ceux dont l'action est opposée au sens dans lequel existe la déviation.

CHAPITRE VIII.

DES CORPS ÉTRANGERS.

Ce qu'on entend par corps étrangers.

On donne le nom de *corps étrangers* aux diverses substances nuisibles qui se sont formées au dedans de nous, et à celles qui y ont été introduites accidentellement.

Variétés de ces corps.

Les corps étrangers présentent une multitude de variétés, soit qu'ils naissent dans l'intérieur du corps, soit qu'ils viennent du dehors : il y en a de solides, de liquides et de gazeux ; les uns sont animés, les autres inanimés, etc.

Parmi ceux qui viennent du dehors, les uns entrent dans l'intérieur du corps par les ouvertures de sa surface extérieure ; les autres y pénètrent à travers la peau, qu'ils ont préalablement divisée.

Enfin, certains corps étrangers sont appliqués sur quelques parties saillantes de l'extérieur du corps, comme sur les doigts et les parties génitales de l'homme.

Les effets fâcheux produits par les corps étrangers résultent, 1° de l'obstacle mécanique qu'ils apportent à l'exercice des fonctions ; 2° de l'irritation qu'ils produisent soit en déchirant les tissus, soit en étreignant les organes, etc.

§ Ier. *Corps étrangers dans les fosses nasales.*

Les concrétions calculeuses qui se forment dans les sinus des fosses nasales, et les vers qui s'y engendrent, causent des douleurs fixes, permanentes et plus ou moins vives ; leur existence devient certaine, lorsque le malade rend des fragmens de ces corps. Les sinus frontaux et maxillaires sont les cavités où ils ont été observés. On divise les parties molles, on perfore les os, pour mettre à découvert ces corps étrangers, et pour en faire l'extraction.

§ II. *Corps étrangers dans l'œil.*

Les corps étrangers qui agissent sur l'œil irritent vivement cet organe, d'où résultent une violente ophthalmie et les suites graves que celle-ci peut entraîner, si l'on tarde trop à les extraire.

On entraîne les corps pulvérulens qui s'engagent entre l'œil et les paupières, par des lotions d'eau tiède; les petits corps solides peuvent être extraits avec un petit morceau de papier roulé entre les doigts; on attire les ma-

tières légères avec un bâton de cire d'Espagne, mis à l'état électrique par le frottement; on se sert de la pointe d'une

aiguille pour dégager les parcelles métalliques ou autres, engagées dans l'épaisseur de la cornée transparente; avec l'aimant, on peut débarrasser l'œil des parcelles ferrugineuses qui s'y sont introduites.

§ III. *Corps étrangers dans l'oreille.*

Le cérumen, accumulé et épaissi dans l'intérieur du conduit auditif, gêne ou empêche l'entrée des rayons sonores, et cause, par conséquent, la dureté de l'ouïe ou la

surdité. On l'extrait avec une curette, après l'avoir ramolli avec quelques gouttes d'huile, d'eau savonneuse, ou, ce qui vaut encore mieux, avec de l'eau tiède injectée au moyen d'une seringue.

Les insectes qui pénètrent dans le conduit auditif, ou qui s'y développent, tels que les puces, les perce-oreilles, des vers, etc., causent une douleur insupportable par leurs mouvemens continuels et par l'agitation qu'ils commu-

niquent à la membrane du tympan. On les noie et on les entraîne par des injections d'eau tiède ou d'huile d'amandes douces ; on peut aussi les saisir avec une pince, ou les entraîner au moyen d'une boulette de coton ou de laine cardée, dans laquelle ils s'empêtrent très-facilement.

Les autres corps étrangers durs, tels que des noyaux,

des pois, de petites boules de verre, etc., qui sont lancés ou introduits de force dans l'oreille, peuvent aussi donner lieu aux accidens les plus fâcheux (1).

durs qui y sont enfoncés.

On les découvre aisément dans le conduit auditif, si l'on a soin de diminuer l'obliquité de celui-ci, en portant l'oricule en haut et en avant : alors on juge de la situation, du volume de ces corps, et s'ils sont libres ou resserrés dans l'endroit qu'ils occupent. On n'oubliera point de faire couler quelques gouttes d'huile dans l'oreille, afin de rendre la sortie du corps étranger plus facile, et le contract des instrumens moins douloureux.

Comment on les extrait.

§ IV. *Corps étrangers dans les voies aériennes.*

Les concrétions membraneuses engendrées par le croup dans les voies aériennes, les polypes nés dans l'intérieur des ventricules laryngés, quoique développés insensiblement, ne sont pas moins funestes que les corps étrangers du dehors, qui sont portés brusquement dans ces cavités.

Variétés de ces corps.

Les substances fluides n'incommodent que passagèrement : elles sont promptement rejetées par l'effort de l'expiration ou la toux qu'elles provoquent.

1° Des fluides.

Les corps solides et volumineux qui s'arrêtent à l'ouverture supérieure du larynx, obstruent complètement ce conduit et produisent la suffocation. Lorsqu'ils sont d'un volume moindre, ils tombent dans la glotte, et donnent lieu à des accidens plus ou moins intenses, selon leur grosseur, leur forme, leur nature, etc. Ces accidens sont

2° Des corps solides volumineux.
Ils s'arrêtent à l'ouverture du larynx.
Accidens qu'ils produisent.

---

(1) *Traité des malad. de l'oreille et de l'audition;* tom. Ier, par M. le doct. Itard.

la toux convulsive, avec sifflement et râlement, la difficulté de respirer et d'avaler, une douleur fixe que le malade indique avec le doigt, lorsque la voix et la parole sont
altérées ou suspendues. Le visage devient rouge et les yeux
saillans, les veines jugulaires se gonflent, et le pouls prend
de l'intermittence. Ces phénomènes alarmans s'apaisent et
se renouvellent plus ou moins souvent, ce qui est relatif à
la position dans laquelle se trouvent les corps étrangers,
que les mouvemens du col, l'inspiration et l'expiration
peuvent déplacer.

Emphysème du poumon et des parties voisines. La respiration se faisant toujours avec difficulté, et le
malade redoublant d'efforts pour éviter la suffocation, le
poumon s'infiltre d'air par la rupture de quelques-unes
de ces cellules : l'emphysème gagne le col et les parois du
thorax, les fonctions respiratoires cessent, et la vie s'é-
teint.

Séjour des corps étrangers dans le larynx. Lorsque les corps étrangers sont petits, comme un
noyau de cerise, une arête de poisson, une petite pièce de
monnaie, etc., ils causent d'abord quelques-uns des phénomènes précédens; peu à peu les parties s'habituent à
leur contact, mais plus tard, la membrane muqueuse
s'engorge et s'ulcère, les cartilages se carient, et le ma-

Altérations qu'ils y produi-sent.

Phthisie la-ryngée. lade succombe, au bout d'un temps plus ou moins long, à
la *phthisie laryngée* qui s'est déclarée.

Signes de la présence d'un corps étranger dans le larynx. Opérations urgentes. Les questions faites au malade et aux assistans ne peuvent instruire que sur l'espèce de corps étranger. Une
sonde, qui passe libre dans l'œsophage, donne la certitude qu'il n'occupe point ce conduit; dès lors on procède
à l'opération de la *bronchotomie,* en incisant ou le larynx
(*laryngotomie*), ou la trachée-artère (*trachéotomie*). A
peine le canal aérien est-il ouvert, que la respiration se
rétablit, et que l'air chasse le corps étranger, s'il est petit

et libre : on serait obligé d'extraire ce dernier avec les doigts ou avec des pinces, s'il tardait trop à sortir, soit parce qu'il est trop volumineux, soit parce qu'il est engagé en partie dans la membrane interne du canal aérien (1).

§ V. *Corps étrangers dans le pharynx de l'œsophage.*

Les corps volumineux qui s'arrêtent au bas du pharynx bouchent l'ouverture supérieure du larynx, et menacent de suffoquer le malade ; on les extrait avec les doigts portés au fond de l'arrière-bouche. S'ils sont descendus dans l'œsophage, on se comporte différemment selon l'espèce de corps étrangers : lorsqu'ils ne sont point de nature à compromettre la vie du malade, on cherche à les précipiter dans l'estomac, en faisant avaler des liquides, des alimens mous, comme de la soupe, des épinards, ou bien on les y pousse, à l'aide d'une bougie ramollie dans l'huile chaude, d'une sonde de gomme élastique, d'une baleine garnie d'une éponge à son extrémité, etc. A-t-on à craindre qu'ils causent des accidens graves dans l'estomac, on provoque leur expulsion en excitant le rire, la toux, l'éternuement ou le vomissement ; ou bien on s'efforce de les retirer à l'aide de pinces ou autres instrumens connus dans la pratique de la chirurgie.

Lorsque ces corps sont volumineux, et qu'ils ne peuvent ni descendre ni monter, on commence par faire la *bronchotomie*, afin d'éloigner les dangers de la suffocation ; ensuite, on se décide à faire l'opération de l'œsopha-

---

(1) *Mém. de l'Acad. royale de chirurgie*, tom. I, pag. 444.

et de l'œso-
phagotomie.

gotomie, quand surtout la violence des accidens ne permet pas de temporiser.

Il y a des corps étrangers qu'on peut abandonner.

Les corps aigus, tels que les arêtes de poisson, des aiguilles, des épingles, etc., fixés dans le tissu de l'œsophage, doivent être abandonnés : la suppuration les expulse tôt ou tard.

§ VI. *Corps étrangers appliqués aux parties génitales de l'homme.*

Ces corps étrangers agissent comme des liens.

Des jeunes gens ayant imprudemment engagé leur pénis dans l'anneau d'une clef ou dans un anneau de cuivre, le gonflement considérable qui survint ne permit plus de dégager le corps étranger qu'après avoir scarifié la verge, pour obtenir un dégorgement qui la laissât libre, ou après avoir limé l'anneau, pour pouvoir le briser avec plus de facilité.

Etranglement du pénis et des testicules.

Chez un autre jeune homme qui avait engagé ses testicules et son pénis dans l'ouverture ovale d'un briquet, l'engorgement des parties étranglées fut si considérable, qu'à peine put-on découvrir les branches du briquet ; le chirurgien parvint cependant à le saisir avec des étaux à main, et le brisa sans causer aucun accident aux parties (1).

§ VII. *Corps étrangers dans la vessie.*

Des calculs ou pierres de la vessie.

Les corps étrangers les plus ordinaires que l'on trouve dans la vessie sont des *calculs* ou *pierres.* Ils sont dus à la concrétion des matières salines contenues dans les urines.

---

(1) *De la méd. opératoire,* par Sabatier.

On les rencontre aussi dans les reins, les uretères, et même dans le tissu cellulaire où l'urine s'infiltre accidentellement, depuis un temps plus ou moins long. Très rares chez la femme, ils s'offrent beaucoup plus fréquemment chez l'homme, dont le canal de l'urètre est étroit et moins dilatable que celui de la femme, qui donne facilement issue aux graviers de la vessie. *Leur siége. Ils sont rares chez les femmes. Pourquoi.*

L'enfance, la vieillesse, les climats froids et humides, l'origine de parens goutteux ou calculeux, sont des causes prédisposantes à cette maladie. *Causes prédisposantes.*

Les calculs se forment plus promptement quand des corps étrangers existent dans la vessie, tels qu'un gravier descendu du rein par l'uretère, des mucosités épaisses, du sang concrété, un polype, des fragmens de sonde ou de bougie, des aiguilles enfoncées par l'urètre, etc. Ces divers corps deviennent les noyaux sur lesquels les sels urinaires se déposent et s'accumulent. *Causes déterminantes.*

Rien n'est plus variable que le nombre, le volume, la forme, la composition des calculs urinaires, et le mode d'agrégation de leurs élémens. *Variétés des calculs.*

On reconnaît leur présence à la douleur que le malade éprouve au bas-fond de la vessie, et qui se fait ressentir tout le long de l'urètre, au prurit continuel du gland, aux ténesmes, à la strangurie, à la rétention et à l'incontinence d'urine, etc. Tous ces signes ne seraient encore qu'incertains, s'ils n'étaient point confirmés par le *cathétérisme*. *Signes rationnels. Cathétérisme.*

Ainsi donc, à l'aide d'une algalie d'argent introduite dans la vessie, on constate d'une manière plus positive l'existence de la pierre, par le choc que l'instrument éprouve en heurtant cette dernière. *Signes sensibles.*

Le traitement de l'affection calculeuse par les boissons *Traitement*

par les lithon-
triptiques empi-
riques ou chimi-
ques ,

mucilagineuses abondantes, ou par les prétendus *lithón-triptiques*, tels que l'*uva ursi*, la *pareira brava*, etc., n'est propre qu'à calmer les douleurs que le malade éprouve. Les boissons et les injections alkalines ou acides ne sont pas sans inconvénient, et elles peuvent tout au plus ralentir les progrès du calcul.

Par la litho-
tritie ,

Le moyen le plus efficace de détruire les calculs vési-caux est la *lithotritie*, opération nouvelle qui consiste à les perforer et diviser, à l'aide d'instrumens ingénieux, en fragmens et parcelles assez ténues pour être ensuite en-traînés par le flot des urines.

et par la cys-
totomie.

Dans le cas de calculs très-volumineux, de catarrhe ancien de la vessie, d'irritabilité extrême de cet organe et de l'urèthre, et chez les jeunes sujets on paraît donner la préférence à la *cystotomie*, la *taille* ou la *lithotomie*, qui se pratique selon divers procédés, par lesquels on di-vise les parties jusqu'à la vessie inclusivement, après quoi on saisit le calcul pour en faire l'extraction.

§ VIII. *Corps étrangers dans l'utérus.*

Variétés des
corps étrangers
de l'utérus.

Les matières étrangères qui peuvent se rencontrer dans la matrice sont très-nombreuses : on y trouve, en effet, des hydatides, des calculs, du sang, de la sérosité, de l'air, des débris de fœtus, etc.

Hydatides.
Leur carac-
tère.

Les *hydatides* ou *acephalocystes* sont des espèces de vers vésiculeux dont le corps ressemble à un petit kyste rempli d'un fluide séreux plus ou moins transparent. Elles s'a-massent quelquefois en très-grand nombre dans la ma-trice, au point de simuler la grossesse. On excite leur expulsion par des injections faites avec l'oxicrat on une dissolution de sel marin, d'après le conseil de Percy.

Les *concrétions calculeuses* de la matrice ne se font reconnaître, dans leur origine, que par des signes très-obscurs et communs à plusieurs autres affections de ce viscère. Ce n'est que quand elles ont acquis un certain volume, et qu'à l'aide du doigt ou d'un stylet on les sent à travers le col utérin, que les doutes se changent en certitude.

L'extraction de ces calculs n'est pas toujours possible : en effet, la matrice les embarrasse de toutes parts ; elle se moule sur eux, et s'accommode aux saillies et aux enfoncemens dont leur surface est parsemée ; de là, la difficulté ou même l'impossibilité de les charger avec les pinces, et surtout de les tirer sans exposer l'organe à des dilacérations meurtrières.

Si cependant un petit calcul, peu volumineux et mobile, se présentait à l'orifice de la matrice, on préparerait son extraction par des bains et des injections émollientes ; puis, avec les doigts, ou au moyen de petites tenettes, on le dégagerait par des tractions ménagées ; si l'orifice était trop étroit pour le laisser passer, il faudrait nécessairement l'agrandir par l'incision de ses commissures.

On calmera l'irritation qui est la suite nécessaire de cette opération, en continuant les bains et les injections émollientes. La femme gardera le repos ; elle sera saignée et mise au régime pendant les premiers jours qui suivront l'opération.

§ IX. *Corps étrangers dans le rectum.*

Quatre sortes de corps étrangers peuvent se rencontrer dans le rectum : 1° des excrémens endurcis et retenus par l'effet d'une constipation opiniâtre ou d'une paralysie du

31

Concrétions calculeuses. Leurs signes sont obscurs.

Difficultés de leur extraction.

Dans quels cas on peut espérer d'en délivrer la malade. Extraction.

Traitement consécutif.

Quatre sortes de corps étrangers peuvent exister dans le rectum.

rectum ; 2° des matières fécales desséchées et concrétées, ayant à leur centre des noyaux de fruits, une balle de plomb, une pierre biliaire, etc.; 3° les corps étrangers avalés, tels que des arêtes de poisson, des fragmens d'os, etc. ; 4° enfin, les corps solides plus ou moins volumineux qui ont été introduits par l'anus.

On provoque l'évacuation des matières fécales en administrant des boissons ou des lavemens purgatifs et huileux ; en cas de résistance, on les extrait, ainsi que les autres corps étrangers, avec une curette, une pince, le manche d'une cuillère, les doigts, etc. On n'omettra point de lubrifier le rectum et l'anus avec de l'huile, du cérat ou du beurre, avant d'y porter les instrumens. Lorsque le corps à extraire est anguleux, inégal, et capable de déchirer les parties, il est prudent de porter jusqu'à lui une canule dans laquelle on l'engagera avant de l'attirer au dehors.

§ X. *Corps étrangers dans les articulations.*

Les corps étrangers qui ont été observés dans l'intérieur des articulations de la mâchoire inférieure, du poignet, du genou et de la main, sont originairement des tubercules cartilagineux ou osseux développés dans le tissu cellulaire de la jointure, et poussés par les divers mouvemens ou autres causes, du côté de la cavité articulaire.

La synoviale les enveloppe; elle s'allonge, leur forme une sorte de pédicule qui peu à peu s'amincit, et finit par se rompre; alors ils sont libres et flottans.

Selon quelques auteurs, les matériaux de la synovie, en se concrétant sous forme de calculs, ou même de pe-

tits fragmens détachés des cartilages d'incrustation, donnent naissance à ces espèces de corps étrangers.

Le nombre, le volume, la forme, la consistance, etc.,
de ces corps sont très-variables.

Quoiqu'ils puissent naître à la suite de quelque vio- *Causes.*
lence exercée sur les articulations, tels qu'un coup, une
chute, etc., le plus souvent il est impossible de les rapporter à aucune cause évidente.

L'existence des concrétions articulaires se reconnaît à *Signes.*
une douleur plus ou moins vive, qui se calme ou se renouvelle suivant les différentes positions que prend le
malade; les mouvemens de l'articulation sont difficiles,
et par fois subitement impossibles; les parties environnantes sont gonflées et douloureuses. L'hydarthrose se
joint quelquefois à la maladie.

Quand ces corps étrangers existent dans l'articulation
du genou, il peut arriver qu'ils fassent saillie sur les côtés
de la rotule, et qu'on puisse les saisir avec les doigts, à
travers la peau et les tissus sous-jacens.

Pour extraire les concrétions articulaires, on les fixe *Méthode cu-*
dans l'endroit où elles ne sont recouvertes que par très- *rative.*
peu de parties molles; ces dernières étant incisées, on fait
l'extraction; les bords de l'incision sont aussitôt rapprochés et maintenus en contact avec une bandelette agglutinative.

On combat les complications, et l'on prévient par des
moyens appropriés les accidens qui pourraient survenir.

CINQUIÈME PARTIE.

DE LA THÉRAPEUTIQUE.

Objet de la thérapeutique.

Du traitement.

Des remèdes.

Les remèdes n'agissent qu'avec l'aide de la nature.

Exception à ce principe général.

Bases des préceptes de la thérapeutique.

La thérapeutique est cette partie de la médecine qui a pour objet le traitement des maladies.

Traiter une maladie, c'est employer tous les moyens propres à la soulager ou à la guérir.

Tout ce qui peut être utile à la curation des maladies, tel que les moyens hygiéniques, les médicamens et les secours de la chirurgie, est compris sous le titre général de *remèdes*.

Les moyens ou remèdes dont on fait usage n'ont, en général, qu'une influence indirecte sur les maladies, parce qu'ils ne peuvent agir sans l'intervention de la *nature (principe vital)* qui, modifiée diversement, ramène l'équilibre détruit, et opère directement la guérison (1).

Quelques affections chirurgicales font cependant exception à ce principe général : ainsi, dans l'extraction des corps étrangers et la réduction des déplacemens, dans la cautérisation et l'ablation que nécessitent certaines maladies, les moyens de l'art ont une efficacité directe et indépendante des *forces médicatrices* de la nature.

Les précepte de la thérapeutique sont fondés, 1° sur

____

(1) *Traité Élém. de matière médicale*, par M. le doct. Barbier, 1er vol.

la connaissance de tout ce qui constitue la maladie ; 2° sur l'état du sujet ; 3° sur les moyens ou remèdes dont se compose le traitement. De ces trois choses résultent ce que l'on désignait autrefois dans le langage des écoles, l'indicant, l'indication et l'indiqué.

A. L'*indicant* se compose des diverses circonstances propres à la maladie et de toutes celles qui lui sont relatives : telles sont, 1° les causes, les symptômes, les accidens, la simplicité ou la complication, les périodes, etc.; 2° l'âge, le sexe, le tempérament et la constitution de l'individu, la structure, la vitalité et les fonctions de la partie affectée.

1° L'indicant.

B. L'*indication* est la conclusion que l'on tire, d'après l'indicant, sur l'espèce de traitement à adopter, et sur le choix des différens moyens ou remèdes qui doivent être employés.

2° L'indication.

Détruire les causes ou soustraire les malades à leur influence, et combattre les effets qu'elles ont produits, sont des indications *générales* ou *communes* à remplir dans le plus grand nombre des cas. Les indications *spéciales* ou *particulières* sont relatives à la nature des maladies, aux différentes circonstances qui les accompagnent et à celles qui tiennent aux individus affectés.

Indications générales ou communes,

Spéciales ou particulières.

L'indication est *rationnelle* lorsqu'elle résulte du rapport que l'esprit aperçoit entre les qualités d'un médicament et la nature d'une maladie, comme, par exemple, entre les excitans et la faiblesse ou la paralysie d'un membre, entre les émolliens, les rafraîchissans et l'inflammation, etc.

Indication rationnelle

L'indication est *empirique* lorsqu'elle n'est appuyée que sur des faits fournis par l'observation ou par l'expérience (1),

et empirique.

____

(1) L'*observation* consiste dans l'examen attentif des phénomènes spon-

sans que l'on puisse découvrir aucun rapport entre le remède et la maladie : telle est, par exemple, l'indication d'employer le mercure dans la syphilis, le vaccin pour prévenir la petite-vérole, etc.

C. L'*indiqué* est le moyen ou la réunion des moyens que l'*indicant* requiert, et que l'on a jugé par l'*indication* devoir être mis en usage pour obtenir le soulagement ou la guérison d'une maladie.

Les auteurs admettent encore la co-indication, la contre-indication, la contre-co-indication ou co-répugnance.

La *co-indication* favorise l'indication ; par exemple, dans un abcès, l'indication est de donner issue au pus par une incision ; la situation de l'abcès au voisinage d'une articulation, dont on pourrait craindre la lésion, est alors une circonstance qui ajoute à l'indication ; c'est une co-indication.

La *contre-indication* est une circonstance particulière qui vient détruire l'indication.

La *contre-co-indication* ajoute à la contre-indication.

Dans une plaie simple, l'indication est de réunir les bords écartés ; mais s'il y a une contusion profonde, c'est une contre-indication. Si l'on soupçonne, de plus, que l'os a été altéré, ou qu'il s'est glissé dans la plaie quelque corps étranger, c'est une contre-co-indication qui s'oppose à la réunion des lèvres de la plaie.

« Ces différentes indications opposées, dit de La Faye, jettent quelquefois dans l'embarras. Il est important

---

tanés ; l'*expérience* dans celui des phénomènes provoqués. *Avoir de l'expérience* en médecine, c'est être éclairé par de nombreuses observations et des expériences multipliées.

alors, pour ne rien hasarder, de se rappeler plusieurs règles générales établies par les praticiens :

1° Que les maladies se guérissent par leurs contraires ;

2° Que dans les grands maux on doit employer de grands et de prompts remèdes ;

3° Que, si la nature ne peut les seconder, ils sont plus préjudiciables qu'utiles ;

4° Qu'il vaut mieux, dans une maladie mortelle, employer un remède incertain que d'abandonner le malade à une mort certaine ;

5° Que les avantages et les inconvéniens d'un remède bien pesés, s'il en doit résulter des inconvéniens plus grands que les avantages, il n'est pas prudent d'en faire usage : car, si l'on ne peut point guérir, il ne faut point nuire. »

§ Ier. *Du traitement et des méthodes curatives.*

Le *traitement* est, en général, l'ensemble des règles hygiéniques et thérapeutiques auxquelles on soumet les individus menacés ou atteints de maladie.

Ce qu'on entend par traitement.

Les *méthodes curatives* sont, ainsi que les *médications*, des modes particuliers de traitement : les 1res sont fondées sur les théories médicales régnantes ou sur l'expérience des praticiens ; les 2mes dérivent de certaines indications spéciales et rationnelles. »

Par méthode curative et par médication.

Il y a plusieurs sortes de traitement, eu égard à la nature et au caractère de la maladie, à l'espèce de moyens mis en usage, et au but que l'on se propose.

A. Le traitement *préservatif* ou *prophylactique* a pour objet de préserver de certaines affections dont on est menacé, ou d'éloigner le retour de celles qui se sont déjà manifestées.

Du traitement préservatif.

Ainsi, on se garantit du scorbut par l'exercice, les alimens de bonne qualité, les toniques pris à dose modérée, etc. ; on prévient les inflammations et les hémorrhagies actives et périodiques par le régime, la saignée, les boissons rafraîchissantes, les bains, etc.

B. Le traitement *palliatif* consiste à calmer les symptômes d'une maladie, à diminuer ses accidens et à ralentir ses progrès. On y a recours dans plusieurs cas :

1° Lorsqu'il n'y a aucun danger pour la vie du malade, ni aucune crainte d'augmentation des symptômes et des accidens, en différant la cure radicale de la maladie; c'est ainsi qu'on fait tout simplement la ponction à une hydrocèle, dans la vue de soulager le malade;

2° Lorsque la guérison d'une maladie serait suivie d'une autre maladie plus grave, comme cela pourrait avoir lieu après la cicatrisation d'un ulcère ancien dont la suppuration est abondante ;

3° Dans le cas où la maladie est au dessus des ressources de l'art ; comme, par exemple, dans un cancer qui s'est étendu au loin, et qui a contracté des adhérences indestructibles.

C. Le traitement *radical* ou *curatif* procure une guérison parfaite de la maladie. La conduite que l'on tient, pour atteindre ce but, est relative aux circonstances particulières.

Ainsi, dans les maladies simples et bénignes, on suit ce que l'on appelle la méthode *expectante*, qui consiste moins dans l'emploi des remèdes les plus simples, que dans l'attention d'écarter tout ce qui pourrait troubler les efforts salutaires de la nature : tel est le cas d'un érysipèle et d'un phlegmon simples et confirmés, produits par des causes externes.

On adopte, au contraire, la méthode *agissante* quand la maladie, par rapport à sa cause, à sa nature et à l'intensité des symptômes, ne doit pas être abandonnée aux seules forces de la nature; ainsi, on prescrit un vomitif dans l'embarras gastrique simple, la saignée dans une forte inflammation, etc.

Méthode agissante.

Cette méthode devient *perturbatrice* lorsqu'elle tend à intervertir la marche d'une maladie dangereuse, et dont l'issue est promptement funeste : tel est le cas du croup et de l'apoplexie qui, dès leur apparition, veulent être attaqués par les synapismes, les vomitifs, les lavemens stimulans, la saignée, etc.

Méthode perturbatrice.

On donne maintenant le nom de *révulsive* à la méthode par laquelle on provoque une irritation artificielle sur une partie saine, dans la vue d'affaiblir ou de détruire une irritation grave fixée dans un autre lieu. La *révulsion* est l'accomplissement de l'effet dont il s'agit. Les *révulsifs* qui s'appliquent à la peau et au tissu cellulaire sont les synapismes et les vésicatoires, le séton, le cautère et le moxa; ceux qu'on dirige sur le canal digestif sont les vomitifs et les purgatifs, sur les reins les diurétiques, etc.

Méthode révulsive.

La révulsion.

Les révulsifs.

Le choix de ces moyens, comme celui de l'endroit où on les met en action, est relatif à l'espèce de maladie et aux sympathies connues des organes affectés.

Leur choix et le lieu où on les applique.

Il y a encore les méthodes ou médications *échauffante* et *rafraîchissante*, *stimulante* et *débilitante*, *évacuante*, etc., ainsi nommées par rapport à l'espèce de remèdes employés et aux effets produits dans l'organisme; et celles de *Valsalva* pour l'anévrisme, de *Nouffer* pour le tænia, etc.

Autres méthodes de traitement.

D. Une 4me espèce de traitement est celui que l'on fait subir aux convalescens : on l'appelle *consécutif*. Il

Du traitement consécutif.

n'est autre chose que le traitement curatif affaibli et modifié. Il pourrait aussi être considéré comme une espèce de traitement préservatif: par exemple, on continue encore quelque temps l'usage d'une petite dose de quinquina, après la disparition des fièvres intermittentes, afin d'en prévenir le retour ; on fait porter, pendant quelque temps, un bandage légèrement compressif aux malades que l'on a guéris d'un ulcère variqueux, d'une fracture, etc.

§ II. *Des moyens de la thérapeutique.*

La thérapeutique puise ses moyens dans l'hygiène, la matière médicale et la chirurgie.

Les ressources que l'*hygiène* offre à la thérapeutique consistent dans le choix des différentes choses nécessaires à nos besoins, et dans la manière dont on doit en user pendant le cours d'une maladie : tels sont les objets sur lesquels le *régime* en général, et la *diététique* en particulier, déterminent la conduite à suivre par les malades, de même que la thérapeutique règle le *traitement* qui leur convient.

Sans le *régime*, les médicamens sont inefficaces ou même nuisibles. Le régime seul réussit mieux souvent que les remèdes les plus actifs (1).

Les règles qui concernent les alimens sont surtout

---

(1) « Davantage, les plus experts qui ont escrit de la médecine, disent la cure des maladies faite par régime, surpasser celle qui se fait par autre voye: même qu'il est plus expédient sortir d'une maladie par bonne manière de vivre que par médecines, qui sont fâcheuses à prendre, difficiles à retenir, pénibles en leur opération. »

Préface, pag. 4, *OEuvres* d'Amb. PARÉ.

indispensables au succès du traitement : dans les maladies graves et aiguës, on prescrit au malade une *diète* très-exacte, subordonnée cependant à toutes les circonstances relatives à l'individu et à la maladie. Dans les maladies légères, et dans celles qui sont chroniques, chez les enfans, on est moins sévère sur le choix ou sur la quantité des alimens.

La *matière médicale* ou la *pharmacologie* fait connaître les médicamens, la manière de les administrer et leur mode d'action sur l'économie animale. Elle s'aide des notions que lui fournissent l'histoire naturelle médicinale, la chimie et la pharmacie.

2º Dans la matière médicale.

L'*histoire naturelle médicinale* traite de l'origine des médicamens, des caractères qui les distinguent, et des signes qui font reconnaître leurs bonnes ou mauvaises qualités.

De l'histoire naturelle médicinale.

La *chimie médicinale* fait connaître leur composition, leurs propriétés intimes et les changemens qu'ils subissent par le jeu de leurs affinités.

De la chimie médicinale.

Enfin, la *pharmacie* enseigne la manière de les extraire, de les préparer et de les conserver.

De la pharmacie.

CHAPITRE PREMIER.

DES MÉDICAMENS.

Les *médicamens* sont des substances qui, prises en petite quantité, servent à prévenir les maladies, à pallier leurs effets, ou à faciliter leur guérison.

Des médicamens.

Ils agissent en modifiant l'état actuel des propriétés vitales, ou en changeant la composition des fluides et des solides du corps.

Leur mode d'action.

Leurs effets locaux et généraux.

Leurs effets sont bornés à la partie qui les a reçus, ou aux organes continus ou contigus ; ou bien, ils sont propagés au loin, ou dans tout l'organisme, par les sympathies ou par la circulation.

Médications.

Ces différens phénomènes produits par les agens médicinaux sont aussi des *médications*.

Différences d'avec les alimens et les poisons.

Les médicamens diffèrent donc des *alimens* en ce que ceux-ci sont altérés par les organes qui doivent s'en nourrir, et des *poisons* dont l'action vive et forte tend à suffoquer la vie ou à détruire le tissu des parties avec lesquelles ils sont en contact.

Ces trois choses ne sont pas toujours distinctes.

Les alimens, les médicamens et les poisons ne sont point toujours distincts. dans la nature : telle substance peut devenir successivement ces trois choses, selon la quantité qu'on en prend, et selon l'état présent de l'individu, son sexe, sa constitution particulière, etc.

Origine des médicamens.

Les végétaux fournissent des médicamens nombreux et de toutes sortes. Les minéraux en offrent moins ; mais ils sont très-énergiques. Quant aux animaux, ils en donnent très-peu.

Ils sont simples

Les médicamens sont *simples*, quand ils ne subissent d'autre préparation que celle qui convient pour leur donner la forme, la température et la concentration nécessaires.

ou composés,

Ils sont *composés*, lorsqu'on les mêle, on les combine, soit pour les rendre plus actifs, soit pour tempérer certaines de leurs propriétés.

internes ou externes,

On appelle médicamens *internes* ceux que l'on porte à l'intérieur, et *externes* ou *topiques* ceux qui s'appliquent à l'extérieur.

officinaux ou magistraux.

Les remèdes *officinaux* sont ceux que l'on conserve tout préparés dans les pharmacies : tels sont les sels, les sulfures, les végétaux séchés, les poudres, les extraits, les sirops, les vins, les éthers, les teintures, les pastilles, les emplâtres, les onguens, les baumes, les cérats, etc.

Les remèdes *magistraux* se composent ou se préparent extemporanément et en vertu d'une formule médicamentaire ou d'une ordonnance : tels sont les limonades, les tisanes, les bouillons, les potions, les loochs, les juleps, les bols, les pilules, les cataplasmes, les lotions, les fomentations, etc., etc.

On distingue, dans un médicament, la dose, la concentration, la température et la forme.

1° La *dose* est la quantité que l'on emploie pour obtenir un effet désiré. On détermine cette quantité au moyen des poids et des mesures de capacité. La pharmacie a, pour les exprimer, des signes dont nous allons donner le tableau.

De la dose des médicamens.

Mesures pondériques.

Les anciennes.	Leur valeur.	Leurs signes.	Les nouvelles.
La livre	16 onces	℔	$\frac{1}{2}$ kilogram.
L'once	8 gros.	℥	32 grammes.
Le gros	3 scrupules.	ℨ	4 grammes.
Le scrupule	24 grains	℈	1 grain. $\frac{3}{10}$.
Le grain		ℊ	5 centigr.

Mesures de capacité.

La pinte	32 onces d'eau distillée		1 litre.
La chopine	16 onces		$\frac{1}{2}$ litre.
Le demi-setier	8 onces		2 décilitres.
Le poisson	4 onces		1 décilitre.
Le demi-poisson	2 onces		$\frac{1}{2}$ décilitre.

Autres mesures.

1 goutte (*gutta*)
équivaut. . . . à 1 grain . . . . gut. j.

1 cuillerée (*co-*
chlearium) . . à 1 once . . . . cochl. j.

1 verrée. . . . . à 9 onces 2 gros . . . . . . verrée j.

1 pincée (*pugil-*
lus). . . . . pug. j.

1 poignée (*mani-*
pulus) . . . . m. j.

1 brassée . . . . à 12 poignées . . . . bras. j.

Autres signes abréviatifs.

Prenez . . . . ♃ ou Pr.
Un demi. . . . . ß ou *s.*
De chacun (*ana*). . . . . ãã .
Nombre. . . . . N.
Quantité suffisante . . . . Q. S.
Faites selon l'art . . . . F. S. A.
Transcrivez. . . . . T.

La dose des médicamens varie selon que les remèdes sont employés en substance, ou combinés avec des intermèdes aqueux, alkooliques, mucilagineux, etc., et selon aussi la forme qu'on leur donne.

2° La *concentration* est le degré variable de rapprochement qui existe entre les molécules des substances médicinales. Elle a une influence très-grande sur la manière d'agir des médicamens.

On apprécie la concentration d'un médicament liquide par le moyen des aréomètres, ou bien en les pesant comparativement avec l'eau distillée dans des mesures de capacité connues. Quant aux solides, il n'est pas nécessaire d'être aussi rigoureux. On doit cependant avoir égard, pour les végétaux , à leur état de fraîcheur ou de dessiccation; pour les sucs, à leur liquidité; pour les extraits, à leur mollesse ou à leur dureté; pour les sels , à leur état d'efflorescence, de déliquescence, de calcination et de cristallisation.

3° La *température* influe aussi sur les qualités des médicamens. On la fixe et on la reconnaît à l'aide du thermomètre.

De la température.

4° Pour ce qui regarde l'*état* ou la *forme,* on emploie les médicamens internes ou externes sous les états gazeux, vaporeux; liquide, pulvérulent, mol ou solide, suivant la nature de la substance, la surface sur laquelle on agit, et les indications que l'on a à remplir.

De l'état ou de la forme.

On fait prendre ces différens états aux médicamens, ou on les leur donne , à l'aide de la chaleur et de divers intermèdes liquides, pulvérulens, mous ou solides.

5° Quant à la *saveur* et à l'*odeur* des remèdes internes, on les rend agréables au goût en les édulcorant avec le sucre, le sirop simple ou le miel ; et à l'odorat en les aromatisant avec quelque huile essentielle, telle que l'eau de fleurs d'oranger, l'essence de citron , de cannelle, etc.

De la saveur et de l'odeur.

ART. Ier. DE L'ART DE FORMULER.

La médecine s'est créé de fécondes ressources en combinant et en associant les substances médicamenteuses.

L'art de formuler ne consiste point à écrire une série indigeste de médicamens : « C'est l'art de combiner ensemble les propriétés des diverses substances médica-

En quoi consiste l'art de formuler.

menteuses , pour en assurer , accroître ou tempérer les effets (1). »

Comment on écrit les formules.

Les *formules* ou *ordonnances* médicamentaires doivent être écrites, autant qu'il est possible , en langue vulgaire, avec clarté et précision, et en évitant l'emploi des signes abréviatifs , afin de prévenir les méprises.

Formule simple

Une formule est *simple*, lorsqu'elle ne contient que la simple énonciation d'un ou deux médicamens ; elle est

ou composée.

composée, quand un plus grand nombre s'y rencontre.

Des quatre choses contenues dans une formule.

On distingue dans une formule composée, 1° la *base*, qui est le médicament sur lequel on compte le plus; 2° l'*auxiliaire* ou *adjuvant*, qui aide ou favorise son action ; 3° le *correctif*, qui sert à mitiger ses qualités nuisibles ou à masquer celles qui sont désagréables ; 4° l'*excipient* ou *véhicule*, qui reçoit toutes les autres substances et leur donne la consistance convenable.

Sa rédaction.

Tel est l'ordre dans lequel doivent être écrits les médicamens. A côté de chacun , on indique la dose ; après quoi l'on spécifie le mode de préparation et d'administration ; on date la formule , puis on la signe.

EXEMPLES DE FORMULES SIMPLES.

(N° 1er.) *Potion émétique.*

℞ (*prenez*) Tartrate de potasse antimonié (tartre stibié ou émétique) . . . . ℈. j. (un grain.)
Dissolvez l'émétique dans un verre d'eau tiède.
Faites prendre en une fois.

(Datez et signez).

---

(1) *Nouveaux Élémens de thérapeutique et de matière médicale*, par M. le prof. Alibert, tom. 2.

(N° 2.) *Autre vomitif.*

℞ Ipécacuanha en poudre. . . . . g. xij.
    Tartre stibié. . . . . g. j.
Étendez le tout dans trois verres d'eau.
T. (*transcrivez*) à prendre, chaque verre, à trois quarts d'heure
ou une heure de distance.

(N° 3.) *Limonade.*

℞ Suc de deux citrons, ou acide citrique cristal-
    lisé. . . . . 3 ß. (demi-gros.)
Sucre. . . . . ℥ ij. (deux onces.)
Eau commune. . . . . ℔ ij (deux livres.)

Telle est la limonade dite *végétale ;* la limonade *minérale* s'obtient avec l'acide sulfurique, que l'on verse
par gouttes (20 à 30), jusqu'à ce que l'acidité soit
suffisante.

(N° 4.) *Tisane sudorifique simple.*

℞ Fleurs de sureau. . . . . m. ß. (demi-poignée.)
    Feuilles de sauge. . . . . . . pincée j.
Faites infuser, à vaisseau fermé, dans une pinte d'eau ; passez ;
édulcorez avec :
    Sirop de capillaire. . . . . . . q. s. (quantité suffis.)

(N° 5.) *Tisane pectorale.*

℞ Racines de guimauve. . . . . ℥ j.
    Fleurs pectorales. . . . . m. ß.
Faites bouillir les racines dans une pinte et demie d'eau, jusqu'à réduction d'une pinte ; ensuite, mettez infuser les fleurs,
et ajoutez :
    Miel ou sirop de guimauve. . . . . ℥ ij.

EXEMPLES DE FORMULES COMPOSÉES.

(N° 6.) *Purgation ordinaire.*

℞ Follicules de séné. . . . . ℥ ij.
Manne en sorte. . . . . ℨ ij.
Sulfate de soude . . . . ℥ ij.
Faites bouillir les follicules dans un demi-setier d'eau ; sur la
fin de l'ébullition , ajoutez la manne et le sel ; laissez-les fon-
dre ; passez le tout sur quelques feuilles de menthe.
T. à prendre en une fois , à jeun.

(N° 7.) *Potion expectorante.*

Infusion d'hyssope et de marrube blanc. . . . . . . ℥ iv.
Oximel scillitique. . . . . ℥ ij.
Kermès minéral (oxide d'antimoine hydro-
sulfuré rouge). . . . . ℈. j.
Sirop de guimauve. . . . . ℥ j.
F. s. a. (faites selon l'art) une potion.
T. à prendre par cuillerées , d'heure en heure.

(N° 8.) *Potion emménagogue.*

℞ Eau distillée de matricaire ou de camomille. . ℥ v.
Huile essentielle de rhue. . . }
⸺⸺⸺ de sabine. . } . . . . . āā. gut. v.
Teinture de castoréum. . . . }
⸺⸺ de safran. . . . . . } . . . . . āā. gut. xij.
Sirop d'armoise. . . . . ℥ j.
T. à prendre par cuillerées , toutes les deux heures.

(No 9.) *Apozème diurétique.*

℞ Racines de fraisier. . . . . ⎫
——— de cerfeuil. . . . . ⎭ ãã. ℥ j.
Baies de genièvre concassées. . . . . n° xxx.
Faites bouillir les racines dans deux pintes d'eau, réduites à
 une ; sur la fin de la décoction, mettez infuser les baies de
 genièvre ; ajoutez :
Nitrate de potasse. . . . . ℈ xv.

(No 10.) *Julep calmant.*

℞ Eau distillée de fleurs de tilleul. . . . . ℥ iij.
Sirop de fleurs d'oranger. . . . . ⎫
——— diacode. . . . . ⎭ ãã . ℥ ß.
Éther sulfurique. . . . . gut. xv
T. à prendre en deux fois, à une heure d'intervalle.

(N° 11.) *Looch huileux ou gommeux.*

℞ Infusion pectorale. . . . . ℥ iv.
Huile d'amandes douces. . . . . ℥ ij.
Ou bien gomme arabique. . . . . ʒ ij.
Sirop de guimauve. . . . . ⎫
——— de fleurs d'oranger. . . . . ⎭ ãã. ℥ j.
F. un looch s. a.
T. à prendre par cuillerées, en agitant chaque fois la fiole.

(No 12.) *Bols stomachiques.*

℞ Poudre de safran. . . . . ⎫
——— de gentiane. . . . . . ⎬ . . . . . . ãã ℈ j.
——— d'écorce d'orange. . . . ⎭ (un scrupule.)
Oxide brun de fer. . . . . ℈ xv,
Confection d'hyacinthe. . . . . ʒ ij.
Sirop de menthe. . . . . q. s.
F. 24 bols, dont on prendra six par jour, en trois doses.

(No 13.) *Potion ou mixture tonique.*

℞ Eau distillée de menthe poivrée. . . . . ℥ iv.
 Poudre de serpentaire de Virginie ou de valé-
   riane. . . . . Э j.
 Huile essentielle de cannelle. . . . . gut. x.
 Sirop de quinquina. . . . . } āā. ℥ ß.
 ———— de capillaire. . . . . }

Triturez l'huile essentielle avec q. s. de sucre , et ajoutez à la
  potion.

T. à prendre par cuillerées , toutes les heures.

ART. II. DES MÉDICAMENS INTERNES.

Mode d'action des médicamens internes. Les médicamens internes excitent ou ralentissent l'action vitale , et tendent ainsi à la ramener à son état normal ou habituel.

Leurs effets secondaires. Leurs effets secondaires sont relatifs aux fonctions des organes malades , et au genre d'affections de ces organes.

Sous le point de vue de leur manière d'agir ou de leurs effets , les praticiens leur ont imposé les noms d'altérans , d'évacuans et de spécifiques.

§ Ier. *Des remèdes altérans.*

Des altérans. Les espèces de médicamens compris sous le nom d'*altérans* agissent essentiellement sur la vitalité des organes , et modifient l'exercice actuel de leurs fonctions.

Toniques et cordiaux. 1º Les *toniques* et les *cordiaux* excitent les forces de la vie en général. Exemple : le vin généreux , les alkools , les huiles essentielles , qui sont appelés toniques *diffusifs;* le quinquina, la gentiane, le fer, qui sont des toniques *permanens.*

2° Les *stomachiques* réveillent la contractilité de l'estomac, et donnent plus d'énergie à ses fonctions. Exemple : les substances précédentes, les préparations ferrugineuses.

3° Les *astringens* ralentissent la circulation, et augmentent le ton des systèmes organiques. Exemple : le cachou, la noix de galle, les acides minéraux.

4° Les *relâchans* affaiblissent ; les *anodins* calment ; les *narcotiques* engourdissent la sensibilité nerveuse, et procurent le sommeil : on appelle encore ces derniers hypnotiques. Exemple : les substances mucilagineuses, les plantes solanées, le safran, l'opium.

5° Les *pectoraux*, les *béchiques*, diminuent l'irritation des organes pulmonaires. Exemple : le lait, les fleurs de violette et de pas-d'àne, le lichen d'Islande.

6° Les *anti-phlogistiques* ou les *rafraîchissans* ralentissent la circulation et tempèrent la chaleur. Exemple : les bains tièdes, les boissons mucilagineuses, acidulées, la limonade, les lavemens simples.

§ II. *Des remèdes évacuans.*

On désigne sous le nom d'*évacuans* les remèdes qui provoquent l'action des organes sécrétoires, et par suite l'évacuation des matières qu'ils contiennent.

1° Les *errhins* excitent la sécrétion du mucus nasal, et les *sternutatoires* provoquent l'éternuement. Exemple : le tabac en poudre, les poudres de bétoine et de marjolaine.

2° Les *sialagogues* augmentent la sécrétion de la salive et des mucosités de la bouche. Exemple : la pyrèthre et la graine de moutarde mâchées et conservées dans la bouche.

Expectorans.

3° Les *expectorans* favorisent la sécrétion de l'humeur des bronches et l'expulsion des matières visqueuses qui engouent les poumons. Exemple : l'ipécacuanha, l'oximel scillitique, l'oxide d'antimoine hydro-sulfuré rouge (*kermès minéral*), à petite dose.

Emétiques.

4° Les *émétiques* provoquent le vomissement. Exemple: l'éau tiède, le tartre stibié, l'ipécacuanha.

Purgatifs.

5° Les *purgatifs* excitent la sécrétion des mucosités intestinales, provoquent l'action péristaltique des intestins et la sortie des matières alvines. On les divise en *minoratifs* ou purgatifs doux : telles sont la manne, les pulpes de tamarin et de casse ; en *cathartiques* ou purgatifs moyens: tels sont le séné, la rhubarbe, le sulfate de soude ; et en *drastiques* ou purgatifs violens : tels sont le jalap, les résines de scammonée et de jalap, la gomme gutte.

Carminatifs.

6° Les *carminatifs* excitent l'expulsion des vents. Ex. : les graines des plantes ombellifères, les huiles dites essentielles.

Diurétiques.

7° Les *diurétiques* donnent plus d'activité à la sécrétion urinaire. Ex. : le vin blanc, les asperges, le nitrate de potasse, l'oignon de scille.

Diaphorétiques et sudorifiques.

8° Les *diaphorétiques* et les *sudorifiques* excitent la peau et provoquent la transpiration et la sueur. Ex. : le gayac, la salsepareille, les huiles essentielles, les boissons chaudes aromatiques.

Emménagogues.

9° Les *emménagogues* excitent l'écoulement des règles et des lochies. Ex. : Les sommités de matricaire et de rhue, la sabine, le safran, les purgatifs drastiques.

§ III. *Des remèdes spécifiques.*

Des spécifiques.

Outre les médicamens qui précèdent, il en existe d'auires dont le mode d'action est plus ou moins bien connu, mais dont l'expérience a démontré l'utilité constante dans certaines maladies : on les appelle *spécifiques*.

1° Les *fébrifuges*, qui sont propres à combattre les fièvres intermittentes. Ex. : le quinquina et le sulfate de quinine, la gentiane, la centaurée.

2° Les *antiscrophuleux*, que l'on emploie contre le vice écrouelleux. Ex. : le houblon, le muriate de baryte, l'élixir amer de Peyrilhe, le sirop antiscorbutique, l'iode et ses préparations.

3° Les *anti-scorbutiques*, que l'on dirige contre le scorbut. Ex. : le suc d'oseille ; les sucs, le vin et le sirop faits avec les plantes crucifères, tels que le raifort, le cresson, le cochléaria.

4° Les *anti-émétiques*, qui ont la propriété d'arrêter le vomissement. Ex. : le colombo, l'acide carbonique, le quinquina.

5° Les *antidotes*, qui préviennent les effets de l'empoisonnement. Ils varient selon la nature des poisons, qui sont narcotiques, irritans ou désorganisans, et selon aussi le temps de l'empoisonnement.

6° Les *anthelmentiques* ou *vermifuges*, avec lesquels on détruit les vers engendrés dans le canal digestif. Ex. : la mousse et la coraline de Corse, la fougère mâle, la racine de grenadier, l'éther, les purgatifs drastiques.

7° Les *anti-psoriques*, qui guérissent la gale. Ex. : le soufre, le mercure, la gratiole.

8° Les *anti-herpétiques*, que l'on administre contre les dartres. Ex. : le soufre, les préparations antimoniales, la douce-amère, le trèfle d'eau, la fumeterre.

9° Les *lithontriptiques*, que l'on croit propres à dissoudre les calculs urinaires et biliaires. Ex. pour les premiers, des boissons acides ou alkalines, selon la nature présumée des sels qui les composent; pour les seconds, l'éther sulfurique.

Des spécifiques reconnus.

On ne regarde plus comme *spécifiques*, aujourd'hui, que le quinquina dans les fièvres intermittentes simples ou pernicieuses, le mercure dans la vérole, le soufre dans la gale, et le virus vaccin comme préservatif de la petite-vérole.

ART. III. DES MÉDICAMENS EXTERNE OU TOPIQUES.

De leurs différences.

Les médicamens externes diffèrent, 1° par leurs propriétés; 2° par leur état ou leur forme; 3° par la manière dont on les administre.

Modes d'action.

Ils agissent en modifiant la vitalité et en altérant le tissu des solides et la composition des fluides avec lesquels on les met en contact.

De leurs effets apparens.

Division.

Pour ne pas trop nous éloigner de la manière dont on considère encore les médicamens externes dans la pratique de la chirurgie, nous les rangerons d'après leurs effets apparens, selon l'ancien usage. Ainsi, nous examinerons successivement les *répercussifs*, les *résolutifs*, les *émolliens*, les *sédatifs*, les *suppuratifs*, les *détersifs*, les *enflammans*, les *vésicans*, les *escarrotiques* et les *spécifiques*.

§ Ier. *Des répercussifs*.

Modes d'action des répercussifs. Leurs principes actifs.

Les *répercussifs*, par une stimulation vive et prompte, mettent en jeu la tonicité des tissus, dont ils déterminent l'astriction : les uns n'opèrent que par le froid qu'ils causent; les autres par leur acidité (ceux-ci ont été aussi appelés *astringens*) ou par leur principe alkoolique.

Répercussifs simples.

L'eau froide.	La neige.
L'eau salée.	La glace pilée.
La boue simple.	Le vinaigre.
La terre cimolée.	Les acides affaiblis.
La folle farine de tan.	L'alkool.
Les vins acides.	Les pulpes végétales acides.

Répercussifs composés.

La décoction de tan et de noix de galle.

La boue ou la terre cimolée délayée avec le vinaigre, le vin ou l'eau-de-vie

L'onguent rosat.

L'encre.

Les préparations dans les-quelles entrent les sulfates acides d'alumine et de po-tasse,

les sulfates de cuivre,
de fer,
de zinc,
le muriate de soude (sel commun),
le muriate d'ammoniaque (sel ammoniac),
l'acétate de plomb dissous dans l'eau.

On a recours à ces moyens dans le début d'une inflam-mation par cause externe ; au moment d'une brûlure au 1er degré ; au commencement d'une contusion , d'une ec-chymose, d'une entorse ; dans les premiers momens de quelques hernies étranglées ; dans les hémorrhagies ca-pillaires ou par exhalation.

Des cas où l'on peut les employer.

Ils doivent être froids et liquides ou de consistance molle.

Sous quelle forme et à quelle tempéra-ture.

§ II. *Des résolutifs.*

Les résolutifs agissent en relevant lentement le ton de

Mode d'action des résolutifs.

la partie, et en augmentant l'action des absorbans, ce qui rétablit le cours des humeurs stagnantes, et procure la résorption des liquides extravasés.

Leurs princi-
pes actifs.

Ils sont amers, aromatiques ou alcooliques.

Résolutifs simples.

Les feuilles et les fleurs des plantes labiées, telles que :
le thym,
le romarin,
la sauge,
le serpolet,
la lavande,
l'hyssope,
la menthe, etc.
Les fleurs de sureau.
Le feuilles et les fleurs d'hyèble,
de millepertuis,
de persicaire.
Les semences de carotte,
de fenouil,
de cumin.
Les semences d'anis.
Les farines de fèves,
d'orobe,
de fenugrec,
de seigle, etc.

Résolutifs composés.

Les cataplasmes faits avec les farines ci-dessus et l'eau salée, le vin ou l'alkool aromatique.
L'eau-de-vie camphrée.
L'alkool aromatique dit *eau vulnéraire.*
Les linimens avec les huiles essentielles.
Les emplâtres diachylon,
de savon,
de Vigo *cum mercurio,*
de ciguë.
Les baumes naturels et composés.
L'onguent styrax.

A quelle tem-
pérature, dans
quels cas et de
quelle manière
on les emploie.

On emploie les résolutifs sous la température de 25 à 30 deg. $+$ o, dans les tumeurs inflammatoires, les ecchymoses et les contusions, lorsque les symptômes d'irritation sont dissipés. On les unit d'abord aux émolliens;

puis on les emploie seuls , surtout lorsque les symptômes annoncent une tendance de la nature à opérer la résolution.

§ III. *Des émolliens.*

Les émolliens sont des médicamens aqueux, mucilagineux ou huileux, qui agissent, pour ainsi dire, comme des bains locaux, soit par l'humidité qui leur est propre, soit par la sueur qu'ils favorisent, et dont ils empêchent l'évaporation.

Nature des émolliens.

Mode d'action.

Émolliens simples.

L'eau tiède.	La farine de graine de lin.
La mauve.	Les farines céréales.
La guimauve.	La mie de pain.
Le bouillon-blanc.	Les huiles et les graisses récentes.
La bette.	
La mercuriale.	Le lait.
L'épinard.	Le jaune d'œuf.
L'oignon de lis.	

Émolliens composés.

Les cataplasmes de mie de pain ,	Le bouillon de tripes.
de farine de graine de lin.	L'onguent d'althœa.
	L'onguent basilicum.

Les émolliens doivent être employés liquides ou mous, à la température de 25 à 50 deg. $+$ o. Plusieurs d'entre eux doivent être renouvelés souvent, parce que la chaleur locale, en les altérant, les rendrait irritans : tels sont le lait, les huiles et les graisses.

Sous quelle forme et à quelle température on les emploie.

§ IV. *Des sédatifs.*

Ils comprennent les *anodins* et les *narcotiques*.

Les sédatifs comprennent,

1° Les *anodins* doivent leur vertu à un arome légèrement sédatif. On les associe aux émolliens : ceux-ci sont
aussi, dans l'occasion, des remèdes anodins.

Anodins simples.

Les fleurs de violette.   Le safran.
  de bouillon blanc.   Le camphre.
  de mélilot.

Anodins composés.

L'onguent populeum.   La ligueur d'Hoffmann.
Le cérat de Goulard.   L'extrait de Saturne.

2° Les *narcotiques* portent avec eux un principe stu-
péfiant qui engourdit la sensibilité, calme les douleurs
fortes, et paralyse l'action nerveuse,

Narcotiques simples.

Les têtes de pavot blanc.   La jusquiame.
La belladona.   La ciguë.
La morelle.   L'opium.

Narcotiques composés.

Les cataplasmes faits avec une   Le laudanum.
 solution d'opium, avec les   La thériaque.
 plantes solanées.   Le baume tranquille.

On donne aux anodins et aux narcotiques la forme liquide et une température douce. Ils sont d'un grand secours dans les maladies que compliquent de vives douleurs.
Leur abus peut être très-nuisible.

§ V. *Des maturatifs et suppuratifs.*

Les *maturatifs* et les *suppuratifs* excitent et entretiennent la suppuration dans une tumeur ou à la surface d'une

plaie ou d'un ulcère, soit en diminuant l'état inflammatoire, lorsqu'il est trop intense, soit en maintenant le degré d'excitation nécessaire à la formation du pus.

et des suppuratifs.

Suppuratifs simples.

Tous les émolliens.	Les huiles d'olive,
Les feuilles d'oseille.	de lis,
de poirée.	de noix.
d'épinards.	Les graisses.
L'oignon de lis.	Le beurre.
	La térébenthine.

Suppuratifs composés.

L'onguent basilicum,	L'emplâtre diachylon.
de la mère,	Le baume d'Arcéus.
d'althæa.	La pommade épispastique.

Les suppuratifs doux ou émolliens s'emploient dans le cas d'inflammation. Les suppuratifs actifs sont indiqués dans les tumeurs indolentes, ou lorsque l'inflammation n'est plus au degré convenable pour donner une bonne suppuration.

Dans quels cas on les emploie.

§ V. *Des détersifs.*

Ce sont des toniques lents qui agissent en procurant le resserrement des chairs, et en diminuant la sécrétion du pus. Leur propriété réside dans leur principe amer, aromatique ou astringent.

Mode d'action des détersifs.

Détersifs simples.

Les feuilles de millefeuille,	Le vin rouge.
de noyer,	L'eau-de-vie.
de lierre,	Le camphre.
de ronce.	Les sulfates de cuivre, de fer ou
La myrrhe.	d'alumine.
L'aloès.	

Détersifs composés.

Le vin miellé ou sucré.

Le vin de quinquina.

Les vins amers.

L'eau phagédénique.

L'eau vulnéraire.

Le collyre de Lanfranc.

L'emplâtre de Nuremberg.

L'onguent égyptiac.

Le baume de Fioraventi.

[Dans quels cas ils sont employés.

On emploie ces médicamens dans les plaies et les ulcères dont les chairs sont pâles et blafardes ; ils conviennent encore pour remédier aux inconvéniens d'une suppuration viciée.

§ VII. *Des rubéfians, des enflammans et des vésicans.*

Ces trois sortes de moyens ne diffèrent que par l'intensité de leur action.

Ces trois sortes de remèdes ne diffèrent entre eux que par le degré de l'irritation qu'ils produisent, ou la durée de leur action ; en effet, la *rubéfaction*, l'*inflammation* et la *vésication* peuvent être obtenues par l'emploi d'un seul des moyens dont nous allons faire l'énumération. Ces moyens sont d'un grand secours dans bien des cas, tant en médecine qu'en chirurgie.

Rubéfians ou enflammans simples.

La chaleur solaire.

La chaleur du feu.

L'eau très-chaude.

Le galvanisme.

Les frictions avec le vinaigre.

l'alkool ou l'ammoniaque.

Les huiles volatiles de gérofle, de muscade.

Les huiles volatiles de térébenthine.

Les feuilles d'ortie fraîche.

Les euphorbes.

Les renonculacées.

Les alliacées.

Les feuilles du *rhus toxicodendron.*

Rubéfians ou enflammans composés.

Le liniment volatil.
La teinture de cantharides.
Les cataplasmes ou synapismes faits avec la poudre de moutarde et le vinaigre, les alliacées, etc.

La pulpe de dentelaire en cataplasme avec le vinaigre ou l'ammoniaque.
La poudre de gingembre unie à l'alkool.
La pommade stibiée.

Les rubéfians irritent la peau et déterminent l'afflux du sang dans les vaisseaux capillaires.

Mode d'action des rubéfians

Vésicans simples.

L'eau bouillante.
L'ammoniaque pure.
Les cantharides.

La lauréole.
Le garou.

Vésicans composés.

L'emplâtre vésicatoire.
Les sinapismes faits avec la

graine de moutarde unie au vinaigre.

Les vésicans augmentent l'action des vaisseaux exhalans, d'où résultent l'épanchement de la sérosité sous l'épiderme, et par suite la formation de vésicules séreuses.

et des vésicans.

§ VIII. *Des escarrotiques.*

Les escarrotiques sont presque tous des moyens enflammans. Ils prennent leur nom de l'escarre qu'ils forment, en brûlant la partie sur laquelle ils restent appliqués quelque temps : leur action est donc purement chimique.

Mode d'action des escarrotiques.

Escarrotiques simples.

Les rayons solaires concentrés au moyen d'un verre convexe.
Le fer rouge.
Les acides concentrés.
Les alkalis purs.
L'oxide vert de cuivre (vert-de-gris).
L'oxide rouge de mercure (précipité rouge).
Les nitrates de mercure (eau mercurielle).
        d'argent fondu (pierre infernale).
Les muriates d'antimoine sublimé (beurre d'antimoine),
        de mercure suroxidé (sublimé corrosif).
Les sulfates acides d'antimoine et de potasse calciné (alun),
        de cuivre (vitriol bleu),
        de fer (couperose).

Éscarrotiques composés.

La poudre de Rousselot.   La poudre arsenicale de
Le caustique de frère Côme.   Plunquet.

Cas dans lesquels on emploie les rubéfians, les vésicans et les escarrotiques.

Les rubéfians, les enflammans, les vésicans et les escarrotiques sont employés, 1° comme dérivatif ou révulsif, afin d'atténuer une inflammation intérieure ; 2° pour attirer ou fixer sur une partie un vice errant dans l'économie ; 3° à l'effet d'exciter directement ou sympathiquement un organe affaibli ; 4° dans la vue de calmer ou régulariser l'action nerveuse ; 5° afin de détruire une matière virulente ou vénéneuse insinuée dans le tissu de nos parties ; 6° pour convertir en escarre les tubercules cancéreux de la peau.

§ IX. *Des spécifiques.*

Voyez ce qui en a été dit en traitant des médicamens internes.

ART. IV. ÉTAT OU FORME ET MODE D'APPLICATION DES TOPIQUES.

On appelle *topiques* les substances médicinales que l'on applique à l'extérieur. Le nom d'*épithème* leur est aussi donné, à l'exception de celles qui contiennent des matières grasses, comme les onguens et les emplâtres.

Des topiques ou épithèmes.

On emploie ces matières sous les états pulvérulent, mou, solide, liquide ou gazeux.

État ou forme des topiques.

A. *État pulvérulent.* La ténuité des poudres que l'on applique à l'extérieur varie selon les corps qui les fournissent, et d'après les indications que l'on a à remplir.

Des remèdes à l'état pulvérulent.

On les emploie en soufflant avec la bouche, par aspersion avec la main, ou à l'aide d'une houppe; d'autres fois, on plonge la partie dans la masse pulvérulente ; enfin , on en saupoudre des plumasseaux, des emplâtres, dont on recouvre ensuite la partie malade.

(N° 14.) *Poudres inertes.*

Le lycopode.
La poudre de vieux bois.
L'amidon.

On fait usage de l'une ou de l'autre de ces poudres dans les excoriations du sein, chez les femmes qui allaitent ; dans la rougeur des cuisses et des parties génitales, chez les enfans dont les urines irritent et excorient ces parties ; dans l'érysipèle avec phlyctènes , etc.

Usage des poudres inertes.

(N° 15.) *Poudre arsénicale de Rousselot.*

℞ Cinabre (sulfure de mercure). . . . . ℥ j.
Sang-dragon. . . . . ℨ iv.
Oxide blanc d'arsenic. . . . . ℈ ß.
Faites s. a. un mélange exact.

Cette composition ne doit être employée qu'avec beaucoup de réserve, et sur des surfaces peu étendues, en raison des accidens d'empoisonnement qu'elle peut occasioner.

Lorsqu'on en veut faire l'application, on la délaie avec un peu de salive pour lui donner la consistance d'une pâte molle (pâte *arsénicale*). On en dépose une couche mince sur les cancers limités de la peau, après avoir préalablement excisé toute la portion déjà altérée par l'affection cancéreuse. On la maintient à l'aide d'un petit morceau d'agaric et de taffetas d'Angleterre (1).

(N° 16.) Poudre astringente ou styptique.

℞ Alun calciné. . . . . }
Terre sigillée. . . . . } āā ℥ ß.
Sulfate de cuivre. . . . . }
Sang-dragon. . . . . } āā ℥ j.
Mélangez exactement.

On peut se servir de cette poudre pour étancher le sang qui provient de la lésion de petits vaisseaux ; comme, par exemple, dans l'hémorrhagie qui succède à l'application des sangsues.

(N° 17.) Poudres toniques.

℞ Poudres de quinquina ou de tan. . . . . . }
——— de plantes aromatiques. . . . . . } āā ℥ iv.
Camphre. ℥ ß.
Mélangez les poudres. Dissolvez le camphre dans q. s. d'alkool, pour le répandre ensuite sur la masse pulvérulente.

Elles sont usitées dans la gangrène humide, pour ab-

____

(1) L'*Art d'appliquer la pâte arsénicale,* par E. Patrix.

sorber la sanie putride qui en découle, et pour stimuler les tissus que cette affection menace.

On les emploie entre deux linges, dans des *sachets*, pour fortifier les articulations affaiblies, ou pour relever le ton des parties relâchées ou paralysées.

B. *État mou.* On trouve sous cet état les linimens qui ont un peu plus de consistance que l'huile fixe, les onguens, les pommades et les cérats qui ont celle de l'axonge, les cataplasmes celle d'une pulpe ou d'une pâte molle, les emplâtres celle de la cire ou du savon.

1° Les *linimens* contiennent toujours de l'huile ou autres matières onctueuses liquides, lesquelles servent d'intermèdes aux autres substances actives.

Des toniques qui sont à l'état mou :

1° Les linimens.

(N° 18.) *Liniment anodin employé dans les douleurs extérieures.*

℞ Huile d'olive. ℥ ij.
  Baume tranquille. . . . . ʒ ij.
  Vin d'opium composé (*laudanum*), depuis. . . . ʒ ij.
      jusqu'à. ℥ ß.
Mêlez en agitant dans une fiole.

(N° 19.) *Liniment pour la brûlure au 1er et au 2e degré.*

℞ Huile d'amandes douces. . . . . ℥ j.
  Jaune d'œuf non cuit. . . . . n° I.
  Acétate de plomb liquide (*extrait de saturne*). . ʒ j.
Délayez le jaune d'œuf avec l'huile ; ajoutez l'extrait de saturne ; mélangez le tout ensemble.

(N° 20.) *Liniment volatil ou ammoniacal.*

℞ Huile d'olive. . . . . ℥ iv.

Ammoniaque. . . . . ʒ ij.

Agitez dans une bouteille fermée, jusqu'à ce que la combinaison
soit parfaite.

On rendrait ce liniment plus actif et plus pénétrant en y ajoutant :

Teinture de cantharides. . . . . ʒ j.

On emploie les linimens en frictions douces ou rudes,
suivant l'indication. On en imprègne des compresses ou
des morceaux de flanelle qu'on étend sur la partie affectée.

2° Les *onguens* ont pour excipient les huiles, les graisses
ou le beurre.

(N° 21.) *Onguent mercuriel double* (antisyphilitique).

℞ Mercure coulant. . . . . ⎫
Axonge. . . . . ⎬ āā ℥ ij.
Huile d'amandes douces. . . . . q. s.

Éteignez le mercure, en le triturant avec l'huile ; ajoutez successivement l'axonge. Faites un mélange parfait. (Le mercure
est dans cette préparation à l'état de division extrême et non
d'oxidation.)

(N° 22.) *Onguent antipsorique.*

℞ Soufre sublimé. . . . . ℥ iv.
Muriate de soude décrépité. . . . . ℥ ij.
Axonge. . . . . ℔ j.

Porphyrisez le sel avec un peu de graisse ; faites fondre l'axonge
dans une terrine vernissée ; ajoutez la fleur de soufre, pour
en former un mélange exact. La dose est de deux gros par
friction.

(N° 23.) *Onguent digestif ou excitant.*

♃ Térébenthine de Venise. . . . . ℥ ß.
Jaune d'œuf. . . . . n₀ 2.
Huile d'hypericum. . . , ... ℥ ß.
Mêlez ces substances ; ajoutez :
Eau-de-vie. . . . . cochl. iij.
On pourrait le rendre plus actif en y ajoutant :
Onguent styrax. . . . . ℥ j.

On applique les onguens en frictions, ou sur du linge, Manière de les appliquer.
du papier brouillard, dont on couvre ensuite la partie
malade.

3° Les *pommades* sont de véritables onguens ; leur 3° Des pommades.
nom vient de ce qu'autrefois on y faisait entrer de la pulpe
de pomme.

(N° 24.) *Pommade anti–ophthalmique de Desault.*

♃ Oxide rouge de mercure (*précipité*
rouge) . . . .
—— de plomb. . . . . } āā ℥ j.
—— de zinc (*tutie*). . . . .
Alun calciné. . . . .

Muriate de mercure suroxydé (sublimé corrosif) : gr. xij.
Porphyrisez le tout, et incorporez dans onguent rosat ou cérat
non lavé . . . . q. s.
On peut colorer la pommade avec sulfure de mercure
(*cinabre*). ℥ j.

(N° 25) *Pommade pour les gerçures des lèvres.*

♃ Cire jaune. ℥ j.
Huile d'amandes douces. . . . . ℥ iv.
Gérofles concassés. . . . . ℥ j.
Faites fondre la cire avec l'huile au bain-marie ; ajoutez les gé-
rofles ; colorez avec orcanette q. s. ; passez à travers un linge,
et déposez dans une capsule de papier.

(N° 26.) *Pommade résolutive pour les engorgemens indolens, squirreux, etc.*

♃ Hydriodate de potasse . . . . ʒ ß.
Axonge. . . . . ℥ j ß.
Cette pommade s'emploie à la dose d'un demi-gros par friction; elle peut être rendue plus active par l'addition de 10 à 15 grains d'iode pur.

4° Les cérats.

4° Les *cérats* se composent toujours avec la cire et l'huile auxquelles on unit diverses substances.

(N° 27.) *Cérat de Galien.*

♃ Huile fine d'olives. . . . . ℔ j.
Cire blanche. . . . . ℥ iv.
Faites fondre; coulez dans un mortier de marbre échauffé; agitez; incorporez d'eau de rivière ou d'eau de rose distillée. . . . . ℔ j.

(N° 28.) *Cérat de saturne (de Goulard).*

Il diffère du précédent par l'addition de l'acétate de plomb, à la dose de. . . . . ℥ iv.

(N° 29.) *Cérat soufré (anti-dartreux).*

♃ Cérat de Galien. . . . . ℔ j.
Soufre sublimé et non lavé. . . . . ℥ iv.
Aromatisez avec huile essentielle de citron. . . . . q. s.

Mode d'application des pommades et des cérats.

Les pommades et les cérats s'emploient en friction douce ou en application, à l'aide du papier brouillard ou du linge fin à demi usé.

5° Les emplâtres.

5° Les *emplâtres* doivent leur consistance aux résines

ou aux oxydes métalliques, que l'on associe à la graisse, à l'huile ou à la cire.

(N° 3o.) *Emplâtre vésicatoire.*

℞ Cire jaune ou blanche. . . . . ℥ viij.
Poix-résine blanche. . . . . ℥ iv.
Axonge. . . . . ℥ iij.

F. s. a. une matière emplastique ; étendez-en une portion sur un morceau de peau ou de linge ; saupoudrez-en la surface avec :

Cantharides grossièrement pulvérisées. . . . . ℨ ß.

(N° 31.) *Emplâtre agglutinatif.*

℞ Poix-résine. ℔ j.
Résine sélémi . . . . ⎱
Térébenthine. . . . . ⎰ aā ℥ ij.

Faites fondre le tout ensemble à une chaleur modérée.
Passez à travers un linge.

On malaxe cet emplâtre entre les doigts, et on le réduit en morceaux cylindriques, que l'on appelle *magdaléons*. Des magda-léons.

Pour l'usage, on le fait ramollir dans l'eau chaude, puis on l'étend sur des morceaux de peau ou de linge neuf pour en faire des *sparadraps*, que l'on coupe en *bandelettes* pour réunir les parties divisées. Lorsqu'on roule les bandelettes, on en forme des *bougies*, qui sont employées pour dilater les canaux naturels ou les trajets fistuleux. Des sparadraps
Des bougies.

Les matières emplastiques adhèrent fortement à la peau ; aussi doit-on avoir soin, avant de les appliquer, de raser les parties qui sont couvertes de poils.

6° Les *cataplasmes* se composent avec des farines ou des fécules, des pulpes végétales, des poudres et des substances liquides de diverses natures. 6° Les cata-
plasmes. Subs-
tances qui les
composent.

Leur température sera relative à la nature des matières employées et aux indications à remplir : ainsi, les émolliens et les anodins seront tièdes, les astringens et les irritans froids, etc. Ils seront plus ou moins épais, selon le degré de sensibilité de la partie, et on les renouvellera souvent, si l'on a à craindre qu'ils ne se dessèchent et s'altèrent promptement.

(N° 32.) *Cataplasme émollient, anodin ou narcotique.*

℞ Farine de graine de lin. . . . . ℔ j.
    Mie de pain. . . . . ℔ ß.
.Faites cuire dans une décoction de plantes émollientes, jusqu'à consistance de cataplasme.

Pour rendre ce cataplasme anodin et même narcotique, on le fait cuire dans une décoction de têtes de pavots, ou on le saupoudre avec du safran, ou bien on l'imprègne de laudanum, ou on l'arrose avec une solution aqueuse d'opium.

(N° 33.) *Cataplasme maturatif.*

℞ Feuilles d'oseilles. . . . . ⎫
   ——— de poirée. . . . .   ⎬ āā m. j.
   Oignons de lis. n° ij.
Faites cuire le tout sous la cendre chaude. Pilez ensuite dans un mortier, et ajoutez :
   Onguent basilicum. . . . . ʒ j.

(N° 34.) *Cataplasme résolutif.*

℞ Farines résolutives. . . . . ʒ iv.
   Vin aromatique. q. s.
F. s. a. un cataplasme.

(No 35.) *Cataplasme irritant ou rubéfiant (synapisme).*

℞ Poudre de graine de moutarde. . . . . ℥ j.
Farine d'orge. . . . . ℥ ij.
Vinaigre rouge. . . . . q. s.
Faites un mélange qui ait la consistance d'une pâte que l'on
emploie aussitôt que la préparation est faite.

Les cataplasmes sont appliqués ou immédiatement sur
la peau, préalablement rasée, ou bien entre deux linges
très-minces.

Les synapismes s'appliquent, pour l'ordinaire, deux à
la fois, à la plante et au dos des pieds, aux mollets, à la
face interne des cuisses, etc.; on les laisse en place 3 ou 4
heures, plus ou moins, en raison de la sensibilité de l'individu et de l'effet que l'on veut obtenir.

C. *Etat solide*. Les sparadraps, les bougies, l'éponge
et la racine de gentiane préparées, les trochisques, etc.,
s'offrent sous l'état solide.

Nous renvoyons, pour ce qui concerne leur confection,
aux ouvrages de pharmacie.

On fait avec les sparadraps des bandelettes agglutinatives propres à maintenir affrontés les bords d'une plaie.
Les bougies, l'éponge et les racines spongieuses, comme
celles de gentiane, servent à dilater les plaies ou les conduits fistuleux. Les trochisques contiennent ordinairement
quelque substance escarrotique; on les insinue dans les fistules, afin de détruire les callosités qui tendent à oblitérer
leur orifice, et à entretenir la maladie.

D. *Etat liquide*. Les substances liquides dont on fait
usage à l'extérieur sont l'eau commune, les eaux minérales, et les médicamens qui ont pour excipient l'eau,
le vin, l'alkcool, etc.

·On préfère les topiques sous cet état, lorsque l'action doit être prompte, le contact instantané, et surtout lorsqu'il faut agir sur une grande surface.

On les emploie sous différentes formes et de différentes manières : en *bain*, *fomentation*, *embroçation*, *lotion*, *douche*, *aspersion*, *affusion* et *injection*.

1° Les *bains* généraux ou locaux, pris dans l'eau simple, ont été traités dans l'hygiène, page 187.

Les *eaux minérales* sont de plusieurs sortes ; elles tirent leur nom des principes qui y sont prédominans : ainsi, on les distingue en eaux acidules, salines, sulfureuses et ferrugineuses.

Les eaux *acidules* contiennent de l'acide carbonique et quelques sels. Elles sont *thermales* ou chaudes, comme celles de Clermont-Ferrant, du Mont-d'Or ; ou *froides*, comme celles de Chateldon, de Montbrison.

Elles conviennent dans les rhumatismes chroniques, la goutte atonique, la paralysie, le tremblement des membres.

Les eaux *salines* contiennent, en proportion variée, des sulfates, des carbonates, des muriates de soude, de chaux, de magnésie, quelquefois un peu d'acide carbonique et de gaz hydrogène sulfuré. Les eaux salines *froides* sont celles de Sedlitz en Bohême ; d'Epsom, dans le comté de Surrey, en Angleterre ; de Balaruc, etc. Les eaux salines *thermales* sont celles de Bourbonne-les-Bains, de Plombières, etc.

On les emploie dans les maladies organiques intérieures, telles que les lésions de tissu du foie, du rein, etc.

Les eaux *sulfureuses* doivent principalement leurs qualités au gaz hydrogène sulfuré, aux sulfures hydrogénés de potasse et de chaux. Elles sont *froides*, comme celles d'Enghien ; *chaudes*, comme celles d'Aix-la-Chapelle et de Baréges.

Elles sont propres aux affections de la peau, telles que la gale, les dartres, les engorgemens scrophuleux.

Affections auxquelles elles sont propres.

Les eaux *ferrugineuses* donnent, à l'analyse, des sulfates et carbonates de fer; plus, quelques-unes des substances salines ou gazeuses communes aux autres eaux. Elles sont *acidules froides*, comme celles de Spa, de Forges, de Rouen; *acidules chaudes*, comme celles de Vichy, de Bourbon-l'Archambault; *sulfatées froides*, comme celles de Segray, près Pithiviers, de Passy, près Paris.

Eaux ferrugineuses.

Elles sont en usage dans la chlorose, l'aménorrhée, les catarrhes chroniques, et dans les convalescences qui suivent de grandes blessures ou de longues maladies.

Dans quelles maladies elles sont employées.

On prend à l'intérieur les eaux minérales pures ou coupées avec l'eau simple, le lait, etc.

On les administre à l'extérieur, en bains, demi-bains, douches et injections.

Usage intérieur et extérieur des eaux minérales.

Les eaux thermales sont, en général, plus avantageuses que les eaux froides dans les maladies atoniques, dans les constitutions faibles et chez les sujets épuisés.

Préférence des eaux thermales.

Les eaux minérales *naturelles* peuvent être remplacées, en beaucoup d'occasions, par les eaux minérales *artificielles* ou *factices*, lesquelles se composent en faisant dissoudre dans une eau pure les différentes substances qui distinguent l'eau minérale que l'on veut reproduire (1).

Eaux minérales factices.

2°. La *fomentation* se fait en promenant doucement sur une partie des morceaux de linge ou de flanelle trem-

Des fomentations.

---

(1) *Manuel des eaux minérales de la France*, etc., par M. le doct. Patissier.

pés dans un liquide tiède, et que l'on applique ensuite sur la partie malade.

(N⁰ 36.) *Fomentation émolliente.*

℞ Feuilles de mauve. . . . .
——— de pariétaire. . . . .
——— de bouillon blanc. . . . .
Graines de lin. . . . . } ãã m. j.

Faites bouillir le tout dans quatre pintes d'eau, jusqu'à réduction aux deux tiers.

(N° 37.) *Fomentation tonique ou résolutive.*

℞ Feuilles de romarin. . . . .
——— de sauge. . . . .
——— de menthe. . . . .
——— d'hysope. . . . . } ãã m. j.
Baies de laurier. . . . .
—— de genièvre. . . . . } ãã ℥ j.

Faites infuser dans quatre pintes d'eau et deux de vin.

Le *vin aromatique* s'obtient en faisant macérer les substances ci-dessus dans du vin pur.

Des embrocations.

3°. L'*embrocation* diffère peu de la fomentation; elle se fait, le plus souvent, avec des liquides onctueux que l'on étend au moyen d'une éponge ou d'un linge dont on recouvre ensuite la partie malade.

La fomentation et l'embrocation sont employées toutes les fois que l'on craint d'irriter ou d'affaiblir un organe par le poids des topiques.

Des lotions.

4°. La *lotion* est une espèce de fomentation que l'on fait avec une éponge pour humecter une partie ou pour la débarrasser des matières qui la couvrent.

(N° 38.) *Lotion détersive.*

♃ Feuilles de noyer. . . . . }
_ ____ de sauge. . . . . } āā m. j.

Quinquina concassé. . . . . ℥ j.

Eau. . . . . q. s.

Faites bouillir , et ajoutez–y du sucre.

(N° 39.) *Lotion phagédénique.*

♃ Eau de chaux. . . . . ℔ j.

Sublimé corrosif. . . . . ℈. xx.

Dissolvez d'abord le sublimé dans q. s. d'alkool ; puis mêlez-le
avec l'eau de chaux.

(N° 40.) *Lotion antipsorique.*

♃ Sulfure de potasse et de soude. . . . . ℥ iv.

Acide sulfurique. . . . . ℨ iv.

Eau commune. . . . . ℔ ij.

F. dissoudre le sulfure dans l'eau ; ajoutez par degrés l'acide , en
agitant avec une spatule de bois.

Cette préparation doit être faite en plein air, et dans
un vase de terre ou de faïence. On la conserve dans une
bouteille bien bouchée. (Voyez , pour son usage , la
page 395.)

5° Les *douches* se font, le plus souvent, en laissant   Des douches.
tomber d'une certaine hauteur, sur la région malade, une
colonne de liquide plus ou moins considérable.

(N° 41.) *Douche excitante.*

♃ Savon commun. . . . . ℔ ij.

Eau–de–vie. . . . . q. s.

Eau de rivière. . . . . pintes x ou xv.

Disolvez le savon dans q. s. d'eau–de–vie , et étendez le tout
dans l'eau de rivière.

On fait encore des douches excitantes avec une lessive de cendres de sarment ou de bois neuf, ou bien avec une dissolution de carbonate de soude ou de potasse dans une quantité déterminée d'eau de rivière.

On emploie les douches dans les affections chroniques des articulations et les engorgemens indolens des autres parties du corps. Le liquide agit par son poids et par ses qualités particulières.

Faites comme il est dit ci-dessus, les douches s'appellent *descendantes*; elles sont dites *ascendantes* ou *latérales*, lorsque le liquide est lancé de bas en haut ou horizontalement. Les douches ascendantes sont plus particulièrement employées dans certaines maladies du rectum et de l'utérus.

De l'aspersion et de l'affusion.

6° L'*aspersion* consiste à répandre par jets un liquide sur une partie, et l'*affusion* à l'y étendre en nappe.

L'eau froide et l'oxicrat conviennent en aspersion ou en affusion pour arrêter une hémorrhagie, donner du ton à un organe affaibli, faire cesser une syncope prolongée, ou pour combattre les effets de l'asphyxie.

Des injections.

7° Les *injections* se pratiquent au moyen d'une seringue, avec laquelle on pousse une substance fluide dans un organe creux, tel que la vessie, le vagin, ou dans une fistule, un ulcère fistuleux, etc.

(N° 42.) *Injection anodine.*

♃ Têtes de pavot. . . . . n° 6.
Feuilles de morelle. . . . . ⎫ ãã poig.. j.
———— de laitue. . . . . ⎭
Faites bouillir dans eau commune. . . . . . . pintes ij.

(Nᵒ 43.) *Injection tonique et astringénte.*

♃ Roses de Provins. . . . . poig. ij.
   Poudre de tan. . . . . ℥ ij.
   Quinquina concassé. . . . . ℥ j.
Faites bouillir dans eau commune. . . . . pintes ij.

On a recours aux injections dans les maladies situées trop profondément pour que la main puisse y atteindre.

8° Les *gargarismes* sont des lotions propres aux maladies de la bouche.

Des gargaris-
mes.

(N 44.) *Gargarisme rafraîchissant.*

♃ Nitrate de potasse fondu (cristal minéral). . ℥ j.
   Sirop de mûres. . . : . . . . ℥ j.
Faites dissoudre dans eau commune. . . . . : . . chōp. j.

(Nᵒ 45.) *Gargarisme détersif.*

♃ Orge entier. . . . . ℥ j.
   Feuilles d'aigremoine. . . . . }
   ——— de menthe. . . . . } ãã m. j.
   Eau de rivière. . . . . pint. j.
   Miel rosât. . . . . q. s.
Faites bouillir les feuilles d'aigremoine et de menthe dans l'eau ; passez et ajoutez le miel.

En se gargarisant, il faut avoir soin de ne point avaler la lotion, surtout lorsqu'il s'y mêle des matières purulentes détachées de la partie malade, et lorsque les ingrédiens du gargarisme sont de nature à irriter l'estomac.

9° Les *collyres* sont des lotions destinées aux maladies des yeux.

Des collyres.

(N⁰ 46.) *Collyre émollient et anodin.*

♃ Eau de guimauve. . . . . ℥ ij.
Safran. . . , ... gr. xx.
Faites infuser le safran dans l'eau de guimauve ; passez et mê-
lez avec :
Lait chaud. ℨ ij.

(N⁰ 47.) *Collyre détersif.*

♃ Infusion de fleurs de sureau et de mélilot. . . ℥ iv.
Acétate de plomb liquide. . . . . ℥ v.
Eau-de-vie camphrée. . . . . ℨ ij.
Mêlez.

(N⁰ 48.) *Collyre astringent et résolutif.*

♃ Eau de rose. 〉 ãã ℥ ij.
—— de plantain. . . . . 〉
Sulfate de zinc. gr. xv.
Sucre. . . . . ℥ ß.
F. s. a. un collyre.

Des remèdes à l'état gazeux. On étuve l'œil avec une éponge fine ou un linge trempé dans le collyre ; ou bien on plonge cet organe dans le liquide, au moyen d'un petit vase appelé *œillère*.

D. *État gazeux.* Les vapeurs aqueuses pures, ou chargées de quelques substances médicamenteuses, sont employées pour les parties profondes, telles que la gorge, l'oreille, ou pour celles qui ne pourraient supporter le poids des topiques. Ce mode d'application des remèdes externes s'appelle faire une fumigation ou prendre un bain de vapeur.

Les remèdes, sous cet état, ont une action pénétrante, prompte et efficace, en raison de la chaleur et de la raréfaction de leurs molécules.

Les bains de vapeur généraux sont ceux dans lesquels le corps est exposé dans un lieu clos aux vapeurs d'une substance quelconque.

Leur usage est aujourd'hui très-répandu. On les prend dans une boîte en bois, hermétiquement fermée, et dans laquelle est adapté un fourneau recouvert d'une plaque de tôle, sur laquelle on répand les substances nécessaires à la fumigation. Un thermomètre, engagé dans la paroi supérieure de la boîte, indique le degré de chaleur auquel le corps du malade est exposé.

On dirige les fumigations faites pour des parties profondes, à l'aide d'un entonnoir ou d'un tube dont le volume soit suffisant.

(N° 49). *Fumigation excitante.*

℞ Muriate d'ammoniaque (*sel ammoniac*). . . · ℥ iv.
    Vinaigre. . . . . pint. j.
Mêlez et exposez le tout dans un vase sur des cendres chaudes.

(N° 50.) *Fumigation tonique.*

℞ Baies de genièvre. . . . . ℥ iv.
    Résine de benjoin.. . . . . ℥ j.
Projetez peu à peu sur des charbons ardens.

(N° 51.) *Fumigation sulfureuse.*

℞ Soufre sublimé. . . . . ℥ ß.
    Nitrate de potasse. . . . . , ... ℥ ij.
Mêlez et projetez sur de la braise allumée.

(N° 52.) *Fumigation désinfectante.*

On peut voir dans l'hygiène (page 179) ce qui a été dit touchant les fumigations et lotions désinfectantes par le chlore et les chlorures.

La chirurgie fournit à la thérapeutique des moyens plus prompts et souvent plus efficaces dans leur action que ceux qui sont tirés de l'hygiène ou de la matière médicale.

Nous allons d'abord examiner les principes généraux de la médecine opératoire ; puis nous décrirons quelques opérations en particulier, considérées par les auteurs comme faisant partie de la chirurgie *ministrante* ou *petite chirurgie.*

CHAPITRE II.

DES OPÉRATIONS DE LA CHIRURGIE EN GÉNÉRAL.

On appelle *opération* l'action méthodique de la main seule ou armée d'instrumens, pour prévenir, pallier ou guérir les maladies.

Il y a des opérations que le chirurgien peut faire simplement avec sa *main :* telles sont l'extraction des corps étrangers placés peu profondément, la réduction des luxations, des hernies, etc.

Toutes les fois que la chose est possible, il faut préférer la main aux instrumens, et parmi ceux-ci, les plus simples aux plus composés.

Pour entretenir la souplesse de sa main, et pouvoir s'en servir dans toutes les circonstances, le chirurgien doit éviter les travaux manuels qui la rendent tremblante, et affaiblissent la délicatesse du tact ; il doit aussi être *ambidextre*, c'est-à-dire avoir l'habitude de se servir également de ses deux mains.

Les *instrumens* de la chirurgie sont simples, composés ou compliqués.

Les matières que l'on emploie à leur confection sont l'or, l'argent, l'acier, le cuivre, le plomb, la gomme élastique, le bois, le linge, etc., suivant qu'il est question de leur donner du tranchant, de la solidité, de l'élasticité, de la flexibilité, etc.

Le cuivre est exclus pour ceux qui doivent séjourner quelque temps dans l'intérieur du corps.

Les instrumens *simples* sont le bistouri, le rasoir, les aiguilles, les sondes, les stylets et les érignes. *Ils sont simples,*

Les instrumens *composés* sont les pinces, les tenettes, les ciseaux, etc. *composés,*

Les instrumens *compliqués* sont ceux dans lesquels le jeu des pièces est invariablement fixé par la construction même de l'instrument, ou bien dépend de l'élasticité de quelque ressort métallique : tels sont la lancette allemande et tous les instrumens mécaniques inventés pour le trépan, la cataracte, la lithotomie, pour la réduction des luxations, etc. (1). *compliqués, ou mécaniques.*

Ces divers instrumens servent à la préparation des appareils, aux pansemens ou enfin aux opérations. Parmi ces derniers, les uns sont communs à la plupart des opérations : tels sont les bistouris, les ciseaux, les sondes, etc., les autres sont particuliers à quelque opération : tels sont le trépan, le lithotome ; les aiguilles à cataracte, etc. *Usages des instrumens pour les appareils, pour les pansemens, pour les opérations.*

Toutes les opérations de la chirurgie peuvent être rapportées aux modes suivans : la *réunion*, la *division*, la *réduction*, la *dilatation*, la *compression*, l'*extraction*, l'*évacuation* et l'*addition*. Cependant, pour nous conformer à l'ancien usage, nous suivrons encore la division en synthèse, diérèse, exérèse et prothèse, en y rapportant toutefois les modes précédens. *Des modes opératoires.*

______

(1) « Les opérations deviendront moins sûres, lorsqu'on attachera aux moyens même l'habileté qui doit les diriger. » *Disc.* de Louis, pag. 50, sur *le Traité des maladies des os*, de J. L. Petit.

§ Ier. *De la synthèse.*

De la synthèse
ou réunion.

La *synthèse* comprend toutes les opérations par lesquelles on réunit ce qui est divisé, ou l'on rapproche ce qui est écarté ou éloigné.

On appelle synthèse de *continuité* la *réunion* des bords d'une plaie et la *coaptation* des pièces d'un os fracturé.

On appelle synthèse de *contiguité* la *réduction* des organes déplacés, ainsi que cela a lieu dans les hernies et dans les luxations.

La *compression* que l'on exerce pour suspendre le cours du sang ou oblitérer les vaisseaux, rappeler le ton dans une partie affaiblie, procurer des adhérences utiles, etc., participe des deux espèces de synthèses qui précèdent.

§ II. *De la diérèse.*

La *diérèse* consiste à dilater, diviser ou séparer les parties dont le rapprochement, l'union ou la continuité sont nuisibles.

Cette opération se pratique d'une manière différente sur les parties molles et sur les parties dures.

On divise les premières par *piqûre* ou *ponction* avec des aiguilles, la lancette, un trois-quarts ; par *incision* avec le bistouri ; par *déchirure* ou *arrachement* avec les pinces ; par *cautérisation* au moyen du fer rouge ou des caustiques ; enfin, par *constriction* à l'aide d'un fil de soie, de chanvre ou de métal.

On divise les os en les *perforant* avec le trépan, en les *divisant* avec la scie, en les *usant* avec la lime et la rugine, en les *coupant* avec les tenailles incisives, en les *entamant* à l'aide de la gouge et du maillet, enfin, en les *brûlant* avec le feu ou les caustiques.

On appelle *incision* la simple division d'une partie faite avec le bistouri ou les ciseaux ; *rescision* ou *résection* la séparation partielle de quelque organe, comme de l'extrémité dénudée d'un os ou d'un tendon ; *excision* la séparation presque complète d'une partie peu considérable, comme, par exemple, d'un polype, des fongosités d'un ulcère, des poireaux, etc., accessibles à l'action du bistouri ; *amputation* la séparation totale ou partielle d'un membre dans sa *continuité* ; *extirpation* l'amputation faite dans la *contiguité* d'un membre, c'est-à-dire dans son articulation, ou encore l'ablation complète d'une tumeur, en conservant une partie ou la totalité de la peau qui la recouvre.

La *dilatation* consiste dans l'extension que l'on fait éprouver aux bords d'une ouverture ou aux parois d'un canal ou d'une cavité quelconque, pour en augmenter les diamètres.

§ III. *De l'Exérèse.*

L'*exérèse* a pour objet l'extraction des corps formés ou introduits au dedans de nous, et dont la présence pourrait être nuisible.

L'*extraction* des corps solides se fait avec les doigts ou avec des instrumens, tels que les pinces, les curettes, lorsque les doigts sont insuffisans. On a aussi recours quelquefois à la succion, pour enlever les substances légères ; à l'aide de l'aimant, on attire des particules de fer engagées dans quelque partie extérieure ; avec un bâton de cire d'Espagne, mis à l'état électrique par le frottement, on débarrasse l'œil des corps légers qui l'irritent, etc.

Evacuation
des fluides.

L'*évacuation* des liquides s'obtient au moyen d'une seringue, d'une sonde creuse ou d'une canule introduite jusqu'au foyer où le liquide est accumulé.

L'exérèse est souvent précédée de la diérèse, lorsque les
corps étrangers sont situés profondément, ou engagés
d'une manière fixe dans quelque partie ; elle est aussi alors
suivie de la synthèse.

§ IV. *De la prothèse.*

De la prothèse
ou addition :

La *prothèse* consiste à ajouter au corps les choses qui
lui manquent, et à corriger certains vices d'organisation,
naturels ou accidentels.

1° Pour faciliter
quelques ac-
tions ;

On a recours à cette opération, 1° pour aider à l'exercice de quelques actions : ainsi, on adapte des dents artificielles, un obturateur au palais, pour faciliter la prononciation, la mastication et la déglutition.

2° Pour sup-
pléer quelque
partie ;

2° Pour suppléer à l'absence ou à l'inertie d'une partie :
après l'amputation d'une jambe, on ajuste une jambe de
bois pour rétablir la faculté de marcher ; on met une
sonde à demeure dans la vessie affectée de paralysie, pour
rétablir le cours des urines.

3° Pour ca-
cher une difformi-
té ;

3° Pour cacher une difformité : ainsi, on met un œil
d'émail, un nez d'argent, etc., aux personnes qui ont
perdu ces organes.

4° Pour cor-
riger une con-
formation vi-
cieuse.

4° Pour prévenir ou corriger une conformation vicieuse : ainsi, on fait porter un corset mécanique pour
redresser la colonne vertébrale qui tend à se courber ; des
bottines, pour corriger, chez les enfans, le vice de direction des pieds ; un brayer, à ceux qui sont prédisposés aux
hernies, en raison de la largeur de l'anneau inguinal, etc.

Opérations où

Il y a des opérations où l'on met exclusivement en usage,

ou la synthèse, comme dans la réunion des plaies simples ; ou la diérèse, comme dans la désunion des paupières et des lèvres unies par vice de conformation ; ou l'exérèse, comme dans l'extraction des corps étrangers engagés dans quelqu'une des cavités extérieures du corps ; ou enfin la prothèse, comme dans l'emploi des différens moyens orthopédiques. *[l'on ne met en usage qu'un des modes précédens.]*

Dans d'autres cas on opère par deux de ces modes, la diérèse et la synthèse : par exemple, dans l'opération du bec-de-lièvre, on *rafraîchit* les bords de la division labiale, puis on les *réunit* pour en procurer la consolidation. *[Réunion de deux,]*

On en réunit trois, savoir, la diérèse, l'exérèse et la synthèse, lorsqu'on tire une esquille complètement détachée d'un os fracturé : en effet, on *incise* les tégumens, on *extrait* l'esquille, puis l'on *réunit* les parties divisées. *[de trois.]*

Enfin, il arrive quelquefois qu'une opération se compose des quatre modes ci-dessus : par exemple, dans l'opération du trépan, on *divise* les tégumens et les os, on *extrait* les corps étrangers, on *réunit* les parties divisées, et, après la guérison, on *ajoute* au bonnet du malade, et vis-à-vis la blessure, une plaque solide qui garantit le cerveau du choc des corps extérieurs. *[Cas dans lesquels on les réunit tous les quatre.]*

CHAPITRE III.

DES MÉTHODES ET DES PROCÉDÉS OPÉRATOIRES.

On appelle *méthodes*, en chirurgie, des opérations réglées et dont les préceptes fixes sont relatifs, 1° au lieu où elles doivent être faites ; 2° aux instrumens employés ; 3° à la manière d'y procéder ; 4° aux moyens accessoires dont on fait usage avant, pendant et après l'opération. *[Ce que l'on entend par méthodes en chirurgie.]*

Par appareil. Les méthodes par lesquelles on extrait les calculs de la vessie sont appelés *appareils*.

Par procédés. Les *procédés* résultent de quelques modifications apportées aux choses qui constituent les méthodes ; celles-ci restant toujours les mêmes, et quant au lieu où on les fait, et quant au but pour lequel on les pratique.

Exemples : Par exemple, il y a deux méthodes pour l'opération de la cataracte : 1_o celle par abaissement ; 2° celle par extraction.

Dans la première ou l'*abaissement*, on traverse avec une *aiguille* la sclérotique et la choroïde, pour déchirer la capsule du cristallin, et éloigner ce dernier, devenu opaque, de l'axe visuel. Les procédés de cette méthode varient selon la forme de l'aiguille, le point où elle doit être enfoncée, et la direction du mouvement qu'on doit lui imprimer.

Dans la seconde ou l'*extraction*, on se sert d'un petit couteau, appelé *cératotome*, pour inciser la cornée transparente et ouvrir la capsule cristalline, afin de faciliter la sortie du cristallin. Les procédés sont relatifs à l'espèce de cératotome employé, à la manière d'inciser la cornée, à l'instrument dont on se sert pour ouvrir la capsule, et à ceux que l'on met en usage pour écarter les paupières et fixer l'œil pendant l'opération (1).

Il y a, pour la plupart des opérations majeures, telles que la taille, les amputations, l'opération de l'anévrisme, de la fistule lacrymale, etc., différentes méthodes, modifiées ensuite par des procédés plus ou moins nombreux,

______

(1) *Nouv. Élém. de méd. opératoire*, par M. le prof. Roux, tom. 1re, *Introd.*, page XXII.

que les praticiens peuvent choisir ou combiner à leur gré et selon les diverses circonstances qui se présentent.

Les noms par lesquels on désigne les opérations en particulier, sont tirés, 1° de l'instrument employé : tels sont le *cathétérisme*, l'opération du *trépan* et la *cauterisation;* 2° de la partie sur laquelle on agit : telles sont la *phlébotomie* et la *bronchotomie;* 3° de la maladie pour laquelle on opère : telles sont les opérations de la *hernie* et de l'*anévrisme;* 4° du mode d'exécution : telles sont l'*incision*, l'*amputation* et l'*extirpation*, etc.

Sources des noms donnés aux opérations.

CHAPITRE IV.

DES PRÉCEPTES GÉNÉRAUX DES OPÉRATIONS.

Avant de faire une opération, il est nécessaire de savoir pourquoi on la fait, quand il convient de la faire, et de quelle manière elle se pratique.

Ce qu'il faut savoir avant de faire une opération :

On sait pourquoi on fait une opération, lorsque l'on connaît la nature, les causes, les symptômes d'une maladie, et les indications qu'elle présente.

1° Pourquoi on opère.

On est instruit sur sa nécessité et sa possibilité, par l'examen bien réfléchi de l'espèce de maladie qui la requiert et des accidens qui la compliquent, et par la connaissance de l'âge, du sexe, de la profession et de la constitution du sujet.

De la nécessité et de la possibilité des opérations.

Aucune opération ne doit être entreprise que l'on n'y ait été décidé par une nécessité absolue, et qu'on n'ait, sinon la certitude, du moins l'espoir bien fondé de guérir ou de soulager le malade; autrement le chirurgien blesse sa conscience, compromet l'art et expose la vie du malade.

On se décide à opérer quand les remèdes internes et

2° Dans quels

cas il faut opérer.

externes employés n'ont procuré aucune amélioration sensible, et quand la maladie reste stationnaire ou continue de faire des progrès.

3o De quelle manière.

Pour savoir en quoi consiste une opération, et de quelle manière elle s'exécute, il faut, 1° avoir des notions exactes sur l'état naturel et pathologique des organes ; 2° s'être instruit sur les préceptes généraux et particuliers de l'art, par la lecture des auteurs et par l'assiduité aux leçons des professeurs de chirurgie.

L'habitude de voir opérer les chirurgiens habiles, et les exercices pratiques répétés sur le cadavre, apprennent à suivre les préceptes.

Préparations du malade avant l'opération.

Lorsqu'on est décidé à faire une opération, il est nécessaire d'y préparer le malade par quelques moyens propres à en faciliter l'exécution et à en assurer le succès.

1o Préparations morales.

Cette préparation consiste, 1° à convaincre le malade de la nécessité de l'opération, et à dissiper, autant qu'il est possible, toutes les inquiétudes qu'il éprouve à cet égard : la confiance, le courage et la résignation sont, en général, les dispositions d'esprit le plus favorables au succès.

2o Préparations hygiéniques.

2° A le mettre dans les conditions hygiéniques les plus avantageuses, soit en l'affaiblissant légèrement par la saignée, les bains et la diète, ou en le fortifiant par l'usage des toniques et des alimens analeptiques, soit en lui faisant subir un traitement quelconque, lorsqu'il existe un vice général dans l'économie ou une lésion de quelque organe intérieur.

3o Préparations topiques ou locales.

3° Enfin, à disposer convenablement la partie sur laquelle l'opération doit être pratiquée : par exemple, on exerce la compression sur une artère affectée d'anévrisme, quelque temps avant d'en faire la ligature, afin de disposer le sang à prendre la voie des branches collatérales ; on rase les endroits couverts de poils, lorsqu'on doit y faire quelque incision ; on vide le rectum avant de pratiquer la lithotomie, dans la crainte de blesser cet organe s'il faisait saillie du côté de la vessie ; celle-ci doit être, au contraire, dilatée par l'urine pour la même opération.

Les règles relatives à l'opération en elle-même, embrassent ce qui se fait *avant*, *pendant* et *après*.

Avant l'opération, il faut faire choix du temps, du lieu, puis procéder à la préparation de l'appareil ; enfin, placer le malade et les aides convenablement, et suspendre, s'il est nécessaire, la circulation du sang dans la partie.

1° Le *temps* dans lequel on pratique une opération peut être de *nécessité*, lorsque la maladie est très-grave et le danger instant : tel est le cas de l'anévrisme faux primitif ou de la plaie artérielle, de l'étranglement aigu dans les hernies, etc., qu'il faut opérer sans différer. Il est d'*élection*, lorsque le chirurgien a la faculté de choisir la saison ou l'époque qui lui paraît la plus convenable, ainsi qu'on le fait ordinairement pour les opérations du bec-de-lièvre, de la cataracte, de la taille, etc. On préfère ordinairement le printemps ou l'automne, parce que dans ces deux saisons la température de l'atmosphère est modérée. Le printemps est plus favorable que l'automne, par rapport à la convalescence qui est beaucoup plus facile en été qu'en hiver. Enfin, quelques inconvéniens résultans de l'âge, du sexe, etc., font ajourner à une époque plus ou moins éloignée certaines opérations peu urgentes, telles que celles dont il vient d'être parlé en dernier lieu.

2° Le *lieu* où l'on doit faire l'opération est aussi de né-

Lieu de nécessité.

Lieu d'élection.

Des choses qu'il faut se procurer.

De l'appareil. Il comprend :

1° Les instrumens ;

2° Les pièces du pansement.

Situation du malade, ou situation *tractative*.

cessité ou d'*élection* : c'est ainsi que l'ouverture d'un abcès ou l'extirpation d'une tumeur ne saurait se faire que dans l'endroit même où la maladie s'est formée ; tandisque la ponction, dans l'ascite ou l'hydrocèle, peut être faite dans plusieurs points du lieu qu'occupent ces maladies.

Avant d'opérer, il convient d'être muni de tout ce qui peut être utile ou nécessaire, soit pendant, soit après l'opération. Ainsi, on aura plusieurs bougies allumées dans le cas où la lumière du jour ne suffirait pas, de l'eau chaude et de l'eau froide, du vinaigre, du vin, des calmans, etc., des bassins, des draps, des serviettes, un lit commode ou une table couverte d'un matelas, etc., le tout suivant l'espèce d'opération que l'on se propose de pratiquer.

3° L'*appareil* est l'assemblage de tous les instrumens et des différentes pièces nécessaires pour l'opération et le pansement.

Les instrumens, qui nécessairement diffèrent suivant les opérations, doivent être rangés sur un plateau dans l'ordre de leur emploi. Ils doivent être en bon état, et en nombre suffisant pour répondre à tous les cas. On les recouvre d'un linge, afin que leur aspect n'effraie point le malade.

On dispose sur un autre plateau des éponges, des fils cirés et toutes les pièces dont on aura besoin pour le pansement, telles que la charpie, les compresses, les bandes, les bandelettes agglutinatives, etc.

4° On place le malade dans un lieu d'une température modérée, et le plus éclairé qu'il soit possible. La *situation* qu'on lui donne doit être celle qui sera la moins gênante pour lui et pour le chirurgien, celle surtout qui permet à ce dernier d'agir plus librement. Même précaution dans le placement des aides qui, autant que possible, doivent être choisis forts, éclairés, discrets et intelligens.

5º La suspension de la circulation locale est nécessaire toutes les fois que des branches artérielles d'un certain volume peuvent être coupées pendant l'opération : ainsi, dans une amputation, on prévient l'effusion du sang en comprimant l'artère principale du membre avec les doigts, une pelote, le garot ou le tourniquet de Petit.

« Chaque opération a ses règles particulières; mais il y a des règles générales dont il ne faut pas s'écarter, et que les anciens ont renfermées dans ces trois mots latins : *citò*, *tutò* et *jucundè*; promptement, sûrement et agréablement (1). »

1º Il faut opérer avec *promptitude*; évitant les manœuvres fausses ou inutiles, les distractions, les observations indiscrètes, enfin, tout ce qui peut prolonger inutilement les souffrances du malade. Il faut éviter aussi l'excès de promptitude, qui est inconciliable avec la seconde règle (*tutò*).

2º On doit opérer avec *sûreté*, c'est-à-dire que le chirurgien, instruit par les connaissances anatomiques et pathologiques, exercé par l'habitude, doit régler avec dextérité et assurance l'action de ses instrumens.

3º Enfin, il faut opérer *agréablement*, c'est-à-dire que le chirurgien doit encourager le malade, lui cacher en partie les douleurs de l'opération, les lui faire oublier, en occupant son esprit pendant qu'il agit, et les lui épargner, autant qu'il est possible, en suivant la première règle (*citò*).

Choix et placement des aides.

Ce qui se fait pendant l'opération.
Règles à observer.

1º Il faut opérer *citò* ou promptement.
Explication.

2º *Tutò* ou sûrement.
Explication.

Jucundè ou agréablement.
Explication.

---

(1) La Faye, *ouv. cit.*

L'opération n'est terminée que lorsqu'on a atteint le but qu'on s'est proposé, et lorsque l'hémorrhagie qui résulte de la section des vaisseaux de divers calibres a été réprimée.

Après l'opération, on applique méthodiquement les pièces du pansement. On met le malade dans la position la plus commode ; on lui donne tous les soins propres à diminuer l'éréthisme général qui suit ordinairement la douleur causée par l'opération. On place, s'il est nécessaire, la partie opérée dans une situation élevée qui favorise la circulation ; on la couvre de linges chauds ou de sachets de sable échauffé, pour en entretenir la chaleur, surtout pendant l'hiver.

On soumet le malade à une diète d'autant plus rigoureuse que l'opération a été plus grave. On prescrit la saignée, les bains ou des calmans ou des toniques, suivant les cas.

Enfin, on rassure le malade sur les suites de l'opération, par un pronostic favorable qui ranime son espérance ; mais on fonde spécialement le succès sur la docilité qu'il apportera pour ne faire que ce qui lui est ordonné, et sur l'exactitude qu'il mettra à exécuter tout ce qui lui sera prescrit.

Un aide instruit est, au reste, dans les cas graves, placé près de l'*opéré*, à l'effet de parer aux accidens qui pourraient survenir, tels que l'hémorrhagie, la douleur, etc., et surveiller avec attention tout ce qui a rapport au traitement et au régime auxquels cet opéré doit être soumis (1).

---

(1) Consultez, sur les généralités des opérations, les *prolégomènes* rédigés par MM. Sanson et Bégin, de la *Médecine opératoire* de Sabatier.

CHAPITRE VI.

DES PETITES OPÉRATIONS DE LA CHIRURGIE.

Sous ce titre nous comprendrons, 1° le différens modes d'application des topiques, dont il a été parlé en traitant des formes variées que l'on donne aux médicamens externes; 2° les opérations proprement dites.

Pour ne point trop multiplier les divisions et subdivisions, si embarrassantes dans tout ouvrage élémentaire, on pourrait ranger toutes les opérations, proprement dites, de la chirurgie ministrante, sous les quatre chefs généraux admis par les anciens : ainsi, la plupart des pansemens, les bandages et les sutures se rattacheraient à la synthèse; les incisions en général, les différentes espèces de saignées, les inoculations, les exutoires et la cautérisation, à la diérèse; l'extraction des corps étrangers venus du dehors, l'extirpation des dents et de quelques tumeurs cutanées, à l'exérèse; enfin, l'application des bandages mécaniques ou de plusieurs corps propres à suppléer des parties qui manquent, ou à corriger celles qui sont difformes, à la prothèse.

Tel était le plan que nous nous proposions de suivre; mais les détails dans lesquels il faudrait entrer, et le défaut d'espace surtout, nous ont forcé à nous restreindre et à ne décrire que celles des petites opérations que l'on pratique le plus fréquemment. D'ailleurs, l'examen de plusieurs d'entre elles s'est trouvé mieux placé à la suite des maladies auxquelles elles conviennent, pour que nous n'ayons pas besoin d'y revenir, et de les traiter dans un article à part.

ART. Iᵉʳ. DES PANSEMENS.

Définition. Le *pansement* est l'application méthodique d'un appareil ou de quelque topique sur une partie malade.

Usages des pansemens. Les pansemens se font, en général, pour fixer et maintenir les parties dans une situation convenable, les préserver du contact de l'air et des autres corps extérieurs, y entretenir la température nécessaire, absorber les liquides qui en découlent, et y tenir appliqués les topiques.

Instrumens usuels des pansemens. Les instrumens usuels des pansemens sont les pinces à anneaux, les pinces à disséquer, des ciseaux droits et courbes, une spatule mince sur ses bords, une sonde cannelée, un stylet boutonné, un porte-mèche, des bistouris et un rasoir, un porte-pierre garni de nitrate d'argent fondu ou pierre infernale.

Composition de la trousse du chirurgien. Si l'on ajoute à ces instrumens une sonde de femme, des lancettes, des aiguilles droites et courbes, des fils cirés et quelques morceaux de taffetas d'Angleterre ou de sparadrap de diachylon, on aura le complément des différens objets qui composent la *trousse* du chirurgien.

Pièces qui composent les appareils à pansement. Les pièces dont les appareils se composent sont la charpie, les compresses, les bandes, les emplâtres, les fils cirés ou non cirés, les canules, les attelles, les draps, etc., etc.

De la charpie, 1º La *charpie* se fait en effilant le linge, qu'on a d'abord coupé par petit morceaux, ou en le ratissant avec la lame d'un couteau : dans le 1ᵉʳ cas, on obtient la charpie *brute et râpée.* *brute*; dans le 2ᵐᵉ, la charpie *râpée.*

Avec la charpie brute, on fait des plumasseaux, des bourdonnets, des tentes, des mèches, des tampons et des pelotes.

Des plumasseaux. 2º Les *plumasseaux* sont des gâteaux de charpie dont les brins, rangés les uns à côté des autres, sont repliés à leurs extrémités et aplatis entre la paume des mains. On en fait de ronds, d'ovales, de grands, de moyens ou de petits. Ils ne doivent être ni trop épais, parce qu'ils chargeraient la partie; ni trop minces, parce qu'ils ne s'imprégneraient point d'une assez grande quantité des fluides qui s'écoulent de la partie malade, ou parce qu'on ne pourrait pas les recouvrir d'une dose suffisante de matières médicamenteuses.

Forme et usages.

3° Les *bourdonnets* sont des tampons de charpie plus épais que larges, que l'on roule entre les mains, et qu'on lie quelquefois par le milieu. On les enfonce dans une plaie profonde, pour y absorber le pus, et empêcher le recollement prématuré des bords de la division.

des bourdonnets. Forme et usages.

4° Les *tentes* sont des espèces de bourdonnets un peu durs, de forme cylindrique ou pyramidale, et liés au milieu avec un fil, pour qu'ils ne se dérangent pas, ou pour qu'ils soient plus facilement retirés au pansement suivant. On les fait non-seulement avec de la charpie, mais encore avec de l'éponge préparée, de la racine de gentiane, etc. Elles sont en usage dans les maladies de l'anus, et partout où il faut agrandir une ouverture ou un canal, et prévenir leur rétrécissement.

des tentes. Forme

et usages.

5° La *mèche* est faite de plusieurs brins de charpie, de coton ou de soie écrue, d'une certaine longueur, unis ensemble. On l'emploie pour s'opposer à la réunion qui tend à s'opérer au fond d'une plaie, ou bien à déterger les sinus, soit en l'y faisant passer à l'aide d'une aiguille, soit en l'y laissant séjourner, après qu'elle a été imbue de quelque médicament.

de la mèche. Forme et usages.

6° Les *tampons* sont de petites masses de charpie, roulées entre les mains, que l'on porte au fond d'un ulcère

du tampon. Forme et usages.

pour en absterger le pus, ou au fond d'une plaie pour comprimer les vaisseaux et arrêter une hémorrhagie.

de la pelote. Forme

7° La *pelote* est un gros tampon de charpie grossière ou de petits morceaux de linge fin, entouré d'un morceau de linge rond ou carré, dont les bords sont rassemblés ou

et usages.

réunis ensemble. On emploie la pelote pour contenir les hernies ou comprimer un gros vaisseau à travers la peau.

Des compresses.

8° Les *compresses* sont des pièces de linge simples ou pliées en plusieurs doubles.

Formes : carrées ou longuettes, en croix de Malte,

Elles sont *carrées* ou *longuettes*. Les compresses carrées dont on a fendu les quatre angles, sont appelées *croix de Malte*. Celles dont on n'a fendu que les deux angles parallèles sont des *demi-croix de Malte*. Les compresses longuettes sont plus longues que larges; lorsqu'elles sont fendues aux deux bouts, on les nomme *fron-*

en frondes et fendues,

des, et compresses *fendues*, lorsqu'il n'y a qu'un des bouts de coupé.

Les divisions que l'on fait aux bords ou aux angles des compresses, sont pour faciliter leur application et prévenir les godets.

graduées.

On appelle compresses *graduées* celles qui sont pliées en plusieurs doubles de largeur toujours décroissante : on les place les unes au-dessus des autres, de manière qu'elles figurent une pyramide; quelquefois on ne les gradue que d'un côté. Leur usage est de comprimer fortement les parties sur lesquelles on les applique.

Usages.

Les compresses servent, en général, à remplir les vides, afin que la compression exercée par les bandes soit ferme et égale : elles défendent la partie des injures de l'air, et y maintiennent les remèdes dont on les recouvre.

Des bandes distinguées des bandages.

9° Les *bandes* doivent être distinguées des bandages. La bande est un morceau de linge étroit et plus ou moins long, qui sert à entourer une partie. Le mot *bandage* se prend tantôt pour les circonvolutions d'une ou de plusieurs bandes, dont une partie est recouverte; et tantôt pour un instrument mécanique qui ceint une partie, comme, par exemple, les bandages herniaires.

Les bandes doivent être coupées à droit fil; quelques personnes en font *surfiler* les bords. Leur longueur varie d'une aune à 7 ou 8, et leur largeur d'un demi-pouce à 3 ou 4. Elles sont continues dans toute leur étendue, ou bien divisées en plusieurs bandelettes à leurs extrémités.

Confection des bandes. Leurs dimensions.

Pour rouler une bande, on commence par replier sur elle-même, et dans une certaine étendue, une de ses extrémités ou chefs; puis on se sert de cette portion repliée comme d'un rouleau, que l'on saisit entre le pouce et le doigt indicateur de la main droite, et que l'on fait tourner sur son axe, pendant qu'avec les premiers doigts de l'autre main on dirige la bande qui doit entourer le globe commencé.

Comment on roule les bandes.

Les bandes doivent être roulées également et serrées suffisamment : une bande trop lâche échappe des mains, et s'applique avec beaucoup de peine.

Une bande *roulée* sans interruption, d'un chef à l'autre, est dite bande roulée à *un seul globe*; lorsqu'on roule simultanément les deux extrémités dans le même sens, jusqu'à ce qu'elles se rencontrent, c'est la bande roulée à *deux globes*; ceux-ci sont égaux ou inégaux en volume; l'endroit où ils se joignent s'appelle le *plein* ou le *centre* de la bande.

Bandes à un ou à deux globes. Des chefs

et du plein de la bande.

10° Les *bandelettes* sont de longs et étroits morceaux de linge fin. Lorsqu'on les effile des deux côtés, elles forment des *sétons* et même des mèches. L'usage des sétons

Des bandelettes.

Des sétons.
Usages.

Bandelettes découpées.

Usages.

Qualités que doit avoir le linge.

Des bandages.

Le simple est égal

ou inégal ;

Celui-ci est appelé doloire,

mousse,

rampant,

ou renversé.

Des bandages composés :

le spica, le 8 de chiffre, etc.

est d'exciter la suppuration dans une plaie, et de faciliter l'écoulement du pus amassé dans un foyer profond.

Découpées sur un de leurs bords, et enduites de cérat sur une de leurs faces, les bandelettes s'appliquent sur le bord des plaies et des ulcères qui se consolident, afin de prévenir le collement de la charpie et le déchirement de la cicatrice.

Le linge employé à la confection des pièces d'appareil qui précèdent doit être blanc de lessive, ni trop fin, ni trop gros, ni trop neuf, ni trop usé. Les compresses et les bandes doivent aussi, autant qu'il est possible, être sans couture ni lisière, afin d'éviter la compression douloureuse des parties malades ; mais, lorsque plusieurs morceaux les composent, ceux-ci doivent être cousus à surjet rabattu.

11º Les *bandages* qui résultent de l'application des bandes sont simples ou composés.

On divise le bandage *simple* en égal et en inégal.

Le bandage *égal* se fait en apposant les tours ou *jets* de la bande circulairement les uns sur les autres.

Le bandage *inégal* est celui dans lequel les jets ne se recouvrent qu'en partie : lorsque chaque tour n'est découvert que d'un tiers, c'est le *doloire* ; si les bords se touchent encore un peu, c'est le *mousse* ; si les jets sont écartés et obliques, c'est le *rampant* ; s'ils sont renversés sur eux-mêmes, c'est le *renversé*.

Par ces différentes manières de disposer les tours de bande, on forme des bandages *composés*, qui ont reçu des noms relatifs à leur figure et aux parties sur lesquelles on les applique : tels sont le *spica*, le 8 *de chiffre*, le *monocle*, l'*œil double*, la *capeline*, le *chevestre simple*, le *chevestre double*, etc.

On donne encore le nom de *bandage composé* à celui qui est construit avec plusieurs pièces de linge, et qui prend différentes formes : tels sont le T, le triangulaire, le carré, les suspensoires, le bandage à dix-huit chefs, etc.

le T, le triangulaire, etc.

Eu égard à leurs usages, les bandages sont *unissans*, *divisifs*, *expulsifs*, *contentifs*, etc.

Usages des bandages.

L'art de bien appliquer les bandages consiste moins à dessiner scrupuleusement, avec les tours de bande, telle ou telle figure, qu'à bien prendre ses points d'appui, et à couvrir également et uniformément les parties sur lesquelles on les applique.

De l'art de les appliquer.

12° Les *emplâtres* à l'état de sparadrap sont nécessaires dans plusieurs pansemens. On les emploie en bandelettes, de figures diverses, pour réunir les parties divisées ; d'autres fois, on les applique largement sur des tumeurs indolentes, pour exciter leur ramollissement, procurer leur résolution ou accélérer leur suppuration. On divise les angles des pièces de sparadrap, et on les fait chauffer, afin qu'ils s'appliquent mieux sur les tumeurs, et qu'ils se collent plus facilement sur la peau.

Des emplâtres et des sparadraps.

13° Les *attelles* sont des morceaux de bois ou de carton, de grosseur, de longueur et de forme différentes selon les cas. Elles sont simples, ou bien elles présentent des *tenons*, des *mortaises*, des *genoux* et des *échancrures* sur leurs bords ou à leurs extrémités. Elles sont en usage dans le traitement des fractures, du diastasis, et dans le pansement des plaies dont la cicatrice tend à altérer la direction naturelle des parties.

Des attelles.

14° On se procure encore des liens de fil, des lacs tissus de laine, de coton ou de soie, du fil ciré, des épingles, des aiguilles ordinaires pour coudre ensemble les pièces

Des autres pièces nécessaires aux pansemens.

d'appareil, des aiguilles courbes pour la ligature des artères, une éponge et une seringue à injection.

15° On place dans une boîte large, peu profonde et découverte, connue dans les hôpitaux sous le nom d'*appareil*, celles des pièces précédentes dont on a besoin et les instrumens nécessaires aux pansemens que l'on a à faire.

On a soin d'avoir du feu dans un réchaud, soit pour ramollir les matières emplastiques, soit pour faire chauffer les pièces dont on doit faire usage. Il faut également se procurer de l'eau tiède, et de plus, des bassins, soit pour contenir les liquides nécessaires au pansement, soit pour recevoir les linges que l'on enlève et les matières qui s'écoulent de la partie.

Avant de procéder au pansement, on met le malade et la partie blessée dans une position commode ; on place les aides, et on leur assigne ce qu'ils ont à faire.

Si maintenant nous supposons une plaie simple dont il faille lever l'appareil, nous dirons, avec tous les praticiens, qu'il faut panser *doucement*, afin de ne donner à la partie aucune secousse qui pourrait exciter de la douleur ; *mollement*, en n'introduisant rien de dur ni d'irritant dans la plaie ; *promptement*, afin que la surface malade ne soit point trop long-temps exposée au contact de l'air, ce qui pourrait avoir des suites fâcheuses ; et nous ajouterons *proprement*, afin qu'il ne reste rien de malpropre dans la partie, qui puisse, en s'altérant, causer de l'irritation, et retarder la marche de la maladie.

Toutes les choses étant convenues, ainsi qu'il vient d'être dit, on lève successivement les bandes, les compresses et la charpie ; on les humecte, lorsque le sang ou le pus les ont collées ; on saisit avec les doigts ou les pinces à anneaux la charpie que l'on ne peut entraîner, après

l'avoir humectée avec de l'eau tiède ou d'autre liqueur ;
puis on enlève, à l'aide de la spatule ou d'un linge fin, les
matières qui adhèrent aux bords de la plaie, on nettoie
le fond avec des boulettes de charpie, que l'on y porte
doucement et à plusieurs reprises. On fait les lotions ou
les injections nécessaires, et on applique de suite les topiques et un appareil convenable.

Les compresses et les bandes dont on se servira seront
plus ou moins épaisses, selon la forme de la partie, la nature des médicamens employés et la température de l'air.
Leurs dimensions, ainsi que celles des bandes, varieront
aussi eu égard au volume de la partie malade.

Les compresses et les bandes varient selon les cas.

Lorsque l'appareil est purement contentif des remèdes,
il n'est pas nécessaire de le serrer beaucoup; si, au contraire, il doit agir en comprimant, et même si la partie
n'est point en repos, il faut lui donner un certain degré
de constriction, afin qu'il ne se dérange pas.

Du degré de constriction qu'il faut donner à l'appareil.

L'intervalle qu'il faut mettre d'un pansement à l'autre,
est relatif à l'espèce de maladie et à ses temps, aux accidens qui se manifestent, à l'abondance du pus, à la nature des topiques et à l'état de l'atmosphère.

Intervalles des pansemens. Circonstances qui les font varier.

Il est de règle de ne lever le 1er *appareil* d'une plaie
simple, ou celui qu'ont nécessité certaines opérations par
diérèse, telles que les amputations, l'extirpation d'une
tumeur, etc., que vers le 2me jour; ce temps est nécessaire
pour que l'irritation locale s'affaiblisse.

Le premier appareil d'une plaie se lève le deuxième jour.

La manifestation de quelque accident, tel que la douleur, l'inflammation, l'hémorrhagie, la gangrène, etc.,
dans différentes affections chirurgicales, nécessite de lever
l'appareil plus tôt, et de répéter les pansemens plus souvent qu'on ne l'aurait fait sans ces circonstances fâcheuses.

Accidens qui forcent de le lever plus tôt.

On met un intervalle assez long dans les pansemens des luxations, des fractures, des hernies, et même des plaies et des ulcères qui se cicatrisent, afin de ne point troubler la nature dans la marche qu'elle suit pour procurer la guérison de ces maladies.

Le temps de suppuration d'une plaie, l'abondance du pus que fournit un abcès ouvert ou un ulcère, et l'odeur putride que ce fluide répand dans les temps chauds; l'emploi des médicamens liquides qui se dissipent promptement, tels que les alkooliques, les aromatiques et les narcotiques; ceux qui s'altèrent facilement, tels que le lait, les huiles et les graisses; enfin, ceux qui ont un degré d'action relatif à la durée de leur contact, tels que les caustiques : telles sont les différentes circonstances qui exigent que les pansemens soient plus rapprochés.

Les règles générales qui précèdent sont loin de comprendre toutes les particularités des pansemens. La Faye, après les avoir traitées beaucoup plus longuement, termine ainsi : « Toutes ces considérations font voir qu'on ne peut point prescrire, par rapport à chaque espèce de maladie, la longueur des intervalles qu'il faut mettre entre les pansemens. Ce qu'on peut dire, en général, à ce sujet, c'est que le chirurgien, n'étant que le ministre et l'aide de la nature, doit lui prêter son secours toutes les fois qu'elle en a besoin, et prendre garde de la déranger dans ses opérations par un zèle inconsidéré. »

ART. II. DE LA SAIGNÉE EN GÉNÉRAL.

La *saignée* est, en général, l'opération qui consiste à ouvrir les vaisseaux pour en évacuer du sang,

Pratiquée aux artères, elle prend le nom d'*artérioto-*

mie ; aux veines, celui de *phlébotomie* ; aux vaisseaux capillaires, celui de saignée *capillaire*.

pèces de saignées.

Les moyens avec lesquels cette opération se pratique sont le *bistouri*, dans l'artériotomie ; la *lancette*, dans la phlébotomie ; les *sangsues*, la *lancette*, et le *scarificateur*, soit seuls, soit aidés des *ventouses*, dans la saignée capillaire.

Trois sortes d'instrumens pour saigner.

La saignée se fait dans un *temps de nécessité*, comme dans les maladies aiguës, et lorsque l'indication est pressante ; ou dans un *temps d'élection*, comme pour les saignées d'habitude ou de précaution, que l'on pratique ordinairement au printemps.

Elle se pratique dans un temps de nécessité ou d'élection.

La présence des alimens dans l'estomac, une évacuation périodique dont l'humeur flue actuellement, le frisson de la fièvre, et une foule d'autres circonstances, peuvent devenir une contre-indication de la saignée.

Contre-indication.

On fait cette opération pour remplir différentes indications : c'est, 1° pour diminuer la masse du sang ; on l'appelle alors *évacuative* ou *déplétive* ; 2° pour soulager un organe dans lequel l'exaltation vitale a déterminé la plénitude des vaisseaux sanguins ; dans ce cas, elle est *révulsive* lorsqu'on la fait loin de l'endroit affecté, et *dérivative* lorsqu'on la pratique près de cet endroit ; 3° pour déterminer une sorte de fluxion dans quelque organe voisin du lieu où l'on pratique ; on pourrait l'appeler, dans dans ce cas, saignée *attractive ;* 4° pour diminuer la consistance du sang ; celle-ci a reçu le nom de *spoliative*. On obtient ce dernier effet, en faisant à la veine une large ouverture, et en répétant fréquemment l'opération : alors, la partie rouge ou cruorique du sang, qui se répare lentement, cesse de prédominer sur la partie blanche ou séreuse, que la lymphe remplace promptement.

D'après les indications de cette opération, on la distingue en évacuative,

révulsive,

dérivative,

attractive,

spoliative.

De la quantité de sang que l'on tire.

Effets immédiats de la saignée.

Incertitude des notions que fournit l'inspection de ce liquide.

Causes qui font varier ses qualités.

Choix du vaisseau.
Quantité de sang à évacuer.

Pourquoi elle ne se pratique qu'à l'artère temporale.

Origine, trajet et situation de cette artère.

La quantité de sang que l'on tire ordinairement à un adulte est de 2 ou 3 palettes. La *palette* est un petit vaisseau qui en contient 3 onces environ.

Les effets immédiats de la saignée sont la diminution de la masse du sang et de la chaleur, le ralentissement du pouls et quelquefois la syncope ; celle-ci arrive surtout chez les individus faibles ou méticuleux.

L'inspection du sang, quelques momens après sa sortie des vaisseaux, ne peut point servir à tirer des inductions certaines sur le caractère de la maladie et sur l'état de la constitution de l'individu ; en effet, le diamètre de l'ouverture par laquelle ce liquide s'échappe, la forme du vase qui le reçoit, l'état de l'atmosphère, etc., sont autant de causes qui peuvent faire varier la couleur, la consistance et la proportion du cruor et de la sérosité. (Voyez l'analyse du sang, page 82.)

La nature et le siége de la maladie, l'âge, le tempérament, la constitution du sujet, etc., sont autant de circonstances qui décident dans le choix du vaisseau qu'il convient d'ouvrir, dans la quantité de sang qu'il faut évacuer, et dans les remèdes qu'il convient d'administrer avant ou après cette opération.

§ Ier. *De l'Artériotomie.*

L'*artériotomie* ne se pratique qu'à la branche frontale de l'artère temporale, par la raison que cette artère est superficielle et peu éloignée des os qui servent de point d'appui, soit pour en faire la section, soit pour la comprimer et mettre à l'abri d'une hémorrhagie.

L'*artère temporale* provient de la carotide externe ; elle monte au-devant du pavillon de l'oreille, pour ga-

gner la fosse temporale, où elle est placée entre la peau
et l'aponévrose superficielle du muscle temporal ; sa branche frontale se dirige derrière l'apophyse orbitaire externe
du coronal, pour venir se ramifier sur le front.

Un bistouri droit ou convexe, une bande de deux aunes,
une compresse graduée de six lignes de diamètre à son
sommet, une lumière, s'il est besoin, et un vase pour
recevoir le sang, sont les choses dont il convient de se
munir pour faire l'artériotomie.

Instrumens nécessaires.

On commence, s'il est nécessaire, par raser les cheveux
qui sont au voisinage de la branche artérielle ; ensuite,
on garnit le lit de draps pliés en plusieurs doubles, pour
qu'il ne soit point taché par le sang : même précaution
doit être prise pour le malade qui est couché ou assis : un
aide lui assujettit la tête.

Comment on procède à cette opération.

Le chirurgien marque avec l'ongle le lieu où il veut
inciser ; il comprime ensuite avec le pouce l'artère au-
dessus du lieu marqué ; puis il la coupe en travers, en
faisant une incision de 3 à 4 lignes de longueur : le sang
sort en arcade et par jets avec la couleur vermeille qui
lui est propre.

Lorsqu'on a obtenu de ce liquide la quantité que l'on
désire, on l'arrête, en appliquant le pouce au-dessous de
la petite plaie ; on place sur celle-ci la compresse graduée que l'on fixe au moyen du bandage circulaire de la
tête ; pour plus de solidité, on attache avec des épingles
les tours de bande au bonnet du malade. On ferait usage
du bandage dit *nœud d'emballeur*, dans le cas où le malade serait indocile ou très-agité.

Application de l'appareil compressif.

Les effets de cette saignée ne sont point encore bien
connus ; aussi y a-t-on rarement recours. Elle a été recommandée comme dérivative dans la céphalalgie opi-

Effets de cette saignée.
Dans quels cas ou y a re-cours.

niâtre, la commotion cérébrale, la phrénésie, l'ophthalmie très-aiguë, l'otalgie violente, etc., et surtout lorsque
la saignée de la jugulaire est difficile ou impossible.

§ II. *De la Phlébotomie.*

Des veines où elle se pratique.

La *phlébotomie* se pratique aux veines sous-cutanées
du col, de l'avant-bras et de la jambe. On ouvre quelquefois celles de la main ou du pied. Les anciens saignaient
encore aux veines principales de la tête.

En quels cas elle est préférée.

La *saignée* proprement dite ou la phlébotomie est préférée à toute autre, lorsqu'il s'agit seulement ou d'évacuer
du sang, comme dans la pléthore sanguine et les anévrismes, ou d'opérer une prompte déplétion des vaisseaux,
comme dans les phlegmasies d'organes parenchymateux
très-vasculaires, tels que les poumons, le cerveau, le
foie, etc.

Instrumens nécessaires.

Les instrumens nécessaires pour la pratiquer sont la ligature, la lancette ou le phlébotome.

La ligature.

1° La *ligature* est une bande de drap rouge, longue
d'une aune, large d'un pouce pour les adultes, de six lignes pour les enfans. On peut, au besoin, employer un
ruban tissu de laine ou de soie, très-serré, ou même une
bande ordinaire.

La lancette.
Sa châsse

2° La *lancette* est un instrument composé de deux parties, la châsse et la lame : la 1re est formée de deux petites
lames d'écaille ou d'autre matière, mobiles sur la lame

et sa lame.

qu'elles sont destinées à conserver ; la 2me est en acier
bien poli ; on y distingue trois parties, qui sont le talon
ou la base, le corps ou le milieu, et la pointe : ces deux
dernières sont tranchantes sur les côtés.

Des trois es-

Il y a trois espèces de lancettes : la 1re est appelée *grain-*

d'orge ; sa lame est large jusque vers la pointe ; elle convient aux commençans et pour ouvrir les veines grosses et superficielles ; la 2ᵐᵉ, dite à *grain d'avoine*, diffère de la précédente en ce que sa pointe est très-allongée ; la 3ᵐᵉ, à *langue de serpent*, offre une pointe encore plus aiguë. Les deux dernières sont bonnes pour les veines profondes, ou lorsqu'on ne veut faire qu'une très-petite ouverture.

3° Le *phlébotome* est un petit instrument mécanique en usage en Allemagne, en Suisse et en Russie. On l'approche à une certaine distance de la veine, et on presse un ressort qui fait sortir brusquement une lame de lancette renfermée dans l'instrument. (Voy. la note de la page 531)

I° *De la Saignée du bras.*

Les veines que l'on saigne au pli du bras sont au nombre de cinq : la céphalique, la basilique, les deux médianes et la cubitale antérieure ou externe.

1° La *céphalique* naît de la veine axillaire ; elle descend le long du bord externe du biceps, jusqu'à la partie supérieure et externe du pli du bras.

2° La *basilique*, plus grosse, semble être la continuation de l'axillaire ; elle longe la partie interne du bras, jusqu'auprès de la tubérosité interne de l'humérus.

3° Les deux *médianes* sont placées obliquement dans le pli du bras : l'une provient de la céphalique ; elle est placée au côté externe du tendon du muscle biceps ; l'autre, de la basilique ; elle passe au-devant de l'artère brachiale et du tendon du biceps, pour venir s'anastomoser avec la première.

4° La *cubitale* antérieure est un rameau de la basilique,

qui se trouve au-devant du condyle interne de l'humérus; elle communique avec la cubitale postérieure qui côtoie le bord interne de l'avant-bras, pour se continuer sur le dos de la main, sous le nom de *salvatelle*.

Ces quatre veines occupent le pli du bras, placées entre la peau et le tissu adipeux sous-jacent et l'aponévrose d'enveloppe de cette partie. Elles s'étendent, en se ramifiant, sur l'avant-bras, le poignet et le dos de la main. On peut les ouvrir en quelqu'un de ces endroits, lorsqu'elles ne sont point apparentes au devant de l'articulation.

On se procure un vase pour recevoir le sang, de l'eau tiède, une éponge, du vinaigre, deux petites compresses carrées d'inégale largeur et pliées en plusieurs doubles, une bande roulée, longue d'une aune et demie et large de deux pouces; une serviette, un drap et une lumière.

Le malade étant couché, placé sur son séant, ou bien assis sur un siége d'une hauteur convenable, on s'assure de la situation de l'artère brachiale et du tendon du biceps, par rapport aux veines. On place ensuite la ligature à deux ou trois travers de doigt du lieu que l'on veut piquer, en faisant deux tours que l'on serre modérément; on l'arrête par un nœud à rosette simple; alors on exerce des frictions de bas en haut, sur la face antérieure de l'avant-bras qui est étendu, et les veines se remplissent: sont-elles grosses et superficielles, on les reconnaît à la vue et au toucher; sont-elles profondes, le toucher seul les decouvre à travers la peau et le tissu graisseux, à l'apparence d'un cordon tendu et rénitent.

Ensuite on fait fléchir l'avant-bras sur le bras, pendant que l'on ouvre la lancette, dont la lame formera un angle aigu avec la châsse. Cet instrument est mis à la bouche, son talon étant dirigé du côté de la main qui doit opérer.

On fait alors étendre l'avant-bras, et l'on recommence les frictions, afin de faire gonfler davantage les veines ; on retient la colonne de sang avec le pouce de l'autre main, que l'on pose fermement sur celle des veines qui paraît la plus sensible à la vue ou au tact ; de la même main on empoigne la partie postérieure de l'avant-bras, dont on tend la peau en la tirant légèrement en arrière. La lancette est aussitôt prise entre le pouce et l'indicateur, la châsse dirigée en haut et appuyée contre ce dernier doigt ; les trois autres doigts, arcboutés par leurs extrémités sur l'avant-bras du malade, servent de point d'appui à la main de l'opérateur, qui enfoncera obliquement la lancette dans la veine (*ponction*), puis relèvera la main, pour la retirer perpendiculairement (*élevation*), de manière à agrandir l'ouverture avec le tranchant antérieur de la pointe.

Le sentiment d'une résistance vaincue, et la sortie de quelques gouttes de sang, font connaître que le vaisseau est ouvert.

Issue du sang.

Quelques chirurgiens ont l'habitude d'appliquer aussitôt sur l'ouverture le pouce qui fixait la veine ; ce qui permet de poser la lancette, et de prendre le vase, de la main de l'aide, pour le présenter directement au jet de sang. Cette précaution pourrait être négligée, si on avait eu soin de couvrir le lit avec un drap plié en plusieurs doubles, et d'écarter suffisamment le bras de la poitrine, pour que le sang ne pût être lancé sur le malade.

Procédé accessoire.

Pendant que le sang s'écoule, on soutient le bras ; on recommande au malade de tourner le lancetier dans la main : la contraction des muscles fait passer le sang des veines profondes dans les veines sous-cutanées ; ce qui accélère la sortie du liquide. Si l'on veut, au contraire, que le sang ne s'écoule que lentement et en *bavant*, afin de

Comment on favorise la sortie du sang.

n'affaiblir que doucement le malade, on desserre la ligature, et on laisse le membre immobile.

De quelle manière on l'étanche.

Quand la quantité de sang désirée est évacuée, on ôte la ligature, que l'on relève sur le bras ; les tégumens sont tirés en dehors, afin de détruire le parallélisme de leur ouverture et de celle de la veine ; on nettoie le bras avec une

Application de l'appareil.

éponge humide, s'il a été sali par le sang ; puis l'on essuie la plaie, sur laquelle on pose d'abord la petite compresse, ensuite celle qui est plus large ; le tout est maintenu avec la bande, que l'on applique en 8 de chiffre, ayant l'attention de laisser pendre, du côté externe, un jet de 4 à 5 pouces, que les croisés doivent laisser libre ; on termine par des circulaires en haut et en bas, et l'on noue en dehors les deux chefs de la bande.

Situation et immobilité du membre après l'opération.

Il faut alors ramener la chemise sur l'appareil, recommander au malade de laisser le membre dans le repos, et de le tenir demi-fléchi, la paume de la main tournée du côté de la poitrine, pendant 24 ou 36 heures, temps nécessaire pour que la petite plaie se consolide.

Ce qu'il faut faire si le sang reparaît,

Si, malgré ces précautions, le sang venait à s'échapper, soit parce que le bras a quitté la position indiquée, soit parce que la bande n'est point assez serrée, ou l'est trop, et de manière à faire gonfler les veines au-dessous d'elle, on se hâterait de défaire le petit appareil, et de le réappliquer, en le serrant au degré convenable.

ou si l'on doit rouvrir la saignée.

Doit-on *rouvrir* la saignée quelques heures après qu'elle a été faite, il suffit de replacer la ligature, de décoller les lèvres de la plaie, en les tirant doucement en sens contraire, et d'exercer des frictions et de légères percussions sur le bras, pour faire partir le sang (1). Dans la même

---

(1) M. le doct. Breschet réprouve cette pratique comme dangereuse, en

circonstance, quelques chirurgiens appliquent un peu de suif ou de cérat sur la piqûre, pour en retarder la cicatrisation.

L'opération dont il s'agit présente quelquefois des difficultés ; elle est de plus sujette à des imperfections et à des accidens dont la plupart sont communs aux différentes espèces de phlébotomie.

Cette opération est difficile.

Lorsque les vaisseaux sont peu ou point du tout apparens, en raison de leur petitesse, de leur profondeur ou de l'épaisseur du tissu graisseux qui les recouvre, on serre davantage la ligature, on plonge la main et l'avant-bras dans l'eau chaude, et l'on répète les frictions. Si ces moyens ne réussissent pas, il vaut mieux saigner au poignet ou à la main, que de se laisser guider par les cicatrices des saignées qui ont pu être faites antérieurement.

1° Quand les veines ne sont point apparentes

Il arrive, chez certains sujets, que les veines sont *roulantes* sous la peau ; alors, au lieu de les piquer obliquement, comme on a coutume de le faire, il est plus sûr de plonger perpendiculairement la lancette, ou, ce qui conviendrait encore mieux, d'ouvrir les vaisseaux exactement selon leur longueur.

et quand elles sont roulantes.

D'autres fois, enfin, l'artère brachiale ou le tendon du biceps sont presque collés à la veine : il faut, dans le premier cas, éviter de piquer dans le lieu où l'on sent les pulsations, à moins que la veine ne soit très-grosse, et dans

2° Quand elles sont collées à l'artère brachiale et au tendon du muscle biceps.

---

raison de l'inflammation grave qui peut en résulter. Selon lui, il est plus prudent, lorsqu'il faut obtenir une nouvelle émission sanguine, d'ouvrir la veine dans un autre point, ou, ce qui est encore préférable, de piquer une veine différente, que de troubler la cicatrisation de la saignée primitive. Voyez les notes dont il a enrichi sa traduction du *Traité des malad. des artères et des veines* de Hodgson, tome 2.

le second, on fait mettre l'avant-bras en pronation, dès lors le tendon s'éloigne et s'enfonce dans le pli du bras.

Une saignée est *manquée*, on a fait une saignée *blanche*, comme on le dit familièrement, si la lancette n'a divisé que la peau, sans atteindre la veine qui, par son petit volume, sa profondeur ou sa mobilité, a échappé à l'action de l'instrument. Il peut aussi y avoir de la faute du chirurgien qui n'a point fait une ponction suffisante, ou de celle du malade qui a retiré son bras avant que l'opération ait été achevée.

Le ralentissement du jet de sang, et la cessation trop prompte de l'écoulement, sont encore des inconvéniens ordinaires à la phlébotomie. Ils tiennent, 1o à la position gênée ou contrainte du bras ; 2° à la ligature qui, ou trop serrée, interrompt la circulation artérielle, ou trop lâche, n'est point un obstacle suffisant au passage du sang par les veines sous-cutanées ; 3° à l'étroitesse de la piqûre faite à la veine par une lancette très-aiguë, ou avec laquelle on n'a point exécuté convenablement l'élévation ; 4° à la présence d'un globule graisseux qui s'est insinué entre les lèvres de la plaie, et que l'on a vainement cherché à écarter à l'aide d'un stylet ; 5° enfin, à la syncope qui survient chez un sujet faible, nerveux, ou que la vue du sang effraie. (Voy. page 566.)

Il suffit d'avoir indiqué ces inconvéniens pour savoir comment on peut les éviter, et de quelle manière on doit y remédier.

Quand une saignée est manquée ou imparfaite, il faut la recommencer dans le même endroit, ou sur une autre veine du même bras, ou enfin sur le bras du côté opposé : les circonstances où l'on se trouve indiquent d'ailleurs ce que l'on doit faire en pareil cas.

On ouvre de préférence les veines du bras, quand la saignée ne doit être qu'évacuative ou déplétive, quand on veut en même temps obtenir une dérivation, comme dans les inflammations de poitrine, ou bien enfin, quand cette opération présenterait trop de difficultés dans un autre endroit (1).

II°. *De la saignée de la jambe*, vulgairement *saignée du pied* ou *saphène*.

Les veines que l'on ouvre à la jambe sont les saphènes externe et interne.

1° La *saphène interne* ou *grande saphène* naît, dans le pli de l'aine, de la veine crurale, suit le côté interne de la cuisse et de la jambe, passe au-devant de la malléole interne, et se divise sur le dos du pied. C'est presque toujours sur cette veine que l'on pratique la saignée dont il s'agit.

2° La *saphène externe* ou *petite saphène* sort de la veine poplitée, dans le creux du jarret, descend au côté externe de la jambe, au-devant de la malléole externe et sur le dos du pied.

Ces deux veines ne sont recouvertes que par la peau; elles sont très-apparentes au bas de la jambe, à un pouce des malléoles : c'est pour l'ordinaire en cet endroit qu'on les ouvre.

----

(1) La saignée du bras a été traitée avec un peu plus d'étendue que les autres, parce qu'elle est, en général, celle que l'on pratique le plus souvent, et qu'étant la plus facile, c'est ordinairement par elle que débutent les élèves. D'ailleurs, la plupart des détails qui la concernent peuvent également bien s'appliquer aux autres espèces de phlébotomie; ce qui nous dispensera d'y revenir à l'occasion de ces dernières.

*Des choses né-
cessaires avant
l'opération.*

Pour la saignée du pied, on a besoin d'un seau qui contiendra assez d'eau chaude pour que la jambe entière ou au moins ses deux tiers y soient plongés, d'un drap plié en six ou huit doubles, d'une compresse et d'une bande roulée.

*Situation du
malade.*

On place le malade sur le bord de son lit, ou sur un siége bas à dossier. On lui fait mettre les jambes dans l'eau, afin d'obtenir le gonflement des veines.

*Application de
la ligature.*

Le chirurgien s'assied vis-à-vis du malade, prend un des pieds, qu'il pose sur son genou préalablement couvert du drap, fait la ligature avec une bande ordinaire, qu'il applique au-dessous du mollet. On pourrait se servir de la ligature de drap, lorsque l'on juge plus convenable de comprimer les veines saphènes au-dessus du genou. Il remet la jambe dans l'eau, pour donner le temps aux veines de se remplir ; quelques minutes après, il la retire de l'eau, et fixe la plante du pied sur son genou.

*Procédé opé-
ratoire.*

Des frictions exercées de bas en haut, ramènent le sang dans les veines, où il est retenu par le pouce de l'une des mains qui doit embrasser le bas de la jambe. Il reconnaît la veine, qu'il ouvre de la même manière qu'il a été dit pour la saignée du bras. La jambe est aussitôt remise dans l'eau ; et après avoir laissé sortir la quantité de sang exigée par l'indication, ce qui se juge à la couleur de l'eau, au volume du jet, et au temps qui s'est écoulé, il desserre la ligature, essuie le pied et la jambe, place la compresse, et fait le bandage appelé étrier.

*Du bandage
appelé étrier.*

Voici comment se fait l'*étrier* : on laisse pendre en dehors, et sous le talon, un jet de bande de six pouces ; on vient faire quelques doloirs, ouverts en haut, sur la compresse, puis on passe derrière le talon, sous la plante du pied, pour revenir faire des croisés en 8 de chiffre, qui embrassent la jambe et le pied ; on termine en nouant en dehors les deux chefs de la bande.

On saigne sur le dos du pied, quand on ne peut point apercevoir les veines de la jambe, ou quand quelque altération locale s'y oppose.

La saphène est usitée comme révulsive dans les maladies douloureuses ou inflammatoires de la tête ; comme dérivative dans les inflammations de l'abdomen ; comme attractive dans la suppression des flux menstruel et hémorrhoïdal.

III°. *De la saignée du cou* ou *de la jugulaire.*

Les veines du cou, que l'on peut ouvrir, sont les deux jugulaires externes, une de chaque côté.

Nées des veines sous-clavières, les veines *jugulaires* montent presque verticalement sous la peau et le muscle peaucier, dont elles croisent à angle aigu la direction des fibres charnues. Elles reçoivent le sang des parties extérieures de la face, et le déposent dans les veines jugulaires internes.

On comprime la veine au-dessus de la clavicule, au moyen d'une compresse graduée, sur laquelle on presse fortement avec le pouce, ou bien on fixe celle-ci à l'aide d'une bande qui, passant au devant et derrière la poitrine, prend son point d'appui sous l'aisselle du côté opposé.

L'opérateur place le pouce d'une main sur la compresse, et l'indicateur sur la veine qu'il assujettit ; l'autre main, armée de la lancette, fait la saignée dans l'intervalle des deux doigts, en incisant obliquement en haut et en dehors, afin de couper en travers les fibres du peaucier, qui, par leur rétraction, laissent béante l'ouverture faite à la peau.

Le sang sort plus vite, si le malade meut ses mâchoires, comme s'il voulait mâcher quelque chose; lorsqu'il coule le long de la peau, on le reçoit avec une carte courbée en gouttière que l'on place au dessous de la saignée.

On arrête le sang et on ferme la petite plaie avec une bandelette de taffetas d'Angleterre, une compresse et un bandage circulaire qu'il faut tenir un peu lâche.

Cette saignée est dérivative dans les fortes congestions sanguines de la tête ou de la face, telles que l'apoplexie foudroyante, la frénésie, l'ophthalmie et l'esquinancie intenses, etc.

Accidens de la phlébotomie.

Les accidens qui peuvent arriver dans la phlébotomie, en général, sont la syncope, l'ecchymose ou le trombus, la tumeur lymphatique, la douleur prolongée, l'inflammation et ses suites; et, pour la saignée du bras en particulier, la lésion du tendon du muscle biceps et celle de l'artère brachiale.

1° La *syncope* est moins un accident qu'un effet naturel de l'effusion du sang, chez quelques personnes, ainsi que nous l'avons déjà fait remarquer. Lorsqu'elle arrive,

on arrête la saignée; on fait coucher le malade horizontalement; on lui fait respirer un peu d'eau de Cologne, de vinaigre ou d'ammoniaque. On peut encore la faire cesser, en jetant par aspersion quelques gouttes d'eau sur le visage.

2° L'*ecchymose* est due à l'obliquité de l'incision faite à la veine; ce qui permet à une petite quantité de sang de s'infiltrer sous les tégumens. Une constriction très-forte de la peau par la ligature, des frictions trop rudes sur l'avant-bras, peuvent encore la produire.

Des compresses trempées dans l'eau salée, l'eau-de-vie camphrée, ou même le temps, suffisent pour la dissiper. Traitement.

3° Le *trombus* est une petite tumeur dure, formée par l'épanchement du sang au voisinage de la veine. Ses causes sont le défaut de parallélisme de l'ouverture de la veine et de celle de la peau, la petitesse excessive de celle-ci, un globule de graisse qui se présente sur le passage du sang, etc. Le trombus,
Causes.

Souvent on est obligé de piquer ailleurs, lorsque le trombus se forme au commencement de l'opération.

Mêmes moyens que pour l'ecchymose. Traitement.

4° La *tumeur lymphatique* et l'exsudation de même nature dépendent de la division de quelque vaisseau lymphatique. Tumeur et
fistule lympha-
tiques.

On obtient la résolution de la tumeur avec l'eau salée, l'alkool aromatique ou la compression. S'il reste sur la cicatrice un pertuis fistuleux qui donne issue à une humeur séreuse, on le touche légèrement avec la pierre infernale. Traitement.

5° La *douleur* résulte tantôt de la lésion de quelque filet nerveux contigu aux veines, tantôt de l'inflammation qui se déclare après la saignée : dans le 1er cas, elle se manifeste soudainement, et à l'instant même de la piqûre; elle est vive, et s'étend du point lésé aux dernières extrémités du nerf et à ses anastomoses; dans le 2me, son apparition coïncide avec le développement des autres symptômes inflammatoires. La douleur.
Causes.

Elle est ner-
veuse,

ou elle dépend
de l'inflamma-
tion.

On combat cet accident par des bains, des fomenta- Traitement.

tions anodines et narcotiques, des onctions d'huile camphrée et opiacée, etc. : en cas d'insuffisance, il vaut mieux, lorsque tout porte à croire que la douleur a son siége dans un nerf, faire, sans tarder, la section complète de ce dernier, que d'attendre, par une temporisation trop longue, des accidens plus graves se développer.

6° *L'inflammation* a son siége dans la veine, dans les vaisseaux lymphatiques ou les autres parties environnantes.

Elle provient de la malpropreté de l'instrument dont on s'est servi, du mauvais état de la lancette dont la pointe s'est brisée et est restée dans la plaie, de quelque irritation ultérieure faite à la piqûre ; d'autres fois, enfin, les causes en sont tout-à-fait inconnues ; alors on en accuse communément la *mauvaise disposition* du sujet.

L'inflammation de la *veine* (*phlébite*) existe à différens degrés et dans une étendue plus ou moins considérable. Lorsqu'elle est très-limitée, il en résulte le gonflement des lèvres de la petite plaie et l'adhérence des parois de la veine. Quelquefois un petit abcès se forme au dessous de ce point.

Plus intense, la phlébite s'étend le long du membre en se dirigeant plutôt du côté du tronc de la veine que dans le sens opposé. Elle se manifeste alors par un cordon douloureux, rénitent et noueux, qu'accompagnent un sentiment de chaleur brûlante, le gonflement érysipélateux et phlegmonneux du membre, et des symptômes généraux très-graves.

Arrivée à ce degré, elle peut alors se terminer par une série de petits abcès, plus ou moins isolés, formés dans le canal de la veine, par la suppuration du tissu cellulaire environnant, ou par la gangrène. La mort arrive quand l'irritation, quoique bornée à une certaine étendue du trajet de la veine, a été des plus vives, ou bien quand elle s'est propagée jusqu'au cœur, et a compromis toute l'économie (1).

L'inflammation des *vaisseaux lymphatiques* se distingue à plusieurs lignes rougeâtres, superficielles et flexueuses, dirigées vers le haut du membre, et se terminant aux ganglions lymphatiques qui sont tuméfiés et douloureux, à la rougeur érysipélateuse de la peau, et à l'intumescence œdémateuse du membre.

Inflammation des vaisseaux lymphatiques. Ses caractères.

D'après les caractères qui précèdent, il serait difficile de se méprendre sur le siége de la phlegmasie. Existe-t-elle, d'ailleurs, dans une artère? la douleur est plus profonde, et se porte du point lésé vers les ramifications de ce vaisseau; dans un nerf? elle s'est montrée brusquement et à l'instant même de la piqûre, etc.

Inflammation d'une artère ou d'un nerf.

Le *tendon* et l'*aponévrose du biceps* dans la saignée du bras, le *périoste* dans la saphène, peuvent aussi être atteints par la lancette, lorsque celle-ci a percé la veine de part en part. La lésion de ces organes est rarement annoncée par des symptômes inflammatoires aussi graves que les anciens le prétendaient, d'après leurs idées sur la nature des tissus fibreux, qu'ils regardaient comme des parties nerveuses.

Lésions du tendon et de l'aponévrose du biceps et du périoste.

Enfin, un *érysipèle* ou un *phlegmon* peuvent se développer primitivement ou consécutivement aux lésions précédentes, dans la partie qui a été saignée, par suite des causes énumérées ci-dessus.

Erysipèle et phlegmon du membre.

----

(1) M. le doct. Breschet, *ouv. cit.*

Traitement.

Le traitement de ces divers accidens inflammatoires consiste à en prévenir le développement par l'extraction des corps étrangers, s'il en existe, et par des applications répercussives d'eau froide, de glace pilée, etc. Lorsqu'ils sont développés, on a recours aux émolliens et aux anodins, sous différentes formes; aux sangsues, à la saignée générale, etc.

Au reste, la conduite ultérieure que le chirurgien tiendra, sera d'ailleurs subordonnée à l'intensité de l'affection topique, et à l'espèce de terminaison qu'elle affectera (1).

Piqûre de l'artère brachiale.

7° La *piqûre de l'artère brachiale* expose, le blessé à des dangers réels. Le sang s'échappe soudainement par secousses et avec toutes les qualités propres au sang artériel ; si l'on fait une compression au dessus de la saignée, on interrompt sa sortie, tandis que, faite au dessous, il ne s'élance qu'avec plus de force : l'issue du sang au dehors forme ce qu'on appelle une *hémorrhagie artérielle ;* son infiltration dans le tissu cellulaire a reçu le nom d'*anévrisme faux primitif.*

Hémorrhagie artérielle et anévrisme faut primitif.

Conduite que doit tenir le chirurgien.

Le chirurgien, dit M. le prof. Richerand, doit conserver son sang-froid, et dérober, s'il est possible, la connaissance du danger, soit au malade, soit aux spectateurs: il laissera sortir le sang jusqu'à défaillance, glissera adroitement une petite pièce de monnaie dans la compresse, qu'il appliquera immédiatement sur la plaie, emploiera deux bandes roulées, afin d'exercer une com-

____

(1) On a proposé de comprimer la veine enflammée ou même de la couper en travers, dans la vue de s'opposer à l'extension de l'inflammation du côté du cœur et de retenir le pus dans le lieu affecté. M. le doct. Breschet, *ouv. cit.*

presion assez forte pour aplatir l'artère blessée, renouvellera l'appareil toutes les fois que le relâchement des bandes l'exigera, et en continuera l'emploi durant quatre ou cinq semaines, temps nécessaire pour l'oblitération du vaisseau (1). »

Lorsque l'on cesse de trop bonne heure la compression, ou même quand l'appareil n'est point assez serré, le sang sort peu à peu par la piqûre de l'artère, et forme un épanchement circonscrit, connu sous le nom d'*anévrisme faux consécutif*. D'autres fois, et ce cas est beaucoup plus rare, les ouvertures correspondantes de l'artère et de la veine restent béantes, tandis que la plaie extérieure se cicatrise, le sang artériel s'insinue dans la veine, où il continue de passer ; ce qui forme l'anévrisme *variqueux* ou par *anastomose* des auteurs. (Voy. p. 415.)

§ III. *De la saignée capillaire* ou *saignée locale.*

On pratique la saignée *capillaire* sur la peau et sur le commencement des membranes muqueuses.

Quant au choix de la région, il est subordonné, 1° au temps de la maladie ; 2° à son intensité ; 3° aux effets locaux, sympathiques ou généraux que l'on désire d'obtenir.

Les sangsues, la lancette, le scarificateur et les ventouses sont les moyens que l'on met en usage.

Ils agissent en déterminant une sorte de fluxion locale, analogue à celle qui s'établit spontanément dans les hémorrhagies par exhalation. C'est d'après la connaissance de cet effet que leur emploi doit être souvent précédé de la saignée générale.

---

(1) *Nosographie chirurgicale*, tom. 2.

I₀. *De l'application des sangsues.*

De la sang-
sue.

Ses caractères.

La *sangsue* médicinale est un ver aquatique, à sang rouge, de couleur brune foncée, ayant sur le dos des lignes longitudinales d'un jaune verdâtre, parsemées de points noirs, et sur les côtés deux autres lignes jaunes. Ses deux extrémités sont terminées par un disque charnu, contractile, à l'aide duquel elle se meut, en faisant le vide sur les corps où elle est placée.

Comment elle agit.

L'extrémité céphalique porte trois petites dents tranchantes semi-lunaires, placées au fond de son disque. A l'aide de ces dents, la sangsue fait à la peau une piqûre triangulaire, et aspire ensuite le sang, par le mouvement de succion qu'elle fait avec la bouche.

Choix des sangsues.

Les sangsues les plus avides sont celles qui n'ont point encore servi, qui ont été pêchées dans une eau claire et courante, et qui sont très-vives et d'une grosseur moyenne. Conservées dans l'eau, qu'on a soin de renouveler tous les 2 ou 3 jours, on les en retire au moins une heure avant de les employer.

Ce que l'on doit éviter dans l'application des sangsues.

Dans l'application des sangsues, on doit, quand les circonstances le permettent, éviter, 1° le voisinage des ouvertures extérieures, dans la crainte qu'elles ne s'y introduisent; 2° les régions où la peau, très-mince, recouvre un tissu cellulaire lâche et abondant, comme les paupières et le creux de l'aisselle, etc.; 3° le trajet des vaisseaux et des nerfs très-superficiels, notamment chez les enfans, dont la peau, par sa ténuité, ne serait qu'un faible obstacle à la lésion de ces organes; 4° enfin, les parties qui sont présentement le siége d'une inflammation ou d'un mouvement fluxionnaire intense.

Avant de les *poser*, on frotte d'abord la partie pour la faire rougir ; puis on l'humecte avec du lait ou de l'eau sucrée ; on saisit ensuite chaque sangsue avec un linge , et on la présente à la peau par son extrémité buccale qui est la plus mince. D'autres fois , on les met toutes dans un verre à liqueur, que l'on renverse sur la partie où elles doivent s'attacher. Un petit instrument en argent, appelé *pose-sangsues*, vient aussi d'être imaginé pour cet usage.

Application avec la main, un verre ou un tube.

Lorsque la surface de la partie est très-limitée, comme, par exemple, les paupières, les lèvres , les gencives, etc. , et surtout si l'on craint que les sangsues ne se dérangent, et n'aillent blesser les organes voisins , on les pose à l'aide d'un tube de verre ou d'os calibré également, dans lequel on les introduit ; puis, avec un piston adapté au tube, on pousse la sangsue doucement, jusqu'à l'extrémité qui est en contact avec la partie. Si l'animal se retourne, on renverse le tube, et on enfonce le piston dans l'autre extrémité.

La douleur aiguë ressentie par le malade, le mouvement ondulatoire des anneaux de la sangsue fixée par son extrémité orale, et le gonflement qu'elle éprouve, indiquent qu'elle est *prise*, selon l'expression usitée dans ce cas.

Signes que la sangsue est prise.

La quantité de sang tirée par ce moyen varie selon le volume des sangsues et leur activité, et en raison de l'écoulement qui se continue après leur chute. On estime, en général, que 3 piqûres donnent à peu près 1 once de sang, et qu'alors il faudrait 25 à 30 de ces annélides pour obtenir une évacuation égale à celle d'une saignée ordinaire (1).

Appréciation de la quantité de sang évacué.

____

(1) *Traité de petite chirurgie* , par M. le doct. Bourgery.

Comment on fait tomber les sangsues.

Les sangsues se détachent d'elles-mêmes, lorsqu'elles se sont remplies. Si on veut les faire tomber plus tôt, on leur met sur la tête un peu de sel en poudre, de tabac ou de poivre. On courrait risque, en les arrachant, de déchirer les petites plaies, et de déterminer une inflammation suivie de suppuration.

Comment on peut rendre l'évacuation sanguine plus abondante.

Pour obtenir une plus grande évacuation de sang, on lave ou l'on baigne, s'il est possible, la partie dans l'eau tiède; on l'expose à la vapeur de l'eau chaude; on la recouvre d'un cataplasme émollient chaud; ou enfin, on y applique une ventouse, que l'on vide chaque fois qu'elle s'est remplie de sang.

Répression de l'hémorrhagie.

Peu d'instans après que les sangsues sont tombées, le sang s'étanche facilement de lui-même; s'il en était autrement, il faudrait recourir à l'emploie de quelques-uns des moyens répressifs dont il sera parlé plus avant.

Effets thérapeutiques résultans des sangsues.

La soustraction du sang n'est pas le seul avantage que l'on retire de l'emploi des sangsues : elles excitent encore un mouvement fluxionnaire dans la partie sur laquelle elles agissent, en même temps qu'elles opèrent la déplétion des capillaires, d'où s'ensuit les plus heureux effets dérivatifs ou révulsifs.

II°. *Des ventouses, des mouchetures et des scarifications.*

Dans quelles intentions on applique des ventouses.

L'application des ventouses se fait sur quelque point de la surface extérieure du corps, soit pour déterminer la rubéfaction et le gonflement de la peau et du tissu cellulaire sous-jacent, soit pour évacuer du sang ou même quelque autre liquide.

Ventouse ordinaire.

La *ventouse ordinaire* est une petite cloche de verre dont l'entrée est plus étroite que le fond qui est arrondi et surmonté extérieurement d'un bouton propre à la saisir. Un vase ordinaire ou tout autre vase analogue pourrait, au besoin, la suppléer.

Avant de l'appliquer, on allume un ou deux bouts de petite bougie, ou bien un peu de papier, de coton ou d'étoupe de chanvre que l'on fixe sur un fragment de carte placé sur la peau ; on recouvre rapidement ce petit appareil avec la ventouse que l'on a préalablement échauffée dans l'eau chaude ou à la flamme d'une lumière ; aussitôt la peau rougit et se soulève par l'afflux des liquides, et la ventouse adhère fortement à la partie. *Mode d'application.*

Ces effets sont dus, 1° à l'irritation causée par la chaleur ; 2° à la raréfaction de l'air intérieur échappé à la combustion ; 3° à la pression de l'air extérieur sur la surface de la ventouse. *Effets physiques de la ventouse.*

On pourrait encore se servir d'une boulette de coton ou de charpie imprégnée d'alkool rectifié, que l'on saisirait avec une pince à pansement pour y mettre le feu et la jeter dans la cloche qui serait incontinent apposée sur la partie. *Autre procédé.*

Si l'on devait agir sur une surface étendue ou répéter à plusieurs reprises l'opération, il faudrait avoir à sa disposition plusieurs ventouses que l'on tiendrait toutes prêtes dans une cuvette d'eau chaude.

Pour lever la ventouse, on déprime avec le bout du doigt la peau, dans un point du cercle formé par le bord de la cloche ; l'air se précipite sous cette dernière qui se détache aussitôt. *Manière de lever la ventouse.*

La *ventouse à pompe* est une petite cloche à col, garnie d'un robinet en cuivre, au dessus duquel s'ajuste un petit corps de pompe. Appliquée sur une partie, on opère le vide en faisant jouer la pompe, puis l'on ferme *Ventouse à pompe.*

le robinet, et l'on détache la pompe pour l'adapter à d'autres ventouses, s'il est nécessaire.

Avec cet instrument on peut *ventouser* avec plus de facilité, et l'on obtient aussi d'une manière plus expéditive et plus sûre qu'avec la ventouse simple, les phénomènes locaux que l'on a l'intention de produire.

Tels sont les modes d'application des ventouses dites *sèches*, et auxquelles on a recours pour atténuer, par un

effet dérivatif, quelques phlegmasies plus ou moins profondes et plutôt chroniques qu'aiguës, exciter la suppuration dans un abcès froid, vider en partie un dépôt par conjestion, débarrasser les seins engorgés par la surabondance du lait, etc. Dans ces derniers cas, on conçoit que ce serait la ventouse à pompe dont il faudrait faire usage.

Les ventouses sont *mouchetées* ou *scarifiées* quand on y joint secondairement une des petites opérations qui vont être indiquées.

Lors donc que la ventouse est levée, on fait sans délai, avec la pointe d'une lancette, sur la surface gonflée, un nombre suffisant de piqûres ou *mouchetures*, ou bien on pratique des incisions allongées et superficielles, appelées *scarifications*, avec le tranchant d'un bistouri, un rasoir, ou mieux avec le *scarificateur*, instrument qui porte depuis 5 jusqu'à 15 pointes de lancettes mobiles; après quoi, on réapplique la ventouse pour la relever ensuite, lorsqu'elle contient une certaine quantité de sang, ou quand ce liquide se coagule sur les petites plaies. Dans ce dernier cas, il faut nettoyer la surface avec une éponge imbibée d'eau tiède, avant de replacer la ventouse que l'on aura eu soin de rincer dans l'eau chaude. Cette manœuvre est répétée autant de fois qu'il convient pour obtenir l'évacuation sanguine exigée, et par celle-ci et l'ir-ritation cutanée qui l'accompagne, la révulsion la plus énergique et la plus prompte.

On panse la surface mouchetée ou scarifiée avec une compresse de linge fin, enduite de cérat frais ; par dessus on met une autre compresse que l'on soutient avec quelques tours de bande peu serrés.

Pansement après les ventouses mouchetées.

Ces différentes manières de ventouser ont paru longues et difficiles, surtout pour ceux qui ne se livrent pas habituellement à cette espèce d'opération. Pour obvier en partie à ces inconvéniens, on avait déjà adapté une pompe à la cloche. M. le doct. Sarlandière y a encore ajouté un scarificateur, et de plus un robinet pour évacuer le sang, sans être obligé de déranger la ventouse : cet instrument compliqué a reçu de son auteur le nom de *bdellomètre*.

Difficultés de l'emploi des ventouses ordinaires.
On y obvie par la ventouse à pompe
et par le bdellomètre.

La saignée capillaire agit de deux manières : 1° en modifiant localement la vitalité des organes ; 2° en évacuant une certaine quantité de sang.

Mode d'action de la saignée capillaire.

Dans le commencement des maladies inflammatoires, et lorsque les symptômes sont modérés ; on emploie les sangsues ou les ventouses mouchetées près du lieu affecté : ainsi, on agit sur les parois de la poitrine dans la pleurésie et la péripneumonie, et sur celles de l'abdomen dans la péritonite et l'hépatite. Lorsqu'au contraire la maladie est parvenue à son plus haut période, et avec une intensité très-grande des symptômes, il faut agir sur des parties éloignées du siége du mal : ainsi, on pose les sangsues à l'anus et aux jambes dans la péritonite très-aiguë.

Cas où elle est dérivative,

révulsive,

Enfin, lorsqu'il s'agit d'attirer le sang dans les organes voisins, et d'y rétablir une hémorrhagie périodique sup-

attractive,

primée, on applique des ventouses sèches le plus près possible du lieu malade, comme à la vulve, dans l'aménorrhée ; à l'anus, dans la suppression des hémorrhoïdes fluentes.

En certains cas, on pratique isolément des mouchetures avec la lancette, dans l'intention d'opérer un dégorgement local, comme, par exemple, dans l'ophthalmie forte appelée *chémosis*, et dans l'inflammation avec turgescence sanguine des gencives, de la langue et du prépuce; on y a quelquefois recours dans l'anasarque, pour procurer l'écoulement de la sérosité qui distend outre mesure la peau et le tissu cellulaire.

On fait aussi des scarifications plus ou moins profondes avec le bistouri, dans les callosités des ulcères et des fistules, afin d'exciter l'action des vaisseaux engorgés et procurer la résorption des matières endurcies; dans les tissus mortifiés, pour donner issue aux sucs putrides et faciliter l'action des médicamens, etc.

Accidens de la saignée locale.

Les accidens les plus ordinaires à la saignée capillaire, sont l'hémorrhagie, la douleur, l'ecchymose et l'inflammation érysipélateuse ou phlegmoneuse.

1° L'espèce de *fluxion* qui s'établit dans la saignée locale, donne lieu souvent à une véritable *hémorrhagie* dont la répression est quelquefois très-difficile.

On emploie, dans ce cas, des lotions d'eau froide, d'oxycrat ou d'eau alumineuse ; on applique sur la partie de l'agaric ou de la charpie saupoudrée de colophane ou d'alun calciné, et l'on exerce une légère compression. Il est rare qu'on ait besoin de recourir à un moyen plus énergique, tel que la cautérisation avec la pierre infernale, des acides concentrés ou le fer rouge.

2° La *douleur* vive et momentanée qui résulte de la piqûre des sangsues ou des mouchetures, peut persister après l'opération terminée, et devenir intolérable. *2° Douleur.*

Cet accident, qui tient à la constitution nerveuse du sujet ou à la lésion d'un filet de nerf très-superficiel, requiert le même traitement que celui qui a été indiqué précédemment. *Traitement.*

La démangeaison qui se fait souvent ressentir sur les piqûres de sangsues, cède facilement à des lotions d'eau fraîche ou d'eau de guimauve et de sureau. *Démangeaison*

Lorsque le prurit prend de l'intensité par les frottemens des doigts, des vêtemens, etc., ou par des pressions ou par des chocs extérieurs, il devient insupportable, et peut donner lieu à une *intumescence furonculaire* dans chacune des petites plaies. Ce dernier accident résulte quelquefois aussi des moyens irritans employés à la répression de l'écoulement sanguin. *et prurit intense.*

Intumescence furonculaire.

3° Des *ecchymoses* partielles sont l'effet ordinaire des piqûres de sangsues : elles ne méritent le plus souvent aucune attention. *3° Ecchymose.*

Dans le cas où le sang se serait infiltré au loin, et en grande quantité, on accélérerait sa résorption au moyen d'une liqueur résolutive quelconque. *Traitement.*

4° L'*érysipèle* ou le *phlegmon* qui surviennent dépendent, soit de l'emploi de sangsues de mauvaise qualité, telles que seraient celles qui auraient été prises dans les eaux bourbeuses des marais ou attirées avec des chairs putréfiées, soit de ce que leurs piqûres, ou bien les mouchetures que l'on a faites, ont agi trop vivement chez un sujet d'ailleurs mal disposé. *4° Érysipèle et phlegmon.*

On oppose à ces diverses irritations inflammatoires le repos, des fomentations et des cataplasmes émolliens et anodins, la saignée générale, etc., selon l'exigence du cas.

5° Enfin, il peut arriver que les sangsues pénètrent dans une cavité, comme dans le vagin, le rectum, etc.

On les en expulse par l'insufflation de la fumée de tabac, ou par une injection d'eau salée ou d'oxycrat.

ART. III. DES FRICTIONS ET DE LA RUBÉFACTION.

Les *frictions* sont des frottemens plus ou moins rudes exercés sur la peau à nu, à l'effet d'exciter ou de raviver les fonctions de cette membrane.

Toute la surface cutanée peut être soumise à l'emploi de ce moyen, lorsqu'il s'agit de ranimer la vie, de rappeler les forces à l'extérieur, etc. Dans ces cas, on se sert de la main seule ou munie d'une brosse, d'un morceau d'étoffe de laine ou de linge sec ou imprégné de liqueurs alkooliques, aromatiques, etc.

Faites dans la vue de provoquer une irritation locale et dérivative, en un mot, de *rubéfier* la peau, les frictions se pratiquent sur des régions déterminées, avec le vinaigre, la teinture de cantharides, l'ammoniaque, etc. (Voyez page 510).

En d'autres circonstances, elles ont pour objet d'exposer à l'absorption cutanée certaines substances médicinales que l'on veut porter à l'intérieur par cette voie, tantôt pour produire un effet général, comme les frictions faites avec les onguens mercuriel et antipsorique, dans la syphilis et la gale; tantôt pour agir par contiguité, comme les linimens et les onguens divers employés de cette manière sur la peau qui recouvre des tumeurs plus ou moins profondes.

ART. IV. DES EXUTOIRES.

Les *exutoires* sont des ulcérations artificielles établies à la peau ou dans le tissu cellulaire sous-cutané, et dont on entretient la suppuration.

Il y en a de deux sortes : 1° les vésicatoires qui n'intéressent que la surface libre de la peau ; 2° les cautères et les sétons qui affectent toute l'épaisseur de cette partie, et de plus le tissu cellulaire sous-jacent.

§ Ier. *Des vésicatoires.*

Les *vésicatoires* sont les exutoires les plus fréquemment employés. Les substances qui servent dans cette occasion sont de plusieurs espèces (Voy. p. 511) : elles varient non-seulement par leur nature, mais encore par la promptitude de leur action.

L'eau bouillante est le vésicant le plus actif. On la met en contact instantanément avec les tégumens, au moyen d'un vase, dont l'ouverture est plus ou moins large, que l'on renverse adroitement sur la partie ; on la retire aussitôt, afin d'éviter la formation d'une escarre, et en faisant attention surtout qu'elle ne fuse pas sur les parties voisines.

L'ammoniaque pure et la *teinture alkoolique de cantharides* s'emploient en frictions faites avec un linge, que l'on appose ensuite sur la partie : la 1re agit en quelques minutes ; la 2me au bout de quelques heures.

L'emplâtre vésicatoire dont il est question dans la formule n° 30, ou celui que l'on prépare extemporanément avec le levain de pâte, le vinaigre et les cantharides en poudre, agit plus lentement, mais plus sûrement que les moyens précédens.

Ce qu'on entend par exutoire.

Il y en a de deux sortes, eu égard aux parties intéressées.

Les vésicatoires sont les plus communs.
Substances vésicantes.

L'eau bouillante.
Manière de l'employer.

L'ammoniaque et la teinture de cantharides.
Manière de les employer.

L'emplâtre vésicatoire.

La poudre de moutarde.

Quant à la *poudre de moutarde* et à l'*écorce de garou*, elles déterminent plus tôt l'érosion de l'épiderme qu'une véritable vésication. La moutarde n'est guère en usage que pour irriter et rubéfier la peau, lorsqu'il faut obtenir

L'écorce de garou.

une révulsion plus ou moins durable. Le garou est un moyen succédané des cantharides pour les sujets qui sont prédisposés aux maladies des voies urinaires. Nous parlerons de son emploi à la fin de ce paragraphe.

Des lieux où l'on pose le vé-sicatoire volant

C'est aux cuisses et aux jambes que l'on place le vésicatoire *rubéfiant* ou *volant*, employé comme excitant diffusif des forces, dans les fièvres adynamiques et ataxiques. Lorsqu'il doit agir comme *attractif*, on le pose sur le siége primitif de la maladie. Doit-il opérer comme *dérivatif*, on choisit la région qui sympathise le plus avec les organes affectés : ainsi, dans l'ophthalmie chronique, c'est à la nuque qu'il faut l'appliquer ; dans la névralgie, c'est sur le trajet même du nerf affecté.

et le vésica-toire suppurant.

On préfère le bras pour le vésicatoire permanent, que l'on veut faire suppurer long-temps : tel est celui qui a pour but d'attirer et de fixer un vice ou une humeur vague.

Comment on l'applique.

Avant de poser le vésicatoire, on rase la partie, et on la frotte avec un peu de vinaigre, puis on ramollit l'emplâtre en le présentant au feu, ensuite on l'assujettit sur la partie avec une compresse et un bandage circulaire.

Temps néces-saire pour qu'il agisse.
Manière de le lever.

Lorsqu'il est resté le temps convenable, c'est-à-dire 2 ou 3 heures pour le vésicatoire volant, et 12 à 24 heures pour celui que la vésication doit suivre, on le lève doucement, de manière à ne causer que le moins de douleur possible. On perce la vésicule qui s'est formée ; l'épiderme sera respecté, ou bien on l'enlèvera aussitôt, suivant le degré d'irritation que l'on aura l'intention de produire.

Le pansement se fait avec une feuille de poirée amortie ou avec un morceau de linge fin ou de papier brouillard, que l'on recouvre de beurre, de cérat frais, ou même d'onguent basilicum, si l'on veut entretenir la suppuration.

Par la suite, lorsque l'on veut rendre plus active la suppuration, on substitue au cérat la pommade épispastique préparée avec des cantharides en poudre, ou mieux par la digestion de ces insectes entiers dans de l'axonge que l'on passe à travers un linge, en exprimant. La pommade obtenue par ce procédé n'a point l'inconvénient de porter son action sur les organes urinaires et génitaux. Si cependant elle irritait trop vivement la surface du vésicatoire, comme cela arrive quelquefois chez les femmes et les enfans, on la remplacerait par la pommade au garou ou épispastique végétale.

On panse plus ou moins souvent les vésicatoires, ainsi que les autres exutoires, selon l'abondance du pus, l'odeur que celui-ci répand, les accidens qui surviennent, etc.

Chez quelques personnes, les cantharides irritent les reins, la vessie, ou aggravent les maladies de ces organes; dans ce cas, on établit les vésicatoires avec le garou ou sain-bois. Voici, d'après Parmentier, la manière de s'en servir : « On choisit les tiges de la grosseur d'une plume à écrire, ayant l'écorce bien lisse; on en coupe un morceau d'environ six lignes de long, on le fait tremper dans l'eau tiède ou dans du vinaigre pendant une demi-heure, afin de ramollir l'écorce; on la fend avec un canif, on sépare le bois qui est dans l'intérieur, et on le jette comme inutile : on applique la surface intérieure de l'écorce, ainsi séparée, sur la partie où l'on veut produire la vésication, après l'avoir frottée avec un peu de vinaigre : au bout de 24 heures elle a fait son effet. »

§ II. *Des cautères.*

On les établit au bras, à la cuisse et à la jambe.

Les endroits où l'on établit les *cautères* ou *fonticules* sont au *bras*, dans l'enfoncement qui se trouve à la partie externe et inférieure du moignon de l'épaule, près de l'insertion du deltoïde sur l'humérus ; à la *cuisse*, dans la petite dépression qui existe à sa partie inférieure et interne, au devant du tendon du troisième adducteur ; à la *jambe*, au dessous de la partie interne du genou, entre le jumeau interne et le tendon du couturier.

Il y a trois manières d'ouvrir les cautères :
Premier procédé, par irritation avec l'emplâtre vésicatoire.

On ouvre les cautères de trois manières : par irritation, par incision, par cautérisation.

Le procédé par *irritation* peut être mis en usage chez les personnes craintives, qui redoutent le bistouri ou le caustique. Dans ce cas, on applique une mouche d'emplâtre vésicatoire ; lorsque la vésicule est formée, on enlève l'épiderme, et l'on place sur la surface dénudée un pois recouvert de pommade épispastique, fixé au moyen d'une compresse épaisse et d'un bandage serré. On renouvelle ce petit appareil toutes les 24 heures, jusqu'à ce que l'exulcération soit complète.

Ce procédé est long et douloureux. On ne doit le mettre en usage que quand il n'est pas possible de faire autrement.

Deuxième procédé, par incision avec le bistouri.

L'*incision* est plus prompte dans son action : on fait un pli à la peau, qu'on fait tenir d'une part par un aide, tandis qu'on le retient de l'autre ; puis on incise avec le bistouri dans l'étendue de trois ou quatre lignes ; une boulette de charpie est mise dans l'ouverture ; on recouvre la petite plaie avec une compresse qui sera soutenue par quelques tours de bande.

L'appareil ne doit être levé que le 2me ou le 3me jour ; alors la suppuration commence à se former ; on remplace la boulette de charpie par un pois ordinaire ou de petites boules d'iris, de cire ou d'ivoire.

Le procédé par *cautérisation* est celui que l'on suit le plus généralement ; il s'exécute de la manière suivante : on prend un morceau de sparadrap de diachylon large de trois travers de doigt, percé à son milieu d'une ouverture ayant une ligne et demie de diamètre ; on le colle sur la partie ; on place dans la petite ouverture un fragment de potasse caustique (*pierre à cautère*) du volume d'une lentille. Pour empêcher que la potasse ne fuse, on l'entoure avec un peu de charpie ou de coton cardé, et par-dessus on met un second morceau de sparadrap, un peu plus large que le précédent. Une compresse et un bandage circulaire assujettissent le tout.

La potasse, liquéfiée par l'humidité de la peau, se combine chimiquement avec les élémens de cette dernière, dont elle convertit toute l'épaisseur en une escarre grise ou brunâtre, et comme *savonneuse*. Cet effet est opéré au bout de 12 ou 24 heures : alors, on décolle avec attention les emplâtres, on fend l'escarre crucialement avec la pointe d'un bistouri, et on la recouvre d'un cataplasme émollient ou d'onguent basilicum, pour l'assouplir et faciliter sa chute. Lorsqu'elle est tombée, on insinue le pois dans l'ouverture qu'elle a laissée.

Pour entretenir la suppuration d'un cautère, on remplace les pois ordinaires par de petites oranges desséchées, ou bien par de petites boules faites avec la racine de daphné ou d'iris de Florence. On peut aussi oindre les pois avec un peu de pommade épispastique.

Pour extraire facilement le pois, on le traverse avec un fil, que l'on colle sur les côtés du fonticule avec une petite bandelette agglutinative.

On fait aussi entrer dans le bandage du cautère une plaque de corne, d'argent, de fer-blanc ou de gomme élastique, afin de garantir la partie de toute pression douloureuse, surtout chez les personnes qui font beaucoup de mouvemens.

On panse le fonticule plus ou moins souvent, ainsi que les autres exutoires, selon l'abondance de la suppuration.

Le cautère convient mieux que le vésicatoire toutes les fois que la suppuration doit être entretenue, comme dans les maladies organiques, les dartres, etc. Le choix que l'on fait de telle ou telle place dépend de la maladie à laquelle on l'oppose : lorsqu'on est libre sur ce point, il faut, de préférence, prendre le bras gauche, ce qui permettra au malade de se panser plus facilement lui-même.

§ III. *Du séton.*

Le mot *séton* se prend et pour l'exutoire lui-même, que l'on établit le plus ordinairement à la *nuque*, et pour la bandelette de linge effilé dont il est traversé.

L'opération du séton se pratique le plus souvent à la nuque, de la manière qui va être indiquée.

Les instrumens nécessaires pour faire cette opération sont un bistouri ordinaire ou une lancette à abcès, un stylet qui est boutonné à l'une de ses extrémités et percé à l'autre d'une ouverture longitudinale, et une bandelette de linge effilée sur les côtés, appelée *séton*. Un gâteau de charpie, une compresse et une bande d'une aune et demie à deux aunes complètent l'appareil.

Le chirurgien, placé derrière le malade, commence par lui appliquer un drap ou des serviettes pliées en plusieurs doubles entre les épaules, afin de retenir le sang qui doit s'écouler; ensuite il fait aux tégumens un pli longitudinale, dont il donne une extrémité à tenir à un aide, tandis qu'avec sa main gauche il saisit l'autre extrémité; de la main droite, munie du bistouri, il transperce la base du pli; cela fait, et continuant toujours de tenir le pli, il passe la bandelette, à l'aide du stylet, dans l'ouverture duquel elle est engagée.

Au lieu de bistouri, on peut employer l'instrument appelé *aiguille à séton* de M. le prof. Boyer, lequel consiste en une tige d'acier aplatie, et terminée par une grande lame de lancette qui est fenêtrée transversalement à son talon, et avec laquelle on passe la bandelette, en même temps qu'on fait l'ouverture. On pourrait aussi faire usage d'une mèche cylindrique de coton filé, enduite de cérat ou de beurre frais, chez les personnes très-irritables, qui ne peuvent point supporter la présence de la bandelette ordinaire.

On laisse sous la peau une partie du séton, dont un bout dépasse de quelques pouces l'une des ouvertures de la plaie, tandis que l'on replie l'autre bout, le plus long, pour l'arrêter dans l'appareil. Pour plus de solidité, chez les enfans ou chez les malades indociles, on coud ensemble, ou bien on noue mollement les deux extrémités du séton. On essuie le sang qui s'est écoulé, puis on applique le gâteau de charpie et la compresse, que l'on maintient au moyen de quelques tours de bande sur le cou.

Procédé opératoire.

Premier temps: incision. Deuxième temps : introduction de la bandelette.

Application de l'appareil.

Premier pansement.

Deux ou trois jours après l'opération, on lève le premier appareil ; on graisse la bandelette avec du cérat ou de l'onguent basilicum, dans l'étendue d'un pouce et demi à deux pouces, près de la plaie ; on retire du côté opposé la portion que le pus a salie, pour la retrancher avec des ciseaux. On continue de la même manière les autres pansemens.

Pansemens suivans.

Lorsque la bandelette est presque entièrement épuisée, on en coud une autre au bout qui reste, et on la fait passer dans le fonticule, après l'avoir suffisamment graissée, en l'attirant du côté opposé.

Le séton est le meilleur de tous les exutoires.

La suppuration s'entretient beaucoup mieux dans le séton que dans les autres exutoires précédens, ce qui est dû à l'irritation produite par le passage et par la présence continuelle de la bandelette au milieu de la peau et du tissu cellulaire sous-jacent.

Maladies auxquelles il convient.

Le séton est un excellent dérivatif dans les céphalalgies rebelles, dans l'épilepsie par vice organique, et dans l'ophthalmie ancienne. On en retire des effets très-avantageux dans les maladies organiques de la poitrine et de l'abdomen, dans les engorgemens chroniques des articulations, etc. ; pour ces différens cas, on l'établit sur les parois des cavités, ou au voisinage, en général, des parties malades.

Accidens des exutoires.

Erysipèle.

Phlegmon.

L'irritation permanente des exutoires détermine quelquefois une inflammation érysipélateuse ou phlegmoneuse de la partie. Dans cette occurrence, on cesse l'emploi de tout moyen irritant, pour ne faire usage que des émolliens et des anodins.

Couenne albumineuse.

La surface du vésicatoire se recouvre souvent d'une

couche couenneuse très-adhérente ; on parvient aisément à l'en détacher au moyen d'un cataplasme émollient.

Il n'est pas rare de voir des bourgeons charnus ou des chairs molles et fongueuses pulluler sur les exutoires ; on les réprime avec l'alun calciné ou la pierre infernale ; en cas de résistance, on les excise avec des ciseaux ou le bistouri.

Des callosités en surmontent quelquefois les bords ; elles cèdent à l'emploi répété des émolliens et aux scarifications faites dans leur épaisseur.

Enfin, il arrive quelquefois que la bandelette du séton amène l'ulcération et la destruction du fragment de peau derrière lequel elle est placée ; ce qui oblige de renoncer à l'emploi de ce moyen, et de le remplacer par un autre exutoire.

La suppression intempestive des exutoires anciens, ou même le ralentissement de leur suppuration, peuvent entraîner les maladies les plus graves, telles que l'hydropisie, la phthisie, etc. Lorsque celles-ci se déclarent, il faut se hâter de rouvrir le fonticule, ou d'y rappeler la suppuration au moyen des épispastiques ou autres remèdes irritans.

ART. V. DES PIQURES ET PONCTIONS.

Les *piqûres* sont, ainsi ques les *ponctions*, les divisions les plus simples ; c'est par elles que commencent les incisions, et quelquefois elles sont toute l'opération : c'est ainsi que la saignée, les mouchetures, l'ouverture d'un petit abcès ou d'un kyste exécutée avec la pointe d'une lancette ou d'un bistouri, et la ponction, proprement dite, faite avec un trois-quarts, pour pénétrer jusqu'au foyer d'un dépôt profond ou d'une hydropisie, ne sont que de véritables piqûres.

De l'acupuncture.

L'*acupuncture* est aussi dans ce cas. Cette opération nouvelle, empruntée à la médecine des Chinois et des Japonais, consiste à faire pénétrer lentement, et en roulant entre le pouce et l'index, des aiguilles longues et minces, à travers les parties molles et jusqu'au siége d'une douleur fixe rhumatismale, névralgique, etc.

En quoi elle consiste.

Aiguilles qui servent à cet usage.

Ces aiguilles, qui doivent être pourvues d'une tête, sont en or, en platine ou en acier. Plusieurs sont enfoncées successivement à quelque distance les unes des autres, et loin des troncs vasculaires et nerveux. Après un séjour de quelques minutes, d'un quart d'heure ou de 2 ou 3 heures, on les retire avec les mêmes précautions que celles qui ont été mises à leur introduction.

Electro-puncture.

Afin d'augmenter l'efficacité de ce moyen, on a proposé d'y ajouter l'électricité, en la dirigeant sur les aiguilles par étincelles ou par courant continu : c'est ce qu'on appelle alors l'*électro-puncture*.

Acupuncture dans l'anasarque.

Pratiquée avec des aiguilles plus grosses, l'acupuncture peut être employée avec avantage dans l'anasarque, lorsqu'il faut donner issue à la sérosité qui distend à l'extrême la peau de quelque partie.

ART. VI. DES INCISIONS.

Ce que l'on entend par incision.

On appelle *incision* toute division méthodique faite aux parties molles à l'aide d'un instrument tranchant.

Instrumens employés.

On pratique les incisions avec le bistouri, les ciseaux et même la lancette.

Le bistouri.

Le *bistouri* est l'instrument le plus utile de la chirurgie ; sa lame, plus ou moins longue, est droite, convexe ou concave ; la pointe de celle-ci est aiguë, mousse ou terminée par un bouton ou une lentille. Le manche est uni à la lame par un ressort ou par un clou simple, rivé à ses extrémités ; ou bien la lame est immobile sur le manche auquel elle est fixée, ainsi que cela existe dans les *scalpels*, etc.

Les *ciseaux* que l'on emploie pour les opérations varient aussi d'après la forme de leurs lames ; celles-ci sont droites, comme dans les ciseaux ordinaires, ou bien elles offrent une courbure selon leurs faces ou selon leurs bords, etc.

Vue au microscope, la lame du bistouri, ainsi que celle des instrumens les mieux affilés, présente une série de dents très-fines, à la manière des scies ; c'est pourquoi l'on a dit que l'art de pratiquer les incisions consistait à faire agir le bistouri plus en *sciant* qu'en *pressant*. Quant aux ciseaux, ils coupent en pressant les parties, et font éprouver à ces dernières une contusion plus ou moins grande.

La manière de tenir le bistouri varie selon que l'on doit diviser les parties par ponction ou par pression, et selon la direction à donner aux incisions, lesquelles se font de dehors en dedans ou de dedans en dehors, perpendiculairement ou obliquement (1).

Pour inciser de *dehors en dedans*, on saisit le bistouri de l'une ou l'autre main, le pouce et le doigt du milieu appuyés par leurs extrémités sur les côtés de la jonction du manche avec la lame, l'index étendu sur le dos de celle-ci, l'annulaire et le petit doigt recourbés sous

Les ciseaux.

Comment doit agir le bistouri.

Manière de le tenir :

1° Dans l'incision faite de dehors en dedans,

---

(1) M. le doct. Bourgery, *ouv. cit.*

le bord inférieur du manche, qu'ils fixent au milieu de la paume de la main (1).

L'instrument étant tenu comme il vient d'être dit, on coupe les parties *contre soi*, ou bien de *gauche à droite*; dans ce cas, le talon de la lame regarde toujours le côté vers lequel l'incision doit être prolongée.

Lorsqu'il n'y a rien à blesser au dessous de la peau, comme, par exemple, dans l'ouverture d'un abcès ou d'un dépôt sanguin, on plonge perpendiculairement la pointe du bistouri, ensuite on abaisse le poignet, pour que l'instrument fasse avec la partie un angle plus ou moins aigu; on le tire dans cette direction, puis on le redresse en achevant l'incision, afin que la peau soit coupée nettement et sans faire de *queue*, ainsi qu'on le dit familièrement dans la manœuvre des opérations.

Dans le cas contraire, on soulève les tégumens pour leur faire faire un pli dont la direction est transversale à celle que doit avoir l'incision; un aide saisit l'une des extrémités de ce pli, l'autre est retenue par la main gauche de l'opérateur qui, de l'autre main, incise en faisant agir le bistouri de sa base à sa pointe.

Si la peau ne doit ou ne peut point être soulevée, il faut la tendre avec le bord cubital, le pouce et l'index de la main gauche, que l'on pose derrière et sur les côtés du lieu qui doit être incisé; puis on coupe doucement jusqu'au tissu cellulaire. S'il est nécessaire d'agrandir l'incision, on glisse sous chacun des angles de celle-ci une sonde cannelée, pour, à sa faveur, guider l'action de l'instrument.

---

(1) Afin d'abréger, et surtout d'éviter des répétitions fastidieuses, nous supposerons l'instrument placé dans la main droite.

Lorsque le bistouri ne doit agir que par un mouvement de ponction, on le place entre les doigts comme une plume à écrire ; c'est ainsi qu'on l'enfonce dans une tumeur humorale qui ne doit être ouverte que par une simple piqûre. *Ponction avec le bistouri.*

L'incision de *dedans en dehors* ne peut se faire que quand la peau a déjà été entamée par les progrès de la maladie qui existe au dessous, ou bien lorsqu'elle a déjà été divisée par le bistouri ou tout autre instrument tranchant. Le doigt ou la sonde cannelée servent de conducteur à l'instrument. *2° Dans l'incision de dedans en dehors.*

On introduit la *sonde cannelée*, en la glissant sur le dos de la main gauche appliquée au devant de l'ouverture ; la main étant retournée, et le pouce posé sur la sonde, on fait faire à celle-ci un mouvement de bascule, par lequel l'extrémité qui porte une espèce de platine est abaissée dans la paume de la main, tandis que l'autre extrémité soulève et tend la peau. *Emploi de la sonde cannelée.*

Alors, veut-on inciser *devant soi*, ou bien de *droite à gauche*, on tourne le tranchant du bistouri en haut, le pouce et l'index sont fixés sur les côtés de la charnière, et les autres doigts sont fléchis sur le dos du manche, qu'ils pressent dans la paume de la main. Veut-on, au contraire, diviser les parties *contre soi*, ou de *gauche à droite*, on tient le bistouri exactement comme une plume à écrire. *Manière de tenir le bistouri dans l'incision devant soi, ou de droite à gauche;*

contre soi, ou de gauche à droite.

La sonde étant introduite, comme il a été dit plus haut, on engage la pointe du bistouri dans sa cannelure ; puis on incline l'instrument sous un angle à peu près de 45 degrés, on le redresse à mesure qu'il avance ; l'incision faite, on retire simultanément les deux instrumens qui ne doivent point s'abandonner.

Les ciseaux ne conviennent guère que pour la section *Les ciseaux.*

38

des parties minces, comme la peau qui est décollée, le sac herniaire, etc., ou de parties très-mobiles, comme les lèvres, dans l'opération du bec-de-lièvre, les petites tumeurs à pédicule grêle, etc.

La *lancette* n'est usitée que pour les mouchetures ou les scarifications superficielles. On se sert quelquefois encore de la grande lancette de Petit, pour ouvrir les abcès d'un volume moyen : le bistouri est cependant préférable.

Les règles d'après lesquelles les incisions doivent être faites sont, 1° de diviser la peau parallèlement à ses plis, lorsque l'on craint la difformité d'une cicatrice, comme cela aurait lieu au visage ; ou bien selon la longueur des parties, comme sur les membres, afin que la réunion soit plus facile et la cicatrice moins sujette à se déchirer.

2° De faire, autant que cela se peut, les incisions le plus près possible de la maladie, et de leur donner une étendue suffisante, afin de remplir sans difficulté le but que l'on se propose.

3° D'épargner les parties voisines de celles que l'on incise, et de s'éloigner surtout, avec attention, du trajet des gros vaisseaux et des nerfs.

On fait les incisions pour procurer l'issue d'un fluide morbifique, extraire un corps étranger, débrider une partie étranglée, mettre à découvert une maladie cachée, détruire une cicatrice vicieuse, etc.

L'utilité générale du bistouri et la fréquence des incisions exigent que l'on s'habitue de bonne heure à manier l'un avec dextérité, et à pratiquer les autres en suivant les règles communes à toutes les opérations. (Voyez pag. 537 et suiv.)

ART. VII. DE LA CAUTÉRISATION.

La *cautérisation* agit en désorganisant les tissus, qu'elle convertit en une escarre dont la couleur, la consistance, l'épaisseur et l'adhérence aux parties voisines varient selon la nature, la quantité et la durée d'action des agens employés.

Comment agit la cautérisation.

Elle se pratique avec les rayons solaires, les caustiques et le feu.

Moyens que que l'on met en usage.

I. Les *rayons solaires* concentrés par des verres convexes, et dirigés fixement sur une partie, ne brûlent que très-superficiellement.

1º Les rayons solaires.

L'impuissance de ce moyen, surtout pour les cautérisations profondes, jointe à d'autres inconvéniens, l'a fait abandonner. Cependant quelques praticiens conseillent encore de promener les rayons solaires rapprochés sur la surface des ulcères atoniques, afin de réveiller les propriétés vitales des chairs tombées dans l'inertie.

Ils sont impuissans.

On les a employés comme excitans.

II. Les *caustiques* ou les *cautères potentiels* des auteurs sont pris parmi les substances chimiques. (Voy. p. 512.)

2º Les caustiques.

Ceux qui sont employés à l'état liquide, comme l'ammoniaque, les acides sulfurique, nitrique et muriatique simple, le nitrate de mercure, le muriate d'antimoine sublimé, conviennent, 1º lorsqu'il s'agit de neutraliser promptement un virus ou un venin, tels que la liqueur putride des cadavres, les virus de la peste et de la pustule maligne, le venin de la vipère, etc.; 2º quand il existe une plaie sinueuse qui recèle ces matières; 3º quand l'action du caustique doit se prolonger plus ou moins loin.

Ceux qui sont employés à l'état liquide.

Cas où ils conviennent.

On trempe un pinceau fait avec de la charpie, une

Manière de les appliquer.

plume, ou tout autre corps analogue, dans l'une de ces substances, que l'on dépose aussitôt sur les parties, en appuyant le pinceau pour l'exprimer. On répète cette opération jusqu'à ce que l'on ait rempli le but de la cautérisation.

Parmi les caustiques solides, les uns ne détruisent que la superficie des tissus : tels sont le sulfate acide d'alumine calciné, les sulfates de cuivre et de fer, etc., dont on se sert pour toucher les aphthes de l'intérieur de la bouche, ou pour consumer les chairs baveuses des ulcères.

D'autres sont un peu plus énergiques ; mais ils sont dangereux, lorsqu'on les prodigue sur les surfaces dénudées ; ils peuvent causer les accidens de l'empoisonnement : tels sont le muriate suroxydé de mercure, l'oxyde blanc d'arsenic, etc., que l'on emploie sous forme de pâte molle ou de trochisque, soit dans les fistules et les ulcères calleux, soit dans les cancers superficiels de la peau.

Enfin, il y en a qui cautérisent profondément les tissus : tels sont la potasse caustique et la soude pure : la 1re sert à ouvrir les fonticules et les abcès froids ; la 2me pourrait être employée dans les mêmes circonstances que la 1re.

Quant au nitrate d'argent fondu, qui est d'un usage journalier, il agit avec promptitude ; mais l'escarre qu'il produit est mince et sèche : il ne convient donc pas quand la cautérisation doit avoir quelque profondeur. On en fait usage pour réprimer les bourgeons charnus trop saillans des plaies et des ulcères, et pour cautériser la racine de diverses petites excroissances cutanées.

III. Le *feu* ou le *cautère actuel* est l'escarrotique le plus actif et le plus efficace.

« Cautériser, dit Percy, c'est appliquer, sur une partie quelconque, le feu pur, le feu mis en action, et communiqué à un intermède capable de le retenir et de le transmettre (1). »

Le feu s'applique au moyen de corps incandescens ou de corps enflammés.

Les corps *incandescens* sont appelés *cautères*. On les fabrique avec des métaux. L'acier est le meilleur, parce qu'il retient plus long-temps le calorique dont il s'est pénétré. On distingue les cautères en *officinaux* et en *extemporanés* : les 1ers ont la forme *cylindrique* ou de roseau, la forme *cultellaire* ou d'une petite hache, la forme *nummulaire* ou d'une pièce de monnaie, la forme *olivaire*, etc., les 2mes n'ont pas de formes déterminées; celles-ci sont relatives à la maladie et à la configuration des parties.

On fait chauffer les cautères à divers degrés d'incandescence, selon l'indication de la maladie : lorsqu'ils sont rouges-blancs, l'adustion est subite et la douleur instantanée.

Le cautère que l'on présente de plus ou moins loin à la partie malade s'appelle *objectif;* celui qui ne fait que l'effleurer s'appelle *transcurrent;* enfin, celui qui est appliqué est dit cautère *inhérent.*

On limite l'action du feu, en introduisant le cautère dans une canule d'acier. On préserve les parties voisines de toute irritation, en les recouvrant de plaques de carton ramolli, ou de linge trempé dans l'eau simple ou l'eau salée.

De la cautérisation proprement dite.

Des corps incandescens appelés *cautères.*

Ils sont officinaux ou extemporanés.

Degrés d'incandescence.

Cautères objectifs,

transcurrent et inhérent.

Comment on garantit les parties voisines de celles que l'on brûle.

---

(1) *Pyrotechnie chirurgicale-pratique*, ou *l'art d'appliquer le feu en chirurgie*, pag. 69.

La cautérisation de la peau est très-douloureuse ; celle des parties sous-jacentes l'est moins. L'escarre qui résulte de l'application du fer rouge est noire et plus ou moins épaisse.

Ce moyen extrême est en usage dans les morsures faites par des animaux enragés ou venimeux, dans la gangrène et la carie humides, dans l'opération du cancer, dans l'hémorrhagie par lésion des artères de la langue, du pénis ou des corps caverneux de ce dernier, etc.

Les corps *enflammés* ne sont guère employés que pour l'adustion de la peau : tels sont le coton cardé, la charpie ou les étoupes de lin et de chanvre, l'agaric, avec lesquels on prépare les moxas. Les Chinois se servent du duvet cotonneux de l'armoise pour cet usage.

Le *moxa* ordinaire est un cylindre ou un cône de coton cardé, ou d'autre matière très-combustible, ayant ordinairement 6 lignes de diamètre et 4 lignes de hauteur. Voici comment on le prépare : on prend une petite bandelette de linge fin et serré ; on en coud les extrémités pour en faire un anneau, dans lequel on entasse, en pressant, le coton ou la charpie ; on égalise ensuite les extrémités du moxa avec un rasoir ou un bistouri bien affilé.

Pour appliquer le moxa, le chirurgien le saisit avec des pinces à anneaux, et met le feu au bout supérieur ; il humecte, avec un peu de salive, la peau, et y appose de suite le moxa par le bout opposé ; un aide entretient la combustion, en soufflant doucement dessus avec un moyen quelconque.

Pour plus de commodité, on peut se servir d'un petit instrument fort simple, appelé *porte-moxa*, au moyen duquel on fixe le cylindre, et d'un *chalumeau* en cuivre, pour en entretenir la combustion.

Percy a proposé plusieurs modifications pour la confection des moxas : 1°. de se servir soit de la mèche de canon, que l'on effilera jusqu'à ce qu'on lui ait donné l'aspect lanugineux, soit de coton, de charpie ou d'étoupe que l'on aura fait bouillir dans une dissolution de nitrate de potasse : ce sel accélère la combustion ; 2° de déposer la matière combustible dans un anneau de carton, et de ne l'y presser que médiocrement ; 3° de faire au bas de cet anneau de carton deux petites entailles, pour que la fumée s'échappe facilement, et, à l'autre bout, de disposer deux petites oreilles ou anses, pour pouvoir fixer le moxa sans crainte de se brûler les doigts.

Il a aussi découvert dans la moelle du grand soleil, une substance ignescible, propre à composer des moxas. On choisit des tiges de ce végétal indigène, bien mûres, et de divers diamètres, selon les indications à remplir ; ou les divise, avec une petite scie, par portions de cylindres de 6 lignes de long ; on égalise les bords de la section avec un canif ou un bistouri, et on les conserve pour l'usage dans un endroit sec. Cette substance médullaire est commune, n'exige aucune préparation particulière, et brûle sans interruption, lorsqu'elle est une fois allumée.

Lorsque le feu gagne la dernière couche du moxa, la douleur est très-vive, la peau s'enflamme, et bientôt elle est réduite en une escarre plus ou moins profonde.

Ce remède est recommandé dans la névralgie, le rhumatisme chronique, la paralysie, dans quelques maladies des articulations, au début d'une carie de la colonne vertébrale, etc.

Dans un cas pressant, et à défaut de moyens plus convenables, on pourrait tirer parti de l'eau bouillante, ou bien de l'alkool, de la poudre à canon, etc., auxquels on mettrait le feu, après en avoir déposé une petite quantité sur la partie dont on veut obtenir l'ustion.

On recouvre les escarres qui résultent de la cautérisation, de substances émollientes ou onctueuses propres à en favoriser la chute; et lorsque cette dernière est opérée,

il reste une place suppurante qu'on laisse se cicatriser, ou bien dont on entretient la suppuration, selon les indications que l'on a à remplir.

ART. VIII. DE L'INOCULATION DE QUELQUES VIRUS.

L'*inoculation*, en général, est l'opération par laquelle on communique une maladie contagieuse, soit par l'insertion d'un virus dans une piqûre faite à la peau, soit par son application sur une membrane muqueuse ou sur le tissu cellulaire à nu.

On inocule, 1° le *cowpox* ou la vaccine, comme préservatif infaillible de la petite vérole, d'après la découverte qui en a été publiée et répandue à la fin du siècle dernier, par le doct. Jenner.

2° Certaines maladies à la contagion desquelles on ne peut échapper, dans l'espérance que les symptômes en seront moins graves : ainsi, Samoëlowitz, médecin russe, a conseillé de le faire pour la peste; Home, pour la rougeole. Les bramines, d'après les voyageurs, pratiquent de temps immémorial l'inoculation de la variole, qui a été adoptée en Europe, au commencement du 18ᵉ siècle.

3° Quelques affections extérieures, dont la disparition coïncide avec l'imminence d'une métastase grave ; par exemple, on a proposé d'introduire dans l'urètre du mucus blennorrhagique chez ceux dont la blennorrhagie se supprime et menace les testicules, d'inoculer la gale, quand cette éruption s'affaisse, en même temps que quelque organe intérieur paraît s'affecter.

De la vaccination.

Le virus *vaccin* est le spécifique préservatif de la *petite vérole* ou *variole*. Il existe dans les pustules du *cowpox*, nom que les Anglais donnent à une éruption particulière qui a son siége au pis des vaches. C'est là que Jenner l'a pris pour le transporter dans notre espèce, où il s'est en quelque sorte naturalisé.

Du vaccin.

Origine.

Recueilli sur les boutons de ceux qui ont été vaccinés, ce virus produit une éruption très-bénigne ; tandis que celui qui est fourni par le cowpox cause quelques accidens, tels que le frisson, des lassitudes, le vomissement, l'ulcération de la partie, etc.

Le virus vaccin est plus innocent que le virus du *cowpox*.

Les instrumens avec lesquels on vaccine, sont la lancette ordinaire ou une aiguille aplatie, cannelée sur une de ses faces. On pourrait encore employer l'aiguille à coudre.

Instrumens nécessaires.

Le *vaccine* réussit à tout âge, dans tous les pays et dans toutes les saisons de l'année, à moins que les individus n'aient eu antérieurement la petite vérole, ou qu'ils n'aient été déjà vaccinés.

La vaccination se pratique à tout âge.

Le bras est la partie la plus commode pour faire cette inoculation : c'est à sa partie supérieure et externe que l'on fait les piqûres. Quand la peau est sèche et dense, on l'assouplit avec un cataplasme émollient ; si elle est pâle, molle et lâche, on en relève le ton, en l'excitant par quelques frictions. En cas d'obstacles, on pourrait choisir toute autre région où la peau est souple et pourvue d'une suffisante quantité de tissu cellulaire.

Le bras est la partie où l'on fait l'insertion.

Du vaccin des-séché.

Le vaccin peut être conservé sur les corps non oxyda-bles, tels que l'or, l'ivoire, l'écaille, le fil et le verre, pourvu qu'on ait soin de le soustraire à l'action de l'air, de la lumière, de la chaleur et de l'humidité. Avant de s'en ser-vir, il faut le délayer avec un peu d'eau tiède ou de salive.

Du vaccin li-quide.

La méthode la plus certaine est de le conserver liquide. A cet effet on ouvre, par une légère piqûre, quelques-unes des cellules du bouton qui est arrivé à peu près au 10me jour depuis l'insertion : le virus sort peu à peu, en formant une goutelette ronde, séreuse et transparente ;

Comment on le conserve en-tre des plaques de verre ou dans des tubes capil-laires de verre.

alors on le recueille, soit sur des petites plaques de verre, que l'on scelle ensuite avec de la cire à cacheter, de la cire blanche ou même de la colle à bouche, soit, ce qui vaut encore mieux, dans des tubes capillaires de verre, dont on soude les deux bouts à la flamme d'une bougie : ces tubes sont ensuite renfermés dans un tuyau de plume ou dans un étui, que l'on remplit de sciure de bois.

Comment on l'extrait de ces tubes.

Pour l'extraire de ces tubes, on les brise doucement par le milieu, après y avoir fait un trait au moyen d'une pierre à fusil, ou bien l'on casse l'une de leurs extrémités, à laquelle on adapte un chalumeau de paille ou un petit *tube de verre à souffler ;* après quoi l'on rompt l'autre extrémité, puis l'on souffle pour faire sortir le vaccin, qui est reçu sur un morceau de verre, d'où on le prend avec la pointe de l'instrument.

Le vaccin frais est encore plus sûr que celui qui est conservé, même à l'état liquide. Pour l'employer il faut, comme on le dit, vacciner de *bras à bras.*

Vaccination de bras à bras.

La *vaccination* de bras à bras est une opération très-simple ; nous ne saurions mieux la décrire que d'après M. le D. Husson : « Après avoir reçu sur la pointe de la lancette ou de l'aiguille une portion du fluide vaccin, l'inoculateur prend fermement et postérieurement, avec la main gauche, le bras du sujet qu'il se dispose à vacciner ; il tend exactement la peau, et avec la main droite il pratique la piqûre en introduisant l'instrument dans la peau, suivant une direction horizontale, jusqu'à ce qu'il se teigne d'une légère couleur de sang. Alors, pour faciliter l'absorption du vaccin par les lymphatiques, il appliquera sur l'incision le pouce de la main qui tendait la peau, laissera séjourner un instant dans la plaie l'instrument, qu'il agitera légèrement, et qu'il ne retirera qu'en appuyant avec le doigt sur le lieu de la piqûre, comme pour l'y essuyer (1). »

Par précaution, on fait deux ou trois piqûres à chaque bras, laissant entre elles un intervalle de 2 ou 3 travers de doigt, de manière que les auréoles inflammatoires ne se confondent point. On pourrait d'ailleurs éviter cet inconvénient, en donnant la forme d'un triangle aux trois piqûres que l'on fait ordinairement à chaque bras, ainsi que le pratiquent quelques vaccinateurs.

On fait deux ou trois piqûres.

A l'instant même de l'insertion, il se manifeste un cercle rosé et superficiel qui disparaît promptement ; la piqûre qui s'était gonflée, s'affaisse peu d'instans après, et reste dans l'inertie les premiers jours.

Marche de la vaccine vraie.
Période d'incubation.

Du 3_{me}e au 7me jour, les phénomènes inflammatoires se manifestent par la douleur, le prurit, et par l'apparition du bouton vaccinal ; celui-ci offre à son centre une sorte de dépression ombilicale ; il est entouré d'un bourrelet qui est lui-même ceint par un cercle inflammatoire.

Période d'inflammation.

---

(1) *Recherches historiques et médicales sur la vaccine*, etc., 2ᵉ édit., pag. 294.

Les 8me et 9me jours, il y a un peu de chaleur et de douleur ; quelquefois les glandes de l'aisselle deviennent sensibles et se tuméfient ; on éprouve des bâillemens et des pandiculations, rarement des vomissemens et de la fièvre.

Du 9me au 12me jour, le bourrelet prend du volume ; il devient comme argenté. Si on ouvre la pustule, le vaccin s'écoule ; c'est alors qu'on peut le prendre pour l'inoculer ou pour le conserver.

A partir du 12me jour, les phénomènes locaux décroissent, la tumeur s'affaisse et se recouvre d'une croûte déprimée au centre ; l'humeur du bourrelet devient opaque ; la croûte jaunit et durcit ; elle fait place à une autre croûte, dont la chute laisse à découvert la petite cicatrice de la peau, qui est enfoncée et pointillée.

Telle est la marche ordinaire de la vaccine *vraie* ou *légitime*.

Les phénomènes qui la caractérisent, quoique renfermés dans les trois périodes principales de l'*incubation*, de l'*inflammation* et de la *dessication*, peuvent néanmoins varier par leur intensité et l'époque de leur apparition, d'après une multitude de circonstances relatives à la saison, à l'âge, à la constitution, à l'idiosyncrasie, etc.

L'insertion n'est pas toujours aussi heureuse : elle peut n'être suivie d'aucun effet, soit parce que le vaccin inoculé était encore imparfait, soit parce que ce virus aura été essuyé par maladresse, ou entraîné par le sang qui s'écoule d'une piqûre trop profonde ; ou bien, elle donne lieu à diverses éruptions, et surtout à la fausse vaccine : celle-ci n'offre point les caractères de la vaccine vraie, et n'en a point non plus la propriété préservative.

La *fausse vaccine* se reconnaît à une petite tumeur

inflammatoire ronde ou pointue, qui se remplit de pus véritable. Elle arrive assez ordinairement chez les sujets qui ont eu anciennement la variole ou qui sortent de la contracter. Le vaccin mal délayé, une irritation trop vive faite par la piqûre, l'irritation de cette dernière par les mains de l'enfant ou par des manches trop serrées, la mauvaise disposition du sujet, en sont encore des causes fréquentes. *(Ses phénomènes. Ses causes.)*

Lorsque cet accident a lieu, on attend que le malade soit guéri pour le vacciner de nouveau, et jusqu'à ce que l'on obtienne une éruption de vaccine vraie. *(Nécessité de vacciner de nouveau.)*

En général, la vaccine préserve incontestablement de la petite vérole : cette vérité n'a plus besoin d'être défendue. Son efficacité est certaine après l'entier développement de la pustule, et passé surtout la période inflammatoire. *(A quelle période la vaccine est préservative.)*

Si quelques sujets vaccinés ont paru être atteints de la variole, à une époque plus ou moins éloignée, on peut l'attribuer, 1° à l'erreur causée par certaines éruptions, notamment par la *petite vérole volante* ou *varioloïde*, qui ont été prises faussement pour la variole elle-même ; 2° à ce que la vaccination, n'ayant point réussi lorsqu'elle a été pratiquée, n'a pu conséquemment défendre contre la contagion variolique ; 3° enfin, à ce que dans des cas plus rares, il s'est rencontré des individus qui, par des dispositions insolites, particulières, ont pu effectivement contracter la petite vérole ; ce qui n'a rien de plus étonnant que de voir des individus qui ont été affectés de cette dernière à plusieurs reprises, ainsi que les observateurs en rapportent des exemples. *(Cas dans lesquels on a douté de son efficacité. Varioloïde. Vaccination manquée. Dispositions insolites chez quelques sujets.)*

Ce dernier fait n'est d'ailleurs qu'une exception, à laquelle on doit d'autant moins s'arrêter, qu'il est bien reconnu que, dans cette circonstance même, l'éruption variolique qui survient est constamment discrète et bénigne.

On demande maintenant, d'après des faits recueillis il y a quelques années, si la propriété préservative de la vaccine est durable, ou, en d'autres termes, si elle ne se perd pas tout-à-fait chez les individus vaccinés depuis un temps plus ou moins considérable; et, dans ce cas, s'il ne conviendrait pas de répéter la vaccination? Le temps et une expérience consciencieuse pourront seuls donner la solution de ces deux questions importantes, subordonnées l'une à l'autre.

FIN.

TABLE ALPHABÉTIQUE

DES MATIÈRES.

A.

B.

C.

Calculs de la vessie, 478.
Callosités, 315.
Caloricité (de la), 50.
Calorification (de la), 102.
Calorique, *ibid.*
Cancer, 400.
Cancéreux (ulcères), *ibid.*
Capillaire (syst.), 29.
Capsules, 45.
Caractères des corps, 5 et 6.
Carcinôme, 400.
Cardia, 62.
Cardialgie, 249.
Carie (de la), 406.
Carnification, 460.
Carminatifs, 502.
Carphologie, 250.
Cartilages, 34.
Cartilagineux (syst.), *ibid.*
Carus, 250.
Cataplasme, 519.
Cataracte, 536.
Catarrhe, 263.
Cathartiques, 502.
Cathétérisme, 431.
Caucasique (race), 11.
Cauchemar, 153 et 249.
Cautérisation (de la) 595.
Causes des maladies, 227.
Cautères (des), 584.
Caverneux (corps), 158.
Cellulaire (système), 25.
Celluleuse (fibre), 23.
Céphalalgie, 249.
Céphalée, 249.
Cérat, 518.
Cératotome, 536.
Céréales (graines), 197.
Cérébrales (des fonctions), 124.
Cérébrine, 23.
Cerveau, 124.
Cervelet, 125.
Chambres de l'œil, 111.
Chevelure (soin de la), 190.
Chancres vénériens, 390.
Chant, 151.
Charbon, 285.
Charpie, 544.

Chien enragé, 336.
Chimie médicinale, 491.
Chlore, 178.
Chlorures, 179.
Chocolat, 203.
Cholédoque (canal), 64.
Choléra-morbus, 240.
Chorion, 40.
Chorion, 162.
Choroïde, 110.
Chroniques (maladies), 220 et 253.
Chyle, 73.
Chylifères (vaisseaux), 72.
Chyme, 70.
Chymification, 69.
Cidre, 205.
Cils (les), 108.
Circulation (de la), 75.
— 83.
Circulation du fœtus, 163.
Ciculation (signes tirés de la), 241.
Circumfusa, 174.
Ciron de la gale, 395.
Cirsocèle, 415.
Citerne lombaire, 73.
Climat, 184.
Clou, 273.
Clou hystérique, 249.
Cœcum, 62.
Coaptation, 532.
Cœliaque (flux), 240.
Cœur (le), 76.
Cohésion, 5.
Coiffure, 186.
Colique, 240 et 249.
Collyre, 527.
Colon, 63.
Colonne vertébrale, 135.
Colostrum, 166.
Coma, 250.
Combustion humaine, 291.
Comparaison (la), 132.
Compresses (les), 546.
Compression (la), 532.
Compression des vaisseaux, 310.
Conception, 161.
Condiment, 199.
Conjonctive, 110

D.

E.

F.

G.

P.

Q.

R.

T.